W0256556

Carlo Gelmetti

La scuola dell'atopia

Carlo Gelmetti

La scuola dell'atopia

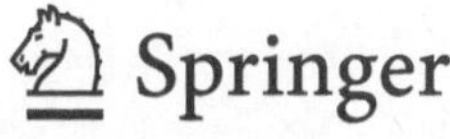 Springer

CARLO GELMETTI
Professore Ordinario
Istituto di Scienze Dermatologiche
Università degli Studi di Milano

Direttore UOS di Dermatologia Pediatrica
Fondazione IRCCS
"Ospedale Maggiore Policlinico,
Mangiagalli e Regina Elena", Milano

Si ringrazia Novartis per il supporto offerto alla realizzazione e distribuzione del volume.

ISBN-10   88-470-0592-2
ISBN-13   978-88-470-0592-1

Springer fa parte di Springer Science+Business Media

springer.com

In copertina, pannello di sinistra: *Eczema impetiginosum faciei*.
In: von Hebra (1876) Atlas der Hautkrankheiten

Progetto grafico della copertina: Simona Colombo, Milano
Progetto grafico e impaginazione: Graficando snc, Milano
Stampa: Grafiche Porpora, Segrate, Milano

Stampato in Italia
Springer-Verlag Italia S.r.l., Via Decembrio 28, I-20137 Milano

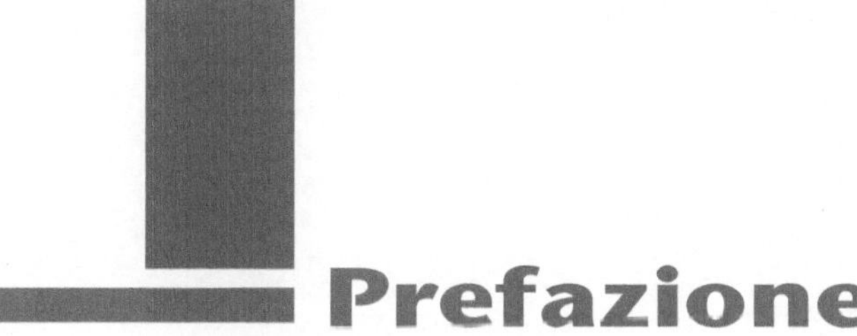

Prefazione

Gli ultimi cinque-sei anni hanno portato importanti progressi nella comprensione dei meccanismi biomolecolari dell'atopia e dell'eczema atopico in particolare, grazie all'impiego delle migliori tecniche e dei più sofisticati modelli animali. Contemporaneamente si sono rese disponibili nuove opportunità terapeutiche offerte da farmaci altamente selettivi e con un favorevole rapporto rischio/beneficio.

Malgrado ciò, il problema maggiore per il clinico che visita il malato, soprattutto se è un bambino accompagnato dai parenti, è quello di comunicare messaggi semplici, credibili ed efficaci per una strategia di prevenzione e di cura, che sia seguita nel tempo, seppure con tutti gli aggiustamenti necessari nel singolo paziente.

Ad esempio, le maggiori conoscenze che derivano dalle informazioni fornite dai media e da Internet hanno bisogno di una calma traduzione ed esemplificazione, che renda i contenuti chiari e traducibili in comportamenti utili.

La scuola, in questo caso dell'atopia, rimane un modello utile, forse unico, per non rendere vani gli sforzi del miglior medico e delle équipes al momento disponibili. All'estero, le esperienze a questo proposito sono molto incoraggianti; è ragionevole pensare che anche in Italia si possano raggiungere gli stessi risultati.

Una premessa favorevole è rappresentata dalla buona cultura media dei medici sulla materia e dalla disponibilità a confrontarsi su argomenti ancora controversi e soprattutto su modelli educazionali ed informativi ben strutturati, che permettano la nascita di una rete efficiente ed utile per tutti.

È auspicabile che le nuove generazioni riescano a collaborare efficacemente, più di quanto non sia avvenuto sino ad oggi, con il giusto spirito di curiosità intellettuale e la modestia che deve accompagnare tali imprese.

Modena, Novembre 2006

Alberto Giannetti
Presidente SIDeMaST
(Società Italiana di Dermatologia
e Malattie Sessualmente Trasmesse)
Presidente AIEA
(Associazione Italiana Eczema Atopico)

Indice

Elenco degli Autori

Dr. Emiliano Antiga
Dipartimento di Scienze Dermatologiche
Università degli Studi, Firenze

Dr. Fabio Arcangeli
UO di Dermatologia
Ospedale "Maurizio Bufalini"
Azienda USL, Cesena

Dr.ssa Cristina Artesani
UO Complessa di Allergologia Pediatrica
Ospedale Pediatrico "Bambino Gesù", Roma

Dr.ssa Anna Balato
Dipartimento di Patologia Sistematica
Sezione di Dermatologia Clinica,
Allergologica e Venereologica
Università "Federico II", Napoli

Dr.ssa Linda Balanzoni
Clinica Pediatrica
Università degli Studi, Verona

Dr. Salvatore Barberi
Dipartimento di Scienze Pediatriche
Università degli Studi, Pavia
Fondazione IRCCS Policlinico "S. Matteo", Pavia

Prof.ssa Luisa Bellussi
Dipartimento di Scienze Ortopedico-Riabilitative
Radiologiche ed Otorinolaringoiatriche
Università degli Studi, Siena

Prof. Attilio L. Boner
Clinica Pediatrica
Università degli Studi, Verona

Prof. Ernesto Bonifazi
Dermatologia Pediatrica
Università degli Studi, Bari

Prof. Stefano Bonini
Dipartimento di Oftalmologia
Università Campus Bio-Medico, Roma
IRCCS Fondazione "GB Bietti" per l'Oftalmologia,
Roma

Dr.ssa Elena Bortoletti
Clinica Pediatrica
Università degli Studi, Verona

Dr.ssa Anna Graziella Burroni
Azienda Ospedale Università "S. Martino", Genova

Dr.ssa Lucetta Capra
Ambulatorio Allergologico
UO di Pediatria ed Adolescentologia
Azienda Ospedaliera Universitaria "S. Anna,"
Ferrara

Dr.ssa Marzia Caproni
Dipartimento di Scienze Dermatologiche
Università degli Studi, Firenze

Dr.ssa Nicoletta Cassano
Clinica Dermatologica II
Dipartimento MIDIM
Università degli Studi, Bari
AO Policlinico Consorziale, Bari

Prof. Giovanni Cavagni
UO Complessa di Allergologia Pediatrica
Ospedale Pediatrico "Bambino Gesù", Roma

Dr. Giorgio Ciprandi
Dipartimento di Medicina Interna
AOU S. Martino, Genova

Dr.ssa Cristina Colonna
Istituto di Scienze Dermatologiche
Università degli Studi di Milano
Fondazione IRCCS "Ospedale Maggiore Policlinico,
Mangiagalli e Regina Elena", Milano

Dr. Maurizio Corvo
Dipartimento di Pediatria
Ospedale "Macedonio Melloni", Milano

Dr. Mario Cutrone
Centro di Riferimento Provinciale Ambulatoriale
e di Degenza per le Patologie Cutanee
del Neonato e del Bambino
UO Pediatria dell'Ospedale "Umberto I°"
Mestre, Venezia

Dr.ssa Simona de Portu
Centro di Farmacoeconomia
Facoltà di Farmacia
Università "Federico II", Napoli

Dr.ssa Simona Donnanno
UO Complessa di Allergologia Pediatrica
Ospedale Pediatrico "Bambino Gesù", Roma

Prof. Paolo Fabbri
Dipartimento di Scienze Dermatologiche
Università degli Studi, Firenze

Prof. Giuseppe Fabrizi
Cattedra di Malattie Cutanee e Veneree
Università degli Studi del Molise-Campobasso

Prof. Alessandro Fiocchi
Dipartimento di Pediatria
Ospedale "Macedonio Melloni"
Milano

Dr.ssa Adina Frasin
Dipartimento di Pediatria
Ospedale "Macedonio Melloni"
Milano

Prof. Carlo Gelmetti
Istituto di Scienze Dermatologiche
Università degli Studi di Milano,
Fondazione IRCCS "Ospedale Maggiore Policlinico,
Mangiagalli e Regina Elena", Milano

Dr. Emiliano Giardina
Dipartimento di Biopatologia
e Diagnostica per Immagini
Università "Tor Vergata", Roma

Prof. Giampiero Girolomoni
UO di Clinica Dermatologica
Ospedale Civile Maggiore
Azienda Ospedaliera di Verona
Università di Verona

Dr. Paolo Gisondi
UO di Clinica Dermatologica
Ospedale Civile Maggiore
Azienda Ospedaliera di Verona
Università di Verona

Dr.ssa Francesca Giusti
Clinica Dermatologica
Università di Modena e Reggio-Emilia

Dr.ssa Isabella Greco
Dermatologia Pediatrica
Università degli Studi, Bari

Dr. Oriano Grossi
UO Complessa di Allergologia Pediatrica
Ospedale Pediatrico "Bambino Gesù", Roma

Dr. Alfonso Iovieno
Dipartimento di Oftalmologia
Università Campus Bio-Medico, Roma

Dr.ssa Maddalena Leone
Dipartimento di Scienze Pediatriche
Università degli Studi, Pavia
Fondazione IRCCS Policlinico "S. Matteo", Pavia

Dr.ssa Amelia Licari
Dipartimento di Scienze Pediatriche
Università degli Studi, Pavia
Fondazione IRCCS Policlinico "S. Matteo", Pavia

Dr. Lorenzo Mantovani
Centro di Farmacoeconomia
Facoltà di Farmacia
Università "Federico II", Napoli

Dr.ssa Alessia Marseglia
Dipartimento di Scienze Pediatriche
Università degli Studi, Pavia
Fondazione IRCCS Policlinico "S. Matteo", Pavia

Prof. Gian Luigi Marseglia
Dipartimento di Scienze Pediatriche
Università degli Studi, Pavia
Fondazione IRCCS Policlinico "S. Matteo", Pavia

Dr. Alberto Martelli
Dipartimento di Pediatria
Ospedale "Macedonio Melloni"
Milano

Dr.ssa Cristina Massai
Dipartimento di Pediatria
Azienda Ospedaliero-Universitaria "A. Meyer"
Università di Firenze

Dr.ssa Matelda Medri
Dipartimento di Medicina
Clinica Specialistica e Sperimentale
Sezione di Clinica Dermatologica
Università di Bologna

Prof. Silvano Menni
Clinica Dermatologica
Ospedale "S. Paolo"
Università degli Studi, Milano

Prof. Giuseppe Monfrecola
Dipartimento di Patologia Sistematica
Sezione di Dermatologia Clinica,
Allergologica e Venereologica
Università "Federico II", Napoli

Dr. Luigi Naldi
Centro Studi GISED
USC Dermatologia
Ospedali Riuniti, Bergamo

Dr.ssa Iria Neri
Dipartimento di Medicina
Clinica Specialistica e Sperimentale
Sezione di Clinica Dermatologica
Università di Bologna

Prof. Giuseppe Novelli
Dipartimento di Biopatologia
e Diagnostica per Immagini
Università "Tor Vergata", Roma

Dr. Calogero Pagliarello
Associazione Oasi Maria SS-IRCCS per la Ricerca
sul Ritardo Mentale e l'Involuzione Cerebrale,
Troina (Enna)

Dr. Mauro Paradisi
VII Divisione, Dermatologia Pediatrica
Istituto Dermopatico dell'Immacolata
IRCCS, Roma

Dr.ssa Giulia Parolin
Clinica Pediatrica
Università degli Studi, Verona

Prof. Desiderio Passali
Dipartimento di Scienze Ortopedico-Riabilitative
Radiologiche ed Otorinolaringoiatriche
Università degli Studi, Siena

Dr.ssa Saveria Pastore
Istituto Dermopatico dell'Immacolata, IRCCS,
Roma

Dr.ssa Annalisa Patrizi
Dipartimento di Medicina
Clinica Specialistica e Sperimentale
Sezione di Clinica Dermatologica
Università di Bologna

Dr.ssa Cristina Peconi
Dipartimento di Biopatologia
e Diagnostica per Immagini
Università "Tor Vergata", Roma

Prof. Carlo Pelfini
Azienda Ospedaliera della Provincia di Pavia

Dr. Giampaolo Ricci
Dipartimento di Pediatria
Università di Bologna

Dr. Lorenzo Salerni
Dipartimento di Scienze Ortopedico-Riabilitative
Radiologiche ed Otorinolaringoiatriche
Università degli Studi, Siena

Dr.ssa Teresita Sarratud
Dipartimento di Pediatria
Ospedale "Macedonio Melloni"
Milano

Dr.ssa Luciana Scalone
Centro di Farmacoeconomia
Facoltà di Farmacia
Università "Federico II", Napoli

Prof.ssa Stefania Seidenari
Clinica Dermatologica
Università di Modena e Reggio-Emilia

Dr. Roberto Sgrulletta
Dipartimento di Oftalmologia
Università Campus Bio-Medico, Roma
IRCCS Fondazione "GB Bietti" per l'Oftalmologia,
Roma

Dr.ssa Cecilia Sinibaldi
Dipartimento di Biopatologia
e Diagnostica per Immagini
Università "Tor Vergata", Roma

Dr.ssa Ida Sirgiovanni
Dipartimento di Scienze Pediatriche
Fondazione IRCCS Policlinico "S. Matteo", Pavia

Dr. Luigi Terracciano
Dipartimento di Pediatria
Ospedale "Macedonio Melloni"
Milano

Dr.ssa Gemma Trimarco
UO Complessa di Allergologia Pediatrica
Ospedale Pediatrico "Bambino Gesù", Roma

Prof. Gino A. Vena
Clinica Dermatologica II
Dipartimento MIDIM
Università degli Studi, Bari
AO Policlinico Consorziale, Bari

Prof. Alberto Vierucci
Dipartimento di Pediatria
Azienda Ospedaliero-Universitaria "A. Meyer"
Università di Firenze

Dr. Giuseppe Zumiani
UO di Dermatologia
Presidio Ospedaliero "S. Chiara", Trento

Il progetto "scuola dell'atopia" in Italia

C. Gelmetti

L'idea di fondare anche in Italia una "scuola dell'atopia" è venuta da varie constatazioni, alcune teoriche ed altre pratiche.

Per quanto riguarda le constatazioni teoriche bisogna iniziare dal concetto di *educazione terapeutica* e chiedersi da dove viene questo concetto e, conseguentemente come l'educazione terapeutica può modificare la gestione dei malati cronici e come essa può applicarsi alla dermatologia.

Secondo un rapporto tecnico dell'Organizzazione Mondiale della Sanità del 1998, l'educazione terapeutica del paziente è un processo permanente integrato nelle cure e centrato sul paziente che dovrebbe permettere ai pazienti di acquisire e di conservare delle competenze che li aiutino a vivere in maniera ottimale con la loro malattia. La necessità di una educazione terapeutica è spiegata da molti fatti come, ad esempio, l'aumento del numero delle malattie croniche e le modificazioni dei modelli di salute. Infatti, mentre nella malattia acuta il trattamento è essenzialmente breve e curativo (e quindi richiede una collaborazione del paziente relativa), nella malattia cronica le necessità di prevenire le complicazioni e quella non meno gravosa di vivere con la propria malattia richiedono una collaborazione attiva e convinta del paziente stesso.

In altri termini, l'educazione terapeutica può essere vista come un ponte possibile tra due modelli di salute. Nel classico modello biomedico, per ogni singola malattia vi è una causa organica per cui il risultato potrà essere curativo o fallimentare in relazione alla esistenza o meno del rimedio specifico. Nel modello globale invece, l'ambiente psicosociale, le competenze del paziente e la continua osservazione del caso devono essere presi in considerazione in ogni caso.

Inoltre le affermazioni di Molina ("il primo agente di salute è lo stesso individuo") e la nozione di Coulter secondo cui il paziente è esso stesso "produttore di salute" ci spingono ad riadattamento della nozione di norma terapeutica ed alla conseguente necessità d'una delega di competenze al paziente.

Bisogna chiarire che il concetto di *educazione terapeutica* non vuol dire semplicemente informazione. In altre parole l'educazione terapeutica è qualcosa che va oltre l'informazione perché i suoi scopi sono: conoscere meglio la propria malattia; conoscerne meglio le cure; sviluppare delle competenze di auto-trattamento; sviluppare delle competenze di auto-valuazione.

Le ricadute di una buona educazione terapeutica dovrebbero essere molteplici. Per il paziente: migliorarne la gestione, divenire autonomi, adattare la propria malattia alla propria vita; per il curante: uscire da una logica di fallimento, sviluppare la dimensione multiprofessionale; per la collettività: ridurre i costi; per l'industria farmaceutica e medicale: favorire il rispetto delle regole.

Per quanto riguarda le constatazioni pratiche, come alcuni di voi sanno già, in vari paesi sono state istituite varie "Scuole dell'Atopia" in molti centri ospedalieri ed universitari. Tale scuole sono composte da un gruppo affiatato di persone esperte che svolgono un'azione regolare di formazione dei pazienti affetti da dermatite atopica (DA) mediante incontri formativi, fornitura di materiale didattico, produzione di video, ecc.

Già da molti anni, vari autori ed associazioni di pazienti, hanno pubblicato vari tipi di materiale informativo, talvolta di notevole qualità. Circa vent'anni fa l'autore di queste righe produsse una videocassetta educativa sulla DA che ebbe una discreta eco e lo stesso, insieme ad altri illustri colleghi contribuì alla elaborazione dello SCORAD ed alla costituzione della AIEA (Associazione Italiana Eczema Atopico). Nonostante queste ed altre attività, in Italia si sentiva l'esigenza di una iniziativa che dia nuovi stimoli perché medici e pazienti insieme possano affrontare al meglio il problema dell'atopia nel suo complesso.

Le "Scuole dell'Atopia" sono strutturate in maniera un poco diversa a seconda dei vari paesi e, in Europa lo standard prevede, oltre ad un coordinatore o capogruppo, un dermatologo, un pediatra, un allergologo ed uno psicologo clinico cui possono aggiungersi, va da sé, altre figure come il dietologo, l'oculista, l'otorinolaringoiatra, ecc. I vari esperti incontrano i pazienti (o i loro genitori nel caso di bambini molto piccoli) in piccoli gruppi e in vari appuntamenti successivi.

In genere nel primo incontro si discutono le ragioni dello stesso e si raccolgono i vissuti dei pazienti e/o dei loro genitori. In questo incontro è prevista la presenza di un infermiere che dovrà poi seguire il malato e talora la presenza dello psicologo per potere valutare le eventuali componenti psicodinamiche della malattia in ambito individuale e familiare. Nei successivi incontri si illustrano più in dettaglio le problematiche della gestione della DA con particolare risalto alla parte pratica (vestiti, igiene, ambiente, medicazioni, ecc.). Nell'ultimo incontro si fa il punto della situazione e si valutano i risultati sia sul piano clinico che psicologico.

Esperienze in altri paesi hanno verificato che della "Scuola dell'Atopia" porta ad un miglioramento della qualità della vita dei pazienti e ad una migliore economia dei farmaci con una riduzione spiccata di questi ultimi a favore dei semplici emollienti.

Il gruppo tedesco della Scuola dell'Atopia (GADIS=*German Atopic Dermatitis Intervention Study*) ha già lavorato da qualche anno in maniera sistematica con un programma di 6 sessioni settimanali di 2 ore divisi in 3 gruppi (genitori dei bambini da 0-7 anni; genitori e bambini da 8-12 anni; adolescenti da 13-18 anni). Ebbene uno studio controllato randomizzato in pazienti affetti da DA da almeno 3 mesi e con uno SCORAD > 20, ha mostrato un miglioramento dello SCORAD in tutte le fasce di età nei pazienti che seguivano la scuola dell'atopia. Inoltre ha mostrato un miglioramento della qualità di vita dei genitori del gruppo che seguiva la scuola dell'atopia.

Analoghi dati sono stati ottenuti dalla Scuola Francese che prevede due incontri di tre ore e vari ateliers informativi. In altre parole, la "Scuola dell'Atopia" porta un beneficio reale ai pazienti in concomitanza a minori rischi ed a un maggior risparmio.

Anche se in Italia ci sono già dei centri che hanno una loro esperienza consolidata nel campo, nel nostro Paese non esiste ancora una rete di *équipes* possibilmente strutturate in maniera omogenea e dotate di un protocollo simile. Questa rete dovrebbe coprire l'intero territorio nazionale per dare un punto di riferimento ai pazienti anche in quelle regioni che, fino ad ora, ne sono completamente sprovviste. Va anche detto che, talora, le "Scuole dell'Atopia" sono state organizzate nell'ambito di stazioni termali famose per la cura dell'eczema come Comano in Italia (Figg. 1, 2) e Avène e La Roche-Posay in Francia (Figg. 3, 4) dove il paziente più facilmente ritrova il suo benessere psicofisico in questi luoghi idilliaci mentre la sua pelle viene abbondantemente idratata per via interna ed esterna.

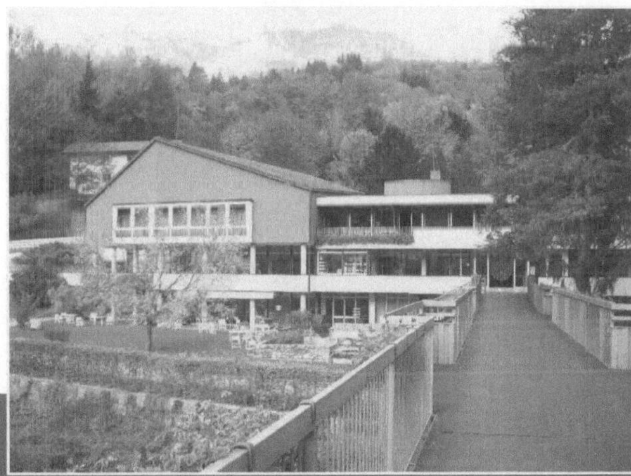

Figura 1.

L'ingresso della stazione termale di Comano, nel Trentino

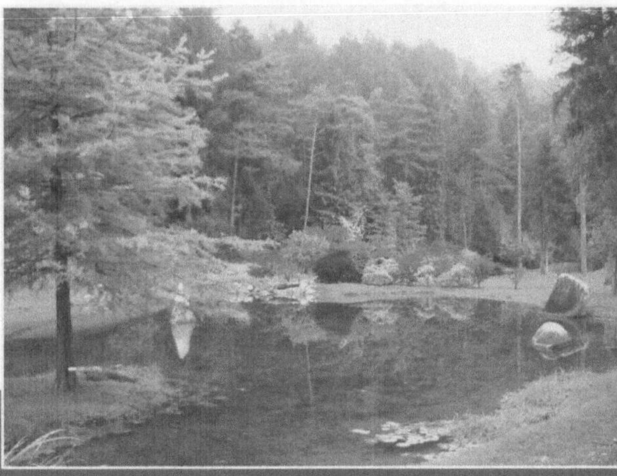

Figura 2.

Il parco delle terme con i colori affascinanti dell'autunno

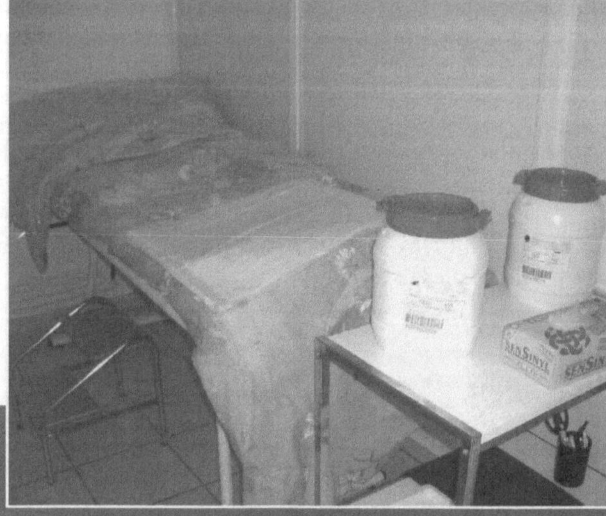

Figura 3.
Una cabina di medicazione a Avène. Notare la dimensione dei barattoli di creme emollienti

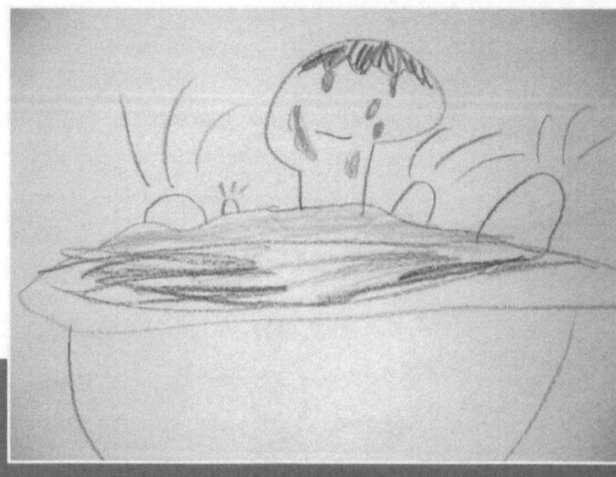

Figura 4.
Un disegno di una bimba atopica. Tra le lacrime comincia a spuntare un timido sorriso

Con queste intenzioni ho promosso il primo "Congresso/Corso di Formazione per la Scuola dell'Atopia" i cui atti trovate in queste pagine.

Lo scopo di tale Congresso dovrebbe essere l'incentivazione alla formazione di *équipes* che lavorino poi nell'ambito territoriale e la preparazione di una Consensus Conference che abbia un valore ufficiale. Ho ritenuto utile raccoglierne le relazioni in questo volume, come primo passo di un percorso evolutivo.

Conosciamo bene quelle che possono essere le difficoltà da affrontare. La prima è, chiaramente, la necessità di tempo e risorse umane che sembrano sempre essere insufficienti, a prescindere dagli eventuali finanziamenti che, nel nostro paese, si prevedono scarsi per usare un eufemismo. In seconda istanza non va trascurato che alcuni pazienti potrebbero percepire il "responsabilizzare" come un equivalente di "abbandonare". Né si dovrebbe ignorare la possibilità di una certa resistenza da parte dei curanti e dei pazienti ed infine bisognerebbe chiedersi verso quale popolazione la scuola deve essere aperta. Penso comunque che questa iniziativa debba essere intrapresa e che essa sia utile non soltanto per potere migliorare la cura dei nostri pazienti ma anche per affermare la competenza degli esperti a trattare le questioni che li riguardano.

Letture consigliate

- Augustin M, Wenninger K, Amon U et al (2004) German adaptation of the Skindex-29 questionnaire on quality of life in dermatology: validation and clinical results. Dermatology 209:14-20
- Birn AE, Molina N (2005). In the name of public health. Am J Public Health 95:1095-1097
- Bonnet C, Gagnayre R, d'Ivernois JF (2001) Difficulties of diabetic patients in learning about their illness. Patient Educ Couns 42:159-164
- Coulter A (2006) Can patients assess the quality of health care? BMJ 333:1 2
- Coulter A (2006) Patient safety: what role can patients play? Health Expect 9:205-206
- Coulter A (2002) Patients' views of the good doctor. BMJ 325:668-669
- Coulter A, Rozansky D (2004) Full engagement in health. BMJ 329:1197-1198
- Diepgen TL, Fartasch M, Ring J et al (2003) Education programs on atopic eczema. Design and first results of the German Randomized Intervention Multicenter Study. Hautarzt 54:946-951
- Elwyn G, O'Connor A, Stacey D et al (2006) International patient decision aids standards (IPDAS) collaboration. Developing a quality criteria framework for patient decision aids: online international Delphi consensus process. BMJ 333:417
- Fartasch M, Abeck D, Werfel T et al (2000) Current status of the interdisciplinary model project "Neurodermatitis Education for Children and Adolescents". Hautarzt 51:299-301
- Gagnayre R (2002) Therapeutic education and patients' competence. In favor of competence training. Ann Dermatol Venereol 129:985-989
- Gieler U, Scheewe S, Niemeier et al (2003) Interdisciplinary model project neurodermatitis-education for children and adolescents. Kinderkrank Enschwester 22:152-158
- Guillet G, Robcis L, Herisse C et al (2004) Adults with atopic dermatitis: evaluation of an eczema school. Rev Infirm 106:16-17
- Lecimbre E, Gagnayre R, Deccache A, d'Ivernois JF (2002) Role of patient associations in the development of therapeutic education in France. Santé Publique 14:389-412
- Lewis-Jones S (2006) Quality of life and childhood atopic dermatitis: the misery of living with childhood eczema. Int J Clin Pract 60:984-992
- Molina NG (1998) A transgender dictionary. Focus 13:5-6
- Stalder JF, Barbarot S (2006) Atopic dermatitis school: therapeutic education of atopic patients. Rev Prat 56:273-276
- Staab D, Diepgen TL, Fartasch M et al (2006) Age related, structured educational programmes for the management of atopic dermatitis in children and adolescents: multicentre, randomised controlled trial. BMJ 32:933-938

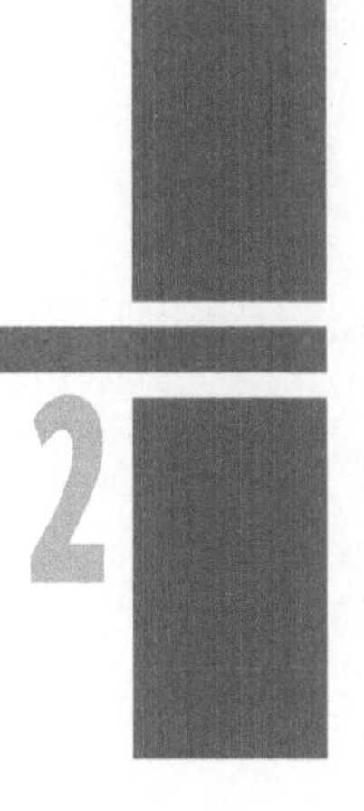

Dermatite atopica: dalla storia alle cure di oggi

C. Gelmetti

La dermatite atopica (DA) è una malattia infiammatoria cronica della pelle, caratterizzata da cicli alternati di esacerbazioni e stati clinici silenti. È stata definita come un problema di sanità pubblica a livello mondiale. Dati epidemiologici rilevano una prevalenza compresa tra il 10% ed il 20% dei bambini, con variabilità in funzione dell'area geografica e dell'età. La variabilità sarebbe legata non tanto a motivi di natura genetica quanto ambientale e di stile di vita (dieta, agenti microbici, stress, abitazioni, tendenza a viaggiare ecc.). Eppure, fino agli anni '80 la DA sembrava essere un problema per pochi specialisti e, in fondo, una malattia di nicchia.

È difficile pensare che la DA sia una malattia nuova, dato che conosciamo bene la sua pesante relazione con la genetica. Bisogna quindi pensare che la DA sia certamente aumentata negli ultimi decenni, ma anche ipotizzare che la sua diagnosi sia stata differentemente interpretata per tanti anni. Il fatto che la malattia sia prevalentemente una malattia pediatrica e che la mortalità infantile fosse, in epoca preantibiotica e pre-vaccinale, altissima, fa anche ragionevolmente pensare che molte diagnosi di DA non potessero essere fatte per una banale ma efficace selezione naturale.

La DA è, tuttavia, una patologia la cui diagnosi non è sempre agevole. Le manifestazioni cutanee sono, infatti, simili e, per taluni aspetti, sovrapponibili a diverse malattie della cute che hanno però eziologia e patogenesi differenti. Questo accade, in realtà, sia nel bambino che nell'adulto ed è spesso responsabile di un ritardo nella diagnosi e, conseguentemente, nell'esecuzione di una corretta terapia.

Alla maggior parte dei dermatologi e pediatri di oggi i termini di *Porrigo larvalis* (Fig. 1), di *Strophulus confertus* (Fig. 2), o di *Lichen agrius* (Fig. 3), usati da Willan e Bateman ed il termine di *Acore mucoso* (Fig. 4) usato dal grande Alibert, dalla fine del '700 all'inizio dell''800, rimangono assai misteriosi ancorché poetici. Il termine usato da Hebra a metà dell''800 (*Eczema impetiginosum faciei*) (Fig. 5) ci appare invece più comprensibile. Ebbene, grazie alle incisioni acquerellate che ornano i libri degli autori citati, queste tre malattie con nomi così diversi rappresentano tutte probabilmente una DA.

L'introduzione della ceroplastica come strumento didattico è soprattutto merito degli italiani nell'anatomia e dei francesi (e soprattutto di Jules Baretta) nella dermatologia. Le cere (Fig. 6) dopo oltre un secolo hanno ancora una grande fedeltà cromatica e permettono di riprodurre molto più fedelmente il rilievo cutaneo.

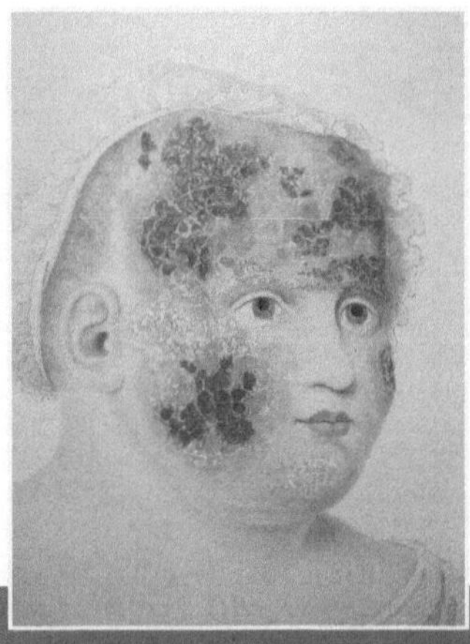

Figura 1.
Porrigo Larvalis (Willian)

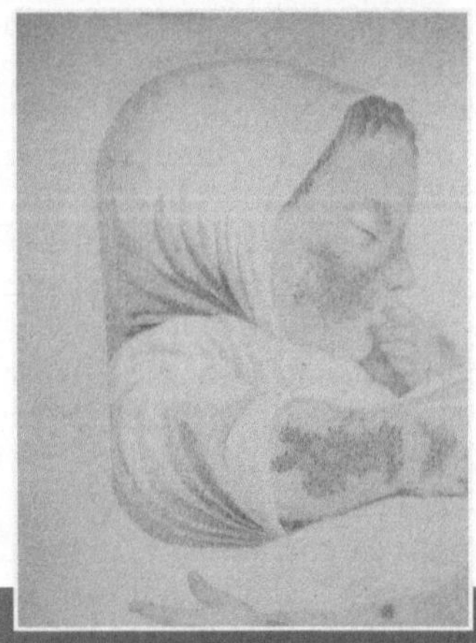

Figura 2.
Strophulus confertus (Willian)

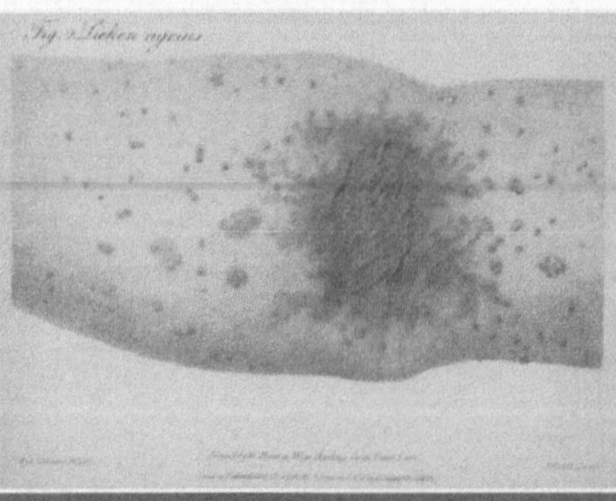

Figura 3.
Lichen agrius (Willian)

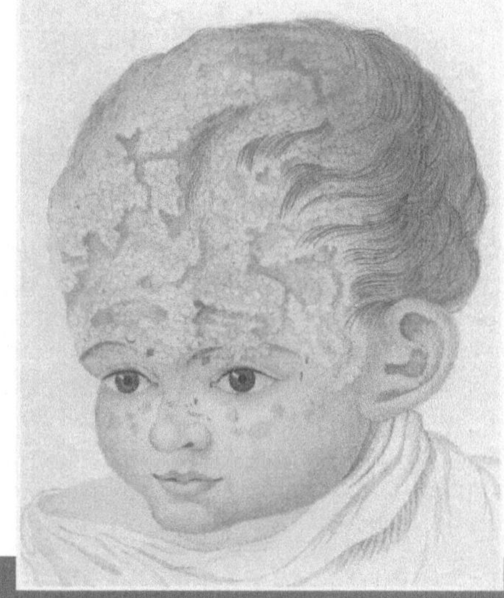

Figura 4.
Acore mucoso (Alibert)

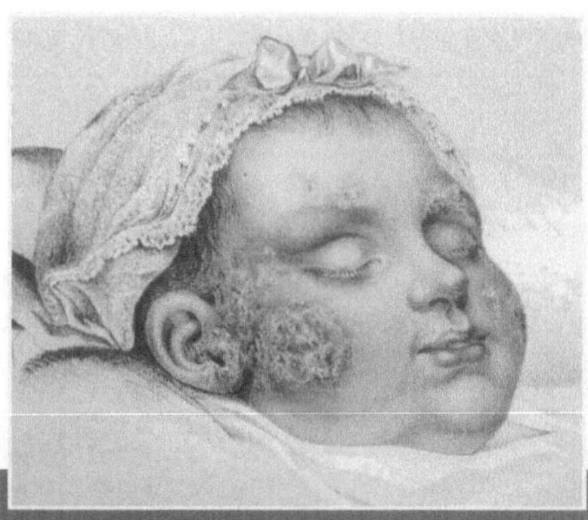

Figura 5.
Eczema impetiginosum faciei (Hebra)

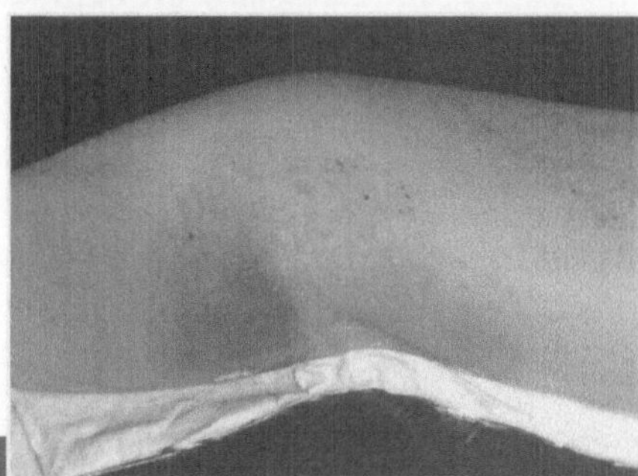

Figura 6.
Ceroplastica DA (Baretta)

La DA probabilmente è sempre esistita e c'è chi riesce addirittura e identificarla in celebri personaggi della classicità greco-romana. Nel V libro delle "Epidemie" di Ippocrate si legge il paragrafo seguente: *"Ad Atene, un uomo era ammalato di prurito diffuso a tutto il corpo, soprattutto ai testicoli ed alla fronte; la malattia era molto intensa, la pelle era ispessita dappertutto ed assomigliava alla lebbra ed in nessuna parte si poteva pinzare la cute a causa dello spessore che essa aveva sviluppato. Nessuno seppe dargli sollievo. Si recò allora all'isola di Melo, là dove vi sono i bagni caldi: egli, in verità, fu guarito dal prurito e dallo spessore della pelle, ma sviluppò l'idropisia e morì"*. La considerazione che il paziente morì "guarito", pesa ancora oggi nella cultura medica ed ancora di più nel folklore. Dopo Ippocrate, abbiamo la testimonianza di Svetonio che, discorrendo niente-poco-di-meno-che dell'imperatore Augusto riferisce che: *"…il suo corpo, si dice, era coperto di callosità che formavano in molte sedi delle placche squamose provocate dal prurito e dalla sua abitudine di grattarsi energicamente con uno strigilo…All'inizio della primavera il vento di mezzogiorno gli provocava il raffreddore da fieno"*. Ovviamente le diagnosi dell'antichità sono sempre approssimative ma certamente il racconto di Svetonio è suggestivo per un quadro di sindrome atopica. Più modestamente, se ci accontentiamo degli ultimi secoli, la DA emerge lentamente dalla visione ippocratica della medicina con una serie di nomi molto varia. Alcuni sono chiaramente eponimici (prurito di Besnier) altri indicano chiaramente quella che l'autore pensava esserne la causa (neurodermatitis), altri ancora sono quasi tautologici (eczema costituzionale).

Dall'antichità fino al XVII secolo la medicina mostra dei progressi, talora anche notevoli, ma sempre nell'alveo della tradizione ippocratico-galenica. Tale impostazione, in realtà, ha pesato (e pesa!) molto più a lungo nell'ambito della cultura popolare per la quale l'eczema dei bambini è uno "sfogo" che deve essere lasciato in pace e che può essere pericoloso contrastare.

Del resto il grande Girolamo Mercuriale (1530-1606) nel suo "De morbis cutaneis et omnibus humani corporis excrementis", pubblicato a Venezia nel 1572 e che è il primo libro di dermatologia della storia, è uno dei principali responsabili di questa scuola di pensiero. Egli dapprima riferisce l'opinione di Marcello, medico gallico di 1000 anni precedente, secondo cui i bambini devono espellere dopo la nascita tutte le escrezioni che hanno assorbito durante la vita intrauterina; in seguito egli stesso suggerisce che la causa di questa malattia infantile e pruriginosa (che chiama "acore", parola che significa genericamente lesione essudante del capo) sia il latte della loro madre! Mercuriale riferisce inoltre che il grande Avicenna aveva notato che la malattia era più frequente in inverno.

Daniel Turner (1667-1741), che pubblica nel 1714 il primo libro di dermatologia in lingua inglese ("A treatise of diseases incident to the skin") si muove nello stesso filone e raccomanda di non curare questa malattia perché rappresenta un'espulsione degli umori malati, contrastare i quali sarebbe ancor più pericoloso. Il problema del rapporto tra malattia del bambino ed allattamento comincia quindi in epoca rinascimentale e non sembra ancora essere risolto.

Fino a non molto tempo fa esisteva ancora una "storica" confusione tra DA, crosta lattea e dermatite seborroica del lattante. Gli stessi testi classici di dermatologia non concordavano sugli elementi diagnostici presi in considerazione e spesso anche le diagnosi dei casi clinici descritti erano suscettibili di contestazione da parte del lettore. Gli elementi di discriminazione, utili al fine di attuare una diagnosi differenziale tra eczema atopico ed eczema seborroico infantile sono, ad esempio, poco chiari e per molti aspetti sovrapponibili, o comunque, dipendenti non solo dalla malattia, allergica o meno, ma anche da altri fattori.

Appare chiaro che di fronte alla difficoltà di effettuare una diagnosi corretta rimane anche l'incertezza sull'efficacia della terapia.

Senza rifarsi ai grandi autori classici, basta leggere i libri di antropologia o di medicina popolare per capire meglio il problema culturale che, in parte, non è ancora risolto. Finamore, scrivendo sulle tradizioni popolari abruzzesi, riporta, nel suo libro, la definizione di "sfoche", ossia di sfogo e le precauzioni da intraprendere nel caso questo compaia nel bambino. Scrive infatti, che sarebbe bene non togliere "quella patina di sudiciume, che suol formarsi sul capo dei neonati per evitare che il bambino perda la memoria" e per "evitare la tigna". Evidentemente vi è la reminiscenza di Mercuriale che definiva la patologia come "lattime", cioè uno sfogo di latte, in cui i rimedi "lo imbastardiscono".

Da queste testimonianze storiche, si può facilmente notare come fosse la confusione nosografia a ritardare la diagnosi corretta e come la mancanza di rimedi efficaci fosse responsabile a determinare il peggioramento clinico della dermatite. Inoltre i medici erano invitati a *non* curare la malattia perché il rimedio sarebbe stato peggiore del male.

Per ritornare ai problemi prettamente terminologici, ancora oggi la letteratura inglese preferisce il termine "eczema" (lett.: essudazione della pelle) mentre quella americana preferisce "dermatite" (lett.: infiammazione della pelle) per cui dermatite ed eczema sono usati spesso come sinonimi. Dalla prima definizione di "atopia", termine introdotto da Coca e Cooke nel 1925 semplicemente con il significato di "malattia sconosciuta", si passa alla visone di Pepys che nel 1975 la definisce come un'inclinazione costituzionale a produrre anticorpi della classe IgE verso i comuni allergeni presenti nell'ambiente indipendentemente dal fatto che i pazienti manifestino o meno dei sintomi clinici. Oggi la DA è vista come una sindrome caratterizzata da un'alterata permeabilità e reattività della cute, associata (DA estrinseca) o meno (DA intrinseca) a una eccessiva produzione di IgE (Fig. 7).

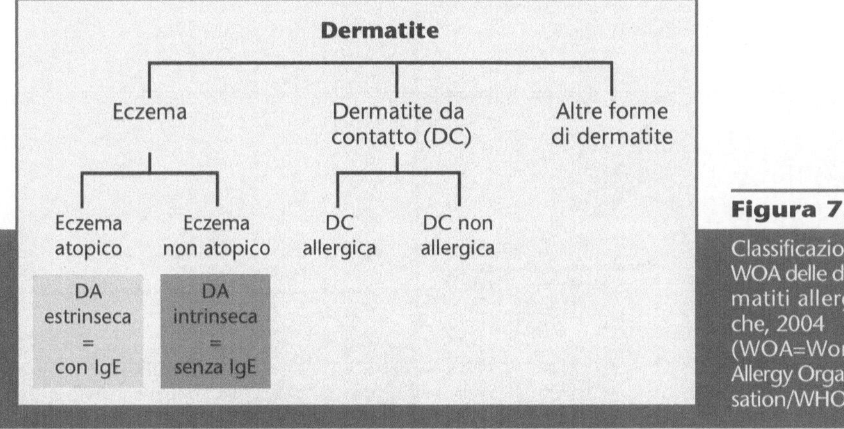

Figura 7.

Classificazione WOA delle dermatiti allergiche, 2004 (WOA=World Allergy Organisation/WHO)

Quindi, ancora ai giorni nostri esistono (almeno) due convinzioni differenti: la prima ed ovviamente la più recente è la visione immuno-allergica che riconosce nella produzione di IgE specifiche il *primum movens*, mentre la seconda, dermatologica *sensu stricto*, si rifà a Besnier e vede la DA soprattutto come una malattia intrinsecamente pruriginosa. Le recentissime scoperte dei difetti delle proteasi epidermiche nella malattia di Netherton prima e nella stessa DA poi, stanno aprendo nuovi orizzonti interpretativi e non è detto che questa malattia enigmatica ed affascinante non si riveli poi essere due o più malattie distinte.

Attualmente la DA si concepisce come una sindrome eczematosa cutanea pruriginosa a decorso cronico-recidivante, in cui le lesioni hanno una distribuzione tipica che varia a seconda dell'età e nella quale, l'irritabilità e la xerosi cutanea si possono associare a disturbi extracutanei come l'allergia alimentare, la rinocongiuntivite allergica e l'asma bronchiale. Il percorso tra una manifestazione atopica ed un'altra si chiama "marcia atopica" (Fig. 8). Non è però detto che un individuo debba percorrere tutta la strada: il singolo paziente può interrompere il suo percorso dopo la prima manifestazione atopica e non averne più altre. È anche possibile che un singolo paziente presenti una manifestazione atopica più tardiva senza avere manifestato in passato quelle più precoci. La DA è tra le dermatosi più comuni e la sua prevalenza nei paesi industrializzati è stimata intorno al 10% ed oltre. In questa affezione, l'alternanza di fasi acute altamente pruriginose ed il conseguente trattamento portano alla "lichenificazione" che è quel particolare tipo di cute ispessita, ruvida e discromica che caratterizza le zone cutanee di maggiore attività dopo i primi anni.

La DA inizia tipicamente dopo il secondo-terzo mese di vita ma può iniziare anche prima. Dato che la DA è una malattia con una importante impronta ereditaria, l'ambiente particolare "di passaggio" perinatale e neonatale non permette quasi mai di vedere un quadro clinico tipico prima del secondo mese di vita. Nel periodo strettamente neonatale (le prime quattro settimane di vita) la sfumatura dei segni e l'estrema indeterminatezza dei sintomi a causa dell'età rendono possibile un sospetto diagnostico ma quasi mai la certezza. In questa fase le sedi più colpite sono: il capillizio, il volto con risparmio periorifiziale, e gli arti in regione estensoria (Figg. 9, 10). La regione gluteo-perineale, se l'igiene locale è corretta, è risparmiata, probabilmente per la protezione e la iperidratazione date dai pannolini (Fig. 11). La clinica consiste in un'as-

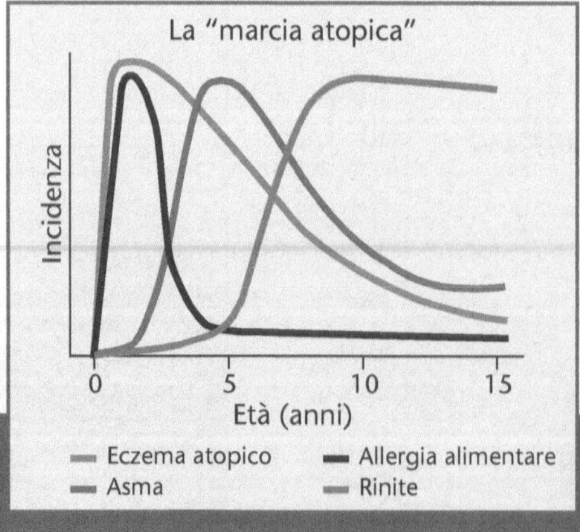

Figura 8.

La DA (in molti casi) è la prima manifestazione della predisposizione atopica

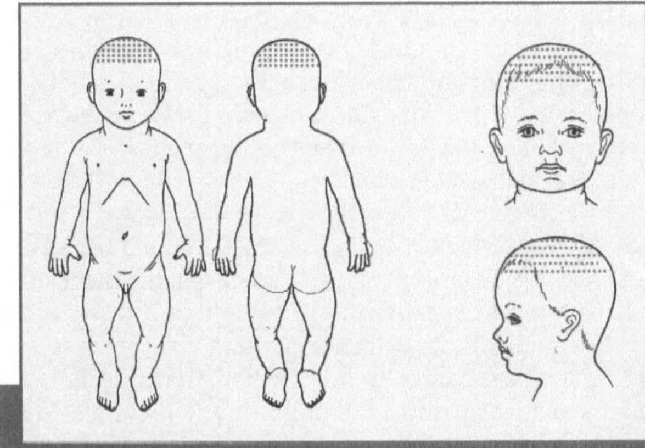

Figura 9.

Topografia in funzione dell'età neonato

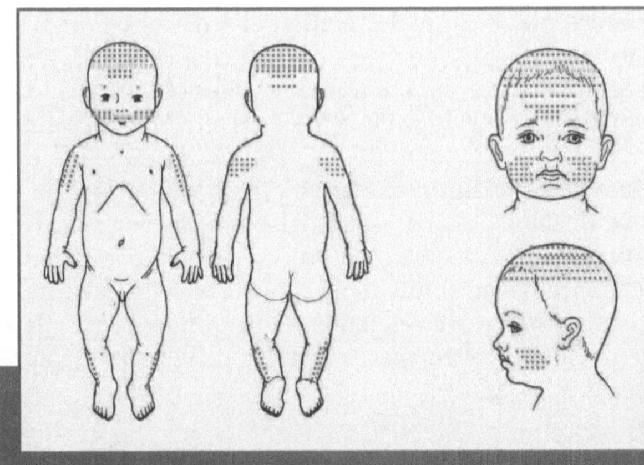

Figura 10.

Topografia in funzione dell'età lattante dopo il 3°-6° mese

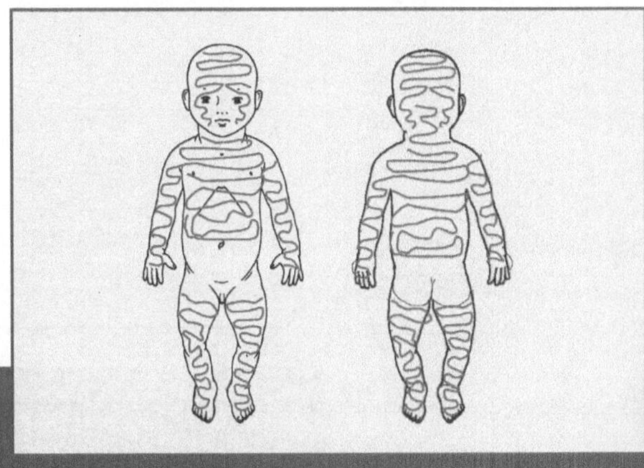

Figura 11.

Topografia in funzione dell'età lattante e bambino grave

sociazione di eritema, essudazione e di croste con qualche crosta ematica da grattamento come ne testimonia la forma lineare. In questa fase il prurito è in genere presente, particolarmente intenso in taluni momenti della giornata, capace anche di disturbare il sonno. Non è facile apprezzare il prurito prima del terzo mese; prima di tale termine il lattante è facilmente irritabile e piagnucoloso e talvolta anche insonne ma non riesce a coordinare il movimento del grattamento.

Nel bambino si attenuano le lesioni acute. Al volto si evidenzia il coinvolgimento di palpebre e collo. Agli arti la malattia coinvolge la piega antecubitale e poplitea ed anche polsi e caviglie (vedi schema) (Fig. 12). Le lesioni in genere sono di solito meno acute di quelle del lattante. Il prurito è presente a tratti, a volte al risveglio, a volte senza un motivo evidente e comunque nelle fasi di attività della dermatite.

Nell'adolescente e nell'adulto il capo è coinvolto in sede periorifiziale; la cheilite con ragadi radiali è particolarmente fastidiosa. Il collo è spesso coinvolto da lesioni fissurative davanti e da lesioni infiltrative ai lati ed in sede nucale (*dirty neck*) e le pieghe degli arti rimangono malate. Le estremità peggiorano col coinvolgimento delle regioni palmo-plantari e soprattutto delle ultime falangi (pulpite secca), talora con distrofia ungueale. Il coinvolgimento delle regioni palmari o plantari è frequente e rappresenta una comune causa di disidrosi (Fig. 13). Nelle donne può essere colpita la regione delle areole mammarie (Fig. 14).

Mentre in età pediatrica i due sessi sono colpiti in eguale misura, in epoca adulta le femmine sono affette in maniera preponderante. La malattia, negli adulti, è in genere impegnativa sia dal punto di vista clinico che psicologico. Nonostante il fatto che la maggior parte dei pazienti abbia delle caratteristiche cliniche suggestive, la varietà interindividuale ed intraindividuale di segni e sintomi rende spesso la diagnosi difficile. Ricordiamo che la maggiore permeabilità della cute atopica la rende molto più irritabile per una varietà di motivi e più soggetta ad infezioni tra cui si deve ricordare quella erpetica (eczema herpeticatum o eruzione varicelliforme di Kaposi-Juliusberg) e quella stafilococcica.

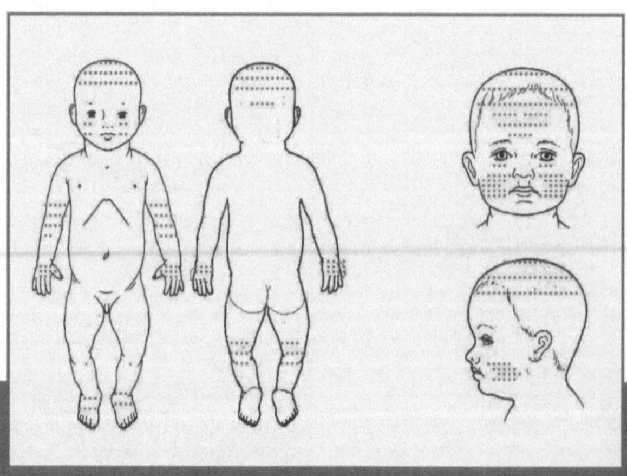

Figura 12.

Topografia in funzione dell'età lattante dopo il 6°-9° mese e bambino

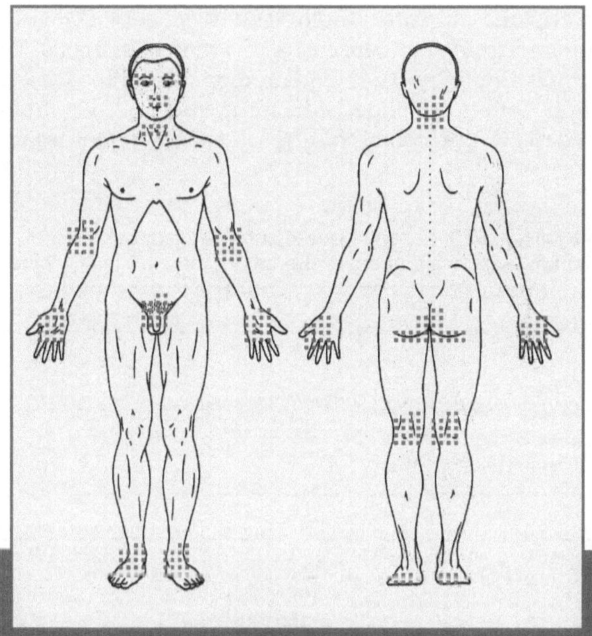

Figura 13.

Topografia in funzione dell'età adolescente e adulto (maschio)

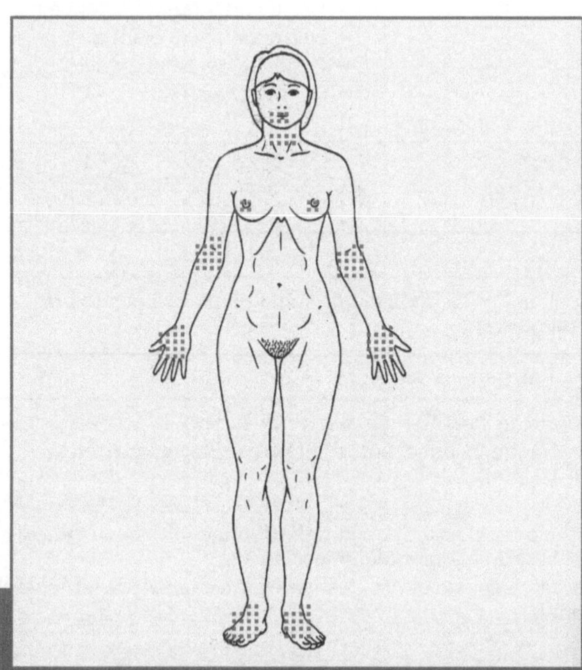

Figura 14.

Topografia in funzione dell'età adolescente e adulto (femmina)

Dato che a tutt'oggi non esistono marcatori biologici univoci della DA, si sono costruiti dei criteri diagnostici guida per consentire una diagnosi certa di DA che possa essere utile anche nell'ambito di studi epidemiologici o terapeutici. Di seguito riportiamo i criteri più comuni e validati ed, in più, quelli per i bambini sotto il 4° mese di vita (Tabelle 1-3). I principali fattori scatenanti sono riassunti nella Tabella 4.

Tabella 1. Criteri di Hanifin e Rajka, 1980. Secondo questi criteri la diagnosi sicura di DA è ottenuta quando vi siano almeno tre criteri maggiori e tre criteri minori

Criteri maggiori

- Prurito
- Dermatite cronica o recidivante
- Distribuzione simmetrica nelle sedi tipiche (coinvolgimento facciale ed estensorio nei bambini; lichenificazione flessurale negli adulti)
- Storia personale o familiare di malattie atopiche

Criteri minori

- Xerosi
- Iperlinearità palmare
- Ittiosi follicolare
- Pitiriasi alba
- Solco di Dennie-Morgan
- Ragadi sottoauricolari
- Cheilite
- Piega anteriore del collo
- Occhiaie
- Accentuazione per stress ambientali o emozionali
- Blefarite
- Congiuntivite
- Cataratta
- Cheratocono
- Facilità a dermatiti aspecifiche
- Facilità ad infezioni cutanee
- Dermografismo bianco
- Positività dei test cutanei
- IgE sieriche elevate

Tabella 2. Criteri diagnostici UK Working Party 1994 (per pazienti maggiori di 2 anni)

Criterio maggiore obbligatorio

- Una dermatosi pruriginosa negli ultimi 12 mesi (o una storia riferita dai genitori di prurito o di sfregamento nel bambino)

Criteri minori (devono essere almeno 3 su 5)

- inizio prima dei 2 anni (non usato se il bambino è minore di 4 anni)
- storia di coinvolgimento delle pieghe cutanee, antecubitali, poplitee ecc., (incluse guance nei bambini minori di 10 anni)
- storia di cute secca diffusa
- storia personale di altre malattie atopiche (asma o di raffreddore da fieno) o storia di malattia atopica nei parenti di I grado nei bambini minori di 4 anni
- eczema flessurale visibile (o eczema coinvolgente guance/fronte e le parti esterne degli arti nei bambini minori di 4 anni)

Tabella 3. Criteri diagnostici della DA nei primi tre mesi di vita (Bonifazi 1994)

1 Lesioni eczematose del volto e/o del cuoio capelluto con risparmio o minore impegno della regione del pannolino.

2a Parente di primo grado con DA e/o rinite-asma allergica.

2b Irrequietezza psicomotoria e/o insonnia non attribuibile ad altre cause.

Per fare diagnosi di dermatite atopica nei primi tre mesi il criterio 1 deve essere presente e associato al criterio 2a e/o 2b.

Tabella 4. Principali fattori scatenanti

- Sudorazione con aumentato prurito
- Contatto con indumenti di lana o di fibre grezze, o con solventi dei lipidi
- Contatto con detergenti
- Eccessiva o troppo bassa umidità nell'ambiente
- Fattori emozionali
- Alimenti
- Aeroallergeni
- Infezioni cutanee (batteriche, virali, fungine)
- Infezioni sistemiche (batteriche e virali)
- Eccessiva esposizione acuta al sole

La diagnosi differenziale include alcune malattie frequenti come la dermatite seborroica infantile, le follicoliti da Malassezia, la psoriasi, la dermatite da contatto, l'orticaria, la cheratosi rubra pilare, la scabbia e la dermatite erpetiforme di Duhring (Tabella 5). Quadri eczematosi talora molto simili alla DA si possono osservare anche in corso di patologie rare geneticamente determinate (Tabella 6).

Tabella 5. Diagnosi differenziale della DA

- Dermatite seborroica infantile
- Follicoliti da Malassezia
- Psoriasi
- Dermatite da contatto
- Orticaria
- Cheratosi rubra pilare
- Scabbia
- Dermatite erpetiforme di Duhring

Tabella 6. Genodermatosi che si associano con quadri eczematosi

- Acrodermatite enteropatica
- Deficienza di biotina
- Fenilchetonuria
- Sindrome di Job
- Malattia di Hartnup
- Sindrome di Netherton
- Sindrome di Omenn
- Sindrome di Whiskott-Aldrich

La dermatite seborroica infantile, talora ancora denominata "crosta lattea" è una condizione poco definita da un punto di vista clinico e sulla cui esistenza come quadro clinico a sé stante non tutti gli autori sono d'accordo. Probabilmente è una forma precoce ed indistinta di quadri diversissimi che possono andare da una normale accentuazione della desquamazione neonatale, alla DA, alla psoriasi sino a quadri rari e mortali come l'eritrodermia di Leiner, legata ad una immunodeficienza primitiva. La descrizione classica è quella di una dermatite neonatale che coinvolge il capillizio e la fronte con squame giallastre più o meno spesse che possono interessare anche la regione retroauricolare.

Le follicoliti neonatali da Malassezia, talora confuse con l'acne neonatale, costituiscono la diagnosi differenziale più frequente della DA nei primi due mesi di vita, insieme alla dermatite seborroica. Pur essendo distribuite simmetricamente sulla fronte e sulle guance, le lesioni sono morfologicamente delle papule o delle pustole follicolari più o meno ravvicinate, ma non confluenti. Non si accompagnano a irrequietezza psico-motoria e hanno un decorso clinico abbastanza caratteristico con inizio verso la fine della terza settimana di vita, più precocemente quindi della DA, e risoluzione spontanea entro la sesta settimana di vita, quando la DA in genere inizia.

La psoriasi presenta lesioni non vescicolari ed in genere ricoperte da squame argentine molto evidenti in sedi generalmente opposte a quelle flessurali. Ma nei bambini la desquamazione può essere minima e nei lattanti può non essere avvertibile. Tipico è il caso della psoriasi delle pieghe (psoriasi del pannolino o *napkin psoriasis*) dove la macerazione cancella le squame ed evidenzia l'eritema.

Le dermatiti da contatto sono entità diverse e definibili come reazioni infiammatorie della cute nei confronti di sostanze che ne vengono a contatto. Da un punto di vista patogenetico si dividono in due categorie: dermatiti da contatto irritativo (DCI) e dermatiti da contatto allergico (DCA). Nelle dermatiti da contatto, le lesioni sono localizzate alla sede di applicazione e talora riproducono l'oggetto che le ha provocate (come un orologio) e possono quindi essere monolaterali; inoltre nella DCA vi è un tempo di incubazione ed il prurito domina, mentre nella DCI la dermatite insorge più rapidamente ed è accompagnata per lo più da bruciore. I patch test vanno eseguiti in quei casi ove la causa sia dubbia o quando l'anamnesi sia carente o confusa.

L'orticaria comune consiste nell'eruzione di pomfi causati dal rilascio di istamina o di altre sostanze vasoattive. Esistono molte varianti di orticaria. Ma nell'orticaria non compaiono vescicole ed inoltre la durata delle lesioni, anche pochi minuti, e la forma delle stesse sono molto variabili. Ma soprattutto, nell'orticaria le lesioni sono continuamente mobili sulla cute e si spostano da un punto all'altro senza una logica apparente (eccetto il caso ovvio delle orticarie fisiche). Marcare le lesioni con una matita demografica o una semplice penna biro, dimostrerà facilmente a chiunque la loro fugacità e la loro mobilità.

La cheratosi rubra pilare è caratterizzata da una cheratosi follicolare simmetrica del volto e delle superficie estensorie e prossimali degli arti che può simulare la DA. È una condizione geneticamente determinata che tende ad attenuarsi con il passare del tempo. Non si accompagna a prurito, né a vescicolazione o desquamazione. Al contrario della DA che è più precoce, si rende più evidente dopo il 6°-9° mese di vita.

La scabbia è una dermatite pruriginosa ma di brusca insorgenza. Inoltre la contagiosità della malattia, che può essere contemporaneamente presente in più componenti dello stesso nucleo familiare, è evidente in poche settimane. Le sedi classiche della DA, soprattutto il volto, sono in genere risparmiate nella scabbia, che invece colpisce caratteristicamente gli spazi interdigitali, i genitali e le ascelle. Caratteristica è anche la presenza di lesioni nodulari e comunque di lesioni polimorfe, cioè vescicole, papule, pustole e noduli, oltre ai cunicoli patognomonici ma di solito poco evidenti.

La dermatite erpetiforme di Duhring si presenta come una patologia pruriginosa con eritema e papuline appena visibili prevalentemente localizzate alle spalle ed ai glutei. Le sedi sono quindi assai diverse ed inoltre, a pare la sensibilità al glutine, le sedi colpite risparmiano le pieghe.

Un momento importante è stato quello della standardizzazione delle scale di gravità della DA che vanno dalle più semplici, a tipo visuale come l'IGA, a quelle più complete e moderne come lo SCORAD che attualmente è anche disponibile in versione elettronica informatizzata.

L'autore ha recentemente proposto una scala visuale commentata del prurito (PRURISCORE) sulla falsariga delle scale del dolore che si usano in pediatria. Questa scala potrebbe essere più utile di quelle lineari analogico-visuali finora impiegate dato che, nei bambini queste ultime possono essere di scarsa attendibilità o addirittura inutili (Fig. 15).

Per quanto riguarda la questione terapeutica ("Quando cominciare a curarla?"), bisogna dire che il quadro concettuale si è evoluto negli ultimi anni, parallelamente a quello che è avvenuto per la cura dell'asma allergico. Mentre nel passato, infatti, l'azione terapeutica era indirizzata quasi esclusivamente al controllo dell'episodio acuto e comunque sintomatico, negli ultimi anni è apparso chiaro che la DA (così come l'asma) è spessa attiva anche in condizioni di assenza di sintomi clinici. Pertanto, una volta che la diagnosi di DA sia stata fatta in maniera formale, va iniziata una terapia, adeguata alla gravità della forma, sino alla guarigione della malattia e non solo sino alla soppressione della sintomatologia più evidente. Nel campo delle terapie dermatologiche, nessuno contesta il fatto che i corticosteroidi topici abbiano rappresenta-

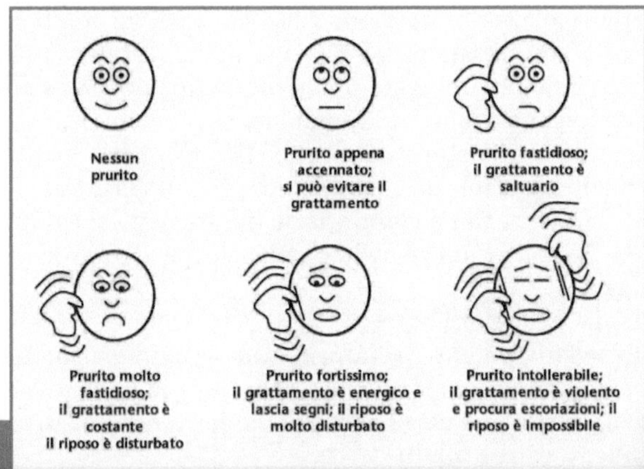

Figura 15.

Scala del prurito - PRURISCORE (Gelmetti 2006)

to la terapia d'eccellenza per le lesioni acute negli ultimi quattro decenni. Per quanto riguarda le terapie a lungo termine, gli studi randomizzati hanno dimostrato che il dosaggio intermittente, una volta che sia stato raggiunto il controllo clinico della malattia, è un trattamento soddisfacente. La terapia topica con corticosteroidi due volte la settimana con l'aggiunta di una emolliente può ridurre il rischio di ricaduta della DA e può paradossalmente ridurre la quantità di steroide complessivo. Attualmente il trattamento convenzionale della DA rimane sintomatico e gli steroidi topici sono ancora il trattamento di prima scelta in caso di riaccensione acuta (Tabella 7).

Tabella 7. Approccio terapeutico alla dermatite atopica in funzione della gravità

Fase	Terapia
Base	Programmi educativi, emollienti, bagni oleosi. Dieta di eliminazione (nei bambini allergici ai cibi), evitare gli allergeni (rivestimenti) se diagnosticati con test di allergia)
DA lieve transitoria SCORAD<15	Prima linea: corticosteroidi topici. Seconda linea: inibitori topici della calcineurina, antisettici, antistaminici non sedativi (controversi)
DA moderata recidivante SCORAD 15-40	Antistaminici sedativi, UV terapia, *counselling* psicosomatico, terapia climatica e termale
DA severa persistente SCORAD>40	Ospedalizzazione, immunodepressione sistemica, corticosteroidi orali, azatioprina, ciclosporina A, tacrolimus orale, PUVA

(Modificata da: Darsow U et al (2005) Position paper on diagnosis and treatment of Atopic Dermatitis JEADV 19:286-295)

Il dermatologo esperto otterrà tutti i benefici di questi farmaci ed eviterà tutti i potenziali effetti collaterali con un regime specifico per ogni paziente. Per quel che riguarda gli immunomodulatori topici (TIMs) anche chiamati più propriamente inibitori topici della calcineurina (ITCs), quelli attualmente disponibili sono tacrolimus e pimecrolimus. Questi agenti rappresentano un trattamento efficace senza causare atrofia cutanea. Tacrolimus unguento è stato approvato per i bambini con più di due anni d'età alla concentrazione dello 0,03% e per gli adulti allo 0,1%, mentre pimecrolimus è disponibile in crema alla concentrazione dell'1% sia per gli adulti che per i bambini con più di due anni d'età. Entrambi gli ITCs sono stati utilizzati con successo anche nei bambini con meno di 2 anni d'età ma le indicazioni attuali sia in Europa sia negli Stati Uniti non lo consentono. Le reazioni locali, come il prurito o il bruciore, sono generalmente minime. L'effetto clinico degli ITCs sul prurito può essere osservato dopo una settimana di terapia ed è mantenuto per tutta la durata del trattamento. L'assorbimento sistemico, nella maggior parte dei pazienti, si è dimostrato essere basso, di solito 10-30 volte minore della quantità capace di produrre un'immunosoppressione sistemica.

Gli antistaminici orali possono essere utilizzati con beneficio nella DA anche se il loro ruolo è discusso. Quelli sedativi hanno ovviamente una attività particolare che può essere sfruttata più vantaggiosamente in alcune situazioni ed in alcune fasce di età (es., bambini non scolarizzati), mentre quelli più moderni non sedativi si possono usare anche negli studenti e negli adulti.

Per finire ricordiamo che una delle caratteristiche principali della DA è una pelle secca e più permeabile della pelle normale; quindi gli emollienti sono forse la parte più importante della terapia nei casi di malattia lieve/moderata. A tal proposito, l'International Consensus Conference on Atopic Dermatitis II ha dichiarato che: "gli emollienti mantengono la pelle idratata e possono ridurre il prurito. Essi dovrebbero essere applicati regolarmente almeno due volte nell'arco della giornata, anche quando non è presente alcun sintomo di malattia". Sull'uso degli emollienti non ci sono (finalmente!) controversie tra gli esperti. Questa terapia adiuvante di base è considerata "elemento essenziale" nella gestione della DA. Gli emollienti mantengono la pelle idrata e possono determinare una riduzione del prurito. La difficoltà nell'utilizzo degli emollienti risiede nel fatto che queste sostanze sono molte, e per questo motivo la scelta e l'uso di un emolliente appropriato per un dato paziente richiede che il medico sia esperto.

Bibliografia

1. Wallach D, Tilles G, Taieb A (2004) Histoire de la dermatite atopique. Masson (ed), Paris
2. Weise F, Sulzberger MB (1933) Year book of dermatology and syphilology. Year book of dermatology and syphilology, Chicago, pp 38-39
3. Pepys J (1975) Atopy. In: Gell PGH, Coombes RRA, Lachmann PJ (eds) Clinical aspects of immunology. Blackwell Scientific Publications, Oxford, pp 877-902
4. Wuthrich B, Schmid-Grendelmeier P (2003) The atopic eczema/dermatitis syndrome. Epidemiology, natural course, and immunology of the IgE-associated ("extrinsic") and the nonallergic ("intrinsic") AEDS. J Invest Allergol Clin Immunol 13:1-5
5. Johansson SGO, Bieber T, Dahl R et al (2004) Revised nomenclature for allergy for global use: Report of the Nomenclature Review Committee of the World Allergy Organization, October 2003. J Allergy Clin Immunol 113:832-836
6. Ruzicka T, Ring J, Przybilla B (1991) Handbook of atopic eczema. Springer, Berlin
7. Wuthrich B (1999) Clinical aspects, epidemiology, and prognosis of atopic dermatitis. Ann Allergy Asthma Immunol 83:464-470
8. Darsow U, Lubbe J, Taieb A et al (2005) European Task Force on atopic dermatitis. Position paper on diagnosis and treatment of atopic dermatitis. J Eur Acad Dermatol Venereol 19:286-295
9. Donnell AT, Tripathi A (2004) Atopic dermatitis. Allergy Asthma Proc 25(4 Suppl 1):S42-S43
10. Weisshaar E, Seeliger S, Diepgen TL et al (2004) Pruritus in childhood. A diagnostic and therapeutic challenge. Hautarzt 55:855-868
11. Taieb A (2005) Atopic dermatitis: definition, epidemiology, natural history, severity and scores Ann Dermatol Venereol 132:1S35-S43
12. Hanifin JM, Rajka G (1980) Diagnostic features of atopic dermatitis. Acta Dermatol Venerol 92:44-47
13. Williams HC, Burney PG, Pembroke AC et al (1994) The U.K. Working Party's diagnostic criteria for atopic dermatitis. Br J Dermatol 131:406-416
14. Bonifazi E (1994) Infantile eczema. Acta Dermato-venereol S196:12
15. Nagaraja S, Kanwar AM, Dhar S et al (1996) Frequency and significance of minor clinical features in various age-related subgroups of atopic dermatitis in children. Pediatr Dermatol 13:10-13
16. Bohme M, Svensson A, Kull I, Wahlgren CF (2000) Hanifin's and Rajka's minor criteria for atopic dermatitis: which do 2-year-olds exhibit? J Am Acad Dermatol 43(5Pt 1):785-792

17. Eigenmann PA (2001) Clinical features and diagnostic criteria of atopic dermatitis in relation to age. Pediatr Allergy Immunol12 (S14):69-74
18. Gu H, Chen XS, Chen K et al (2005) Evaluation of diagnostic criteria for atopic dermatitis: validity of the criteria of Williams et al. in a hospital-based setting. Br J Dermatol 145:428-433
19. Anderson ML (2005) Atopic dermatitis more than a simple skin disorder. J Am Acad Nurse Pract 17:249-255
20. Hahn EL, Bacharier LB (2005) The atopic march: the pattern of allergic disease development in childhood. Immunol Allergy Clin North Am 25:231-246
21. Gelmetti C (2006) A visual score for pruritus. Eur J Pediatr Dermatol 16:37-38

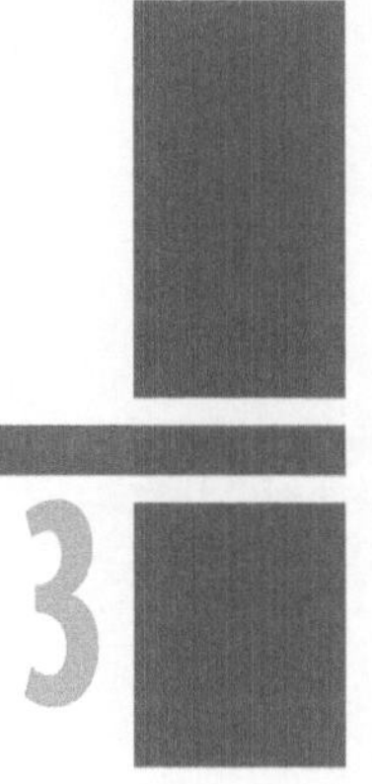

Dermatite atopica: epidemiologia

L. Naldi

Vi sono poche altre malattie dermatologiche che possono vantare un numero di studi di buona qualità analogo a quello riscontrato per la dermatite atopica (DA). In effetti, la quantità di lavori biologici, clinici, ed, in misura minore, epidemiologici, pubblicati ogni anno su questa malattia è impressionante. Oltre 3000 studi relativi alla dermatite atopica possono essere identificati con una ricerca sulla banca dati Medline negli ultimi 5 anni. Di questi, circa 500 sono articoli che si riferiscono all'epidemiologia.

Molteplici sono le ragioni di questo interesse, tra cui, in particolare:
- il rapido incremento di prevalenza della malattia osservato negli ultimi 30-50 anni;
- il conseguente rilevante costo sociale della malattia;
- l'associazione della malattia con altre manifestazioni atopiche come asma bronchiale e rino-congiuntivite allergica;
- infine, ma non ultimo in termini di importanza, l'impatto che la malattia ha sulla qualità di vita delle persone affette e delle loro famiglie.

Criteri diagnostici

La definizione di cosa rappresenti un "caso" di dermatite atopica è il passo preliminare prima di qualsiasi studio eziologico, biologico o terapeutico. Esiste un livello intuitivo a cui può essere fatta la diagnosi, specie in dermatologia. Si tratta della modalità definita come "riconoscimento di pattern" ben nota agli psicologi della percezione. Tuttavia, il punto di partenza di qualsiasi attività scientifica è qualcosa di esprimibile con parole, comunicabile ad altri individui, non semplicemente indicando col dito, qualcosa di misurabile.

La necessità di una definizione si comprende meglio se si considera che molti dei sintomi associati alla dermatite atopica (ad esempio il prurito) non sono del tipo tutto/niente, ma si situano secondo un continuum di gravità nella popolazione generale, richiedendo una decisione sulla loro presenza che non è affatto univoca. Un poco come succede per la pressione arteriosa. Va ancora notato che gli stessi sintomi possono associarsi a formare insiemi caratteristici con frequenza variabile. Infine, non sono disponibili esami strumentali che possano costituire una sorta di "gold standard" per la diagnosi.

Il vantaggio di un sistema diagnostico basato su criteri espliciti è quello di permetterci di misurare il livello di variabilità e di affidabilità predittive della diagnosi. Si riconosce a Hanifin, Lobitz e Rajka, il merito di avere, per la prima volta, indicato la necessità di criteri diagnostici espliciti per la dermatite atopica. Tuttavia è solo con gli UK Working Party's Diagnostic Criteria for Atopic Dermatitis [1-4] che vengono valutate la riproducibilità dei giudizi tra differenti clinici e viene definito un sistema diagnostico basato sul valore predittivo ed il potere discriminante di criteri diagnostici maggiori e minori. Questi criteri sono riportati nella Tabella 1. Recentemente, nell'ambito di uno studio di prevalenza condotto in Italia su bambini di 9 anni d'età, la sensibilità di tali criteri è stata stimata pari a 77,6%, la specificità pari a 99,1%, il valore predittivo positivo pari a 85,7% e quello negativo pari a 98,5%. Tali parametri indicano un'ottima performance dei criteri diagnostici dell'UK Working Party's nella popolazione infantile italiana [5].

Tabella 1. Criteri per la diagnosi di dermatite atopica. Da [3]

Prurito riferito dal paziente oppure grattamento riferito dai genitori per un piccolo bambino.

Tre o più dei seguenti sintomi/segni:

- Storia di coinvolgimento delle pieghe cutanee (pieghe del gomito, ginocchio, caviglie, collo) o delle guance in un bambino di età inferiore a 10 anni
- Storia personale di asma o rino-congiuntivite allergica da fieno o storia di malattie atopiche in un genitore per bambini di età inferiore a 4 anni
- Storia di cute secca nell'ultimo anno
- Eczema visibile a livello delle pieghe o a livello delle guance, fronte e faccia esterna degli arti in un bambino di età inferiore a 4 anni
- Inizio prima dei 2 anni (criterio non impiegabile per bambini di età inferiore a 4 anni)

Stime di prevalenza

La dermatite atopica è una malattia largamente diffusa nella popolazione. I picchi di frequenza si situano in età infantile. Lo studio della frequenza è complicato dal fatto che la malattia, come già abbiamo visto, è presente nella popolazione come un continuum di gravità e ha un andamento caratterizzato da periodiche riacutizzazioni e remissioni. Conseguenze di tali aspetti sono la necessità di impiegare definizioni operative di quello che rappresenta un "caso di malattia" e la considerazione che misure di "prevalenza periodale" o "lifetime" sono da preferire rispetto a misure di incidenza o di prevalenza puntuale.

Negli ultimi decenni, come già accennato, si è assistito ad un moltiplicarsi degli studi di prevalenza (Tabella 2) [5-18]. Ciò ha portato a definire con sufficiente precisione il profilo di distribuzione della malattia a livello geografico ed in funzione di variabili diverse come l'area di residenza, il gruppo etnico, lo stato socio-economico. Nei paesi con clima temperato, la prevalenza lifetime di dermatite atopica, nel periodo compreso tra 0 e 10 anni d'età, si aggira attorno al 15%-20% con una lieve preponderanza del sesso femminile.

Tabella 2. Stime di frequenza della dermatite atopica in alcuni studi

Paese (ref)	Gruppo d'età	Anno	Tipo di misura	Stima (%)
UK (8)	3-11	1994	Prevalenza puntuale	11,7
Germania (6)	6-10	1993	Prevalenza puntuale	11,8
Germania (6)	5-6	1993	Prevalenza lifetime	22,2
Danimarca (6)	5-16	1990	Prevalenza periodale (1 anno)	7
Norvegia (9)	7-12	1993	Prevalenza periodale (1 anno)	26
Giappone (6)	6-10	1993	Prevalenza puntuale	9,5
Australia (6)	8-10	1992	Prelavenza lifetime	24,4
56 paesi (13)	6-7 e 13-14	1996-7	Prevalenza periodale (1 anno)	<2-16 e <1-17
Italia (5)	9	2000	Prevalenza puntuale	5,8
Giappone (7)	>30	1997-8	Prevalenza puntuale e lifetime	2,9 e 3,3
Turchia (14)	6-14	2002	Prevalenza puntuale	6,8
Singapore (17)	7,12,16	2002	Prevalenza periodale (1 anno)	22,7 17,9 21,5
Danimarca (15)	12-16	2001	Prevalenza lifetime	21,3
Australia (16)	1-5	2001	Prevalenza puntuale	30,8
Svezia (11)	5-6	1997-8	Incidenza cumulativa	20,7
USA (12)	5-9	2000	Prevalenza lifetime	17,2
Germania (10)	5-7	1991	Prevalenza puntuale	12,9
Finlandia (7)	15-16	1992	Prevalenza puntuale	9,7
56 paesi (18)	6-7 e 13-14	2002-3	Prevalenza periodale (1 anno)	2-22,3 e <2-21,8

Variazioni temporali

Svariati dati indicano che la prevalenza di dermatite atopica è andata aumentando negli ultimi 40-50 anni [18-24]. I risultati più convincenti originano da studi di bambini valutati in modo analogo in tempi differenti coprendo un ampio arco temporale. Ad esempio, presso la prefettura di Osaka in Giappone, i bambini di età compresa tra 7 e 12 anni sono stati valutati ogni 2 anni dal 1985 al 1997 (460000-740000 bambini per survey). Lo studio dimostra come la prevalenza sia aumentata dal 15% nel 1985, al 24,1% nel 1993, mantenendo un plateau successivamente [21]. Nella Germania orientale, la prevalenza di dermatite atopica è stata in costante crescita nel periodo compreso tra il 1992 ed il 1999 [22]. Tra i bambini norvegesi, l'incidenza cumulativa di dermatite atopica, così come quella di asma e rino-congiuntivite allergica, all'età di 7-13 anni, è cresciuta da 13,2% nel 1985 a 19,7% nel 1995 [23]. Ancora, in Olanda, uno studio condotto su bambini e adolescenti, ha documentato una diminuzione nei tassi di nuove diagnosi di malattie dermatologiche in generale, ma un incremento di diagnosi di dermatite atopica ed alcune altre condizioni patologiche (infezioni batteriche e micotiche) [24]. Infine, di particolare interesse sono i risultati di confronto delle fasi I e III dell'International Study of Asthma and Allergies in Childhood (ISAAC) [18], uno studio di prevalenza su scala mondiale di asma e dermatite atopica condotto nel 1991 e successivamente nel 2002-2003. Tale studio documenta incrementi di prevalenza nella maggior parte dei paesi esaminati soprattutto consistenti in quei paesi con più bassi tassi di prevalenza iniziale.

Variazioni geografiche

Senza dubbio, il principale studio che, pur con limiti connessi con le modalità di campionamento e con i criteri diagnostici impiegati, ha permesso di ottenere un profilo della distribuzione di prevalenza a livello mondiale, è stato lo studio ISAAC già menzionato [13, 18].

Questo studio ha raccolto dati su circa un milione di bambini in età scolare distribuiti in 56 paesi (sito web: *http://ISAAC.auckland.ac.nz*). In base alle stime ottenute nell'ambito della prima fase condotta nel 1991, la prevalenza periodale (un anno) di dermatite atopica variava da meno del 2% in Iran ed in Albania ad oltre il 16% in Giappone, Svezia ed aree urbane del continente africano. In generale, i valori di prevalenza più elevati erano riscontrati in nord Europa, Australia, Giappone ed i più bassi nella parte orientale e centrale dell'Europa e nel continente asiatico. Nella maggior parte dei paesi esaminati, prevalenze maggiori erano riscontrate nelle aree urbane rispetto a quelle rurali.

In Italia sono disponibili dati originati da due soli studi di prevalenza. Nell'ambito dello studio ISAAC, sono stati studiati bambini provenienti da 14 differenti città italiane. Su un campione complessivo di 20815 bambini di età compresa tra 6 e 7 anni, la prevalenza periodale (un anno) era stimata pari a 5,8% con una prevalenza di dermatite atopica grave pari a 0,1%. Nello stesso studio, su un campione di 26477 bambini di età compresa tra 13 e 14 anni, la prevalenza era del 5,7% con dermatite atopica grave nello 0,4% dei bambini.

In un secondo studio [5], la prevalenza di dermatite atopica stimata in un campione di 1369 bambini di 9 anni d'età in 7 città italiane era pari a 5,8% (intervallo di confidenza 95%, 4,5%-7,1%) con valori pari a 5,7% (intervallo di confidenza 95%, 4,0%-7,3%) nei maschi e 6,0% (intervallo di confidenza 95%, 4,1%-7,8%) nelle femmine. Non venivano forniti dati relativi alla gravità della malattia. Le stime originate nei due studi italiani sono coerenti tra loro ed indicano che, in Italia, circa un bambino su 20 soffre di dermatite atopica ma solo 1-4 bambini su 1000 presentano una forma di dermatite atopica classificabile come grave.

Variazioni in gruppi etnici

La prevalenza di dermatite atopica, all'interno di uno stesso paese, mostra variazioni in base al gruppo etnico [25, 26] (Tabella 3). Ad esempio, nel Regno Unito, la prevalenza è circa due volte maggiore in bambini caraibici rispetto ai bambini inglesi. Ancora, studi condotti negli Stati Uniti ed in Australia, documentano che la dermatite atopica è significativamente più frequente tra i cinesi rispetto agli individui di razza caucasica.

Tabella 3. Prevalenza di dermatite atopica in bambini di differenti gruppi etnici nel Regno Unito. Da [25]

• Bianchi	8,7
• Neri caraibici	16,3
• Neri africani	4,7
• Indiani	7,4
• Pachistani	7,1

Variazioni in base alla classe sociale

La dermatite atopica è una delle poche malattie umane per le quali si osserva un rapporto diretto tra classe sociale e frequenza di malattia: la prevalenza è, cioè, più elevata nei gruppi socio-economici più abbienti [27]. La classe sociale è un indicatore che riassume svariati fattori che potrebbero giocare un ruolo eziologico nella dermatite atopica come la dimensione del nucleo familiare, l'esposizione precoce ad infezioni, le condizioni abitative.

Storia naturale

Nella maggioranza dei casi l'esordio della malattia avviene prima dei 5 anni d'età. La prognosi in differenti serie varia considerevolmente in base ai criteri di selezione dei casi ed alle modalità del follow-up. In generale, è documentata una progressiva riduzione della prevalenza durante la tarda infanzia con un dimezzamento dei casi all'età di 13 anni [28]. Poco si conosce, in verità, circa l'epidemiologia della dermatite atopica nell'individuo adulto. La malattia può persistere con episodi ricorrenti nell'adulto e può concorrere a sostenere, in particolare, quadri di eczema cronico delle mani. Ancora, in una proporzione di casi, la malattia può fare la prima comparsa in età adulta. Il progressivo invecchiamento della popolazione dei paesi occidentali fa sì che, sebbene la dermatite atopica colpisca una piccola frazione di soggetti adulti rispetto a quanto si osserva nel bambino, i casi adulti rappresentino circa un terzo del numero totale di individui con dermatite atopica in una definita popolazione.

I fattori che in modo più consistente predicono la persistenza di dermatite atopica nell'età adulta sono:
- una malattia più grave con esordio entro i primi due mesi di vita;
- l'associazione della malattia con asma bronchiale e con rino-congiuntivite allergica;
- una storia familiare di dermatite atopica.

Accanto a fattori ambientali, è stato suggerito che fattori psicologici come la personalità del bambino e la relazione con i genitori possano avere un valore prognostico [29].

Sulla base della presenza di sensibilizzazione a comuni allergeni, è stata proposta una distinzione tra dermatite atopica estrinseca ed intrinseca. Da un punto di vista terminologico, la task force dell' European Academy of Allergology and Clinical Immunology Dermatology Section (EAACI), ha proposto l'impiego del termine *atopic eczema/dermatitis syndrome* come un termine generale entro cui collocare la dermatite atopica "intrinseca" o non allergica e quella "estrinseca" o allergica, associata a elevati livelli di IgE totali e specifiche [30]. Uno studio tedesco ha documentato come i maschi presentino più frequentemente sensibilizzazione a comuni allergeni associati all'eczema rispetto alle femmine [31]. È stato ripetutamente documentato lo sviluppo sequenziale di malattie allergiche a partire dalla dermatite atopica nell'infanzia (la cosiddetta "marcia atopica"). Tra i bambini con dermatite atopica solo i bambini con manifestazioni di broncospasmo precoce sembrano a maggior rischio di sviluppare asma bronchiale in un tempo successivo [32].

Alcuni dati sembrano suggerire un aumentato rischio di alcuni tumori nei soggetti con storia di dermatite atopica, in particolare, linfomi [33].

Fattori di rischio

Il modello eziopatogenetico universalmente accettato per la dermatite atopica prevede l'interazione tra fattori genetici ed esposizioni ambientali.

Fattori genetici

Esiste certamente una componente genetica per la suscettibilità a sviluppare dermatite atopica [34-36]. La concordanza per dermatite atopica tra gemelli monozigoti è stata calcolata pari a 0,8 mentre per gemelli dizigoti è pari a 0,2 [34]. Si può stimare come un bambino con un parente di primo grado affetto abbia una probabilità del 20%-25% di sviluppare la malattia. La probabilità si avvicina al 50% in presenza di due o più parenti affetti.

Sono stati proposti sia meccanismi di trasmissione autosomica dominante o recessiva sia una eredità poligenica. Si osserva un fenomeno di *"genetic imprinting"* con una maggiore probabilità di trasmissione della malattia nel caso di storia di atopia nella madre rispetto ad una storia nel padre. L'incidenza cumulativa di dermatite atopica nei primi 3 anni di vita in bambini figli di madri con storia di asma bronchiale è stata stimata pari al 40% [37]. Una misura del contributo della predisposizione genetica allo sviluppo di una patologia in una popolazione è la *"heritability"*. Essa si ottiene considerando l'incidenza nella popolazione generale e quella nei familiari di persone affette. A nostra conoscenza non sono disponibili stime di questo parametro per la dermatite atopica. In studi di linkage analysis, alcuni loci cromosomici sono stati associati con la dermatite atopica. Inizialmente, l'interesse si è concentrato su fattori della risposta immunologica. È stata, ad esempio, documentata un'associazione con il gene che codifica per il recettore ad alta affinità per le IgE (cromosoma 11q13) [38] e i geni coinvolti nella attivazione dei linfociti T e nella regolazione della risposta immune (cromosoma 3q21) [39]. Più recentemente, sono stati esplorati fattori che influenzano la funzione barriera dell'epidermide. In questo senso, di particolare interesse è stata la dimostrazione di una forte associazione della dermatite atopica con varianti del gene della filaggrina (R510X e 2282del4) che comportano una ridotta funzione della stessa. Tali varianti sono presenti in circa il 9% dei soggetti di origine europea [40].

Fattori ambientali

È evidente come l'aumento di prevalenza osservato negli ultimi 40-50 anni, stante il limitato intervallo temporale, non possa essere spiegato solamente da fattori genetici. A favore del ruolo di fattori ambientali possono, inoltre, essere menzionate le ampie variazioni di prevalenza osservate tra differenti paesi e la tendenza di gruppi etnici che muovono da un paese all'altro ad "acquisire" la prevalenza del paese di accoglienza. Tra i fattori di rischio ambientali sembrano cruciali le esposizioni che si situano in età prenatale (in utero) e perinatale. In particolare, assumono importanza le caratteristiche dell'abitazione, l'esposizione precoce ad agenti infettivi e la dieta. Nell'analizzare il ruolo di fattori ambientali è importante distinguere quelli che hanno un ruolo nel determinismo della malattia, parliamo allora di fattori di rischio che influenzano l'incidenza, rispetto a quelli che hanno un ruolo nel determinare la gravità e/o la cronicità della malattia. In questa discussione ci si concentrerà sui fattori di rischio che agiscono sull'incidenza della malattia. È vero peraltro che un fattore di rischio può svolgere contemporaneamente i due ruoli, agendo sull'espressione della malattia ma anche sulla sua esacerbazione.

Ambienti domestici

I moderni ambienti domestici caratterizzati da un buon isolamento termico, riscaldamento centralizzato, presenza di tappeti e moquette, differiscono notevolmente rispetto a quelli di alcuni decenni or sono. È stata dimostrata un'associazione tra uso di radiatori nell'ambiente domestico e umidità dello stesso e prevalenza di dermatite atopica [41]. Nonostante sia stata dimostrata una associazione negativa tra frequenza di aspirazione delle polveri in casa e dermatite atopica [41], gli studi sperimentali che valutano l'efficacia di misure atte a ridurre le polveri domestiche non sembrano dimostrare effetti rilevanti nella dermatite atopica. È interessante notare, d'altra parte, come un certo numero di pazienti con dermatite atopica possa sviluppare una reazione eczematosa dopo applicazione locale di estratti allergenici derivati dalle polveri di casa (atopy patch test). La prevalenza di dermatite atopica sembra maggiore in coloro che vivono nelle vicinanze di strade di grande percorrenza [10]. Tuttavia, il ruolo di agenti inquinanti ambientali come diossido di zolfo o protossido di azoto originati dalle emissioni dei veicoli non è per nulla definito.

Ipotesi igienista

L'ipotesi igienista, relativa ad un effetto protettivo di infezioni sullo sviluppo dell'atopia, si basa sul concetto della competizione antigenica, descritta negli anni '60. In base a tale concetto, l'immunizzazione ad un antigene influenza nell'ospite un'incapacità relativa di risposta nei confronti di un altro antigene. Più in particolare, infezioni virali e/o batteriche, stimolando la risposta immunitaria da parte di linfociti T helper 1 (Th1) inibiscono le reazioni atopiche associate alla stimolazione di linfociti T helper 2 (Th2). Il momento critico per determinare l'equilibrio Th1/Th2 sembra essere il periodo pre-natale e della prima infanzia. I neonati possiedono un assetto immunitario che privilegia una risposta immunitaria da parte di linfociti Th2). Si ritiene che un'insufficiente esposizione ad agenti infettivi nelle fasi precoci della vita mantenga questo profilo di risposta Th2, invece di favorire una normale maturazione con lo sviluppo di un profilo di risposta Th1 [42].

A sostegno dell'ipotesi igienista, vi sono i risultati di alcuni studi epidemiologici pubblicati nel corso degli ultimi anni [43-45]. Si possono citare, tra gli agenti infettivi chiamati in causa il virus dell'epatite A [39] e il micobatterio della tubercolosi [45]. In realtà vi sono anche studi che presentano risultati negativi. In particolare, uno studio finlandese documenta un'associazione tra storia di morbillo e dermatite atopica (odds ratio 1,41 con intervallo di confidenza al 95%, 1,33-1,49) [46]. In un altro studio, si documenta un modesto incremento del rischio di dermatite atopica in bambini con storia di rosolia, parotite o varicella [47]. Alcuni autori hanno proposto come sia la successione di episodi infettivi diversi, a generare, di fatto, una protezione nei confronti dell'atopia [48]. Il limite dei lavori citati è quello di basarsi su dati retrospettivi. In un recente studio di coorte prospettico e con validazione delle diagnosi di malattie infettive, il rischio di sviluppare dermatite atopica si riduceva di circa il 50% in bambini che sviluppavano una prima infezione respiratoria prima dei 6 mesi [49]. Una recente revisione sistematica delle prove disponibili conclude come non esistano dati convincenti relativi ad un rapporto inverso tra infezioni e dermatite atopica. Lo studio documenta inoltre una relazione diretta tra uso di antibiotici e rischio di dermatite atopica [50].

Si possono anche menzionare i dati relativi all'esposizione ad endotossine durante i primi 6 mesi di vita e la relazione inversa tra endotossine isolate dalle polveri domestiche ed il rischio di dermatite atopica [51]. Infine, è interessante citare il caso, un poco paradossale, delle infezioni parassitarie. Infatti, alcuni dati suggeriscono che le infezioni parassitarie abbiano, esse stesse, un effetto protettivo sullo sviluppo dell'atopia sebbene si assista, in questo caso, in generale, ad un'amplificazione delle reazioni di tipo Th2. In maniera indiretta, sembrano confermare l'ipotesi igienista i dati relativi all'ordine di nascita con minore incidenza di atopia in bambini che abbiano fratelli più grandi [47, 52] ed in bambini che frequentano asili nido fin dalle fasi precoci della vita.

Un ulteriore versante dell' ipotesi igienista riguarda la composizione della flora batterica intestinale. È stato dimostrato che i bambini atopici presentano un ridotto sviluppo della microflora batterica intestinale. Ceppi di questa microflora inducono la produzione di sostanze, come la IL-10 ed il transforming growth factor-beta, che giocano un importante ruolo di regolazione nello sviluppo di risposte allergiche. In uno studio randomizzato, la frequenza di dermatite atopica si riduceva di circa la metà nel gruppo di bambini cui venivano somministrati probiotici rispetto al gruppo di controllo (number needed to treat pari a 4,5 con intervallo di confidenza al 95% 2,6-15,6) [53]. Tali dati non sono stati confermati.

Dieta

I dati relativi alla dieta e soprattutto all'allattamento al seno, non sono univoci. Un'esposizione precoce ad una dieta variata e potenzialmente antigenica è stata associata ad un'aumentata incidenza di dermatite atopica. Tra le sostanze che sembrano giocare un certo ruolo vi sono le uova, il latte vaccino, le arachidi, la soia e i farinacei. È stato dimostrato che restrizioni dietetiche con riduzione degli alimenti più frequentemente chiamati in causa, nella madre durante la gravidanza e l'allattamento e successivamente nel bambino nelle fasi precoci della vita, riducono l'incidenza di dermatite atopica nei bambini [54]. Lo studio ISAAC mostra, dopo aggiustamento per la classe sociale, una relazione inversa tra consumo di cereali e verdura fresca e la dermatite atopica [55]. Per quanto riguarda l'allattamento al seno, esistono risultati decisamente controversi [56-61]. Una revisione sistematica pubblicata nel 2001, conclude che l'allattamento al seno durante i primi 3 mesi di vita, riduce l'incidenza di dermatite atopica nei bambini con storia familiare di atopia (summary odds ratio per l'effetto protettivo dell'allattamento al seno, 0,68 con intervallo di confidenza al 95% 0,52-0,88). L'effetto è, al contrario, trascurabile nei bambini con storia familiare negativa [56]. Studi di coorte pubblicati successivamente, d'altra parte, sollevano dubbi sull'esistenza di un effetto protettivo ed, al contrario, documentano un rischio crescente con ogni mese di allattamento materno [54, 55]. Un ulteriore studio randomizzato sembra fornire dati rassicuranti sui vantaggi dell'allattamento materno documentando un effetto protettivo di una politica che promuove l'allattamento al seno con riduzione del rischio di dermatite atopica nel gruppo randomizzato all'intervento attivo rispetto al gruppo di controllo (3,3% vs 6,3%) [55].

Un recente lavoro [61] documenta la presenza di contaminanti nel latte materno, come il diclorodifenildicloroetilene (DDE) che potrebbero, di per sé, contrastare l'effetto protettivo dell'allattamento al seno e giustificare i risultati contrastanti riferiti più sopra.

Durezza dell'acqua

Alcuni dati indicano l'esistenza di una relazione diretta tra *durezza dell'acqua* utilizzata per uso domestico e la prevalenza di dermatite atopica [62]. Non è chiaro se tale relazione dipenda dall'azione diretta di elementi presenti nelle acque, come il calcio o il magnesio, o se si tratti di una relazione indiretta connessa con la necessità di un maggior impiego di detergenti.

Tra i fattori eterogenei chiamati in causa come fattori di rischio possiamo citare una durata della gravidanza superiore a 40 settimane [63] e l'età della madre alla prima gravidanza [64]. L'interpretazione di questi ultimi dati è del tutto incerta.

Impatto psicologico e costi sociali

L'impatto della dermatite atopica sulla qualità di vita è stato ampiamente e ripetutamente documentato nei pazienti e nei loro familiari [65]. Sebbene si possa stimare che una percentuale pari all'85%-90% dei casi di dermatite atopica presenti nella popolazione sia rappresentata da casi con espressività clinica modesta, l'elevata prevalenza comporta comunque un considerevole carico sociale connesso con la malattia. È stato stimato che circa il 60% dei bambini soffre di disturbi del sonno e può avere turbe comportamentali e ritardi di apprendimento [66]. L'impatto sulle relazioni all'interno della famiglia non è trascurabile con situazioni stressanti tra i componenti della stessa [67]. La storia di dermatite atopica non sembra influenzare le scelte professionali in età adulta ma si associa con maggiore morbilità lavorativa e cambiamenti di attività collegate principalmente con un aumentato rischio di dermatite delle mani [68].

Conclusioni

Il contributo della ricerca epidemiologica alla comprensione dei fattori implicati nel progressivo aumento di prevalenza della dermatite atopica, osservato negli ultimi decenni, non può essere sottovalutato. Di seguito, per punti, ricordiamo alcuni aspetti consolidati delle conoscenze:
1. la dermatite atopica è una sindrome di cui si tendono a distinguere una forma "estrinseca" associata ad alti livelli di IgE totali e specifiche ed una forma "in-

trinseca". Per tale sindrome si è osservato un rapido incremento di prevalenza negli ultimi decenni;
2. esistono importanti variazioni temporali, in gruppi etnici e in base a indicatori socio-economici che suggeriscono l'importanza di fattori ambientali;
3. i picchi di incidenza della sindrome si collocano in età infantile ed i fattori cruciali per il suo sviluppo sembrano situarsi in età prenatale (intrauterina) e perinatale;
4. la prognosi in differenti serie varia considerevolmente in base ai criteri di selezione dei casi ed alle modalità del follow-up. In generale, è documentata una progressiva riduzione della prevalenza durante la tarda infanzia;
5. è stato ripetutamente documentato lo sviluppo sequenziale di malattie allergiche a partire dalla dermatite atopica nell'infanzia (la cosiddetta "marcia atopica"). Tra i bambini con dermatite atopica solo i bambini con manifestazioni di broncospasmo precoce sembrano a maggior rischio di sviluppare asma bronchiale in un tempo successivo;
6. l'impatto della dermatite atopica sulla qualità di vita è stato ampiamente e ripetutamente documentato nei pazienti e nei loro familiari.

La natura multifattoriale della malattia è una sfida all'individuazione di fattori eziologici modificabili. Una migliore comprensione della DA impone strategie di ricerca che integrino, in modo efficace, ricerca epidemiologica, immunologia e genetica.

Bibliografia

1. Williams HC, Burney PG, Hay RJ et al (1994) The U.K. Working Party's Diagnostic Criteria for Atopic Dermatitis. I. Derivation of a minimum set of discriminators for atopic dermatitis. Br J Dermatol 131:383-396
2. Williams HC, Burney PG, Strachan D, Hay RJ (1994) The U.K. Working Party's Diagnostic Criteria for Atopic Dermatitis. II. Observer variation of clinical diagnosis and signs of atopic dermatitis. Br J Dermatol 131:397-405
3. Williams HC, Burney PG, Pembroke AC, Hay RJ (1994) The U.K. Working Party's Diagnostic Criteria for Atopic Dermatitis. III. Independent hospital validation. Br J Dermatol 131:406-416
4. Williams HC, Burney PG, Pembroke AC, Hay RJ (1996) Validation of the U.K. diagnostic criteria for atopic dermatitis in a population setting. U.K. Diagnostic Criteria for Atopic Dermatitis Working Party. Br J Dermatol 135:12-17
5. Girolomoni G, Abeni D, Masini C et al (2003) The epidemiology of atopic dermatitis in Italian school children. Allergy 58:420-425
6. Williams HC, Strachan DP (eds) (1997) The challenge of dermatoepidemiology. CRC Press, New York
7. Varjonen E, Kalimo K, Lammintausta K, Terho P (1992) Prevalence of atopic disorders among adolescents in Turku, Finland. Allergy 47:243-248
8. Kay J, Gawkrodger DJ, Mortimer MJ, Jaron AG (1994) The prevalence of childhood atopic eczema in a general population. J Am Acad Dermatol 30:35-39
9. Dotterud LK, Kvammen B, Lund E, Falk ES (1995) Prevalence and some clinical aspects of atopic dermatitis in the community of Sor-Varanger. Acta Derm Venereol 75:50-53
10. Schafer T, Vieluf D, Behrendt H et al (1996) Atopic eczema and other manifestations of atopy: results of a study in East and West Germany. Allergy 51:532-539

11. Broberg A, Svensson A, Borres MP, Berg R (2000) Atopic dermatitis in 5-6-year-old Swedish children: cumulative incidence, point prevalence, and severity scoring. Allergy 55:1025-1029

12. Laughter D, Istvan JA, Tofte SJ, Hanifin JM (2000) The prevalence of atopic dermatitis in Oregon schoolchildren. J Am Acad Dermatol 43:649-655

13. Williams HC, Robertson C, Stewart A et al (1999) Worldwide variations in the prevalence of symptoms of atopic eczema in the international study of asthma and allergies in childhood. J Allergy Clin Immunol 103:125-138

14. Inanir I, Sahin MT, Gunduz K et al (2002) Prevalence of skin conditions in primary school children in Turkey: differences based on socioeconomic factors. Pediatr Dermatol 19:307-311

15. Mortz CG, Lauritsen JM, Bindslev-Jensen C et al (2001) Prevalence of atopic dermatitis, asthma, allergic rhinitis, and hand and contact dermatitis in adolescents. The Odense Adolescence Cohort Study on Atopic Diseases and Dermatitis. Br J Dermatol 144:523-532

16. Foley P, Zuo Y, Plunkett A, Marks R (2001) The frequency of common skin conditions in preschool-age children in Australia: atopic dermatitis. Arch Dermatol 137:293-300

17. Tay YK, Kong KH, Khoo L et al (2002) The prevalence and descriptive epidemiology of atopic dermatitis in Singapore school children. Br J Dermatol 146:101-106

18. Asher M, Montefort S, Bjorksten B et al (2006) Worldwide time trends in the prevalence of symptoms of asthma, allergic rhinoconjunctivitis, and eczema in childhood: ISAAC Phase One and Three repeat multicountry cross-sectional surveys. Lancet 368:733-743

19. Butland BK, Strachan DP, Lewis S et al (1997) Investigation into the increase in hay fever and eczema at age 16 observed between the 1958 and 1970 British birth cohort. BMJ 315:717-721

20. Sugiura H, Umemoto N, Deguchi H et al (1998) Prevalence of childhood and adolescent atopic dermatitis in a Japanese population: comparison with the disease frequency examined 20 years ago. Acta Derm Venereol 78:293-294

21. Yura A, Shimizu T (2001) Trends in the prevalence of atopic dermatitis in school children: longitudinal study in Osaka Prefecture, Japan, from 1985 to 1997. Br J Dermatol 145:966-973

22. Heinrich J, Hoelscher B, Frye C et al (2002) Trends in prevalence of atopic diseases and allergic sensitization in children in Eastern Germany. Eur Respir J 19:1040-1046

23. Selnes A, Bolle R, Holt J et al (2002) Cumulative incidence of asthma and allergy in north-Norwegian schoolchildren in 1985 and 1995. Pediatr Allergy Immunol;13:58-63

24. Mohammedamin RS, Van der Wouden JC, Koning S et al (2006) Increasing incidence of skin disorders in children ? A comparison between 1987 and 2001. BMC Dermatol 21:6-4

25. Williams HC, Pembroke AC, Forsdyke H et al (1995) London-born black Caribbean children are at increased risk of atopic dermatitis. J Am Acad Dermatol 32:212-217

26. George S, Berth-Jones J, Graham-Brown RA et al (1997) A possible explanation for the increased referral of atopic dermatitis from the Asian community in Leicester. Br J Dermatol 136:494-497

27. Werner S, Buser K, Kapp A, Werfel T (2002) The incidence of atopic dermatitis in school entrants is associated with individual life-style factors but not with local environmental factors in Hannover, Germany. Br J Dermatol 147:95-104

28. Williams HC, Strachan DP (1998) The natural history of childhood eczema: observations from the British 1958 birth cohort study. Br J Dermatol 139:834-839

29. Daud LR, Garralda ME, David TJ (1993) Psychosocial adjustment in preschool children with atopic eczema. Arch Dis Child 69:670-676

30. Wuthrich B, Schmid-Grendelmeier P (2003) The atopic eczema/dermatitis sindrome. Epidemiology, natural course, and immunology of the IgE-associated ("extrinsic") and nonallergic ("intrinsic") AEDS. J Invest Allergol Clin Immunol 13:1-5

31. Mohrenschlager M, Schafer T, Huss-Marp J et al (2006) The course of eczema in children aged 5-7 years and its relation to atopy: differences between boys and girls. Br J Dermatol 154:505-513

32. Illi S, von Mutius E, Lau S et al (2004) The natural course of atopic dermatitis from birth to age 7 years and the association with asthma. J Allergy Clin Immunol 113:925-931

33. Hagstromer L, Ye W, Nyren O, Emtestam L (2005) Incidence of cancer among patients with atopic dermatitis. Arch Dermatol 141:1123-1127

34. Schultz Larsen F (1993) Atopic dermatitis: a genetic-epidemiologic study in a population-based twin sample. J Am Acad Dermatol 28:719-723

35. Diepgen TL, Blettner M (1996) Analysis of familial aggregation of atopic eczema and other atopic diseases by ODDS RATIO regression models. J Invest Dermatol 106:977-981

36. Cookson W (2002) Genetics and genomics of asthma and allergic diseases. Immunol Rev 190:195-206

37. Halkjaer LB, Loland L, Buchvald FF et al (2006) Development of atopic dermatitis during the first 3 years of life: the Copenhagen prospective study on asthma in childhood cohort study in high-risk children. Arch Dermatol 142:561-566

38. Folster-Holst R, Moises HW, Yang L et al (1998) Linkage between atopy and the IgE high-affinity receptor gene at 11q13 in atopic dermatitis families. Hum Genet 102:236-239

39. Lee YA, Wahn U, Kehrt R et al (2000) A major susceptibility locus for atopic dermatitis maps to chromosome 3q21. Nat Genet 26:470-473

40. Palmer CN, Irvine AD, Terron-Kwiatkowski A et al (2006) Common loss-of-function variants of the epidermal barrier protein filaggrin are a major predisposing factor for atopic dermatitis. Nat Genet 38:441-446

41. McNally NJ, Williams HC, Phillips DR (2001) Atopic eczema and the home environment. Br J Dermatol 145:730-736

42. Del Prete G (1992) Human Th1 and Th2 lymphocytes: their role in the pathophysiology of atopy. Allergy 47:450-455

43. Alm JS, Swartz J, Lilja G et al (1999) Atopy in children of families with an anthroposophic lifestyle. Lancet 353:1485-1488

44. Matricardi PM, Rosmini F, Ferrigno L et al (1997) Cross sectional retrospective study of prevalence of atopy among Italian military students with antibodies against hepatitis A virus. BMJ 314:999-1003

45. Shirakawa T, Enomoto T, Shimazu S, Hopkin JM (1997) The inverse association between tuberculin responses and atopic disorder. Science 275:77-79

46. Paunio M, Heinonen OP, Virtanen M et al (2000) Measles history and atopic diseases: a population-based cross-sectional study. JAMA 283:343-346

47. Bodner C, Godden D, Seaton A (1998) Family size, childhood infections and atopic diseases. The Aberdeen WHEASE Group. Thorax 53:28-32

48. Matricardi PM (1997) Infections preventing atopy: facts and new questions. Allergy 52:879-82

49. Kilpi T, Kero J, Jokinen J et al (2002) Common respiratory infections early in life may reduce the risk of atopic dermatitis. Clin Infect Dis 34:620-626

50. Flohr C, Pascoe D, Williams HC (2005) Atopic dermatitis and the "hygiene hypothesis": too clean to be true? Br J Dermatol 152:202-216

51. Gehring U, Bolte G, Borte M et al (2001) Exposure to endotoxin decreases the risk of atopic eczema in infancy: a cohort study. J Allergy Clin Immunol 108:847-854

52. Koppelman GH, Jansen DF, Schouten JP et al (2003) Sibling effect on atopy in children of patients with asthma. Clin Exp Allergy 33:170-175

53. Kalliomaki M, Salminen S, Arvilommi H et al (2001) Probiotics in primary prevention of ato-

pic disease: a randomised placebo-controlled trial. Lancet 357:1076-1079

54. Arshad SH, Matthews S, Gant C et al (1992) Effect of allergen avoidance on development of allergic disorders in infancy. Lancet 339:1493-1497

55. Ellwood P, Asher MI, Bjorksten B et al (2001) Diet and asthma, allergic rhinoconjunctivitis and atopic eczema symptom prevalence: an ecological analysis of the International Study of Asthma and Allergies in Childhood (ISAAC) data. ISAAC Phase One Study Group. Eur Respir J 17:436-443

56. Gdalevich M, Mimouni D, David M, Mimouni M (2001) Breast-feeding and the onset of atopic dermatitis in childhood: a systematic review and meta-analysis of prospective studies. J Am Acad Dermatol 45:520-527

57. Sears MR, Greene JM, Willan AR et al (2002) Long-term relation between breastfeeding and development of atopy and asthma in children and young adults: a longitudinal study. Lancet 360:901-907

58. Bergmann RL, Diepgen TL, Kuss O et al (2002) Breastfeeding duration is a risk factor for atopic eczema. Clin Exp Allergy. 32:205-209

59. Ram FS, Ducharme FM, Scarlet J et al (2002) Cow's milk protein avoidance and development of childhood wheeze in children with a family history of atopy. Cochrane Database Syst Rev (3):CD003795

60. Kramer MS, Chalmers B, Hodnett ED et al (2001) Promotion of Breastfeeding Intervention Trial (PROBIT): a randomized trial in the Republic of Belarus. JAMA 285:413-420

61. Karmaus W, Davis S, Chen Q et al (2003) Atopic manifestations, breast-feeding protection and the adverse effect of DDE. Paediatr Perinat Epidemiol 17:212-220

62. McNally NJ, Williams HC, Phillips DR et al (1998) Atopic eczema and domestic water hardness. Lancet 352:527-531

63. Olesen AB, Ellingsen AR, Olesen H et al (1997) Atopic dermatitis and birth factors: historical follow up by record linkage. BMJ 314:1003-1008

64. Olesen AB, Ellingsen AR, Larsen FS et al (1996) Atopic dermatitis may be linked to whether a child is first- or second-born and/or the age of the mother. Acta Derm Venereol 76:457-460

65. Daud LR, Garralda ME, David TJ et al (1993) Psychosocial adjustment in preschool children with atopic eczema. Arch Dis Child 69:670-676

66. Howlett S. (1999) Emotional dysfunction, child-family relationships and childhood atopic dermatitis. Br J Dermatol 140:381-384

67. Von Hertzen LC (2002) Maternal stress and T-cell differentiation of the developing immune system: possible implications for the development of asthma and atopy. J Allergy Clin Immunol 109:923-928

68. Nyren M, Lindberg M, Stenberg B et al. (2005) Influence of childhood atopic dermatitis on future worklife. Scand J Work Environ Health 31:474-478

Dermatite atopica: genetica

E. Giardina, C. Sinibaldi, C. Peconi, G. Novelli

"Pleiotropy is the ultimate reason for all these things"
[George Christopher Williams]

Tutte le malattie, ad eccezione dei traumi (forse), hanno una componente genetica. La dermatite atopica (DA) non sfugge a questa regola. Da un punto di vista genetico la DA si definisce una malattia complessa, determinata dall'interazione tra fattori genetici e fattori ambientali. Al contrario delle malattie mendeliane, per le malattie complesse non esistono geni in grado di determinare *per sé* lo sviluppo della patologia, bensì esistono geni che predispongono l'individuo allo sviluppo delle malattie. Non si svilupperà dermatite atopica solo per effetto dei geni di suscettibilità o solo per effetto dei fattori ambientali scatenanti, ma soltanto da una loro interazione.

Il primo passo per capire se una malattia ha una componente genetica deriva dall'osservazione dell'aggregazione familiare, ovvero la tendenza della malattia a presentarsi con maggiore frequenza all'interno di specifiche famiglie. Uno studio simile può essere effettuato disponendo di coppie di gemelli affetti dalla patologia. Se un tratto presenta una forte componente genetica, questo tenderà a colpire più frequentemente entrambi i membri di una coppia di gemelli monozigoti (che condividono il 100% del proprio patrimonio genetico e quindi tutti i geni di suscettibilità) rispetto ad una coppia di gemelli dizigoti (che condividono il 50% del proprio patrimonio genetico e quindi circa la metà dei geni di suscettibilità). La misura della differente frequenza delle malattie osservata tra i gemelli monozigoti e dizigoti viene definita concordanza, ed è espressione della penetranza dei fattori genetici nella predisposizione ad una specifica malattia [1]. Anche per la dermatite atopica si dispone di studi effettuati su coppie di gemelli che hanno evidenziato un tasso di concordanza pari a 0,72-0,86 nei gemelli monozigoti e a 0,21-0,23 nei gemelli dizigoti. Studi effettuati sull'asma hanno prodotto gli stessi risultati (0,65 nei monozigoti e 0,25 nei dizigoti). Come spiegato precedentemente, la maggiore concordanza della malattia nei gemelli monozigoti rispetto ai dizigoti evidenzia e conferma una forte componente genetica nella patogenesi dell'atopia e dei disturbi ad essa legati [2]. Una volta appurata la presenza di una componente genetica per una malattia, il passo successivo consiste nell'identificare le regioni cromosomiche (loci genetici) e quindi i geni di suscettibilità in esse localizzati. Questa ricerca, definita studio di linkage, viene condotta solitamente su famiglie estese selezionate *ad hoc*, i cui membri presentino una frequenza della malattia molto più elevata rispetto a quella della popolazione generale. Questo tipo di analisi, effettuata in famiglie affette da dermatite atopica, ha consentito la localizzazione di loci di suscettibilità alla dermatite atopica sui cromosomi 1q21 (ATOD2), 3q21 (ATOD1), 5q31-q33 (ATOD6), 13q12-q14 (ATOD5), 17q25 (ATOD4), 20p (ATOD3) [3] (Tabella 1).

Tabella 1. Localizzazione dei loci di suscettibilità alla DA

Locus	Localizzazione
ATOD1	3q21
ATOD2	1q21
ATOD3	20P
ATOD4	17q25
ATOD5	13q12-14
ATOD6	5q21-23

Ad oggi, sono stati condotti tre screening genomici per la dermatite atopica infantile ed uno per la DA nell'adulto (Tabella 2).

Tabella 2. Screening genomici della DA

Studio	Localizzazione cromosomica	Marcatore patologico	Fenotipo	Popolazione (dimensioni e studio)
Lee et al, 2000	3q21	D3S3606	ATOD	Tedesca/scandinava 199 trios (n=839)
Cookson et al, 2001	1q21	D1S498	ATOD	Inglese 148 trios (n=383)
	17q25	D17S784	ATOD	
	20p	D20S115	ATOD & asma	
Bradley et al, 2002	3p24-22	D3S1768	ATOD	Svedese 109 famiglie (n=470)
	3q14	D3S2459	ATOD	
	13q14	D13S325	ATOD	
	15q14-15	D15S118	ATOD	
	17q21	D17D1290	ATOD	
	18q21	D18S851	ATOD con incremento di IgE	
Haagerup et al, 2004	3p26-24	D3S3594-D3S3038	ATOD con incremento di IgE	Danese 100 trios (n=424)
	4p15-14	D4S2408	ATOD con incremento di IgE	
	18q11-12	D18S877	ATOD con incremento di IgE	

Il primo screening genomico effettuato sulla dermatite atopica è stato eseguito su 199 nuclei famigliari per un totale di 839 individui provenienti prevalentemente da famiglie di origine tedesca e scandinava ed ha localizzato il primo locus della malattia sul cromosoma 3q21 (*ATOD1*) [3]. All'interno di questa regione di circa 10 milioni di basi sono presenti alcuni geni che codificano per proteine di membrana del tipo I appartenenti alla superfamiglia delle immunoglobuline, gli antigeni *CD80* e *CD86*. Entrambe queste proteine interagiscono con *CD28* per l'attivazione delle cellule T e sono inoltre implicate nell'attivazione dei linfociti CD4+ T-helper del tipo Th2, mediatori dell'infiammazione allergica, determinante negli stadi acuti della dermatite atopica. Questi due geni rappresentano pertanto dei candidati posizionali e funzionali per la dermatite atopica e per la sensibilizzazione allergica. Il secondo studio, condotto su 148 famiglie di origine inglese, ha portato alla localizzazione di altre tre regioni di suscettibilità alla dermatite atopica e alla forma associata ad asma, sui cromosomi 1q21 (*ATOD2*), 17q25 (*ATOD4*) e 20p (*ATOD3*) [4]. Curiosamente tutti e tre i loci di suscettibilità alla dermatite atopica erano localizzati in regioni cromosomiche già note per la suscettibilità alla psoriasi. Recentemente è stata osservata un'associazione genetica (ed una iperespressione genica) tra la dermatite atopica e il gene *SOCS3* [5]. *SOCS3* appartiene ad una famiglia di geni soppressori del segnale citochinico regolatori negativi del legame tra i recettori citochinici e le molecole intracellulari. Rappresenta pertanto un ottimo candidato posizionale e funzionale della dermatite atopica che deve essere confermato con studi indipendenti. Un terzo studio condotto su una popolazione di origine svedese ha dimostrato un'associazione tra la dermatite atopica e la regione cromosomica 3q24-22 [6]. La localizzazione delle ultime due regioni di suscettibilità alla dermatite atopica sul cromosoma 13q12-q31 (*ATOD5*) e sul cromosoma 5q31-q33 (*ATOD6*) è stata effettuata attraverso l'analisi di linkage su popolazioni tedesca e svedese [7]. Nella regione ATOD6 (5q31-q33) è stata osservata l'associazione tra il gene *IL4* e ATOD [8]. In particolare, la presenza di uno specifico allele è associata con un incremento dell'attività del promotore di IL4 suggerendo l'ipotesi che le variazioni dell'attività trascrizionale di IL4 potrebbero essere alla base della predisposizione alla patologia. Un altro gene candidato nella regione 5q31-q33 è *SPINK5*, che codifica per una proteina linfoepiteliale (anche conosciuta come LELKTI), di cui sono stati analizzati 6 polimorfismi codificanti. È stata rilevata un'associazione tra la variante glu420lys (E420K) e la dermatite atopica in due studi condotti su famiglie indipendenti [9]. Il gene *SPINK5* è espresso negli strati più superficiali dell'epidermide ed è inoltre coinvolto nella patogenesi della sindrome di Netherton, genodermatosi [MIM#256500] caratterizzata da ittiosi congenita e associata alla presenza di ATOD [9, 10].

Co-localizzazione dei loci di suscettibilità della dermatite atopica e della psoriasi: l'ipotesi del *common soil*

Dal confronto della localizzazione delle regioni di suscettibilità di diverse malattie complesse è stato osservato che in molti casi queste si sovrappongono in specifiche regioni cromosomiche [11]. Anche dal punto di vista clinico è spesso osservata un'interrelazione tra diverse malattie complesse, confermata da studi epidemiologici che hanno rilevato la contemporanea presenza di due differenti patologie infiammatorie o immuno-mediate nello stesso paziente. La coniugazione delle osservazioni genetiche ed epidemiologiche ha portato alla formulazione dell'ipotesi del *common soil*: i medesimi alleli di suscettibilità potrebbero predisporre a malattie differenti ma funzionalmente e/o fisiopatologicamente correlate, come nel caso delle malattie di origine autoimmune o infiammatoria [12]. La condivisione dei loci di suscettibilità (co-localizzazione) ed eventualmente dei geni in esse contenute può risultare nella condivisione di specifici fenotipi clinici oppure dare origine alla contestuale presenza di differenti patologie nei medesimi pazienti. Sono note almeno 30 regioni di suscettibilità condivise all'interno del genoma dalle diverse patologie immuno-mediate: 1p21-22, 1q21-25, 1q42, 2q22, 2q32-36, 3q21, 4q28, 5p15, 5p11, 5q31-33, 6p12-q11, 6q27, 7p15-21, 7q21-22, 7q31, 8q22, 9p22, 10p12, 11p15, 11p13-14, 12p12-13, 14q31-32, 15q11, 15q26, 16q12-21, 17p13, 17q22, 19p13, 19q13, 20p11, 20q22, 22q12-13 e Xp11. In Figura 1 è evidente come le medesime regioni di suscettibilità siano condivise da patologie differenti. La condivisione di una regione cromosomica non implica necessariamente la condivisione dei medesimi alleli di suscettibilità ma potrebbe essere il risultato dell'esistenza di *cluster* genici funzionalmente correlati e/o specifici di determinate vie metaboliche. Occorre considerare che accanto alla presenza di alleli di suscettibilità condivisi (comuni) esistono anche singoli specifici geni di suscettibilità (malattia-specifici). Una specifica malattia potrebbe pertanto essere determinata dall'interazione di alleli di suscettibilità comuni (responsabili ad esempio della cronicizzazione dello stato infiammatorio) con alleli di suscettibilità specifici (ad esempio specifiche varianti proteiche espresse nella pelle nel caso delle malattie dermatologiche). La pleiotropia (fenomeno genetico per il quale un unico gene è in grado di influenzare aspetti multipli del fenotipo di un essere vivente) dei singoli geni non è un evento raro nelle patologie di tipo complesso in quanto gli alleli di suscettibilità codificano per varianti di molecole normalmente coinvolte in vie metaboliche comuni e complesse che contribuiscono in modo additivo allo sviluppo e alla patogenesi di differenti fenotipi patologici. Soltanto nel loro insieme la maggior parte delle varianti di suscettibilità mostrano effetti rilevabili nello sviluppo delle malattie poiché singolarmente potrebbero avere effetti minimi o addirittura non averne. Come esempio paradigmatico dell'effetto pleiotropico delle varianti di suscettibilità si riporta il gene *CTLA4* (cytotoxic T lymphocyte-associated 4), localizzato sul cromosoma

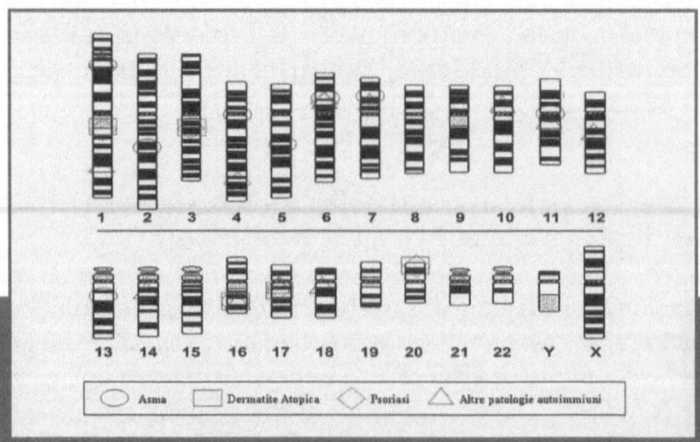

Figura 1.

Localizzazione dei loci di suscettibilità della psoriasi, della DA e dell'asma (modificato da Cookson et al., 2004)

2q33, coinvolto nel *pathway* metabolico del linfociti T dove agisce come regolatore negativo delle stesse cellule T. Curiosamente diverse varianti di splicing di *CTLA4* producono sia una forma transmembrana sia molecole solubili [13] con funzioni differenti. Ancora prima dell'identificazione delle forme di splicing del gene, studi di associazione indiretti avevano suggerito un'associazione tra *CTLA4* e la tiroidite autoimmune (AITD). Nel corso degli anni diversi lavori hanno suggerito associazioni tra varianti del gene *CTLA4* e diverse fenotipi correlato con AITD (morbo di Graves e tiroidite di Hashimoto). Sebbene tre polimorfismi del gene *CTLA4* (-318T; A49G e T17A) si siano dimostrati associati in diverse popolazioni a conferma della solidità dei risultati ottenuti, non è ancora del tutto chiarito il ruolo funzionale del gene. In particolare, non è ancora chiaro se il gene *CTLA4* sia l'unico responsabile della suscettibilità o se i polimorfismi associati rappresentino soltanto un'associazione indiretta dovuta a linkage disequilibrium. A conferma della stretta interrelazione tra le diverse malattie anche la tiroidite autoimmune spesso si sviluppa in associazione con altre malattie autoimmuni tra cui il diabete mellito di tipo I (IDDM), l'artrite reumatoide ed il lupus sistemico eritematoso. D'altra parte i polimorfismi del gene *CTLA4* sono stati identificati come varianti di suscettibilità associate a malattie autoimmuni quali il morbo celiaco, l'artrite reumatoide, la malattia di Addison, l'epatite autoimmune, la miastenia grave [14-20].

Il caso della psoriasi e della dermatite atopica

Alcuni loci di suscettibilità della dermatite atopica (ATOD1, ATOD2, ATOD3, e ATOD4 localizzati rispettivamente sui cromosomi 3q21, 1q21, 20p e 17q25) corrispondono a loci di suscettibilità della psoriasi sebbene la dermatite atopica sia un patologia differente e immunologicamente ben distinta dalla psoriasi e raramente ad essa associata nello stesso paziente. Sebbene differenti dal punto di vista clinico, queste malattie possono però essere entrambe caratterizzate da difetti nella funzione di difesa svolta dall'epidermide: nella dermatite atopica l'alterata funzione epidermica determina una maggiore suscettibilità agli antigeni con conseguente iperreattività locale, nella psoriasi può determinare una maggiore suscettibilità alla cronicizzazione delle lesioni. L'epidermide (Fig. 2)

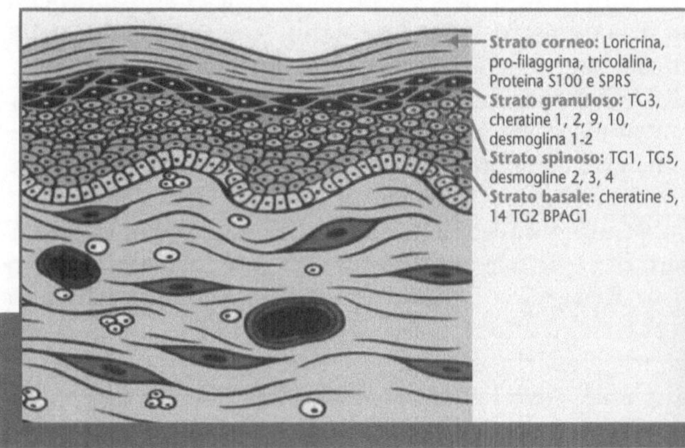

Figura 2.

Composizione proteica dell'epidermide (modificato da Candi et al., 2005)

rappresenta lo strato più esterno della pelle e si è evoluta per garantire una funzione difensiva contro patogeni ed agenti esterni, necessaria all'adattamento terrestre dei mammiferi. Questa funzione difensiva, che da una parte deve evitare la penetrazione di agenti patogeni e dall'altra prevenire la perdita di liquidi vitali, è garantita dal processo di differenziamento terminale dei cheratinociti (corneificazione). Alla luce di ciò non sorprende che i loci di suscettibilità di dermatite atopica e psoriasi ATOD2 e PSORS4 siano co-localizzati sul cromosoma 1q21 [4, 21] in una regione che comprende un *cluster* di geni coinvolti nella differenziazione terminale dei cheratinociti conosciuto come EDC (centro di differenziamento dell'epidermide). L'EDC [22] comprende tre famiglie di geni strutturalmente, funzionalmente ed evolutivamente correlate. I geni compresi in questo complesso giocano un ruolo determinante nel differenziamento terminale dell'epidermide umana. La prima famiglia dell'EDC comprende tredici geni che codificano per l'involucrina, la loricrina e tre classi di "piccole proteine ricche in prolina" (SPRR): due geni SPRR1 e otto geni SPRR2 e un gene appartenente alla classe SPPR3. Questi geni codificano per proteine strutturali dell'epidermide umana. Le transglutaminasi legano tramite legami crociati i prodotti proteici di tali geni, costituendo lo strato corneo. La seconda famiglia di geni dell'EDC comprende la profilaggrina e la tricoialina. Questi geni codificano per proteine associate ai filamenti intermedi, sono sintetizzate nello strato granulare dell'epidermide e si legano ai filamenti di cheratina durante la corneificazione dei cheratinociti. La terza famiglia di geni comprende 10 geni della famiglia S100 (S100A1-S100A10). Molti geni dell'EDC sono stati trovati differenzialmente espressi nella psoriasi e nella dermatite atopica. Negli ultimi cinque anni il nostro gruppo si è concentrato sull'identificazione dei determinanti genetici della psoriasi e della dermatite atopica localizzati appunto nell'EDC. La regione nella quale ricercare il gene/i geni di suscettibilità di dermatite atopica e psoriasi si estendeva per diverse centinaia di migliaia di basi e pertanto conteneva decine di geni. La presenza nella regione di geni strettamente correlati dal punto di vista evolutivo e funzionale, rende impossibile una selezione a priori di geni candidati basati sul ruolo ipotetico o reale del loro prodotto/i. Il nostro ed altri gruppi hanno perciò utilizzato approcci combinati di genetica classica e di biologia cellulare per identificare geni con potenzialità elevate a rappresentare i candidati per le due malattie. Palmer et al. [23] hanno identificato due mutazioni polimorfe, 2282del4 e R501X, nel gene codificante per la filaggrina, che si associano in modo statisticamente significativo con la dermatite atopica. La filaggrina codificata dal gene *FLG*, rappresenta il principale componente dei granuli di cheratoialina dell'epidermide umana. È inoltre espressa nella mucosa orale e nasale dove contribuisce alla funzione di barriera epiteliale. Il suo precursore, la pro-filaggrina, una grande poliproteina, viene processato in 10-12 molecole funzionali di filaggrina. I risultati ottenuti da questi ricercatori, confermano preliminari osservazioni conseguiti da Seguchi et al. [24], che avevano documentato una riduzione del numero di copie o la perdita dell'espressione della filaggrina nella suscettibilità alla dermatite atopica. La caratterizzazione genetica dell'intera regione in un campione di 128 famiglie affette da psoriasi e 120 famiglie affette da dermatite atopica, ci ha consentito di restringere notevolmente l'area "critica" (Fig. 3).

Gli esperimenti di genotipizzazione ci hanno consentito infatti di limitare soltanto a 42 Kb la ricerca del gene/i di suscettibilità, una regione delimitata dai marcatori

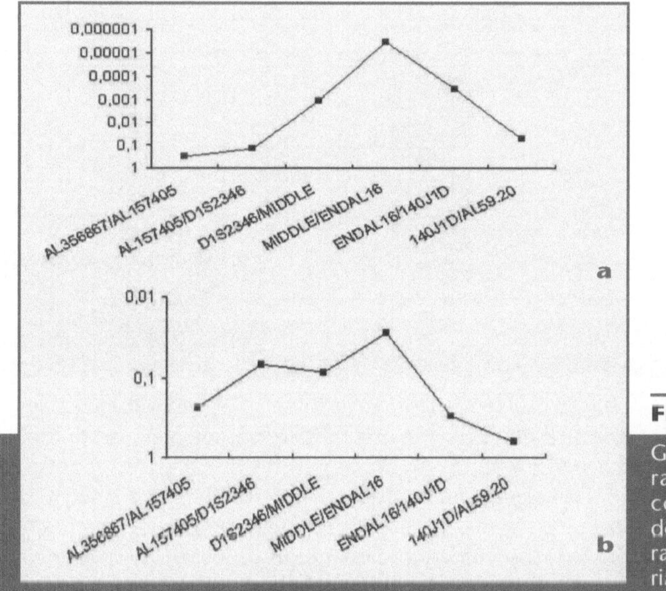

Figura 3.

Grafici dei valori generati dagli aplotipi di coppie di marcatori dell'intera regione caratterizzata nella psoriasi (a) e nella DA (b)

MIDDLE ed ENDAL16. La regione minima di mappa individuata, è coincidente con quella identificata nella psoriasi (p=0,0000066). All'interno di questa regione mappa un singolo gene, chiamato *LOR* che codifica per la proteina loricrina (regione 1q21) [25, 26]. La loricrina rappresenta il maggior componente dell'involucro corneo che comprende il 70%-80% della totale massa proteica dello strato cornificato. È una proteina strutturale espressa nello strato granulare (Fig. 2) insolitamente ricca di residui di glicina, serina e cisteina (domini non conservati) intervallati da piccole regioni ricche in acido glutammico (regioni estremamente conservate tra le varie specie). La loricrina rappresenta il substrato per molte transglutaminasi (TG1, TG2, TG 3 e TG5) e i suoi loop di glicine garantiscono la necessaria elasticità all'involucro corneo. Studi in vitro hanno dimostrato che TG1 e TG5 per prime si legano alla loricrina e la oligomerizzano mentre successivamente il legame con l'enzima TG3 garantisce il rinforzamento nella fase terminale del differenziamento dei cheratinociti. La mancanza di strutture ordinate, quali quella osservata nella loricrina è alla base dell'elasticità del rivestimento corneo, mentre il legame ad opera delle transglutaminasi conferisce alla cute la necessaria resistenza meccanica. Tuttavia, quando abbiamo cercato polimorfismi o varianti genetiche all'interno del gene *LOR* in un gruppo di pazienti affetti da psoriasi o affetti da dermatite, non abbiamo evidenziato alcuna significatività statistica per l'associazione. Abbiamo pertanto rivolto la nostra attenzione all'espressione del gene *LOR* nel tessuto target. Questo studio ha permesso di evidenziare un'interessante fenomeno di misregolazione: *LOR* appare ipo-regolato nella psoriasi (r.a.0,3±0,04) mentre risulta iperregolato nella dermatite atopica (r.a.6±0,5) [26] (Fig. 4). La natura mutuamente esclusiva delle due patologie, raramente sono osservate insieme nello stesso paziente, suggerisce che probabilmente diversi possono essere gli alleli di suscettibilità.

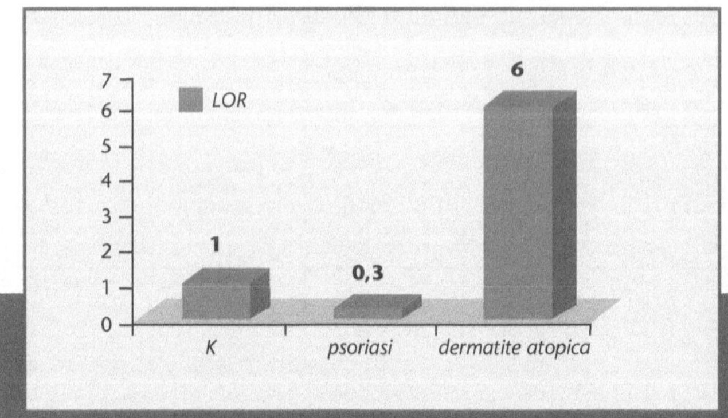

Figura 4.

Risultati di espressione del gene *LOR* in biopsie ottenute da pazienti psoriasici e atopici

La differenziale espressione della loricrina osservata è in linea con questa ipotesi, dal momento che difficilmente uno stesso allele può produrre effetti fenotipici diametralmente opposti. Sulla base di questa ipotesi, il vero allele di suscettibilità alla psoriasi potrebbe essere negativamente selezionato nei cromosomi trasmessi ai soggetti affetti dalla dermatite atopica e viceversa. Questa ipotesi, che rimane attualmente ancora speculativa è confermata dall'analisi dei dati di genotipizzazione mostrati in Tabella 3.

Tabella 3. Analisi comparative delle frequenze alleliche del marcatore MIDDLE tra psoriasi e DA

	PS			ATOD	
Allele	**T**	**NT**	**Allele**	**T**	**NT**
229*	38 (0,22)	55 (0,32)	229	51 (0,26)	65 (0,33)
227	33 (0,19)	25 (0,14)	227	28 (0,14)	34 (0,17)
225	31 (0,18)	17 (0,10)	225	24 (0,12)	28 (0,14)
233	25 (0,14)	40 (0,23)	233	34 (0,17)	32 (0,16)
235	12 (0,07)	6 (0,03)	235	12 (0,06)	12 (0,06)
231*	29 (0,17)	19 (0,11)	231	15 (0,08)	27 (0,14)

*nel confronto tra I cromosomi trasmessi alla psoriasi e alla dermatite atopica gli allei 229 e 231 hanno generato calori di p rispettivamente di 0,03 e 0,001 (Giardina et al., 2006)

Gli alleli del marcatore MIDDLE sono differenzialmente rappresentati nei cromosomi trasmessi ai soggetti affetti da psoriasi e DA. Tali differenze non sono invece osservabili se la comparazione è effettuata tra i cromosomi non trasmessi ai soggetti affetti e quindi non soggetti a selezione. Questa osservazione è determinate nel suffragare l'ipotesi dell'esistenza di una regione di controllo dell'espressione genica, localizzata distalmente al gene *LOR*. Varianti di sequenza di questo *major locus* potrebbero determinare suscettibilità a malattie diverse di natura dermatologica alterando i livelli di espressione delle proteine dell'EDC. Attualmente sono in corso esperimenti diretti alla caratterizzazione e alla valutazione dell'effetto fenotipico di tutte le varianti genetiche presenti nell'aplotipo di 42 Kb. Questi risultati suggeriscono e confermano in modo convincente che la complessità della struttura del genoma umano e conseguentemente la sua fine regolazione difficilmente possono essere spiegati da singole varianti alleliche. Ciò è particolarmente vero per i geni funzionalmente ed evolutivamente correlati che sono organizzati in clusters, come appunto quelli localizzati nell'EDC. La variabilità del genoma umano, dimostrata dalla presenza di milioni di polimorfismi genetici, garantisce un'adattabilità enorme agli stimoli ambientali. Le stesse malattie devono essere interpretate come interazioni geni-ambiente sfavorevoli e non come semplice sommatoria di effetti singoli di geni ed ambiente. L'analisi genetica combinata di differenti malattie può mettere in luce nuovi aspetti dell'architettura allelica del genoma e spiegare i fenomeni della pleiotropia e dell'interazione gene-ambiente che sono alla base della plasticità e della capacità di adattamento del genoma umano.

Conclusioni

Le malattie complesse sono determinate dall'interazione tra fattori genetici e fattori ambientali. Esistono geni che predispongono l'individuo allo sviluppo delle malattie ma non determinano *per sé* lo sviluppo della patologia; questi geni sono chiamati geni di suscettibilità. L'espressione dei caratteri complessi dipende dall'interazione di più loci di suscettibilità (in cui sono localizzati i geni di suscettibilità), ciascuno con un proprio impatto sul fenotipo, e dal contributo di fattori ambientali. Non si svilupperà fenotipo patologico solo per effetto dei geni di suscettibilità o solo per effetto dei fattori ambientali scatenanti, ma soltanto da una loro interazione.

Loci di suscettibilità ATOD	ATOD1	3q21
e localizzazione cromosomica	ATOD2	1q21
	ATOD3	20p
	ATOD4	17q25
	ATOD5	13q12-14
	ATOD6	5q21-23
Geni di suscettibilità all'ATOD	*CD80 e CD86*	(ATOD1)
	SOCS3	(ATOD4)
	FIL	(ATOD2) EDC
	LOR	(ATOD2) EDC
	IL4	(ATOD6)
	SPINK5	(ATOD6)
Co-localizzazione dei loci	ATOD1-PSORS5	(3q21)
di suscettibilità ATOD- PSORS	ATOD2-PSORS4	(1q21)
	ATOD3-PSORS minor locus	(20p)
	ATOD4-PSORS2	(17q25)

I loci di suscettibilità che co-localizzano nella regione 1q21, ATOD2 e PSORS4, sono mappati entrambi in una regione che comprende un *cluster* di geni coinvolti nella differenziazione terminale dei cheratinociti conosciuto come EDC (centro di differenziamento dell'epidermide).

Molti geni dell'EDC sono stati trovati differenzialmente espressi nella psoriasi e nella dermatite atopica tra cui *LOR* compreso tra i marcatori MIDDLE-ENDAL16, gene candidato per la suscettibilità genetica sia a dermatite atopica che a psoriasi. Il gene *LOR* che codifica per la loricrina presenta un'interessante fenomeno di mis-regolazione: *LOR* appare ipo-regolato nella psoriasi mentre risulta iper-regolato nella dermatite atopica.

Bibliografia

1. Lee JE, Choi JH, Lee JH, Lee MG (2005) Gene SNPs and mutations in clinical genetic testing: haplotype-based testing and analysis. Mutat Res 3:195-204
2. Feijen M, Gerritsen J, Postma DS (2000) Genetics of allergic disease. Br Med Bull 56:894-907
3. Lee YA, Wahn U, Kehrt R et al (2000) A major susceptibility locus for atopic dermatitis maps to chromosome 3q21. Nat Genet 26:470-473
4. Cookson WO, Ubhi B, Lawrence R et al (2001) Genetic linkage of childhood atopic dermatitis to psoriasis susceptibility loci. Nat Genet 27:372-373
5. Ekelund E, Saaf A, Tengvall-Linder M et al (2006) Elevated expression and genetic association links the SOCS3 gene to atopic dermatitis. Am J Hum Genet 78:1060-1065
6. Bradley M, Soderhall C, Luthman H et al (2002) Susceptibility loci for atopic dermatitis on chromosomes 3, 13, 15, 17 and 18 in a Swedish population. Hum Mol Genet 11:1539-1548
7. Beyer K, Nickel R, Freidhoff L et al (2000) Association and linkage of atopic dermatitis with chromosome 13q12-14 and 5q31-33 markers. J Invest Dermatol 115:906-908
8. Kawashima T, Noguchi E, Arinami T et al (1998) Linkage and association of an interleukin 4 gene polymorphism with atopic dermatitis in Japanese families. J Med Genet 35:502-504
9. Nishio Y, Noguchi E, Shibasaki M et al (2003) Association between polymorphisms in the SPINK5 gene and atopic dermatitis in the Japanese. Genes Immun 4:515-517
10. Walley AJ, Chavanas S, Moffatt MF et al (2001) Gene polymorphism in Netherton and common atopic disease. Nat Genet 29:175-178
11. Becker KG (2003) The common variants/multiple disease hypothesis of common complex genetic disorders. Med Hypotheses 62:309-317
12. Vyse TJ, Todd J (1996) Genetic analysis of autoimmune disease. Cell 85:311-318
13. Magistrelli G, Jeannin P, Herbault N et al (1999) A soluble form of CTLA4 generated by alternative splicing is expressed by nonstimulated human T cells. Eur J Immunol 29:3596-3602
14. Nisticò L, Buzzetti R, Pritchard LE et al (1996) The CTLA4 gene region of chromosome 2q33 is linked to, and associated with, type 1 diabetes. Belgian diabetes Registry, Hum Mol Genet 5:1075-1080
15. Marron MP, Raffel LJ, Garchon HJ et al (1997) Insulin-independent diabetes mellitus (IDDM) is associated with CTLA4 polymorphisms in multiple ethnic groups. Hum Mol Genet 6:1275-1282
16. Djilali-Saiah I, Schmitz J, Harfouch-Hammoud E et al (1998) CTLA4 gene polymorphism is associated with predisposition to coeliac disease. Gut 43:187-189
17. Seidl C (1998) CTLA4 codon 17 dimorphism in patients with rheumatoid arthritis. Tissue Antigens 51:62-66
18. Kristiansen OP, Larsen ZN, Pociot F (2000) CTLA4 in autoimmune diseases - a general susceptibility gene to autoimmunity? Genes Immun 1:170-184

19. Vaidya B, Kendall-Taylor P, Pearce SHS (2002) The genetics of autoimmune thyroid disease. J Clin Endocrinol Metab 87:5385-5397

20. Einarsdottir E, Soderstrom I, Lofgren-Burstrom A et al (2003) The CTLA4 region as a general autoimmunity factor; an extended pedigree provides evidence for synergy with the HLA locus in the etiology of type 1 diabetes mellitus, Hashimoto's thyroiditis and Graves's disease. Eur J Hum Genet 11:81-84

21. Capon F, Novelli G, Semprini S et al (1999) Searching for psoriasis susceptibility genes in Italy: genome scan and evidence for a new locus on chromosome 1. J Invest Dermatol 112:32-35

22. Mischke D, Korge BP, Marenholz I et al (1996) Genes encoding structural proteins of epidermal cornification and S100 calcium-binding proteins form a gene complex ("epidermal differentiation complex") on human chromosome 1q21. J Invest Dermatol 106:989-992

23. Palmer CN, Irvine AD, Terron-Kwiatkowski A et al (2006) Common loss-of-function variants of the epidermal barrier protein filaggrin are a major predisposing factor for atopic dermatitis. Nat Genet 38:441-446

24. Seguchi T, Cui CY, Kusuda S et al (1996) Decreased expression of filaggrin in atopic skin. Arch Dermatol Res 288:442-446

25. Hohl D, Mehrel T, Lichti U et al (1991) Characterization of human loricrin: structure and function of a new class of epidermal cell envelope proteins. J Biol Chem 266:6626-6636

26. Giardina E, Sinibaldi C, Chini L et al (2006) Co-localization of susceptibility loci for psoriasis (PSORS4) and atopic dermatitis (ATOD2) on human chromosome 1q21. Hum Hered 61:229-236

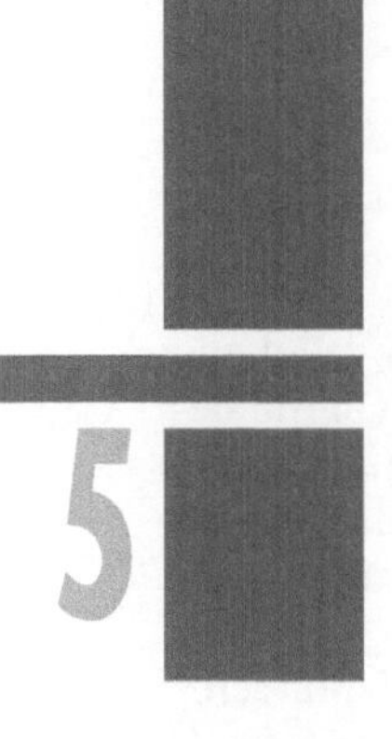

Dermatite atopica: eziopatogenesi

G. Girolomoni, P. Gisondi, S. Pastore

La dermatite atopica (DA) è una malattia infiammatoria cronica della cute, la cui incidenza e prevalenza è ancora in aumento nei paesi industrializzati [1]. Colpisce il 6%-20% dei bambini e l'1%-3% degli adulti [2]. La DA si manifesta con lesioni eczematose acute e croniche che si sovrappongono in relazione alla fase della malattia, ed interessano prevalentemente il volto, il collo, le aree peri- e retroauricolari e le pieghe flessorie degli arti. Nell'adulto è frequente alle mani e nelle sedi periorifiziali. Costante è la secchezza cutanea, che persiste anche nei periodi di remissione infiammatoria, e della sintomatologia pruriginosa. La DA ha tipicamente un decorso cronico-recidivante con riaccensioni più o meno severe alternate a periodi di remissione più o meno lunghi [1].

Una parte consistente dei pazienti con DA è affetta pure da asma e/o rino-congiuntivite allergica e presenta i markers biologici dell'atopia, cioè IgE totali e IgE specifiche elevate. Una serie di osservazioni epidemiologiche recenti suggerisce che nonostante la sensibilizzazione ad allergeni ambientali sia associata alla DA, tuttavia non ne rappresenta un importante fattore causale [3]. In effetti nel 20%-60% dei pazienti con DA non sono dimostrabili IgE specifiche elevate. L'associazione con IgE specifiche elevate è più comune nei casi di DA grave, ma non è un prerequisito per la comparsa dell'eczema, anche se non è escluso che processi immunologici in qualche modo IgE-mediati contribuiscano alla patogenesi della DA. La presenza o meno di IgE specifiche elevate e del ruolo di fattori allergici nella DA è alla base della distinzione tra DA "estrinseca" e "intrinseca", una connotazione importante anche ai fini della gestione del paziente, ma che non è assoluta, nel senso che un paziente può sviluppare nel tempo una sensibilizzazione allergica e trasformarsi da intrinseco ad estrinseco, o viceversa [4]. Altrettanto interessante è l'associazione con le malattie atopiche respiratorie. Nel concetto della cosiddetta "marcia allergica", la DA rappresenta la prima manifestazione della diatesi atopica seguita poi dalla comparsa dell'asma bronchiale. È opinione diffusa, ed esistono anche studi in modelli animali, che la DA preceda e sia fattore di rischio per l'asma probabilmente in quanto la cute lesa favorisce l'insorgenza di sensibilizzazioni ad allergeni respiratori. Tuttavia studi recenti sembrano contraddire questa ipotesi e suggeriscono invece che i veri fattori di rischio per lo sviluppo di asma siano gli stridori respiratori precoci (spesso non tenuti in dovuta considerazione) e specifici pattern di sensibilizzazione allergica, e non l'eczema precoce [5].

L'aumento della prevalenza della DA nelle ultime decadi è stata attribuita ad una ridotta esposizione durante le prime epoche della vita ad agenti infettivi. Questo determinerebbe un'alterata maturazione del sistema immunitario con una ridotta efficienza dei sistemi di controllo negativi sulla reattività immunitaria ed uno sbilanciamento in senso Th2 delle risposte immunitarie, e conseguente aumento della reattività allergica IgE-mediata (ipotesi igienica). Tuttavia una serie di studi epidemiologici hanno prodotto risultati contrari a quest'ipotesi [6, 7]. In effetti diverse infezioni infantili sembrano aumentare il rischio di sviluppare la DA. È possibile tuttavia che alterazioni della microflora intestinale associate alla ridotta esposizione a certi agenti infettivi e all'uso frequente di antibiotici possano favorire lo sviluppo della DA. D'altro canto, l'aumento del consumo di acqua e detergenti per l'igiene personale osservato nelle ultime decadi nei paesi industrializzati può favorire quelle alterazioni delle barriera epidermica che sottendono lo sviluppo dell'infiammazione cutanea nei pazienti con DA [8].

È sempre più chiaro che la DA è una sindrome che, a fronte di quadri clinici apparentemente simili, può essere sostenuta da meccanismi patogenetici differenti in diversi individui e pure in momenti diversi nello stesso paziente. Questo aspetto dovrebbe sempre essere tenuto presente nella gestione sia diagnostica che terapeutica dei pazienti.

Fattori genetici e ambientali

La DA deriva dalla complessa interazione tra fattori ambientali e fattori genetici predisponenti (Fig. 1). Entrambi gli elementi condizionano i tre aspetti fondamentali

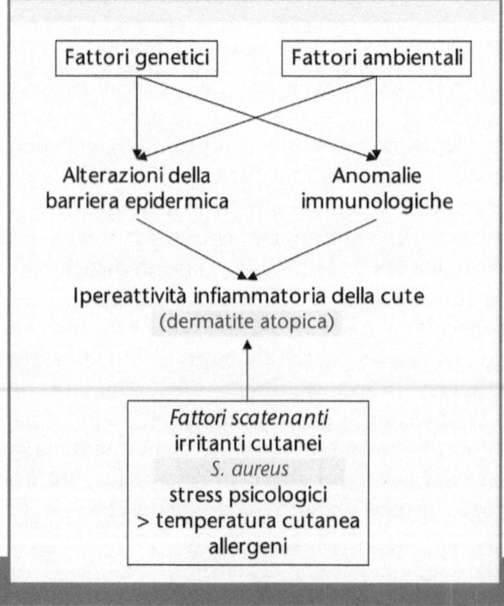

Figura 1.
Patogenesi della DA

della malattia: eccessiva risposta immunitaria di tipo 2 (Th2) verso gli allergeni ambientali, l'iperreattività infiammatoria cutanea nei confronti di stimoli diversi e il deficit della barriera epidermica. Diversi fattori ambientali possono scatenare la malattia con meccanismi immunologici o non immunologici. Tra i primi sono l'esposizione ad allergeni inalanti (*D. pteronyssinus*) o alimentari (uovo, latte vaccino). Tra i secondi, l'eccesiva colonizzazione della cute da parte dello *Staphilococcus aureus*, l'inappropriata detersione della cute, l'esposizione ad agenti irritanti, gli eventi di vita stressanti e tutte le situazioni che comportano un aumento della temperatura corporea (sudorazione, attività fisica, permanenza in ambienti umidi).

Studi di associazione hanno consentito di individuare diversi loci cromosomici associati alla DA. Inoltre, studi su geni noti hanno permesso di identificare varianti polimorfiche geniche o extrageniche associate alla malattia (Tabella 1).

Tabella 1. Principali geni candidati associati alla dermatite atopica

Regione	Gene	Fenotipo
1q21	Filaggrina	DA estrinseca, asma bronchiale
1q31-32	IL-10	DA, IgE totali
2q21	CD80, CD86	DA
3q21	TLR9	DA
4q32	TLR2	DA
5q31-q33	IL-3, Il-4, IL-5, IL-9, IL-12p40, IL-13, GM-CSF, IRF-1, GCR	DA, IgE totali
	SPINK5 (LEKT1)	DA, DA associata ad asma
5q34	CD14	DA, IgE totali
11q13	FcεRI-catena b	DA, IgE totali e specifiche
11q22	IL-18	DA
12q13-24	STAT-6	DA, asma, rinite, IgE totali
14q11.2	Chimasi dei mastociti	DA
16p12	IL-4R	DA grave, DA estrinseca, sindrome iper-IgE
16q12-q13	CARD15	DA, psoriasi, malattia di Crohn
17p12-q11	RANTES	DA
17q21	Eotassina	DA
19q13.1	TGF-b1	DA
19q13.3	SCCE	DA intrinseca

Abbreviazioni: TLR, toll-like receptor; SCCE, stratum corneum chimotryptic enzyme

I geni associati alla DA possono essere sostanzialmente distinti in due gruppi: quelli che controllano le risposte immunitarie (sia innate che adattative) e quelli che hanno più direttamente a che fare con la reattività flogistica cutanea e il deficit di barriera [9, 10]. Tra i primi vi sono i geni (5q31-q33) che codificano per diverse citochine (IL-3, IL-4, IL-5, IL-13, e GM-CSF) che regolano le risposte immunitarie, il gene per la subunità b del FcεRI e il gene per il recettore di IL-4. Questi geni sono comuni a tutte le sindromi atopiche. I geni delle risposte immunitarie innate includono quelli per i toll-like receptor (TLR) 2 e 9 e il CD14. Tra i geni che regolano la barriera epidermica e la desquamazione dei corneociti vi sono *Spink5*, che codifica per un inibitore delle proteasi (LEKTI) espresso tipicamente nella cute, e la chimotripsina dello strato corneo, un enzima che idrolizza componenti dei corneodesmosomi, e la cui iperattività può causare alterazioni della barriera [8]. Recentemente è stato dimostrato che un'alta percentuale di pazienti con DA, soprattutto nella forma estrinseca, sono portatori di varianti del gene della filaggrina, una proteina dell'involucro proteico dei corneociti, con conseguente riduzione nella funzione della proteina. Le stesse mutazioni sono presenti nei pazienti con ittiosi volgare; questa osservazione risolve il vecchio dilemma se la secchezza cutanea tipica dei pazienti con DA fosse distinta o simile alla secchezza cutanea dei pazienti con ittiosi volgare. In realtà gli studi genetici hanno confermato che entrambe le patologie spesso coesistono [11, 12]. Un altro gene alterato nei pazienti con DA, e che è stato confermato in studi su diverse popolazioni, è quello che codifica per la chinasi dei mastociti, che ha un importante ruolo nella regolazione della flogosi cutanea e nel mediare il prurito.

Le alterazioni della barriera epidermica e l'iperreattività flogistica della cute atopica

La barriera epidermica è il risultato della differenziazione dei cheratinociti. È localizzata nello strato corneo ed è costituita dai corneociti cementati da strati di lipidi extracellulari. Essa regola le perdite di acqua e si oppone alla penetrazione di microrganismi e sostanze estranee dall'esterno. La DA colpisce la aree (volto e pieghe) dove la cute e lo strato corneo sono più sottili, e la funzione della barriera epidermica è meno efficace. I pazienti con DA hanno una barriera difettosa e poco efficiente che determina eccessive perdite di acqua e quindi secchezza cutanea e facilita l'ingresso di sostanze irritanti e potenzialmente allergeniche. I fattori genetici che alterano la barriera sono diversi e includono (i) l'espressione di varianti poco funzionali del gene della filaggrina, (ii) una ridotta produzione di ceramidi, sostanze fondamentali nell'assemblaggio dei lipidi ai corneociti, e (iii) un eccesso di attività proteasica secondaria a difetti di inibitori (LEKT1) e a varianti di proteasi dello strato corneo [8]. L'eccesso di attività proteasica è stato confermato in diversi studi [13], ed è peggiorato anche da proteasi esogene rilasciate dallo *S. aureus* e da allergeni, tra cui quelli del *D. pteronyssinus*. La barriera epidermica difettosa determina l'eccessiva desquamazione cutanea, favorisce la penetrazione di sostanze estranee proflogistiche e condiziona le risposte omeostatiche epidermiche preflogistiche. Infatti, in presenza di una barriera epidermica impropria, i cheratinociti sono indotti omeostaticamente a produrre una serie di mediatori (fattori di crescita, citochine e chemochine) che tendono a ripristinare uno strato corneo funzionale, stimolando la proliferazione cellulare e le sintesi lipidiche, ma che allo stesso tempo innescano la flogosi. Pertanto nel tentativo di ripristinare la barriera cutanea, l'epidermide s'infiamma. Inoltre, studi recenti hanno dimostrato che i cheratinociti dei pazienti affetti da DA sono geneticamente alterati e producono quantità esagerate di citochine proinfiammatorie (GM-CSF, thymic-stromal lymphopoietin), e chemochine (RANTES), rispetto ai cheratinociti di soggetti normali, probabilmente per un'alterata attivazione di fattori di trascrizione come *activator protein 1* (AP-1) [14-18]. La tendenza dei cheratinociti atopici a produrre maggiori quantità di fattori di crescita, chemochine e citochine condiziona soprattutto la differenziazione, l'attivazione e l'accumulo delle cellule dendritiche nella cute [19, 20]. È interessante ricordare che il funzionamento della barriera epidermica è peggiorato dagli stress emotivi, probabilmente attraverso un'aumentata produzione di corticosteroidi [21].

Non è ancora chiaro quali sono gli eventi precoci attraverso i quali inizia la flogosi nella cute dei pazienti con DA, ma è abbastanza accettato che il rilascio e la produzione di citochine pro-infiammatorie sono dirette conseguenze delle alterazioni della barriera e del grattamento. Su questi meccanismi si innescano poi altri fenomeni che sostengono, amplificano e perpetuano la flogosi (Fig. 2).

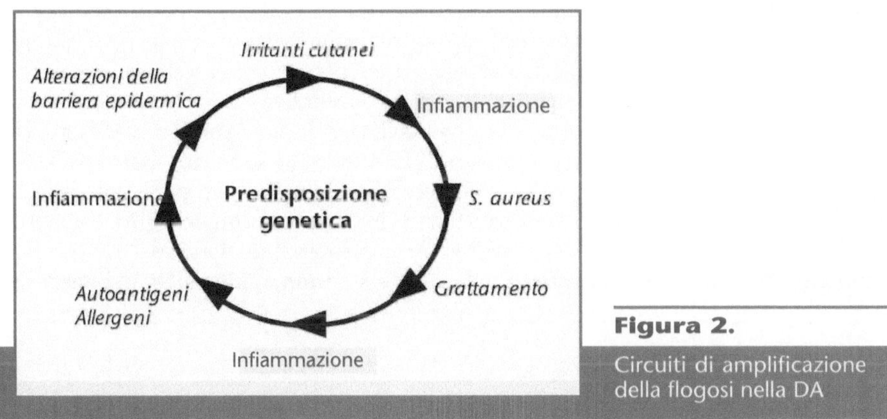

Figura 2.
Circuiti di amplificazione della flogosi nella DA

Il ruolo dello *S. aureus*

Un aspetto caratteristico della cute dei pazienti con DA è l'abbondante colonizzazione da parte dello *S. aureus*, che può peggiorare la dermatite attraverso vari meccanismi che includono la produzione di proteasi che alterano la barriera epidermica, e di esotossine (SEB, SEE, TSST-1) che funzionano sia da superantigeni in grado di attivare i linfociti T, che da veri e propri allergeni. Inoltre, i superantigeni dello *S. aureus* conferiscono uno stato di resistenza relativa ai corticosteroidi, in parte attraverso l'induzione di una forma non funzionale di recettore per gli stessi corticosteroidi [22]. L'eccessiva colonizzazione cutanea da parte dello *S. aureus* può essere favorita da fattori genetici quali la presenza di varianti poco funzionali di geni dell'immunità innata (TLR 2 e 9, CD14) ma è soprattutto sostenuta dallo specifico stato infiammatorio della cute, in quanto è possibile ridurre la stessa colonizzazione con farmaci antinfiammatori quali corticosteroidi e tacrolimus. In particolare, la presenza di citochine di tipo 2 (IL-4, IL-13 e IL-10) determina da una parte il depositarsi di proteine (es. fibronectina) che favoriscono l'adesione batterica e dall'altra il blocco della produzione di peptidi antimicrobici da parte dei cheratinociti. Questi comprendono le defensine beta 2 e 3, e le catelicidine (LL37), le quali normalmente sono indotte nei cheratinociti sia direttamente da agenti microbici che in risposta a stimoli infiammatori, ma la cui produzione è inibita dalle citochine di tipo 2 presenti tipicamente nella cute affetta da DA [23, 24]. Recentemente è stato osservato che pure la produzione di IFN-κ, che svolge attività antivirale, è ridotta nei cheratinociti atopici [25]. Queste osservazioni rendono ragione dell'efficacia dei trattamenti combinati antinfiammatori/antibiotici nella terapia della DA e della facile predisposizione dei soggetti con DA non trattata alle infezioni virali (*H. simplex* e virus vaccinico).

Le risposte immunitarie mediate da linfociti T

L'infiltrato infiammatorio della DA è composto prevalentemente di linfociti T CD4+ e di cellule dendritiche (Fig. 3). Il numero dei mastociti nella cute è in genere aumentato nelle fasi croniche, mentre in qualche caso è possibile osservare pure degli eosinofili. È opinione comune che la DA sia la conseguenza di una risposta immunitaria mediata da linfociti T. In realtà non esistono prove convincenti che la DA sia sempre indotta da risposte mediate da linfociti T. Soprattutto nelle forme croniche, l'infiltrato infiammatorio è spesso modesto e localizzato prevalentemente in sede perivascolare.

Lo studio delle popolazioni cellulari nella DA spontanea e nelle lesioni indotte da applicazione epicutanea di allergeni (atopy patch test) ha consentito di verificare che i linfociti T CD4+ di tipo Th2 (produttori di IL-4 e IL-13) sono prevalenti nelle fasi iniziali della reazione, mentre nelle fasi successive sono presenti pure linfociti Th1 (produttori di IFN-γ e IL-2). È stato verificato che la cute lesionale ospita linfociti T specifici per allergeni (es. *D. pteronyssinus*), prevalentemente del tipo Th2. Tuttavia, i linfociti Th1 sembrano importanti nel causare il danno epidermico, in quanto in-

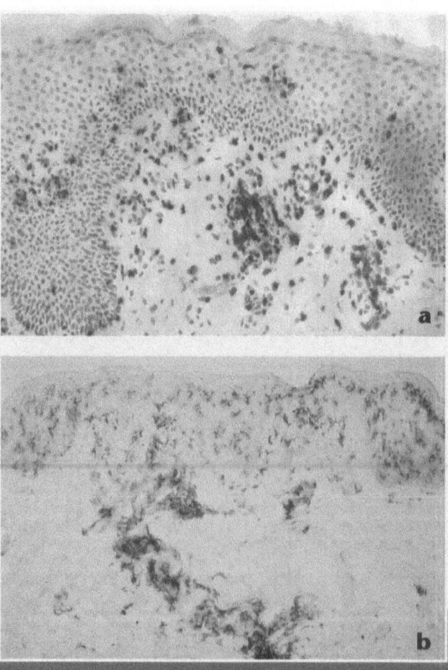

Figura 3.

Linfociti T CD3+ (a) e cellule dendritiche CD1a+ (b) nella cute affetta da DA

ducono apoptosi dei cheratinociti con un meccanismo dipendente da IFN-γ [26]. Come nella dermatite allergica da contatto agli apteni, anche nella DA l'IFN-γ rilasciato dai linfociti T determinerebbe la rimozione della E-caderina dalla membrana e successiva apoptosi dei cheratinociti, fenomeni determinanti nella genesi della spongiosi epidermica, comune a tutte le forme di eczema. I meccanismi che favoriscono la presenza di linfociti Th1 nelle fasi croniche (non iniziali) della DA sono molteplici ed includono un'aumentata produzione di IL-12 da parte delle cellule dendritiche e degli eosinofili, e il reclutamento preferenziale di linfociti Th1. I linfociti T che si accumulano nella DA esprimono il *cutaneous lymphocyte-associated antigen* (CLA) e il CCR4, recettori che permettono loro di interagire rispettivamente con le selettine P ed E, e con TARC espresse sulle cellule endoteliali delle venule post-capillari del derma. Un aspetto peculiare della DA è l'alto numero di cellule dendritiche (Fig. 3), di cui una quota rilevante ha le caratteristiche di quelle derivate dai monociti (cosiddette cellule dendritiche infiammatorie). Le cellule dendritiche presenti nella cute lesionale di soggetti affetti da DA estrinseca esprimono sulla membrana elevati livelli del FceRI, che permette la cattura di minute quantità di allergeni che penetrano nella cute e funziona pure da recettore di attivazione cellulare. Nella DA intrinseca (non atopica) si osserva una bassa espressione di questo recettore sulle cellule dendritiche. I cheratinociti dei pazienti affetti da DA sono geneticamente alterati e producono quantità esagerate di citochine proinfiammatorie (GM-CSF, thymic-stromal lymphopoietin) e chemochine (RANTES) che stimolano soprattutto l'accumulo dei precursori, la differenziazione e l'attivazione delle cellule dendritiche, a loro volta le principali cellule che regolano il reclutamento e l'attivazione dei linfociti T. Infatti, le cellule dendritiche sono la sorgente principale di IL-16, MDC e TARC, chemochine particolarmente attive nel richiamare linfociti Th2 [27]. I cheratinociti producono pure CTACK, RANTES, MCP-1 e MIP-3α, che richiamano nella cute linfociti T e precursori delle cellule dendritiche. I fibroblasti sono i principali produttori di chemochine (MCP-3 e MCP-4) che reclutano gli eosinofili [28].

La DA è tipicamente una malattia cronica e persistente. Le ragioni di questa cronicità possono essere molteplici ed includono (i) un'aumentata sopravvivenza delle cellule infiammatorie, (ii) una persistente attivazione dei linfociti T patogenici a causa dell'attivazione delle cellule dendritiche e di una carente attività di linfociti T regolatori, (iii) una incessante produzione di mediatori della flogosi e pruritogenici, e (iv) la comparsa di resistenza ai corticosteroidi endogeni. Infine ci sono dati a favore dell'ipotesi che nelle fasi croniche della DA possano emergere pure delle risposte autoimmunitarie, sia IgE-mediate dirette contro proteine dei cheratinociti, che T linfocitarie dirette contro enzimi (superossido dismutasi) e cross-reattive nei confronti di analoghi enzimi prodotti da lieviti commensali (*M. sympodialis*).

Il prurito della dermatite atopica

Il prurito è sintomo costante della DA. È spesso molto intenso e fastidioso, tale da interferire con le attività quotidiane e con il sonno, ed è scatenato da variazioni di temperatura, sudorazione, attività fisica, dal tocco lieve (alloknesi), dal contatto con irritanti e dagli stress emotivi. I pazienti con DA sembrano avere una ridotta soglia pruritogenica nei confronti di vari stimoli. Il prurito ha origini complesse, e il numero di sostanze pruritogeniche possibilmente coinvolte nella stimolazione delle fibre nervose pruritocettive è in costante aumento. Il numero delle fibre nervose che veicolano il prurito è aumentato nella cute atopica. I mediatori implicati nel mediare il prurito in corso di DA includono l'istamina (che agisce stimolando i recettori H_1 e H_3), citochine proinfiammatorie quali IL-2 e TNF-α, diverse proteasi rilasciate dai cheratinociti, mastociti e cellule infiammatorie, neuropeptidi, ed eicosanoidi. In particolare, le triptasi agiscono stimolando il recettore PAR-2 espresso sulle terminazioni nervose sortendo due effetti importanti: l'innesco della sensazione del prurito e il rilascio di neuropeptidi (es, sostanza P) che a loro volta attivano i mastociti e amplificano il prurito. I linfociti T contribuiscono al prurito rilasciando citochine proinfiammatorie. Recentemente, IL-31 si è aggiunta alla lista dei potenziali stimoli pruritogenici. È prodotta tipicamente dai linfociti Th2, può essere indotta da *S. aureus* ed è presente in maniera abbondante nella cute lesionale della DA. L'espressione transgenica di IL-31 nel topo induce una dermatite estremamente pruriginosa. Infine, il recettore per IL-31 è espresso da vari tipi cellulari, incluse le cellule dei gangli associati alle radici spinali [28].

Conclusioni

Le conoscenze sulle basi patogenetiche della DA sono aumentate enormemente, e la complessità di questa malattia si sta progressivamente dipanando. Tuttavia, la DA è una sindrome con diversità individuali legate alla peculiare influenza di fattori genetici e ambientali interagenti in ciascun paziente. Esistono purtroppo pochi modelli animali della malattia, e la maggior parte di questi è focalizzato a interpretare gli aspetti immunologici IgE-mediati. Appare tuttavia sempre più evidente che la DA è soprattutto una malattia infiammatoria di origine epidermica in cui esiste una ridotta soglia di scatenamento e una tendenza al mantenimento della flogosi cutanea in assenza di veri stimoli immunologici. Le conoscenze sui mediatori coinvolti nell'induzione e mantenimento della flogosi, e sui mediatori del prurito potranno fornire nuovi bersagli per strategie terapeutiche più efficaci.

Bibliografia

1. Williams HC (2005) Atopic dermatitis. N Engl J Med 352:2314-2324
2. Girolomoni G, Abeni D, Masini C et al (2003) The epidemiology of atopic dermatitis in Italian schoolchildren. Allergy 58:420-425
3. Flohr C, Johansson SGO, Wahlgren CF, Williams H (2004) How "atopic" is atopic dermatitis? J Allergy Clin Immunol 114:150-158
4. Novak N, Bieber T (2003) Allergic and nonallergic form of atopic diseases. J Allergy Clin Immunol 112:252-262
5. Illi S, von Mutius E, Lau S et al (2004) Multicenter Allergy Study Group. The natural course of atopic dermatitis from birth to age 7 years and the association with asthma. J Allergy Clin Immunol 113:925-931
6. Flohr C, Pascoe D, Williams H (2005) Atopic dermatitis and the "hygiene hypothesis": too clean to be true? Br J Dermatol 152:202-216

7. Zutaven A, Hirsch H, Leupold W et al (2005) Atopic dermatitis, extrinsic atopic dermatitis and the hygiene hypothesis: results from a cross-sectional study. Clin Exp Allergy 35:1301-1308

8. Cork MJ, Robinson DA, Vasilopoulos Y et al (2006) New persepectives on epidermal barrier dysfunction in atopic dermatitis: gene-environment interactions. J Allergy Clin Immunol 118:3-21

9. Cookson WO (2004) The immunogenetics of asthma and eczema: a new focus on the epithelium. Nat Rev Immunol 4:978-988

10. Morar N, Willis-Owen SAG, Moffatt MF, Cookson WOCM (2006) The genetics of atopic dermatitis. J Allergy Clin Immunol 118:24-34

11. Palmer CN, Irvine AD, Terron-Kwiatkowski A et al (2006) Common loss-of-function variants of the epidermal barrier protein filaggrin are a mjor predisposing factor for atopic dermatitis. Nat Genet 38:337-342

12. Weldinger S, Illig T, Baurecht H et al (2006) Loss-of-function variations within the filaggrin gene predispose for atopic dermatitis with allergic sensitizations. J Allergy Clin Immunol 118:214-219

13. Pastore S, Rogge I, Mariotti F et al (2005) Gene expression profile in keratinocytes from atopic dermatitis patients. G It Dermatol Venereol 140:475-483

14. Girolomoni G, Pastore S (2001) Epithelial cells and atopic diseases. Curr Allergy Asthma Rep 1:481-482

15. Pastore S, Mascia F, Girolomoni G (2006) The contribution of keratinocytes to the pathogenesis of atopic dermatitis. Eur J Dermatol 16:125-131

16. Giustizieri ML, Mascia F, Frezzolini A et al (2001) Keratinocytes from patients with atopic dermatitis and psoriasis show a distinct chemokine production profile in response to T cell-derived cytokines. J Allergy Clin Immunol 107:871-877

17. Girolomoni G, Mascia F, Dattilo C et al (2005) Keratinocytes in atopic dermatitis. In: Ring J, Przybilla B, Ruzicka T (eds) Handbook of atopic dermatitis, second edition. Springer-Verlag, Heidelberg, pp 330-337

18. Pastore S, Giustizieri ML, Mascia F et al (2000) Dysregulated activation of activator protein 1 in keratinocytes of atopic dermatitis patients with enhanced expression of granulocyte/macrophage-colony stimulating factor. J Invest Dermatol 115:1134-1143

19. Pastore S, Fanales-Belasio E, Albanesi C et al (1997) Granulocyte macrophage colony-stimulating factor is overproduced by keratinocytes in atopic dermatitis. Implications for sustained dendritic cell activation in the skin. J Clin Invest 99:3009-3017

20. Soumelis V, Reche PA, Kanzler H et al (2002) Human epithelial cells trigger dendritic cell mediated allergic inflammation by producing TSLP. Nat Immunol 3:673-680

21. Garg A, Chren MM, Sands LP et al (2001) Psychological stress perturbs epidermal permeability barrier homeostasis. Arch Dermatol 137:53-59

22. McGirt LY, Beck LA (2006) Innate immune defects in atopic dermatitis. J Allergy Clin Immunol 118:202-208

23. Howell MD, Novak N, Bieber T et al (2005) Interleukin-10 downregulates anti-microbial peptide expression in atopic dermatitis. J Invest Dermatol 125:738-745

24. Howell MD, Boguniewicz M, Pastore S et al (2006) Mechanism of HBD-3 deficiency in atopic dermatitis. Clin Immunol (in press)

25. Scarponi C, Nardelli B, LaFleur DW et al (2006) Analysis of IFN-k expression in pathological skin conditions: downregulation in psoriasis and atopic dermatitis. J Interferon Cytokine Res 25:133-140

26. Girolomoni G, Sebastiani S, Albanesi C, Cavani A (2001) T-cell subpopulations in the development of atopic and contact allergy. Curr Opin Immunol 13:733-737

27. Vulcano M, Albanesi C, Stoppacciaro A et al (2001) Dendritic cells as a major source of macrophage-derived chemokine/CCL22 in vitro and in vivo. Eur J Immunol 31:812-822
28. Homey B, Steinhoff M, Ruzicka T, Leung DYM (2006) Cytokines and chemokines orchestrate atopic skin inflammation. J Allergy Clin Immunol 118:178-189

Dermatite atopica: clinica (pediatria)

G. Fabrizi, C. Pagliarello

Definizione

La dermatite atopica (DA) è una malattia infiammatoria della cute geneticamente determinata, caratterizzata essenzialmente da una più o meno intensa flogosi cutanea ad andamento cronico-recidivante, in soggetti geneticamente predisposti e affetti da atopia.

L'*atopia* è una condizione costituzionale, spesso familiare, caratterizzata soprattutto da un'iperreattività sia a livello della cute (comparsa di DA) sia delle mucose bronchiali, enteriche e congiuntivali (con comparsa di asma e di oculo-rinite) [1-4].

Il bambino atopico è quindi, in ultima analisi, un soggetto iperreattivo, sia a livello cutaneo che mucoso, in quanto risponde in modo abnorme a degli stimoli apparentemente normali, che provengono dall'ambiente esterno (comuni fattori ambientali come l'atmosfera, l'inquinamento, gli stimoli provenienti dagli ambienti rurale o industriale in cui vive, le sostanze che vengono a contatto con la cute).

Epidemiologia

La prevalenza della DA oscilla tra il 2% in Cina e Iran e il 20% in Australia, Inghilterra e Scandinavia. L'incidenza più alta è osservata nell'infanzia; infatti il 60% dei pazienti manifesta la malattia entro il primo anno di vita e l'85% entro i primi 5 anni [5, 6]. Il 60% circa dei pazienti mostra una remissione dei sintomi nell'adolescenza, mentre nei pazienti con esordio precoce e severo, con asma o rinite allergica, i sintomi possono persistere nell'età adulta.

Recentemente è stato osservato un aumento della prevalenza della DA: dal 5%, osservato negli anni '50, si è passati negli Stati Uniti al 15%-20% dei bambini nati dopo il 1980.

La DA è più frequente, in modo statisticamente significativo, nelle regioni a clima temperato o freddo rispetto a quelle a clima umido o o tropicale [7].

Genetica della dermatite atopica

La DA è una malattia multifattoriale: la predisposizione alla dermatite atopica si trasmette geneticamente ma affinché si manifesti la malattia, oltre alla suscettibilità genetica, occorre il concorso di fattori ambientali. È noto infatti come i bambini giamaicani che vivono a Londra siano colpiti da dermatite atopica due volte più frequentemente dei bambini giamaicani che vivono invece in Giamaica. La variabilità delle manifestazioni della dermatite atopica riflette la variabilità nella trasmissione genetica, poiché probabilmente più geni sono interessati, ciascuno responsabile di un particolare fenotipo. I geni candidati sono riassunti in Tabella 1.

Tabella 1. Geni candidati

Cromosoma	Gene candidato	Studio e anno
3q21	Molecole costimolatorie coinvolte nell'attivazione dei linfociti T (CD80 e CD86)	Lee et al, 2000 [8]
5q31-33	Interleuchina 4	Kawashima et al, 1998 [9] Forrest et al, 1998 [10]
11q13	Subunità β del recettore ad alta affinità per le IgE (FceRIb)	Folster-Holst et al, 1998 [11]
13q12-14	Non identificato	Beyer et al, 2000 [12]
14q11.2	Mast cell chinasi	Mao et al, 1996 [13]
1q21, 17q25, 20p	Gene per la flogosi dermica?	Cookson et al, 2001 [14]

Fattori scatenanti della dermatite atopica

I fattori scatenanti della DA sono numerosi. L'esposizione agli aero-allergeni (pelo di animali, acari e pollini), le infezioni da stafilococco, il clima eccessivamente caldo e il contatto con gli abiti di lana e con agenti irritanti sono fattori in grado di scatenare o peggiorare la dermatite in tutti i pazienti, mentre il ruolo di alcuni alimenti (latte e uova) nella DA è più controverso (vedi oltre).

Manifestazioni cliniche della dermatite atopica

La DA si manifesta in maniera differente nelle varie età; pertanto è utile suddividere la malattia in tre fasi:
- la prima fase, cosiddetta *fase del neonato e del lattante*, comincia dal 4° mese ed arriva sino al 2° anno di età (4 mesi-2 anni). Essa di solito comincia quando finisce la dermatite seborroica, dalla quale può essere preceduta (Fig. 1);
- la seconda fase, la *fase del bambino*, comincia dopo il 2° anno e termina nell'età scolare (2 anni-8/10 anni);
- la terza fase infine, la *fase dell'adolescente e dell'adulto*, comincia nel periodo adolescenziale e può proseguire sino all'età adulta (Fig. 2).

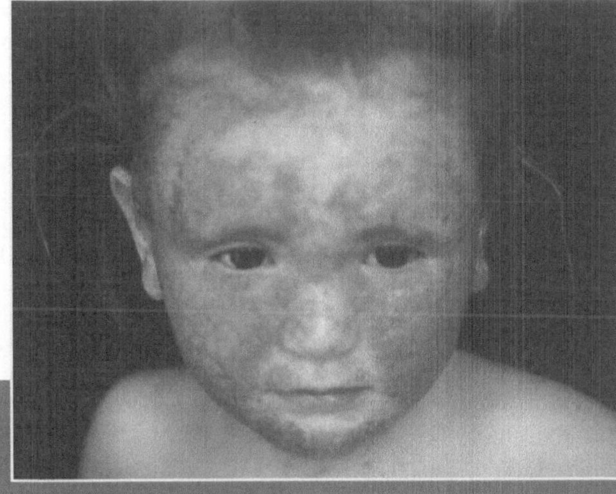

Figura 1.

DA in fase essudativa. Si osservi il caratteristico risparmio centro-facciale del viso

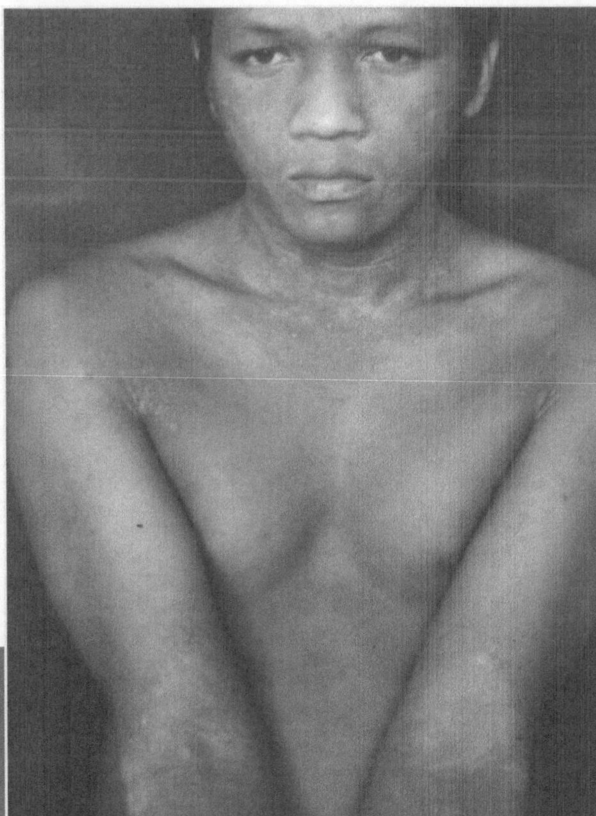

Figura 2.

DA dell'adolescente in un soggetto di 19 anni. Si apprezzano chiazze eczematose alle pieghe flessorie, al viso ed al collo con aspetti lichenificati

Tuttavia può accadere che la DA esordisca con le manifestazioni tipiche della terza fase già nella prima e nella seconda infanzia, per poi proseguire nel periodo adolescenziale ed adulto [15].

A seconda del tipo di lesione si possono differenziare due forme cliniche di DA: una *forma acuta o essudativa*, caratterizzata da una più o meno intensa infiammazione della cute, con essudazione, che tende frequentemente alla sovrinfezione microbica ed un'altra forma, la *cronica*, caratterizzata essenzialmente da una dermatite in chiazze, secca, con superficie desquamante e in cui sono visibili frequenti lesioni da grattamento, localizzate in prevalenza alle pieghe flessorie degli arti (Fig. 3). La DA nella fase essudativa è caratterizzata essenzialmente da chiazze più o meno estese di infiammazione della cute, a superficie essudante, costituite oltre che da eritema, da edema con intensa vescicolazione ed essudazione. Le manifestazioni cutanee prediligono il viso fino ai due anni di età, con localizzazione su guance, fronte, mento e risparmio caratteristico della zona centro-facciale. Inoltre le lesioni si localizzano alle superfici estensorie degli arti superiori ed inferiori, ma naturalmente nelle forme gravi tutto il tegumento può essere interessato dal processo infiammatorio.

Nella fase cronica della malattia e dopo il 2° anno di età le sedi elettivamente colpite sono le pieghe flessorie degli arti, che spesso costituiscono l'unica localizzazione della dermatite atopica, (come se la malattia si ritirasse in queste sedi, dove può persistere anche per anni), e la regione del collo, che fa assumere al paziente l'aspetto del "dirty neck" (collo sporco), con cute ispessita, infiltrata, grigio-brunastra e finemente desquamante [16]. La malattia è caratterizzata, in entrambe le fasi, da un'intensa sintomatologia pruriginosa, con riesacerbazione notturna (il piccolo paziente si gratta anche la notte, a volte anche durante il sonno). A differenza della scabbia, dove il prurito notturno infastidisce il paziente al punto di farlo svegliare, nella DA il bambino non di rado si gratta durante il sonno, senza che questo tuttavia venga necessariamente interrotto. Ciò crea però tensione ed apprensione nei genitori che spesso sono angosciati dal sentire che il loro piccolo si gratta per tutta la notte.

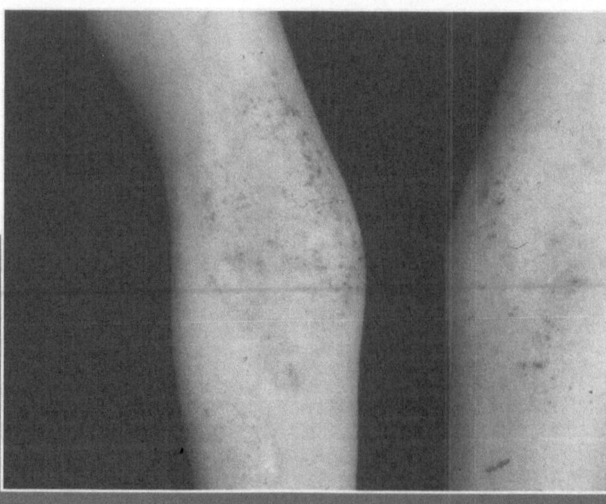

Figura 3.

DA in fase cronica. Alle pieghe flessorie degli arti superiori è evidente un'ampia chiazza eritemato-edematosa, infiltrata, con aspetti lichenificati, in parte ricoperta da croste siero-ematiche da grattamento

Criteri diagnostici

La diagnosi di DA è clinica e non esiste un test di laboratorio che permetta di porre la diagnosi. Molti sintomi, cutanei e non, sono stati identificati come caratteristici; per fare chiarezza alcuni autori hanno raggruppato i sintomi ed i segni più e meno frequenti della DA in un elenco di criteri utili per formulare la diagnosi. Il limite di questo approccio è che la DA (dal greco "atopos" significa letteralmente *"senza luogo"*, cioè senza un'esatta collocazione) non riconosce queste rigide caratterizzazioni, manifestandosi sul piano clinico in maniera differente da individuo ad individuo.

La prima classificazione di questi sintomi e segni, stilata da Hanifin e Lobiz e successivamente modificata da Rajka, è stata per anni accettata e seguita da dermatologi e pediatri di tutto il mondo [17].

Essa comprendeva i cosiddetti criteri maggiori, che dovevano essere presenti in numero di almeno due, ed i cosiddetti criteri minori.

I **criteri diagnostici maggiori** erano:
- *prurito*
- *morfologia e topografia delle lesioni* (localizzate al viso e alle regioni estensorie nei primi due anni di vita e successivamente alle pieghe degli arti superiori ed inferiori)
- *storia personale e familiare di atopia* (asma, dermatite atopica, oculo-rinite allergica)
- *eczema cronico recidivante*

Tra i **criteri diagnostici minori** venivano annoverati:
- *xerosi cutanea* (che invece è sempre presente!)
- *pitiriasis alba*
- *cheratosi follicolare*
- *pallore o l'eritema del viso* (eritrosi)
- *precoce età di insorgenza*
- *tendenza alle infezioni cutanee*
- *tendenza alla dermatite aspecifica delle mani e dei piedi*
- *dermatosi plantare giovanile* (da differenziare dalla psoriasi plantare)
- *iperlinearità palmare*
- *dermatite periorale*
- *chelite angolare*
- *intertrigo ragadiforme delle pieghe auricolari*
- *eczema del capezzolo* (raro!)
- *intolleranza alla lana ed ai solventi grassi*
- *intolleranza alimentare*
- *aumento delle IgE sieriche*
- *decorso influenzato da fattori ambientali e/o emozionali*
- *dermografismo bianco*
- *alone bianco ritardato, dopo iniezione sottocutanea di farmaci colinergici*
- *accentuazione delle pieghe anteriori del collo*
- *dirty neck* (collo sporco)

Tra i segni oculari, ancora criteri minori sono:
* *pigmentazione sottorbitaria* (le cosiddette "occhiaie tipiche dell'atopico") (Fig. 4)
* *segno di Hertoghe (*diradamento del 3° esterno delle sopracciglia, dovuto allo sfregamento da grattamento)
* *pliche di Dennie Morgan* (Fig. 5)
* *congiuntivite*
* *blefarite*
* *fotofobia*
* *eczema periorbitario* [18]
* *cataratta sottocapsulare anteriore* (rara!) [19]
* *cheratocono* (eccezionale!)

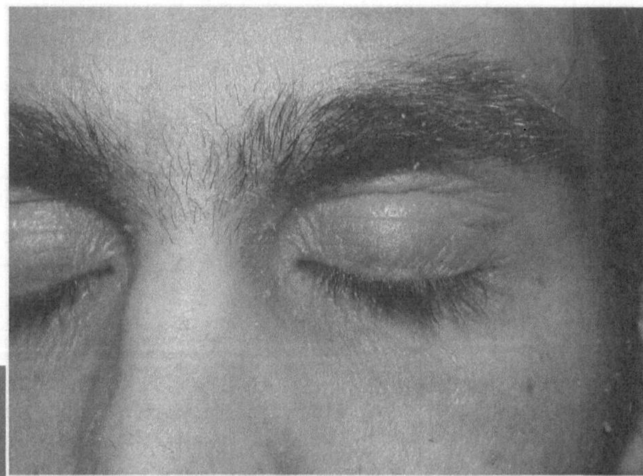

Figura 4.

DA dell'adulto. Tipica pigmentazione periorbitaria con eczema palpebrale

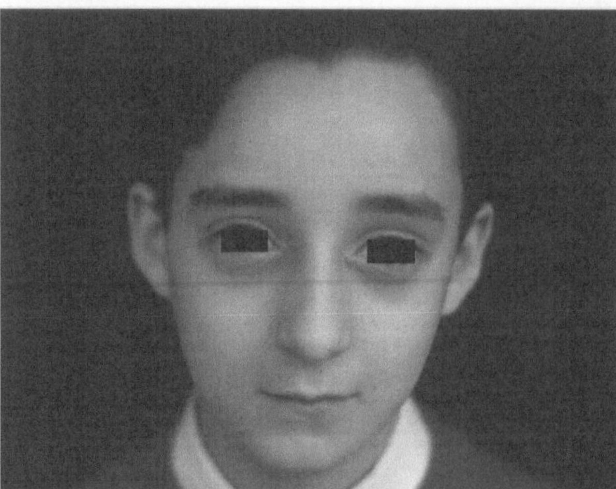

Figura 5.

Pigmentazione periorbitaria e pliche di Dennie-Morgan in bambino di 10 anni (DA dell'età scolare)

Questa classificazione viene oggi considerata superata e soprattutto non aderente alla realtà clinica della DA. Molti sintomi sono infatti da eliminare, perché poco frequenti o rari; altri invece (come la xerosi cutanea, sempre presente nel bambino atopico, e l'iperreattività cutanea) vanno inclusi tra i criteri maggiori. È possibile così riformulare l'elenco dei criteri in una classificazione che secondo noi è più rispondente alla realtà.

Classificazione dei criteri diagnostici maggiori e minori della dermatite atopica di Rajka (Modificati da [20])

Criteri maggiori (sempre presenti)
- *prurito*
- *iperreattività della cute e delle mucose* (bronchiale, rino-congiuntivale ed enterica)
- *xerosi cutanea*
- *topografia delle lesioni eczematose*
  - *viso e superfici estensorie* (fino ai 2 anni d'età)
    superfici flessorie degli arti, viso e tronco (dopo i 2 anni d'età)
- *anamnesi familiare e personale positiva per malattie atopiche*

Criteri minori (spesso presenti, anche se con minore frequenza)
- *eczema cronico recidivante delle mani e dei piedi*
- *segni oculari*
  - *pigmentazione sottorbitaria*
  - *pliche di Dennie-Morgan*
  - *blefarite*
  - *congiuntivite*
  - *dermatite periorbitaria*
- *aumento delle IgE sieriche*
- *intolleranza alimentare*
- *dermatite periorale*
- *cheilite*
- *pitiriasis alba (facei et corporis)*
- *cheratosi follicolare*
- *fattori ambientali ed emozionali*
- *fattori psicologici*
- *perdita di sonno durante la notte* (irrequietezza, irascibilità)
- *intolleranza alla lana*
- *tendenza alle infezioni cutanee* (batteriche, micotiche, virali), come espressione di disreattività immunologia.

È da ricordare inoltre come la DA si associ talora ad altre malattie dermatologiche, quali l'ittiosi e la psoriasi; non è pertanto infrequente che il piccolo paziente presenti contemporaneamente ittiosi più dermatite atopica o psoriasi più dermatite atopica (Fig. 6).

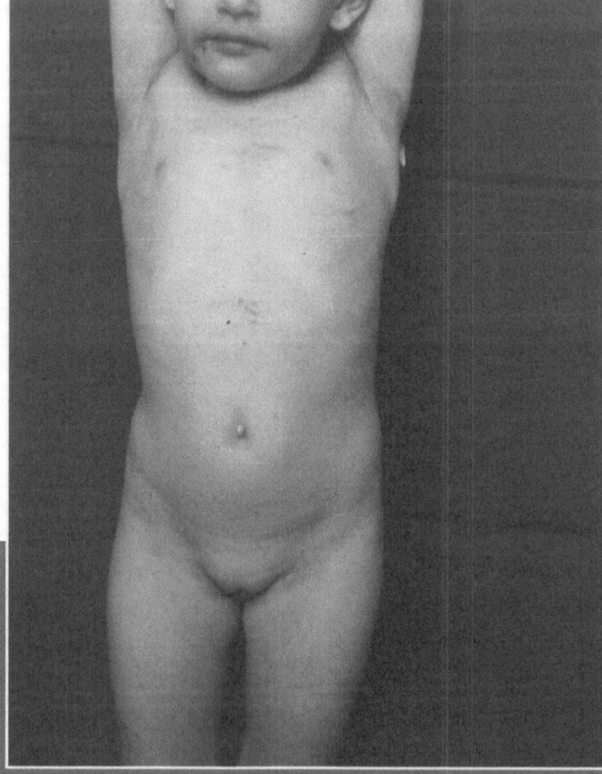

Figura 6.

DA e psoriasi in una bambina di 4 anni. Si osserva la dermatite eczematosa del viso e della regione periorbitaria. La psoriasi invece è presente alle pieghe inguinali ed ascellari

Dieta e dermatite atopica

Nelle forme minime o localizzate di DA non si dovrebbe prescrivere alcuna restrizione dietetica. Nelle forme più gravi (estese e molto pruriginose), un regime dietetico potrebbe essere provato per un breve periodo (1-2 mesi); tuttavia, nel caso in cui non si osservi alcun miglioramento clinico tale regime dietetico andrebbe abbandonato.

Il latte vaccino infatti costituisce l'alimento fondamentale per un corretto accrescimento corporeo del bambino e va privilegiato il più possibile. Infatti tutti i tipi di latte "umanizzati", adattati, a base di lisati parziali di latte vaccino, si sono rivelati non di rado più sensibilizzanti del latte vaccino stesso. Inoltre bisogna sempre privilegiare l'allattamento al seno materno, senza però che la madre segua diete particolari [21].

Va precisato che esistono cibi ricchi di istamina e altri capaci di liberare istamina: l'assunzione di tali alimenti può essere responsabile di pseudo-allergie, che non costituiscono una vera e propria allergia alimentare. Ricordiamo che una vera allergia alimentare è sempre caratterizzata da una sintomatologia gastrointestinale caratteristica (nausea, vomito, diarrea e coliche addominali) mentre sul piano cutaneo essa si evidenzia con un'orticaria, più o meno diffusa, o con un'orticaria da contatto [22, 23].

Diagnosi differenziale

La DA può essere confusa essenzialmente con la dermatite seborroica, in minor misura con la psoriasi, con la scabbia o con un'infezione micotica. A differenza della DA, la *dermatite seborroica* compare di solito nelle prime 2-4 settimane di vita e spesso si localizza nella regione delle pieghe; il prurito è sempre assente, anche nella sua forma diffusa.

Anche la *psoriasi* tende a colpire la regione delle pieghe (come la dermatite seborroica) ma l'aspetto delle lesioni è caratteristicamente ben delimitato e le lesioni appaiono di colore rosso lucido (verniciato); la superficie, talora ricoperta da squame argentee, non è quasi mai essudante ed è spesso presente familiarità per psoriasi.

La *scabbia* tipicamente interessa le mani ed i piedi con lesioni papulose o vescicole e il prurito disturba il sonno.

Le *infezioni micotiche* di solito risparmiano il viso, hanno un orletto desquamante ed eritematoso; inoltre l'esame diretto è positivo per ife e la coltura permette di norma l'identificazione del micete responsabile.

Manifestazioni minori della dermatite atopica

La *dermatosi plantare giovanile* è comune nei bambini più grandicelli. Si tratta di una dermatite che colpisce esclusivamente la pianta dei piedi, in maniera simmetrica; è asintomatica e si manifesta con cute ispessita, eritematosa, simile al cuoio. Va differenziata dalla psoriasi plantare e dalle infezioni micotiche. L'assenza di interessamento interdigitale consente di solito di porre la diagnosi.

Eczema del capezzolo: la cute dell'areola è molto sensibile e frequentemente si koebnerizza negli atopici con il minimo sfregamento (c'è cioè un richiamo della DA in sede di grattamento). Le lesioni essudanti interessano anche la cute attorno al capezzolo e sono simmetriche. Quando unilaterali tali lesioni devono essere differenziate dalla malattia di Paget.

Fanno parte dei *segni oculari* della DA la dermatite delle palpebre, che può manifestarsi come eritema o come lichenificazione iperpigmentata (il segno del pirata) e le pliche prominenti della palpebra inferiore (pliche di Dennie-Morgan), una blefarite cronica che si manifesta con desquamazione minima ed eventualmente con congiuntivite. Frequenti sono i milia perioculari, cioè cisti cheratiniche da ritenzione. Il diradamento del terzo esterno del sopracciglio (segno di Hertoghe) è dovuto al grattamento. Dai nostri criteri abbiamo *escluso il cheratocono* (sarebbe dovuto al continuo sfregamento degli occhi nell'atopico) in quanto nella nostra esperienza esso è risultato eccezionale e fu incluso nei criteri, a detta dello stesso Rajka, per pura coincidenza (comunicazione personale).

La *dermatite periorale atopica* o dermatite da leccamento è un "dermotic" che può complicare la DA ma anche la psoriasi. Può verificarsi anche in assenza di atopia, ma l'esperienza mostra che si verifica più spesso in bambini atopici. È essenzialmente una dermatite irritativa (Fig. 7). Durante l'inverno le labbra diventano estremamente secche ed il bambino compensa il problema umettando con la lingua la regione periorale, autoprovocandosi le lesioni. La cute attorno al vermiglione è

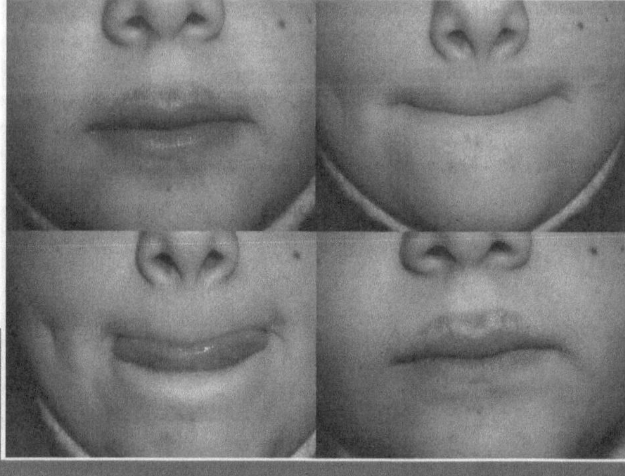

Figura 7.

Dermatite periorale artefacta in bambina con atteggiamento di tipo ossessivo-compulsivo (dermotic)

eritematosa, secca e desquamante. Il limite della dermatite è netto e può associarsi a perleche o herpes.

La *pitiriasi alba* è una forma minima di eczema che si manifesta con chiazzette bianche mal delimitate localizzate soprattutto sul viso al termine della stagione estiva. Queste chiazze ipocromiche devono essere differenziate dalla vitiligine mediante la luce di Wood (appariranno ipopigmentate a differenza delle chiazze di vitiligine che sono acromiche) e dalla pitiriasi versicolor. Gli esiti della DA possono manifestarsi con chiazze ipopigmentate che vanno distinti dalla pitiriasi alba.

La *cheratosi follicolare* si manifesta con papule in corrispondenza degli osti follicolari, localizzate sulle superfici estensorie di braccia e cosce, ruvide al tatto (sensazione di raspa). Queste lesioni conferiscono alla pelle di queste regioni l'aspetto di pelle di pollo e sono dovute alla xerosi e all'ipercheratosi che interessa anche i follicoli piliferi.

Il *dermografismo bianco* consiste in una risposta paradossa allo sfregamento con una punta smussa: mentre nella maggior parte delle persone si verifica un eritema dopo lo sfregamento, nell'atopico si verifica una vasocostrizione che rende la pelle confricata più pallida rispetto alla cute circostante. Sarebbe dovuto, come le reazioni paradosse della cute dell'atopico all'acetilcolina, ad una anomalia del tono vasale.

È vero che i bambini atopici sono più suscettibili alle infezioni?

Dal momento che nell'atopico la barriera cutanea è funzionalmente deficitaria, questi bambini sono più suscettibili alle infezioni batteriche e virali (herpes e mollusco contagioso). Le infezioni batteriche sono prevalentemente causate dallo stafilococco aureo che colonizza le lesioni secernendo tossine con proprietà di superantigene, cioè in grado di attivare in maniera non specifica il sistema immunitario, contribuendo ad aggravare la dermatite. L'applicazione di corticosteroidi contribiusce a diminuire questa colonizzazione batterica, in quanto ripristina le funzioni di barriera.

È importante ricordare che i bambini atopici sono predisposti alle infezioni da virus erpetici, che vanno prontamente individuate e trattate al fine di evitare quadri diffusi e temibili come l'eruzione varicelliforme di Kaposi

Conclusioni

- L'età del paziente influenza le manifestazioni della DA
- Bisogna rassicurare i genitori sulla possibilità di guarigione della malattia senza esiti cicatriziali permanenti
- I criteri più importanti per la diagnosi sono la xerosi cutanea ed il prurito
- Occorre individuare prontamente le sovrainfezioni batteriche e virali
- Le restrizioni dietetiche sono di scarso beneficio nella prevenzione dell'eczema; possono essere utili nei pazienti con orticaria alimentare o con sintomi gastrointestinali (diarrea, vomito)
- La diagnosi differenziale va posta essenzialmente con la dermatite seborroica; in qualche caso invece può essere messa in discussione la psoriasi, la scabbia e le infezioni micotiche, il cui trattamento differisce notevolmente

Bibliografia

1. Bardana EJ Jr (2002) Airway hyperreactivity: managing outcomes and new directions. Allergy Asthma Proc 23:367-371
2. Cerimele C , Fabrizi G , Serri F (1988) Relationship between atopic dermatitis and bronchial asthma. Atti del III Simposio Internazionale di Dermatologia Pediatrica – Mazara del Vallo (TP), 14-17 Sett. Ed. L'Antologia, Napoli
3. Fabrizi G, Corbo GM, Ferrante E et al (1989) Bronchial hyperresponsiveness in atopic dermatitis. Allergy 44:595-598
4. Fabrizi G, Corbo GM, Ferrante E et al (1992) The relationship between allergy, clinical symptoms and bronchial responsiveness in atopic dermatitis. Acta Derm Venereol (Stockh) 176:68-73
5. Anonymous (1998) Worldwide variation in prevalence of symptoms of asthma, allergic rhinoconjunctivitis, and atopic eczema: ISAAC. The International Study of Asthma and Allergies in Childhood (ISAAC) Steering Committee. Lancet 351:1225-1232
6. Kay J, Gawkrodger DJ, Mortimer MJ, Jaron AG (1994) The prevalence of childhood atopic eczema in a general population. J Am Acad Dermatol 30:35-39
7. Williams HC (2005) Atopic Dermatitis. N Engl J Med 352:2314-2324
8. Lee Y-A, Wahn U, Kehrt R et al (2000) A major susceptibility locus for atopic dermatitis maps to chromosome 3q21. Nat Genet 26:470-473
9. Kawashima T, Noguchi E, Arinami T et al (1998) Linkage and association of an interleukin 4 gene polymorphism with atopic dermatitis in Japanese families. J Med Genet 35:502-504
10. Forrest S, Dunn K, Elliott K et al (1999) Identifying genes predisposing to atopic eczema. J Allergy Clin Immunol 104:1066-1070

11. Folster-Holst R, Moises HW, Yang L et al (1998) Linkage between atopy and the IgE high-affinity receptor gene at 11q13 in atopic dermatitis families. Hum Genet 102:236-239
12. Beyer K, Renate N, Friedhoff L et al (2000) Association and linkage of atopic dermatitis with chromosome 13q12-14 and 5q31-33 markers. J Invest Dermatol 115:906-908
13. Mao XQ, Shirakawa T, Yoshikawa T et al (1998) Association between genetic variants of mast-cell chymase and eczema. Lancet 348:581-583
14. Cookson WO, Ubhi B, Lawrence R et al (2001) Genetic linkage of childhood atopic dermatitis to psoriasis susceptibility loci. Nat Genet 27:372-373
15. Gelmetti C (1989) La dermatite atopica in età pediatrica. Essex Spa, Italia
16. Larregue M, Maleville J (1986) Dermatologie pédiatrique. Masson, Paris
17. Hanifin JM, Rajka G (1980) Diagnostic features of atopic dermatitis. Acta Derm Venereol 92:44-47
18. Guin JD (2002) Eyelid dermatitis: experience in 203 cases. J Am Acad Dermatol 47:755-765
19. Chen CC, Huang JL, Yang KD, Chen HL (2000) Atopic cataracts in a child with atopic dermatitis: a case report and review of the literature. Asian Pac J Allergy Immunol 18:69-71
20. Fabrizi G (2003) Dermatologia pediatrica. Masson, Italia
21. Michaelsen FK (2005) Probiotics, breastfeeding and atopic eczema. Acta Derm Venereol 215:21-24
22. Atherton DJ (1983) The role of food in atopic eczema. Clin Exp Dermatol 8:227
23. Oranje AP, Wolkerstorfer A, de Waard-van der Speck FB (2002) Natural course of cow's milk allergy in childhood atopic eczema/dermatitis syndrome. Ann Allergy Asthma Immunol 89(6 S):52-55

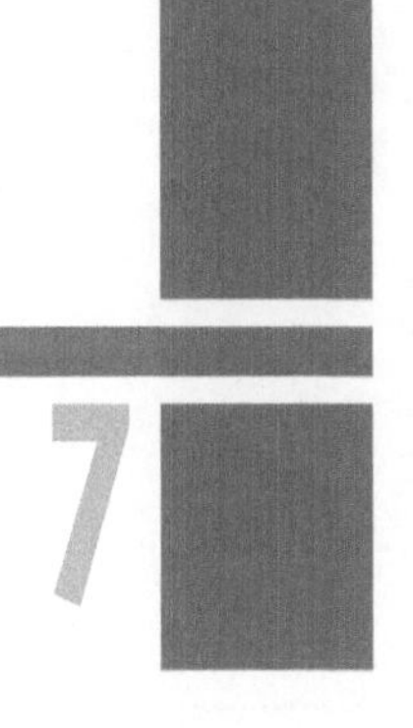

Dermatite atopica: clinica (adulto)

F. Arcangeli

La dermatite atopica (DA) nell'età adolescenziale e adulta può presentarsi come la continuazione, pur nel contesto di una evoluzione fluttuante, o la riedizione dopo lunga remissione, di una DA iniziata nell'infanzia, ma non raramente può esordire in assenza di riferimenti anamnestici di precedenti espressioni cliniche conclamate.

Le manifestazioni cutanee di più frequente riscontro mostrano, rispetto all'età pediatrica, alcune peculiarità morfologiche e topografiche. In generale le lesioni tendono ad essere meno essudative, più infiltrate e lichenificate a seguito del reiterato grattamento (Figg. 1, 2), con spiccata propensione alla presentazione papulare, papuloescoriata o in placca, più che in chiazze eritematose o eritemato-crostose. Le sedi predilette sono il volto (Fig. 3), specie le regioni periorifiziali (Fig. 4), la piega del collo (Fig. 5), la nuca e le aree flessurali degli arti (Fig. 6). In alcuni casi l'interessamento può essere esteso, con coinvolgimento variabile del capo, del tronco e delle regioni glutee (Figg. 7, 8); in altri si può osservare un impegno essenziale, come nel caso della dermatite cronica delle mani (Figg. 9, 10), o distrettuale come nel caso dell'"eczema nummulare" (Fig. 11) e della "prurigo nodulare" (Fig. 12) che trovano quasi esclusiva espressione agli arti e specialmente sulle superfici estensorie, più facilmente raggiungibili dal grattamento.

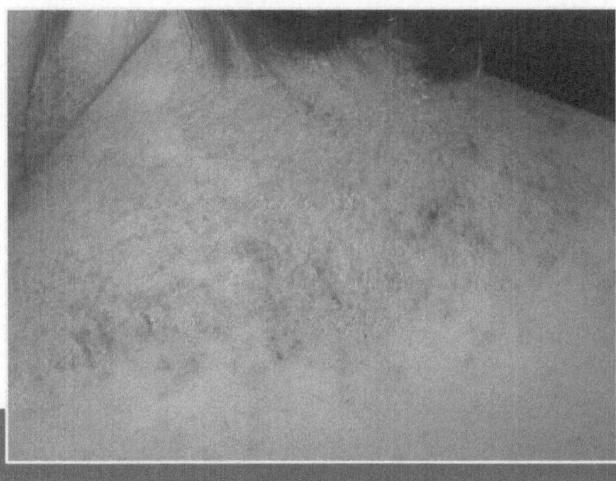

Figura 1.

Lesioni eczematose "lichenificate"

Figura 2.

L'accentuazione del disegno cutaneo (lichenificazione) è conseguenza del grattamento intenso e insistito

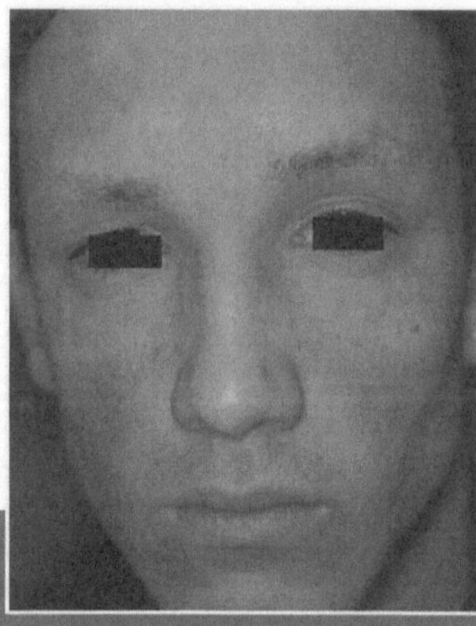

Figura 3.

Lesioni del volto. Caratteristica rarefazione dei peli al terzo esterno del sopracciglio a seguito del grattamento

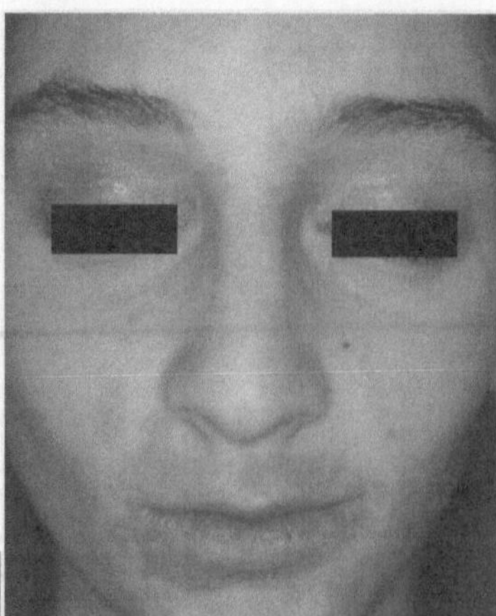

Figura 4.

Lesioni del volto con prevalente impegno periorifiziale

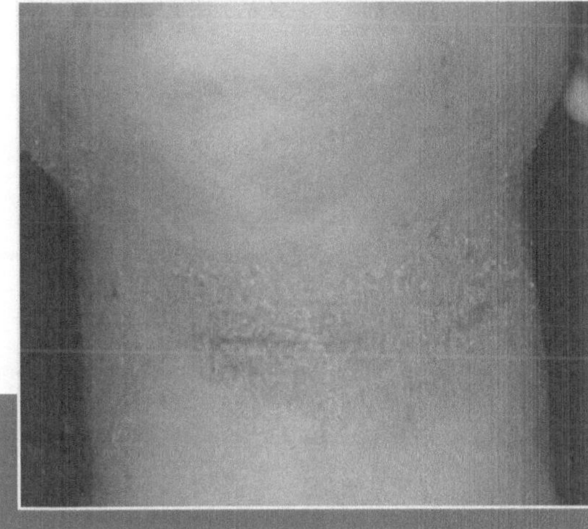

Figura 5.

Interessamento della piega del collo. Ampia placca infiltrativa con desquamazione e fissurazione

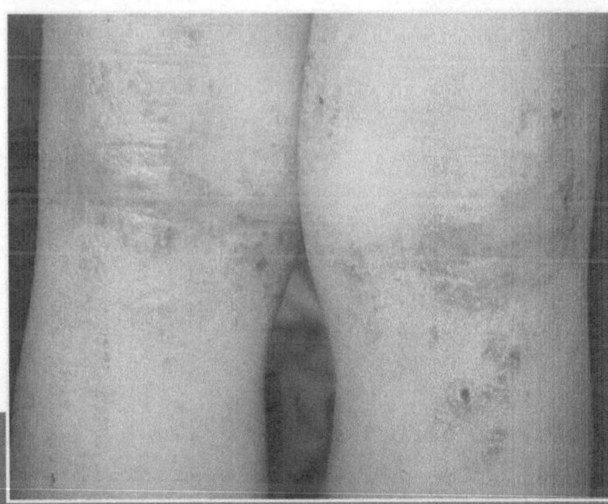

Figura 6.

Manifestazioni eczematose infiltrate ed escoriate ai cavi poplitei

Figura 7.

Lesioni lichenificate del dorso

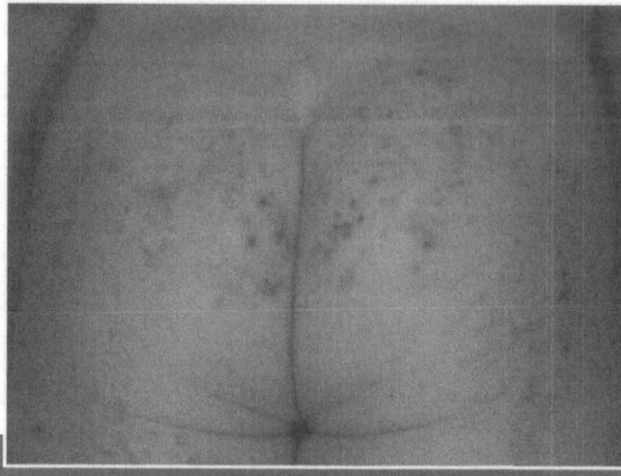

Figura 8.
Lesioni escoriate delle natiche

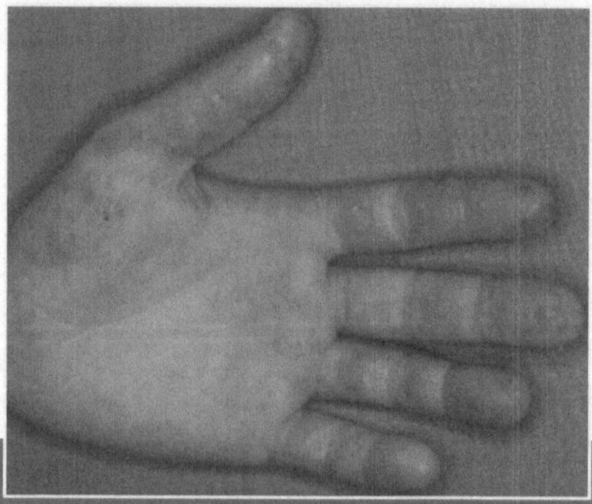

Figura 9.
Dermatite cronica delle mani con fissurazioni delle aree pulpari

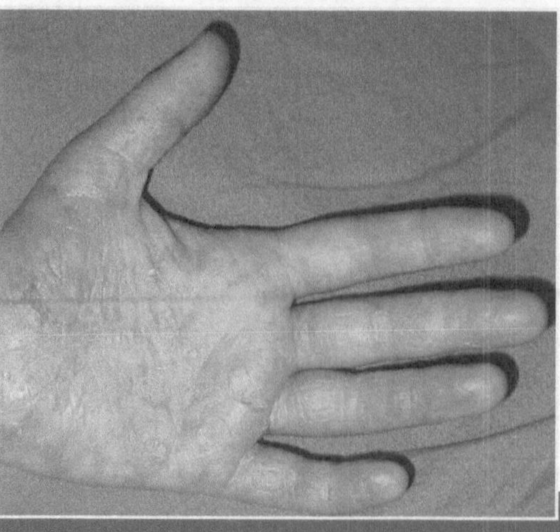

Figura 10.
Dermatite cronica delle mani

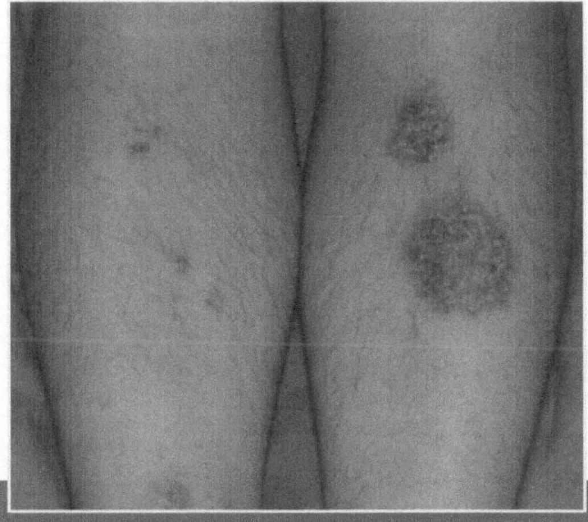

Figura 11.
Eczema nummulare delle gambe

Una *dermatite cronica o ricorrente delle mani* può talvolta rappresentare, in soggetti già affetti da DA con espressioni "classiche", la localizzazione circoscritta della malattia, che trova maggiori opportunità di rendersi clinicamente evidente in una sede facilmente soggetta a ripetuti contatti irritativi o allergici.

L'*eczema nummulare* rappresenta, sia nel bambino che nell'adulto, una delle modalità con le quali può esprimersi la DA. Lesioni nummulari si possono ritrovare in forma esclusiva oppure associate alle manifestazioni più tipiche della DA. Il termine nummulare deriva dal latino "nummulus" che significa "simile a una moneta". L'eczema nummulare si presenta infatti con lesioni eczematose, eritemato-crostose, tipicamente "discoidi", talora marginate, distribuite elettivamente agli arti e sempre intensamente pruriginose. Nell'adulto, lesioni eczematose a foggia discoide, possono essere più frequentemente correlate a dermatite da contatto allergico (nichel, cromo, balsamo del Perù) o irritativo, ma possono anche configurarsi come unica originale presentazione di una DA.

Per molto tempo l'eczema nummulare, in qualunque età, è stato considerato, forse a causa della sua particolare crostosità, un eczema "microbico". In verità le indagini microbiologiche non hanno mai documentato la presenza di batteri o di miceti.

Prurigo nodulare: il grattamento continuo può facilmente determinare la formazione, specie agli arti, di lesioni nodulari, talora escoriate ed essudanti (Fig. 12).

La diagnosi differenziale può proporsi con la dermatite da contatto allergico in caso di localizzazione alle mani e in caso di eczema nummulare. Le forme più estese vanno invece differenziate dalla dermatite erpetiforme e dal linfoma cutaneo a cellule T.

La dermatite erpetiforme, anch'essa particolarmente pruriginosa può presentarsi con lesioni polimorfe, genericamente "eczematose", papulo-crostose, più raramente francamente vescicolari, raccolte con figurazione "erpetiforme" del tutto suggestiva (Figg. 13, 14) o con atteggiamento nummulare, soprattutto al dorso (Figg. 15, 16). Pur potendo interessare qualunque distretto cutaneo predilige i gomiti (Fig. 17), le ginocchia, la regione lombo-sacrale (Fig. 18) e il dorso, mentre più raramente le lesioni si localizzano al volto e quasi mai alle pieghe. Il prurito, a volte associato a sensazione di bruciore, è solitamente intenso e può precedere la comparsa di nuove lesioni. Il quadro istologico è sufficientemente caratteristico quando il prelievo bioptico in-

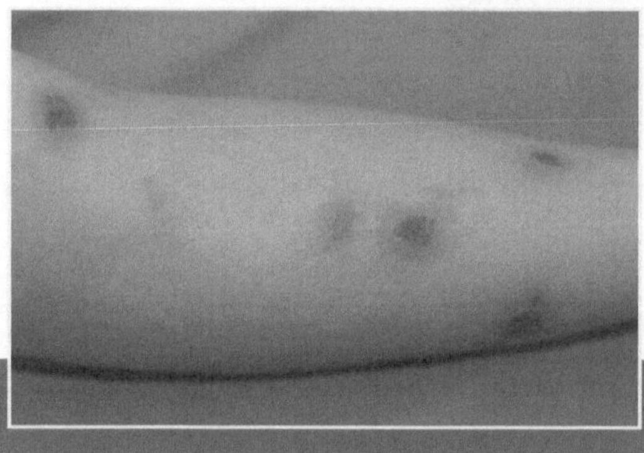

Figura 12.
Eczema nummulare in evoluzione nodulare

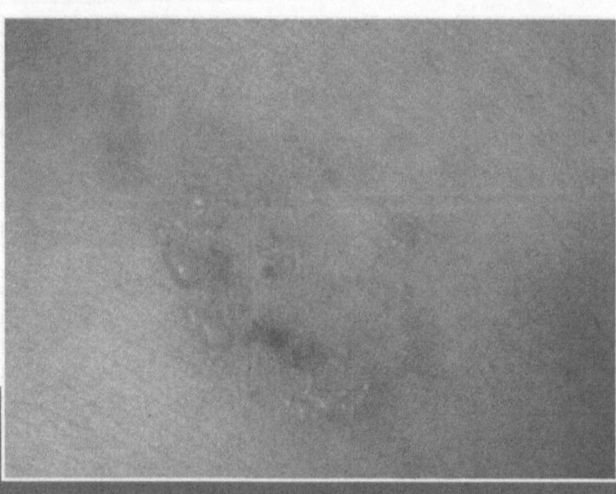

Figura 13.
Dermatite erpetiforme. Lesioni polimorfe, anche vescicolari, distribuite "a grappolo"

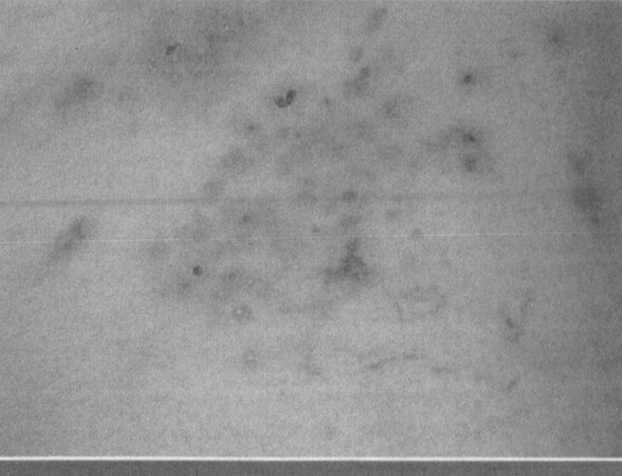

Figura 14.
Dermatite erpetiforme. Lesioni papulari e crostose raccolte

teressa lesioni di recente comparsa; l'immunofluorescenza diretta su cute sana perilesionale offre un reperto patognomonico caratterizzato da depositi di IgA granulari giunzionali alla sommità delle papille dermiche.

Figura 15.

Dermatite erpetiforme. Lesioni rotondeggianti con foggia nummulare al dorso

Figura 16.

Dermatite erpetiforme. Lesioni rotondeggianti con foggia nummulare al dorso

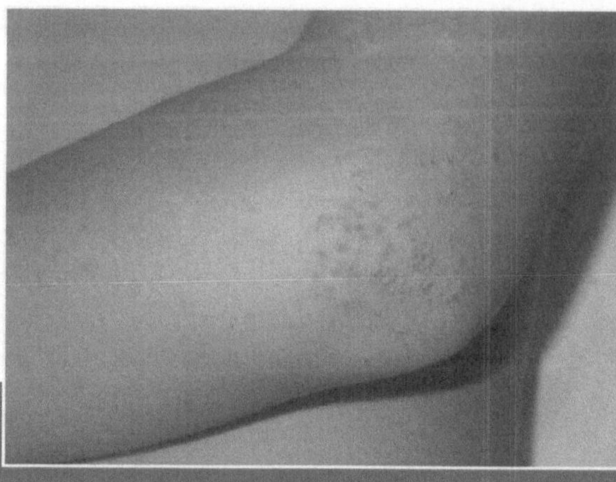

Figura 17.

Dermatite erpetiforme. Lesioni papulo-escoriate dei gomiti

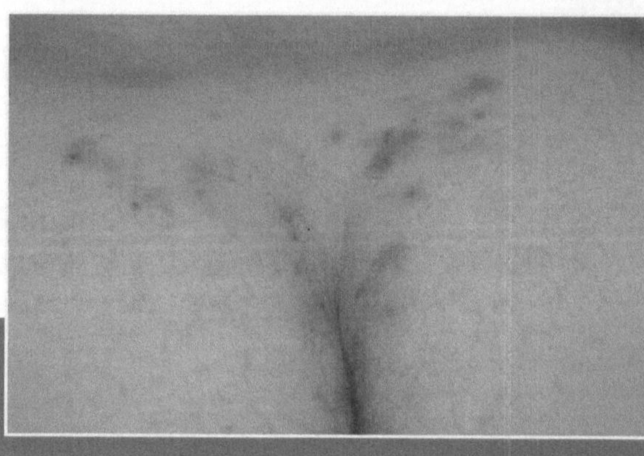

Figura 18.

Dermatite erpetiforme. Lesioni escoriate della regione lombo-sacrale e della piega interglutea

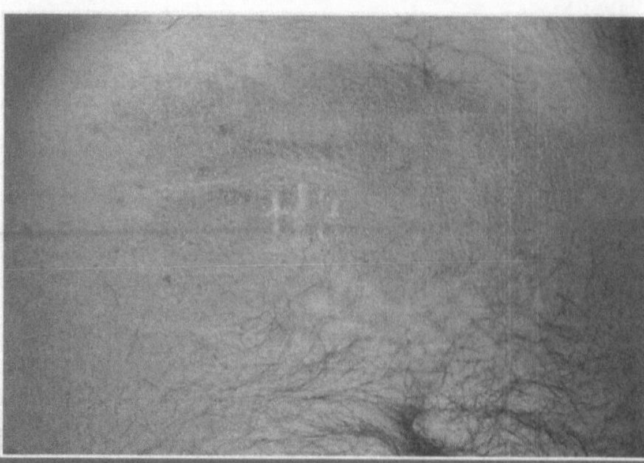

Figura 19.

Linfoma cutaneo a cellule T

Il linfoma cutaneo a cellule T ("micosi fungoide") (Fig. 19) può talvolta essere confuso con una dermatite eczematosa cronica particolarmente resistente ai trattamenti corticosteroidei locali. Fra le sue varie modalità di presentazione è frequente che in fase iniziale si esprima con chiazze o placche più o meno infiltrate, vagamente "eczematose", intensamente pruriginose. L'esame istologico può certamente dirimere la diagnosi. È necessario tuttavia considerare che il linfoma a cellule T, specie nelle fasi iniziali, può presentare un quadro istologico non diagnostico, falsamente negativo. Per questa ragione è consigliabile effettuare più prelievi bioptici, in aree non trattate con cortisonici topici per almeno due settimane. Nei casi di difficile interpretazione risultano particolarmente preziosi l'esame immunoistochimico e gli studi di riarrangiamento genico.

Letture consigliate

- Clausen K, Ciesla R, Kohnlein B et al (1998) Methods and didactic of atopic dermatitis school. Prövention und Rehabilitation 4:198-202
- Akdis CA, Akdis M, Bieber T et al (2006) Diagnosis and treatment of atopic dermatitis in children and adults: European Academy of Allergology and Clinical Immunology/American Academy of Allergy, Asthma and Immunology/PRACTALL Consensus Report. J Allergy Clin Immunol 118:152-169
- Ellis C, Luger T (2003) ICCAD II. Br J Dermatol 148(suppl. 63):1-10
- Giannetti A (2001) Eczema atopico o dermatite atopica. In: Giannetti A (ed) Trattato di dermatologia. Piccin Editore, Padova, pp 15-20
- Hanifin JM, Tofte SJ (1999) Update on therapy of atopic dermatitis. J All Clin Immunol 104:123-125
- Leung DY, Bieber T (2003) Atopic dermatitis. Lancet 361:151-160
- Madison KC (2003) Barrier function of the skin: "la raison d'être" of the epidermis. J Invest Dermatol 121:231-241
- Smethurst D, Mac Farlane S (2003) Atopic Eczema In Clinical Evidence. BMJ Publishing Group, London
- Stalder JF, Barbarot S (2006) Atopic dermatitis school: therapeutic education of atopic patients. Rev Prat 56:273-276
- Taieb A, Hanifin J, Cooper K et al (2006) Proceedings of the 4th Georg RaJka International Symposium on Atopic dermatitis, Arcachon, France, September 15-17, 2005. J Allergy Clin Immunol 117:378-390

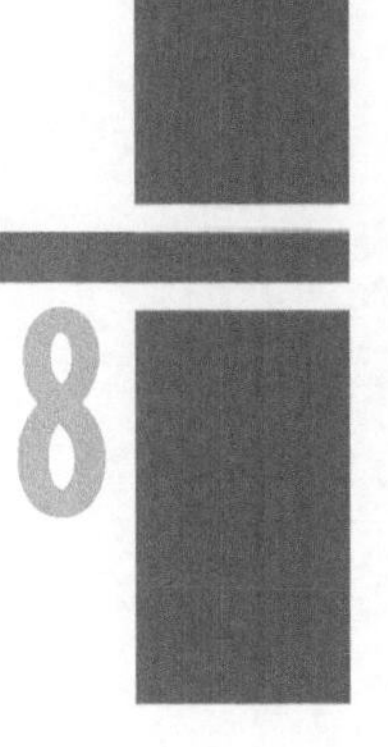

Dermatite atopica: i criteri di gravità (gli "scoring systems")

C. Colonna, C. Gelmetti

Nei capitoli precedenti, il cammino che ha portato ai criteri diagnostici della dermatite atopica (DA) non è stato semplice, dato che manca ancora oggi un criterio biologico unificante e del tutto certo. Un secondo problema che il clinico deve affrontare ogni giorno è quello dei criteri di gravità (gli *scoring system*) della malattia. Essi permettono, in modo più scientifico, di definire in termini numerici la gravità della DA nel singolo paziente, di valutarne obiettivamente l'andamento clinico e, soprattutto, di calcolare l'impatto di una terapia.

L'importanza degli *scoring system* balza all'occhio soprattutto quando vi è la necessità, frequentissima al giorno d'oggi, di gestire delle sperimentazioni multicentriche che obbligano gli sperimentatori a utilizzare dei medesimi criteri di valutazione. Lo scopo ultimo è ovviamente non soltanto quello di valutare gli stessi parametri, ma anche quello di minimizzare le variazioni interindividuali di giudizio che potrebbero inficiare l'affidabilità dei dati della sperimentazione stessa. In questo capitolo verranno illustrati succintamente gli *scoring system* più attuali e più usati in campo nazionale e internazionale. Per chi volesse conoscerli approfonditamente, consigliamo la lettura delle pubblicazioni citate nella bibliografia.

Il "papà" della dermatite atopica moderna, Georg Rajka, ha proposto nel 1989 [1] uno schema molto semplice che prendeva in considerazione la somma semplice di tre parametri (estensione, decorso e intensità) ciascuno con un valore da 0 a 3, con un punteggio massimo, quindi, di 9. La DA poteva essere così classificata in lieve (punteggio totale da 3 a 4), moderata (da >4 a <8) e grave (da 8 a 9) (Fig. 1).

Costa et al., nello stesso anno hanno valutato due sistemi diversi, concludendo che il più semplice era non solo più facile e rapido da compilare, ma anche più affidabile, mostrando una minore variabilità interindividuale (Fig. 2). Lo *score* di Costa [2] calcola l'intensità di 10 tra segni e sintomi (da 0 a 7; 0=nessuno, 7=massimo) e il coinvolgimento di 10 sedi corporee simmetriche (da 0 a 3; 0=nessuno, 3=totale). Il punteggio totale (fino a un massimo di 100: 70 dai sintomi e 30 dall'estensione) viene ottenuto semplicemente sommando i due totali parziali. Gli stessi autori ammettono che la scelta dei criteri di gravità non è stata fatta in maniera critica e che anche soli 5 criteri sarebbero stati probabilmente della medesima utilità dato che, in pratica, molti segni clinici non sono mai puri ma associati con altri.

I. Estensione

a. Infanzia e fase adulta

<9% dell'area corporea	**1**
> di score 1, < di score 3	**2**
>36% dell'area corporea coinvolta	**3**

b. Fase infantile

<18% della cute coinvolta	**1**
> di score 1, < di score 3	**2**
>54% della cute coinvolta	**3**

I numeri tra parentesi sono per i bambini < 2 anni

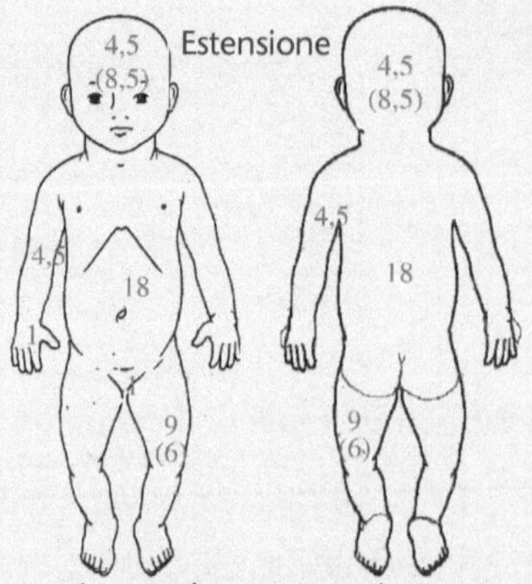

II. Decorso

> tre mesi di remissione in un anno*	**1**
< tre mesi di remissione in un anno*	**2**
Decorso continuo	**3**

III. Intensità

Prurito lieve, che disturba solo eccezionalmente il sonno notturno	
Prurito > a score 1, < a score 3	**2**
Prurito grave, che disturba regolarmente il sonno notturno	**3**

Somma dei punteggi
3-4=lieve 4,5-7,5=moderato 8-9=grave
In caso di dubbio, possono essere utilizzati anche i punteggi 1,5 2,5.

* Si può adattare nei bambini o se la malattia è insorta meno di 1 anno prima della valutazione.

Figura 1. Valutazione (gravità) della DA – Punteggio di Rajka & Langeland (1989)

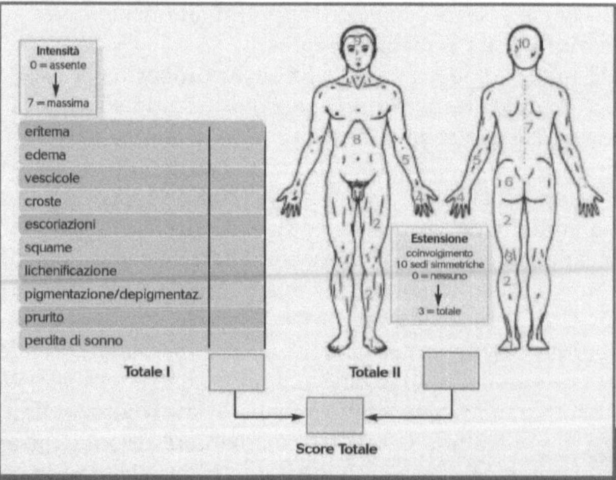

Figura 2.

Scoring system di Costa et al. (1989)

Nel 1991, Bahner et al. [3] hanno proposto un loro *score* chiamato ADASI (*Atopic Dermatitis Area and Severity Index*) in cui il punteggio di gravità delle lesioni cutanee viene codificato con un colore: verde per le aree di malattia lieve, blu per le aree di discreto interessamento e rosso per la aree più pesantemente coinvolte (Fig. 3). Una certa macchinosità nel rilievo dell'estensione e nell'applicazione delle formule matematiche, ha reso presto obsoleto questo *score*.

Nel 1993, una commissione di circa 30 esperti europei ha licenziato il suo sistema che ha richiesto oltre tre anni di lavoro [4]. Questo è lo SCORAD (*SCORing Atopic Dermatitis*) che tiene conto sia dei segni obiettivi (gravità ed estensione) sia di quelli soggettivi (prurito e perdita di sonno) (Fig. 4). Lo SCORAD è il primo *score* a essere stato validato ed è anche scaricabile gratuitamente dal sito Internet dell'Università di Nantes.

Nel 1996 Berth-Jones ha elaborato e pubblicato [5], tutto da solo (!), un sistema

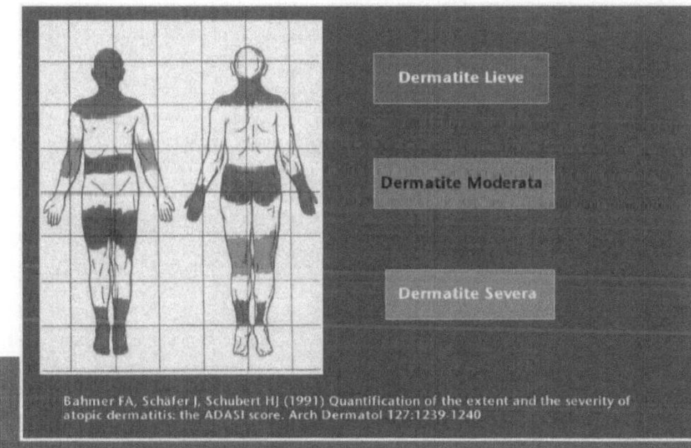

Figura 3.

ADASI (Atopic Dermatitis Area and Severity Index), 1991

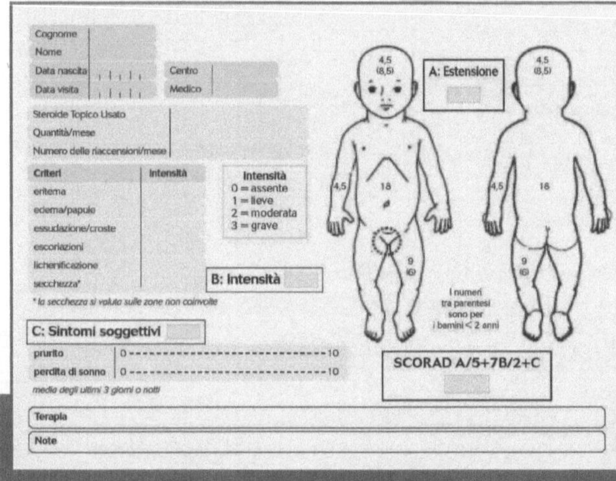

Figura 4.

SCORAD (European Task Force on Atopic Dermatitis), 1993

più semplice chiamato SASSAD (*Six Area, Six Sign Atopic Dermatitis*). Il sistema comprende la valutazione di sei segni in sei aree corporee, ciascuno con una scala da 0 (assente) a 3 (grave). Il punteggio totale massimo può dunque arrivare a 108 (18x6) (Fig. 5). Il pregio di questo sistema è l'estrema rapidità di compilazione (due minuti per un esperto, dieci minuti per un neofita), mentre il limite di questo *score* è che esso non comprende parametri importanti come il prurito o la perdita di sonno.

L'ultimo *score* proposto, relativamente complicato, è l'EASI (*Eczema Area and Severity Index*) [6] che moltiplica la percentuale dell'area di dermatite di quattro regioni cutanee per un coefficiente e somma questo risultato a dei valori di gravità di quattro segni (Fig. 6). L'EASI ha però due gravi limiti: 1) è stato concepito con dei parametri non applicabili a bambini inferiori ai 2 anni (che sono spesso quelli più gravi); 2) ignora la sintomatologia. Infatti l'EASI standard, a differenza dello SCORAD, non considera sintomi oggettivi come il prurito e la perdita di sonno, ragion per cui ne è stata recentemente proposta una modifica. L'EASI modificato include una sca-

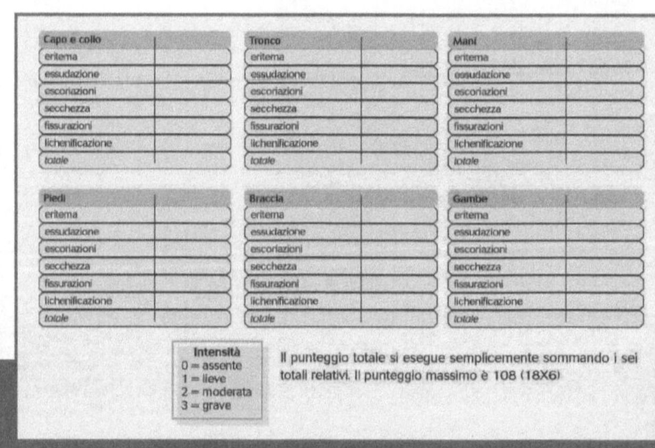

Figura 5.

SASSAD (Six Area, Six Sign Atopic Dermatitis) severity score

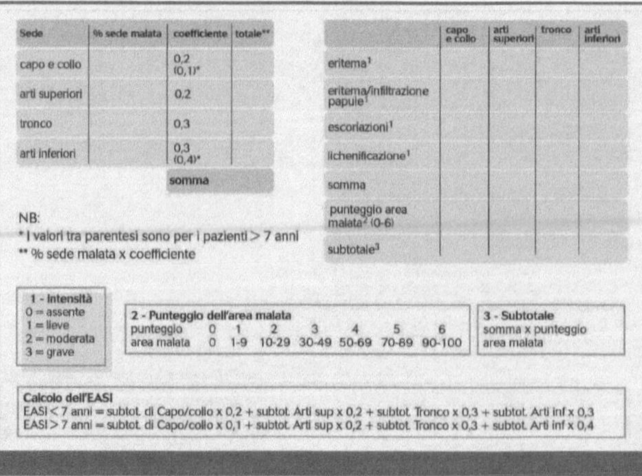

Figura 6.

EASI (Eczema Area and Severity Index)

la analogico-visuale per il prurito (ma non quella della perdita di sonno) simile a quella della SCORAD, i cui valori in centimetri vengono trasformati in un coefficiente che viene addizionato al punteggio EASI di base.

Nella pratica clinica, i medici usano quasi sempre quello che si chiama lo score IGA (Investigator Global Assessment) che è una semplice valutazione complessiva del quadro clinico nel classico punteggio da 0 a 5 (Tabella 1).

Tabella 1. Investigator's global assessment (IGA). Una valutazione generale del ricercatore

Score	Descrizione
0 = Assente	Nessun segno infiammatorio di DA
1 = Quasi assente	Eritema appena percettibile, e papulazione/infiltrazione appena percettibile
2 = Malattia lieve	Eritema lieve e papulazione/infiltrazione lieve
3 = Malattia moderata	Eritema moderato e papulazione/infiltrazione moderato
4 = Malattia grave	Eritema grave e papulazione/infiltrazione grave
5 = Malattia molto grave	Eritema grave e papulazione/infiltrazione con essudazione e croste

Secondo lo SCORAD, la DA può essere definita rispettivamente: lieve, moderata o grave se l'indice è <15, tra 15 e 40 e > di 40 (Fig. 7).

Come si può vedere, la correlazione tra IGA, SCORAD e score di Rajka e Langeland è illustrata dalle Figure 8 e 9.

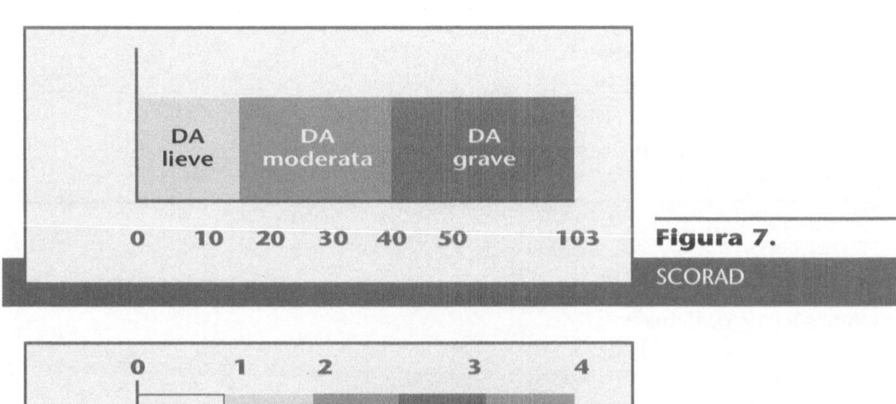

Figura 7.
SCORAD

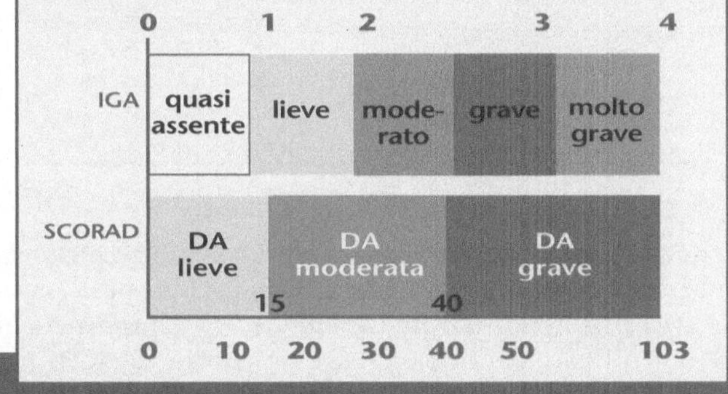

Figura 8.
IGA, SCORAD

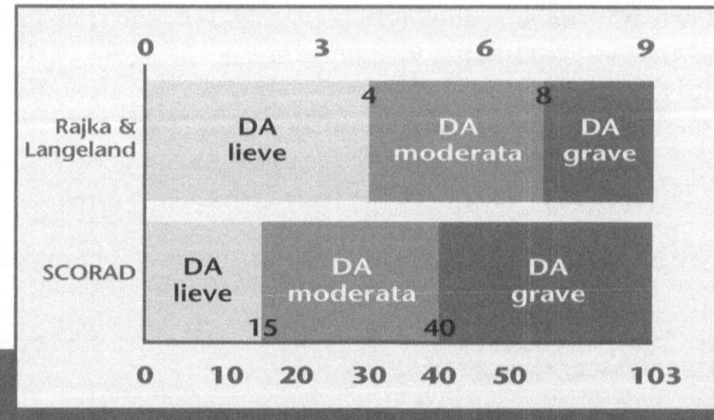

Figura 9.
Rajka e Langeland; SCORAD

I tentativi di formulare scores "obiettivi" sono stati molteplici (Tabella 2), ma a prescindere dalle difficoltà obiettive di esecuzione, non c'è ancora nulla su cui si sia formulato un consenso. Le possibilità future [7] sono illustrate nella Tabella 3.

Tabella 2. Dati strumentali

- ECP (*eosinophil cationic protein*)
- Basofili circolanti "attivati"
- MBP (*major basic protein*)
- sE-selectin
- Titoli di IgE anti-enterotossina B stafilococcica (SEB)
- Livelli plasmatici di NGF e SP
- MDC (*macrophage-derived chemokine*)
- TARC (*thymus and activation-regulated chemokine*)
- EOX (*eotaxin*)

Tabella 3. Possibilità future

- Valutazione dell'eritema?
- Colorimetria computerizzata
  – Laser doppler
  – Termografia
- Valutazione della TEWL?
- ???

In conclusione, il fatto che a tutt'oggi non vi sia ancora uno standard accettato da tutti è, a nostro parere, un banale sciovinismo culturale; gli inglesi (che pure erano stati coinvolti nello SCORAD) e gli americani hanno voluto correre da soli, per cui il SASSAD è poco o pochissimo diffuso, mentre l'EASI si è "travestito" da SCORAD introducendo il punteggio per il prurito, ma complicando ancora di più il calcolo finale. In conclusione, noi raccomandiamo l'uso dello SCORAD mettendo però in guardia sul fatto che questo, come qualsiasi altro sistema, richiede un preventivo studio accurato (leggere le istruzioni per l'uso!) e un certo periodo di pratica prima dell'utilizzo clinico.

Bibliografia

1. Rajka G, Langeland T (1989) Grading of the severity of atopic dermatitis. Acta Derm Venereol (Stockh) 144:13-14
2. Costa C, Rilliet A, Nicolet M et al (1989) Scoring atopic dermatitis: the simpler the better? Acta Derm Venereol (Stockh) 69:41-45
3. Bahmer FA, Shäfer J, Schubert HJ (1991) Quantification of the extent and the severity of atopic dermatitis: the ADASI score. Arch Dermatol 127:1239-1240
4. European Task Force on Atopic Dermatitis (1993) Severity scoring of atopic dermatitis; the SCORAD index. Dermatology 186:23-31
5. Berth-Jones J (1996) Six Area, Six Sign Atopic Dermatitis (SASSAD) severity score: a simple system for monitoring disease activity in atopic dermatitis. Br J Dermatol 135(suppl 48):25-30
6. Hanifin JM, Thurston M, Omoto M et al (2001) The eczema area and severity index (EASI): assessment of reliability in atopic dermatitis. EASI Evaluator Group. Exp Dermatol 10:11-18
7. Sugarman JL, Fluhr JW, Fowler AJ et al (2003) The objective severity assessment of atopic dermatitis score: an objective measure using permeability barrier function and stratum corneum hydration with computer - assisted estimates for extent of disease. Arch Dermatol 139:1417-1422

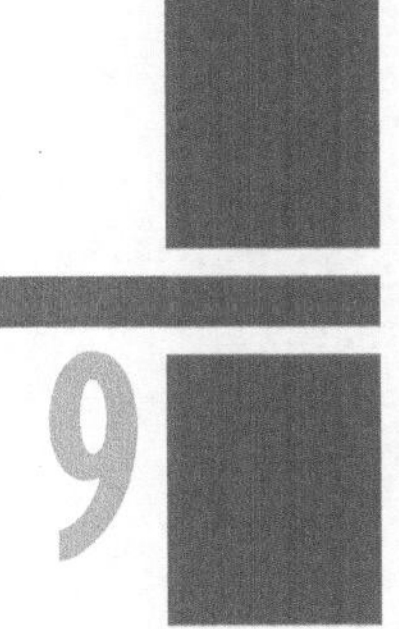

Dermatite atopica: psicologia

A.G. Burroni

Introduzione

La dermatite atopica (DA) fornisce un importante modello per il tentativo di comprensione degli stretti legami tra psiche e soma.

Già nel 1901 i *padri* della dermatologia come Besnier, Brocq e Jacques [1] intuirono le connessioni tra questa enigmatica malattia ed il mondo emozionale, e diedero avvio ad un intenso lavoro di psicologi, psichiatri, immunologi, dermatologi, fino ad arrivare alla visione odierna di questa patologia.

Oggi molto sappiamo su quanta importanza abbiano gli aspetti psicosomatici e somatopsichici nell'innescare e mantenere la DA e, soprattutto, abbiamo piena consapevolezza di quanto possa essere utile avere una formazione psicodinamica per affrontarla. Il dermatologo con una formazione psicodinamica pratica una medicina assolutamente tradizionale, ma impara ad ascoltare, non solo ad auscultare, e sa comprendere il significato del sintomo nell'economia affettiva e relazionale del paziente.

Il concetto dell'*io-pelle*

Pietra miliare per la comprensione dei legami cute-psiche è il lavoro di Didier Anzieu. Nella sua opera "L'io-pelle" [2], raccoglie le riflessioni sui pazienti dermatologici, maturate a partire dai tempi del tirocinio presso l'ospedale dermatologico Saint Louis di Parigi. Partendo dall'intuizione di Freud: "Qualunque funzione psichica si appoggia su una funzione fisica che viene in seguito trasportata sul piano mentale" [3], Anzieu stabilisce dei parallelismi tra la pelle e l'Io. L'Io del bambino è inizialmente un io-corporeo o, meglio, un io-pelle. L'Io si stabilisce nella relazione ed il *maternage*, in quanto relazione precoce, ne è il principale artefice. Le cure dirette alla pelle e gli sforzi che fa una madre per capire e soddisfare i bisogni fisici e psichici del bambino, vengono da questo interiorizzati e gli assicurano: identità, continuità, senso di protezione.

Anzieu assegna alla cute tre funzioni principali:
- involucro contenitivo ed unificante (*sacco*);
- barriera protettiva della vita psichica (*schermo*);
- filtro di scambi e di iscrizione delle prime tracce, funzione che rende possibile la rappresentazione (*setaccio*).

Anzieu sottolinea anche come la pelle ci fornisca individualità, ci separi dagli altri ma paradossalmente sia organo attraverso il quale possiamo testimoniare l'appartenenza a un gruppo, a una famiglia (ad es. tatuaggi, scarificazioni, pettinature, ecc.). La cute si fa carico di testimoniare sofferenze verbalmente non espresse. Sappiamo bene come la comparsa, la riacutizzazione, la cronicizzazione di molte malattie dermatologiche siano legate ad eventi quali lutti, separazioni, matrimoni, nascite, licenziamenti, cambiamenti di lavoro o di casa, trasformazioni del corpo (adolescenza, puerperio, vecchiaia). La DA, "strana malattia", è un esempio mirabile di questa possibilità di comunicare i disagi interiori attraverso la pelle.

Dermatite atopica e relazioni precoci

La DA si manifesta soprattutto nell'infanzia e tende a migliorare con l'adolescenza: impone, pertanto, delle riflessioni sui rapporti precoci con i genitori, in modo particolare con la madre.

Miller e Baruch [4] hanno osservato come le madri di bambini affetti da questa dermatite siano incosciamente desiderose di abbandonare il loro piccolo. Il rifiuto materno troverebbe la sua spiegazione nel fallimento delle relazioni precoci della madre stessa e/o in situazioni conflittuali nel rapporto con il padre. Il bambino risponderebbe alla situazione abbandonica con il grattamento, elemento caratterizzante di questa patologia. Da un lato, con il grattamento, il piccolo soddisfa il suo bisogno di essere toccato, dall'altro, grattandosi contro la volontà della madre, si ribella allo stesso rifiuto materno.

Obermayer [5], uno dei padri della psicodermatologia, ha evidenziato come il distacco prematuro dal seno della madre costituisca un evento traumatizzante nello sviluppo psicologico del bambino, con conseguente instabilità emozionale e facilità a sviluppare la DA.

Kreisler e Marty [6], studiando molti bimbi atopici in cura presso l'IPSO (clinica psicosomatica di Parigi) concludono: "La pelle è il luogo privilegiato dove il bambino preso in un conflitto esprime il proprio malessere". La sofferenza di un bambino molto piccolo può essere provocata da un eccesso di eccitazione o da un'insufficienza di eccitazione. Una situazione esemplificativa dell'eccesso può essere ravvisata in un'abbondanza di atteggiamenti affettuosi e un' inadeguata manipolazione. Più pesanti sono le carenze: instabilità di custodia, relazione materna cronicamente desertica.

Spitz [7] ha tracciato un identikit della madre dell'atopico: rigida, ansiosa, infantile, ha paura di far male al bambino perciò lo tocca poco e non lo tiene in braccio. Il padre rimane all'esterno della "diade" madre-figlio e rappresenta egli stesso un oggetto verso cui la madre può proiettare i sentimenti di ostilità.

Anche Slany [8] ha descritto, nei pazienti con DA, una figura materna inconsapevole dei bisogni del bambino. Questo genera tensione, angoscia, depressione, ostilità, espressione psicosomatica.

Secondo Renata ed Eugenio Gaddini [9, 10], la DA si manifesta soprattutto nei primi anni di vita, quando l'Io è ancora una struttura separata e quando si sviluppano i concetti di spazio e transizione. La DA è vista come conseguenza del fallimento della funzione psichica. "Se consideriamo [...] l'importanza delle prime esperienze tattili, alla nascita, e della loro riattivazione mentale nell'invenzione dell'oggetto transizionale, possiamo comprendere come quest'oggetto rappresenti un'elaborazione mentale evolutiva della perdita definitiva del contatto fisico, mentre la difesa della dermatite mette in luce come la pelle, e cioè l'involucro, non protegge il suo contenuto."

Pines [11] ha sottolineato il danno che la ferita narcisistica della madre, derivante dall'osservazione della pelle lacerata del proprio figlio, può generare nel figlio stesso con l'evoluzione di una profonda fragilità interiore.

Il lavoro di indagine forse più attuale e completo sui rapporti tra DA e psiche è quello di Gauthier, direttore dell'Istituto di Salute Mentale di Liegi. Il suo lavoro "L'enfant malade de sa peau" [12] raccoglie una lunga esperienza maturata con la metodica dell'*infant observation*, condotta su un copioso numero di pazienti atopici e sulle loro famiglie.

L'enigma della dermatite atopica

Gauthier, nel suo interessarsi alla DA, critica l'approccio medico a questa malattia: troppe ipotesi, troppa confusione! Egli definisce questa malattia un "enigma" e questa definizione può essere, ritengo, facilmente condivisa. Gauthier è affascinato dalla bizzarria della patologia e si pone molte domande anche sull'approccio psicanalitico ad essa. "Se la dermatite atopica nasce da una turba psichica come può manifestarsi in un bambino molto piccolo?" La conclusione alla quale egli arriva è che la DA si produrrebbe, con il concorso di fattori genetici, nutrizionali e ambientali, da una disarmonia tra i ritmi propri del bambino e quelli del suo entourage. I bambini atopici avrebbero la tendenza ad iperadattarsi ai ritmi dei loro familiari: questa attitudine troverebbe le sue radici nella difficoltà del bambino stesso a differenziarsi dal resto della famiglia e sarebbe testimoniata dall'assenza o scarsa evidenza dell'angoscia dell'ottavo mese. Nel suo tentativo di adattamento, il bambino andrebbe a trovarsi in una situazione di *impasse*, di chiusura. Il termine "*impasse*" è stato introdotto dal professore Sami Ali [13] per indicare un conflitto insolubile che dura nel tempo e che costringe il paziente in una situazione di chiusura, un conflitto insuperabile che si carica di contraddizione e conduce a squilibri del sistema ormonale e immunitario con comparsa della malattia.

Dermatite atopica e stress

Il termine *stress*, molto utilizzato negli ultimi anni, indica "qualunque condizione fisica, chimica, psichica che, esercitando uno stimolo dannoso sull'organismo, ne provoca una reazione" [14].

È ben noto a tutti i dermatologi come gli eventi stressanti scatenino o slatentizzino la DA. Molto illuminante, a tal proposito, è senz'altro il lavoro di Kodama [15] sul terremoto di Hanshin. Una popolazione di 1457 pazienti affetti da DA è stata divisa in 3 gruppi dopo il terremoto:
• pazienti che abitavano in zone distrutte in percentuale maggiore del 20% (gruppo A);

- pazienti che abitavano in zone distrutte in percentuale minore del 20% (gruppo B);
- pazienti che abitavano in zone dove non c'era stata distruzione (gruppo C).

Un mese dopo il movimento tellurico i pazienti sono stati sottoposti a questionari e a controlli medici. È stata osservata una recidiva di malattia nel 38% dei pazienti del gruppo A, nel 34% dei pazienti del gruppo B e nel 7% dei pazienti del gruppo C.

La psiconeuroimmunologia [16, 17], disciplina nata circa trent'anni orsono, ha fatto luce sulle modalità che legano l'evento stressante, il sistema nervoso, il sistema immunologico, fino alla comparsa della malattia. Lo stress, come è noto, attiva l'asse ipotalamo-ipofisi-surrene con conseguente liberazione di corticotrophin-releasing hormon (CRH), ormone adrenocorticotropo (ACTH), glucorticoidi, catecolamine. Gli eventi emozionali attivano il sistema nervoso simpatico con liberazione di neurotrasmettitori come la sostanza P. Si deve inoltre ricordare che la cute dei soggetti atopici ha un'aumentata innervazione [18]. Il sistema immunologico è influenzato dal sistema nervoso attraverso connessioni anatomiche e funzionali: ne deriva, in situazioni di stress, un aumento delle sottopopolazioni linfocitarie T CD8+/CD11b+, di interleuchina-5 (IL-5), di interferon-alfa (IFN-α), di granulociti eosinofili e di immunoglobuline E (IgE). La conseguenza delle modificazioni immunologiche sono il quadro infiammatorio persistente che caratterizza la DA e l'insopportabile prurito che tanto penalizza la qualità di vita del paziente atopico.

Aspetti somato-psichici

Il problema del paziente atopico è la circolarità della malattia: lo stress innesca una dermatite che, a sua volta, genera stress. Secondo alcuni autori [19] la ripercussione sulla qualità della vita è maggiore nei pazienti affetti da DA rispetto ai soggetti affetti da diabete o ipertensione, o neoplasia [20]. Più del 60% [21] dei bambini affetti da DA presenta insonnia, astenia, facilità al pianto, indisciplina scolastica, irrequietezza.

D'altro canto non se la passano meglio i familiari: turbe del sonno, perdita di giorni di lavoro, difficoltà nei rapporti sociali, diminuzione di autostima, aspetti ossessivi nei confronti della pulizia della casa, aspetti ossessivi nei confronti della preparazione del cibo, aspetti ossessivi nella scelta delle attività ludiche e nella scelta dei luoghi per le vacanze.

I pazienti adulti sono molto sensibili, hanno buona intelligenza, sono irritabili, introversi, insicuri, aggressivi. I pazienti e i loro familiari si sentono stigmatizzati, hanno profonde ferite narcisistiche, pesante senso di frustrazione; non si fa fatica a comprendere come ansia e depressione dominino la scena. Abbiamo appreso molti dei dati riportati grazie all'utilizzo dei questionari sulla qualità della vita dei pazienti atopici.

Gli aspetti della sofferenza dei pazienti atopici sono evidenziati in maniera molto toccante dalla lettura di "La démangeaison" [22]. Lorette Nobécourt, scrittrice e giornalista contemporanea, affetta fin dall'infanzia da una severa forma di DA, racconta in questo libro come tutta la sua vita sia stata scandita dalla malattia cutanea e dall'insopportabile prurito. "Questo eczema non mi permette mai di dimenticare il mio corpo" scrive Lorette e noi dermatologi dovremmo rifletterci sopra, farne tesoro, quando ci occupiamo di un paziente atopico.

Presa in carico del paziente atopico

Un paziente atopico non può essere affrontato con una frettolosa visita specialistica e con una altrettanto rapida prescrizione di farmaci. Si tratta di soggetti messi a dura prova dalla pelle dilaniata, dalla cronicità, dal prurito, dai fallimenti terapeutici. Se si desidera realizzare una fidelizzazione medico-paziente, evitando l'abituale nomadismo da un dermatologo all'altro, si dovrà realizzare una vera presa in carico del malato.

La visita, specialmente la prima, avrà tempi lunghi (45-60 minuti). Il tempo sarà investito per:

- *accogliere* il paziente, la sua storia, la sua sofferenza, saperlo ascoltare;
- *comprendere* la sua domanda;
- *stabilire un contatto empatico* [23] con il paziente (o con i genitori se il paziente è un bimbo), far comprendere le caratteristiche di questa complessa malattia, sottolineare il carattere di cronicità fugando aspettative magiche, valutare se sia possibile e/o opportuno inviare ad altro specialista (ad esempio, lo psicologo). Ricordiamo che, in genere, l'invio in ambito "*psy*" è da proporre solo dopo aver costruito un solido legame medico-paziente e dopo aver compreso di quale approccio eventualmente si gioverebbe di più il nostro malato;
- *discutere* con il paziente (o con i genitori) le *possibilità terapeutiche*. Sarà bene indirizzare il paziente verso la terapia medica che ci sembra più adatta a lui sia per le caratteristiche cliniche della malattia, ovviamente, sia per le caratteristiche della personalità del paziente stesso. Se avremo ad esempio un paziente che ci sembra carente di maternage, prescriveremo terapia topica e raccomanderemo ai genitori di impegnarsi nel massaggio; se avremo un paziente per il quale sembra utile un network contenitivo, opteremo per la fototerapia che permette al malato di essere sempre in contatto con medici, infermieri, altri pazienti. Per il malato giovane adulto, indaffarato a girare il mondo e con grande bisogno di soddisfare canoni estetici, potrà essere più adatta una terapia sistemica;
- se si ha esperienza e competenza, nei casi adatti, si possono suggerire *psicofarmaci*;
- dare una *reperibilità* al paziente per non farlo ancora sentire abbandonato.

La scuola della dermatite atopica come terapia

Il successo delle scuole dell'atopia, nei paesi dove sono già presenti, è molto facilmente intuibile: esse devono, a giusta ragione, essere considerate oggi la miglior *terapia* per una malattia che abbiamo definito enigmatica. I pazienti ed i loro familiari non sono abbandonati a loro stessi ma sono inseriti in un network contenitivo, comprendono le caratteristiche della malattia, imparano ad accettarle e a trattarle, apprendono le tecniche di massaggio e di rilassamento, trovano una risposta ai loro bisogni di malati. Tutto questo si traduce in:

- miglioramento della qualità della vita;
- miglioramento degli aspetti clinici;
- allungamento dei tempi di assenza di malattia;
- risparmio della spesa sociale.

Caso clinico

Il caso clinico che segue è un esempio di come affrontare il paziente quando si è maturata una formazione psicodinamica.

"È la storia di Eleonora, una donna di 38 anni, di professione avvocato, giunta alla mia osservazione nell'aprile 1999. Mostrava una manifestazione eczematosa talora essudante, talora lichenificata, diffusa a gran parte dell'ambito cutaneo e lamentava un insopportabile prurito che, a suo dire, toglieva la voglia di vivere. Il quadro clinico e la storia facevano immediatamente pensare ad una DA. L'anamnesi, infatti, rivelava: crosta lattea nel primo anno di vita; eczema recidivante da 1 anno a 5 anni; congiuntivite allergica nel 1983 risolta con immunoterapia specifica da un collega allergologo di Firenze; grave manifestazione eczematosa nel 1995, dopo un licenziamento, curata con successo dallo stesso medico di Firenze; recidiva dell'eczema nel 1997 (dopo la morte di una sorella); nuovo episodio di DA nel 1999 dopo la nascita di un desideratissimo figlio. Per quest'ultimo episodio si era rivolta al solito collega ma 'Aveva fretta' racconta addolorata la paziente 'Mi ha, solo, suggerito la terapia precedente.' Ma la terapia precedente non funziona e, così, Eleonora si rivolge alla medicina alternativa.

Peggiorata, si reca in una stazione termale specializzata nelle problematiche della cute e, infine, si rivolge ad una collega genovese che, intuendo il complicato intreccio psiche-soma, l'indirizza a me. La paziente si presenta magrissima, trascurata nell'abbigliamento, con uno sguardo misto di rabbia e disperazione. Ha con sé un gran numero di esami fra i quali un PRIST>3000 che permette di legittimare in termini organici il quadro clinico. L'atteggiamento nei confronti dei medici è fortemente svalutativo, ha vissuto la fretta del curante come un doloroso abbandono e se non troverà un aggancio sarà condannata ad inutili e dispendiose peregrinazioni. Ogni cosa io dica viene attaccata, ogni terapia criticata e rifiutata a priori. Decido, dopo averla ascoltata per circa mezz'ora, di consigliare solo la ripresa della terapia che tanto si era rivelata utile negli anni precedenti. Sottolineo, poi, l'utilità di risentire un medico che sì l'avrà delusa una volta, ma tanto bene ha saputo seguirla nel passato. Cerco, anche, di risaldare il rapporto con questo collega fiorentino. Sottolineo, poi, l'utilità di mantenere rapporti anche con il dermatologo genovese che l'ha inviata a me. Deve esserle chiaro che l'intento non era di sbarazzarsene in quanto paziente difficile, ma di trovare per lei la soluzione più adatta come un ricovero in regime di Day Hospital in ospedale. Per 2 anni le ho dedicato 50 minuti alla settimana; ora ci vediamo ogni 15 giorni. A distanza di 2 mesi dal nostro primo incontro ho prescritto una terapia con ciclosporina sistemica. Abbiamo discusso a lungo su ogni caratteristica del farmaco, pro e contro, effetti collaterali. Ha tollerato bene il trattamento. Nel tempo ho cambiato terapie, talora senza soddisfazione di entrambe, come la fototerapia. Nelle vacanze la signora ha sempre dei peggioramenti. Mi telefona dicendo: 'Sono peggiorata proprio in questi giorni che potrei occuparmi a tempo pieno di Giovanni'. Con un piccolo suggerimento va avanti. Per i primi 3 anni ho sempre avuto una sensazione di diffidenza; forse Eleonora era incredula di essere vicina a quell'oggetto buono mancato tutta la vita. Per il Natale 2004 mi ha portato in regalo un coloratissimo mazzo di fiori e aveva occhi ben diversi da quelli spaventati e quasi cattivi del nostro primo incontro. Ora attraversa una fase di remissione di malattia, viene, comunque, a farsi controllare ogni mese."

Quali sono i momenti fondamentali di questa relazione medico-paziente?
- *LA COMUNICAZIONE.* Lasciar fluire il racconto, ascoltare le valenze attribuite ad ogni evento relativo alla malattia.
- *LA VALUTAZIONE PROGNOSTICA.* Aver portato la paziente con mano affettuosa ma ferma ad abbandonare attese magiche prendendo coscienza che la malattia durerà nel tempo. Il costo? Pazienza nelle spiegazioni, pazienza e comprensione quando si è attaccati, quando viene messa in discussione la diagnosi o la terapia o gli esami....
- *IL PERCORSO DI CURA.* Mi sembra utile sottolineare il valore terapeutico della rete tessuta intorno alla paziente. La dermatologa genovese inviante, il collega di Firenze, il medico della medicina alternativa vengono valorizzati e utilizzati per costruire intorno alla paziente una rete salda di cose buone, condizione che immaginiamo sia sempre mancata alla paziente. Malgrado la convinzione della profonda sofferenza psicologica, non ho mai proposto un invio in area *"psy"*, temendo un nuovo dolore per questa donna che urla solo attraverso la pelle.
- *LA SCELTA DELLE STRATEGIE TERAPEUTICHE.* Gran parte del successo di questo legame medico-paziente è scaturito dall'aver pazientato nel prescrivere un trattamento e in seguito nell'aver condiviso con Eleonora le terapie stesse. Di ogni terapia, aiutati dall'ottimo livello culturale della paziente, sono state descritte tutte le caratteristiche: non alchimie infallibili ma semplici farmaci, che possono dare effetti collaterali ma dei quali va sottolineata e valutata l'utilità.
- *LA CONDIVISIONE DEI FALLIMENTI.* Avere una formazione psico-dinamica aiuta molto a tollerare le recidive della patologia, stigmate, si potrebbe pensare, di fallimento. Un dermatologo formato è un medico assolutamente tradizionale nell'approccio alla malattia, si differenzia però nella sua modalità di ascolto della voce della pelle e nel tentativo di comprendere il significato della malattia nell'economia psichica del paziente stesso. La formazione è fondamentale per il medico per tollerare uno scoglio quasi insormontabile come la frustrazione della cronicità; se noi abbiamo ben chiaro il significato che la malattia o il sintomo hanno per quel malato non ci sarà la sofferenza narcisistica del fallimento, ma un senso di maggior completezza del lavoro svolto.

Bibliografia

1. Besnier E, Brocq L, Jacquet L (1900) La pratique dermatologique. Traité de dermatologie appliquée. Masson, Paris
2. Anzieu D (1985) L'io-pelle. Ed. Borla, Roma
3. Freud S (1961) Le origini della psicanalisi. Lettere a Fliess W., abbozzi e appunti. Bollati Boringhieri, Torino
4. Miller GA, Baruch DW (1948) Psychosomatic studies of children with allergic manifestation: maternal rejection. Psychosom Med 10:274-281
5. Obermayer ME (1955) Psychocutaneous medicine. Springfield, Charles C Thomas
6. Kreisler L (1986) Clinica psicosomatica del bambino. Raffaello Cortina Ed., Milano
7. Spitz R (1965) Il primo anno di vita. Armando Ed., Roma

8. Slany E (1975) Kinderpsychoterapie im Rahmen der Dermatologie. Hautartz 26:419-422
9. Gaddini E (1981) Note sul problema mente-corpo. Riv Psicoanal 27(suppl):3-29
10. Gaddini R (1980) Patologia psicosomatica come difetto maturativo. Riv Psicoanal 5:25-31
11. Pines D (1980) Skin communication: early skin disorders and their effect on transference and countertransference. Int J Psychoanal 61:315-323
12. Gauthier JM (2001) L'enfant malade de sa peau. Dunod, Paris
13. Sami Ali (1990) Le corps, l'espace et le temps. Dunod, Paris
14. Zingarelli N (1997) Lo Zingarelli. Vocabolario della lingua italiana. Zanichelli, Bologna
15. Kodama A, Horikawa T, Suzuki T et al (1999) Effect of stress on atopic dermatitis: investigation in patients after the great hanshin earthquake. J Allergy Clin Immunol 104:73-176
16. Urpe M, Baggiani G, Lotti T (2005) Psychoneuroimmunodermatology of atopic dermatitis: from the empiric data to the evolutionary hypothesis. Dermatol Clin 23:695-701
17. Urpe M, Baggiani G, Lotti T (2005) Stress and psychoneuroimmunologic factors in dermatology. Dermatol Clin 23:609-617
18. Lonne-Rahm S, Berg M, Marin P, Nordlin K (2004) Atopic dermatitis, stinging, and effects of chronic stress: A pathocausal study. J Am Acad Dermatol 51:899-905
19. Kurva HA, Finlay AY (1995) Dermatology in-patient management greatly improves life quality. Br J Dermatol 133:575-578
20. Augustin M, Zschoke I, Lange S et al (2000) Validation and clinical results of the FLQA-d, a quality of life questionnaire for patients with chronic skin diseases. Dermatol Psychosom 1:12-19
21. Kiebert J, Sorensen SV, Revicki D et al (2002) Atopic dermatitis is associated with a decrement in health-related quality of life. Int J Dermatol 41:151-158
22. Nobécourt L (1994) La démangeaison. Sortilèges, Paris
23. Hayword R (2005) Empathy. Lancet 366:1071

La marcia dell'allergico

10

L. Balanzoni, G. Parolin, E. Bortoletti, A.L. Boner

Introduzione

Per "marcia atopica" si intende il progressivo sviluppo di diverse manifestazioni allergiche nei primi anni di vita, in relazione al patrimonio genetico individuale e come risposta ai diversi fattori ambientali favorenti o protettivi [1]. In generale, i segni clinici di dermatite atopica (DA) precedono lo sviluppo di asma e rinite allergica, e quindi la DA costituisce il primo passo della marcia allergica. In altri pazienti la rinite allergica precede l'asma e questa malattia agisce come punto di partenza dell'atopia. Le malattie allergiche spesso si manifestano, quindi, con una sequenza tipica.

Durante i primi due anni di vita predominano l'allergia agli alimenti, in particolare a uova e latte, e la DA [2]. Circa la metà dei bambini con DA sviluppa la malattia nei primi 6 mesi di vita e l'85% degli individui con eczema ha visto insorgere segni e sintomi cutanei prima del 5° anno di vita [3]. Lo sviluppo di IgE specifiche per inalanti inizia più tardi. Di solito la produzione di IgE specifiche per gli allergeni perenni occorre tra il 2° e il 5° anno di vita, seguita dalla sensibilizzazione agli allergeni stagionali [4]. L'allergia agli acari, agli allergeni del cane e del gatto, alle muffe e ai pollini si associa a comparsa di asma e rinocongiuntivite allergica. La maggior parte dei bambini con asma riconosce l'insorgenza della malattia entro il 4°-5° anno di vita [5], la rinocongiuntivite insorge generalmente poco dopo [6, 7], anche se può precedere l'asma [8-11], e in ogni modo le due malattie sono presenti concomitantemente in circa l'80% dei pazienti adulti [12].

La prevalenza di IgE specifiche per alimenti è del 6%-8% nel primo anno di vita [13] e cala all'1%-2% nell'adulto [14]. Nelle ultime decadi si è verificato un aumento della prevalenza di DA nei bambini europei, stimata attorno al 15% [15]. Studi condotti prima del 1960 riportavano infatti valori attorno al 3% [16]. Nella prima decade di vita sono sensibili ad allergeni inalanti poco più del 30% dei bambini [17]. Nello stesso periodo, la prevalenza di rinite allergica si aggira attorno al 15%-20% [7] e quella d'asma oscilla tra il 10% ed il 20%, nei diversi paesi europei [18]. In pratica, un terzo dei bambini soffre di qualche malattia allergica. Pertanto, l'identificazione precoce di questi soggetti risulta importante ai fini di una corretta gestione terapeutica sin dall'esordio della malattia.

Identificazione della popolazione a rischio

Gli studi di coorte hanno chiaramente documentato che una storia familiare positiva per DA, asma, rinocongiuntivite, e per sensibilità ad allergeni alimentari e/o inalanti,costituisce il fattore di rischio più importante per lo sviluppo di malattie allergiche [19, 20]. Esiste una stretta associazione tra presenza di una specifica malattia allergica in famiglia e lo sviluppo della stessa nei figli-fratelli [21]. In particolare, la presenza d'asma nella madre aumenta di 4 volte il rischio di comparsa d'asma entro il 6° anno di vita [22]. La presenza di DA si associa a successivo sviluppo d'asma nel 50% dei casi. Tale percentuale sale al 70% se è presente anche una storia familiare di atopia [23]. È evidente, quindi, una forte interazione tra storia personale e familiare. Paradossalmente, però, la proporzione maggiore di bambini allergici proviene da famiglie che non presentano segni e sintomi di atopia: pertanto, sono necessari valutazioni con marcatori genetici di suscettibilità più accurati [4].

Elevati livelli di IgE nel cordone possono predire il rischio di sensibilizzazione precoce, ma hanno una bassa sensibilità, specificità e un insufficiente valore predittivo per lo sviluppo di malattie atopiche [24]. Ha, invece, un valore predittivo più elevato la presenza di IgE specifiche per ovoalbumina che, se presenti nei primi 12 mesi, si associano a sensibilizzazione ad allergeni inalanti perenni (acari, cane, gatto) nel 78% dei casi entro il 3° anno di vita e nell'82% dei bambini tra i 12 e i 15 anni d'età [25]. Anche la sensibilizzazione al latte può essere un fattore di rischio per la successiva comparsa d'allergia agli inalanti [26]. La sensibilizzazione alle uova o al latte o ad entrambi nel primo anno di vita può aumentare il rischio di asma nell'età adulta con un odd ratio di 10,7 [27]. Analogamente, la sensibilizzazione ad allergeni inalanti (acari, cane, gatto, graminacee) entro i primi 2 anni di vita aumenta il rischio d'asma in età adulta, con un odd ratio di 7,0. Infatti, circa il 60% degli adulti con asma, sviluppa IgE specifiche entro i primi due anni di vita [28].

Rhodes e collaboratori [27, 28] hanno studiato 100 neonati ad alto rischio di atopia e li hanno seguiti per 22 anni: la DA raggiunge una prevalenza massima del 20% nei bambini di un anno ed interessa il 5% dei soggetti alla fine dello studio. Nel frattempo aumenta progressivamente la prevalenza di rinocongiuntivite allergica dal 3% al 15% e di respiro sibilante dal 5% al 40%. Gli studi di coorte documentano che la produzione di IgE specifiche precede l'insorgenza delle malattie allergiche con una caratteristica progressione da sensibilizzazione a comparsa di segni e sintomi di malattia [29, 30].

Sensibilizzazione nella dermatite atopica

I bambini con DA presentano spesso IgE specifiche per alimenti ed allergeni inalanti ed in generale i bambini con eczema hanno livelli più elevati di IgE totali rispetto ai controlli sani ed un rischio aumentato di 4-5 volte di sviluppare sensibilizzazione ad allergeni inalanti e sintomi a carico dell'apparato respiratorio [31, 32]. A dimostrazione della stretta relazione tra DA ed asma, l'International Study of Asthma and Allergies in Children (ISAAC), che ha esaminato la prevalenza d'asma, rinite allergica ed eczema in tutto il mondo per mezzo di un questionario validato, ha dimostrato una forte correlazione tra la prevalenza di patologia allergica cutanea e quella respiratoria [18]. Per di più, la comparsa di DA nei primi mesi di vita costituisce un fattore di rischio per atopia. In una coorte di 1314 bambini tedeschi seguita per i primi 5 anni di vita (German Multicenter Atopy Study, MAS study) è stata valutata la relazione tra DA nell'infanzia, sensibilizzazione ad aeroallergeni e presenza di patologia allergica di tipo respiratorio: il 69% dei bambini che aveva manifestato eczema nei primi 3 mesi di vita presentava IgE specifiche per inalanti a 5 anni. La prevalenza di sensibilizzazione saliva al 77% nei bambini con storia biparentale per malattie allergiche [32]. Entro questa età, il 50% dei bambini con comparsa precoce di DA e storia familiare di atopia mostrava asma, mentre ciò si dimostrava nel 12% di quelli che non presentavano questi due fattori di rischio [32]. È stato segnalato anche da altri autori che l'insorgenza dell'eczema prima del 4° mese di vita rappresenta un fattore di rischio (odd ratio 3.0) per sensibilizzazione ad allergeni inalanti prima del 3° anno di vita [33].

In questo studio sono stati seguiti per 8 anni 94 bambini con DA. Questi hanno sviluppato nel tempo asma e rinocongiuntivite rispettivamente nel 43% e nel 45% dei casi. Solamente i bambini con eczema di modesta entità non hanno sviluppato patologia allergica respiratoria: l'asma, infatti, si è manifestata nel 70% dei bambini con DA grave e nel 30% di quelli con eczema più lieve e ciò si è verificato in una regione con una prevalenza d'asma nella popolazione generale dell'8% [33]. Risultati analoghi sono stati osservati in una coorte di 169 bambini giapponesi con eczema, seguiti per un periodo di 4 anni: complessivamente hanno mostrato segni d'asma il 45% e la diagnosi era stata posta da un medico nel 35% dei casi [34]. Anche in questo studio il rischio di "marcia allergica" era maggiore per i soggetti con DA grave e persistente. La gravità della sintomatologia cutanea rappresenta un fattore di rischio anche per la rinocongiuntivite allergica [35, 36].

La DA nell'età pediatrica tende ad avere un andamento più grave se insorge nel primo anno di vita, se si associa ad asma o a rinite allergica o ad entrambe, e se si verifica in bambini che vivono in aree urbane [37]. Inoltre, la malattia tende ad essere più grave nei soggetti con livelli elevati di IgE specifiche per alimenti [38] ed in quelli con alti livelli di IgE per gli acari e per il gatto [31], importante fattore di rischio, quest'ultimo, per la comparsa di sintomatologia respiratoria [39, 40].

Infine, la prognosi dell'asma è migliore nei bambini che non hanno avuto DA [41] e la sensibilizzazione ad alimenti costituisce un importante fattore di rischio per riacutizzazioni asmatiche gravi o per morte per asma [42, 43].

Dalla dermatite atopica all'asma: fenomeni in successione o concomitanti?

In ulteriori analisi del MAS study, quando i bambini avevano raggiunto i 7 anni d'età, è stato documentato che circa la metà dei pazienti con eczema nei primi 2 anni di vita presenta contemporaneamente anche respiro sibilante [44]. I bambini con respiro sibilante e DA hanno un rischio aumentato di 3 volte di avere asma all'età di 7 anni rispetto ai bambini con respiro sibilante senza manifestazioni cutanee. Il rischio aumenta ulteriormente (odds ratio 6,68) nei soggetti con sensibilizzazione precoce. Il rischio di sviluppare in seguito asma sembra, in ogni modo, dipendere dalla contemporanea presenza, in epoca precoce, di respiro sibilante e DA o di DA e sensibilizzazione, poiché i bambini con eczema da solo non presentano, in questo studio, un aumentato rischio d'asma al 7° anno di vita [44]. Gli autori tedeschi hanno pertanto suggerito che il decorso naturale delle malattie allergiche non segue una vera e propria marcia con progressione da un fenotipo all'altro, ma evolve in un "ciclo vitale dell'atopia", nel quale ogni fenotipo è interconnesso con gli altri in una base patogenetica comune, ma nello stesso tempo ogni malattia segue un suo corso naturale, con potenziali remissioni o riacutizzazioni dei sintomi. In ogni caso è opportuno osservare che negli 87 bambini con DA e respiro sibilante precoci, le manifestazioni cutanee comparivano prima di quelle respiratorie nel 56% dei soggetti, erano concomitanti nell'11% e il respiro sibilante precedeva l'eczema nel 33% dei pazienti [44]. È appropriato, inoltre, rilevare che il respiro sibilante precoce non è sempre sinonimo di asma e, nella maggior parte dei casi, rappresenta un fenomeno transitorio strettamente connesso ad infezioni virali dell'apparato respiratorio. Diventa pertanto difficile stabilire con precisione se asma e DA siano insorte contemporaneamente. In questo studio, in ogni caso, il fattore di rischio più alto per asma rimane la DA con sensibilizzazione, a testimoniare nuovamente l'andamento classico della marcia dell'atopico [45].

La classica marcia allergica è stata messa in dubbio anche da altri autori, che non evidenziavano una maggior prevalenza di sensibilità agli alimenti rispetto agli inalanti nei primi anni di vita nella loro coorte di bambini [17]. In questo studio, però, le indagini allergologiche non sono state eseguite nella prima infanzia, ma solo al 4° e 10° anno d'età, quando l'inversione di tendenza, alimenti verso inalanti, può essere già iniziata e/o stabilizzata.

La sequenza cronologica delle diverse manifestazioni cliniche può essere molto vicina ed è possibile che le diverse manifestazioni tendano ad essere contemporaneamente presenti, più che a manifestarsi in successione. Infatti, la bronco-provocazione con allergeni degli acari in soggetti sensibili, con DA ma non con asma clinicamente manifesta, esita spesso in risposte di reattività bronchiale simili a quelle dell'asmatico [46]. L'ossido nitrico nell'aria esalata, marcatore d'asma subclinica [47], può essere elevato in bambini in età pre-scolare con eczema ma non ancora asma [48]. Questi studi suggeriscono che la sensibilizzazione allergica che si evidenzia inizialmente con sintomatologia cutanea può in realtà indurre reazioni più diffuse che interessano anche l'apparato respiratorio e che possono, in fase iniziale, essere difficili da evidenziare. In aggiunta, è possibile che le diverse malattie allergiche tendano ad andare in remissione o a presentare riacutizzazioni dei sintomi seguendo un ciclo diverso a seconda del diverso fenotipo.

Le diverse manifestazioni dell'atopia tendono pertanto a verificarsi nei primi 2-3 anni di vita [20], a volte contemporaneamente e a volte in successione cronologica. A questa età è possibile valutare il rischio di sviluppare asma, quando questa malattia non è ancora pienamente evidente, in rapporto a dati anamnestici, clinici e di laboratorio. Come si può vedere nella Figura 1 esistono criteri maggiori e minori di rischio [49]. Recentemente i criteri sono stati leggermente modificati e, nei criteri maggiori, l'atopia in generale è stata sostituita dalla sensibilità ad allergeni inalanti e, nei criteri minori, la rinite allergica è stata rimpiazzata dalla presenza di IgE spe-

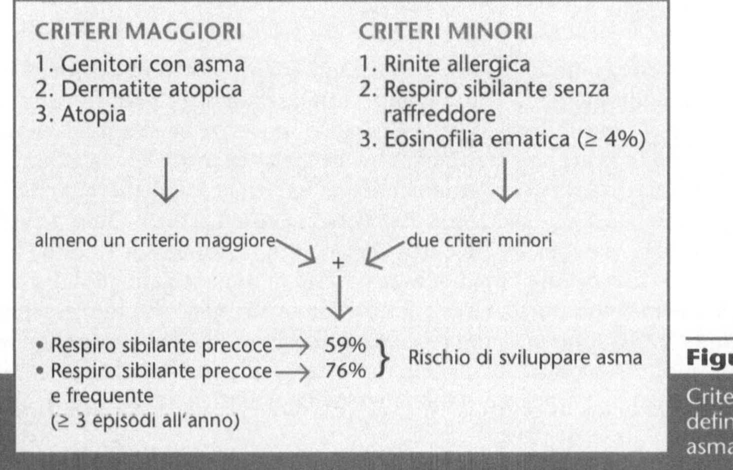

Figura 1. Criteri clinici per definire il rischio di asma. Da [49]

cifiche per alimenti [50]. La presenza di un criterio maggiore o di due minori, all'età di 3 anni, in un bambino con episodi frequenti di respiro sibilante, aumenta il rischio che quel bambino sia asmatico in età scolare di 2,6-5,5 volte [49, 50]. In pratica, un indice predittivo di asma positivo è in grado di predire la presenza di asma in età scolare nel 59%-76% dei soggetti. Al contrario, un indice negativo è in grado di predire nel 95% dei soggetti l'assenza di asma all'età di 6-13 anni [49, 50].

Basi genetiche della marcia allergica

Le malattie allergiche sono geneticamente eterogenee ed ogni fenotipo è il risultato di un'ereditarietà poligenica e di complesse interazioni con fattori ambientali. Ciò è stato osservato per la DA [51], per la rinite [52], e per l'asma [53]. Si stima che almeno 50-100 geni contribuiscano allo sviluppo di sensibilizzazione e malattie allergiche e si sa che l'accessibilità dei geni alla trascrizione e alla successiva codificazione della sintesi di proteine è strettamente controllata da meccanismi "epigenetici" di metilazione ed organizzazione degli istoni [54]. Queste caratteristiche d'accessibilità sono molto plastiche e possono variare durante la vita in rapporto all'esposizione a diversi fattori ambientali, così come possono essere ereditate nell'arco di diverse generazioni.

Questa modalità di regolazione epigenetica riesce a spiegare l'interazione tra patrimonio genetico ed ambiente, e può essere importante quanto le mutazioni a livello del DNA per determinare la suscettibilità individuale a sviluppare malattie allergiche. Attualmente sono stati identificati tre loci associati sia alla DA che all'asma (5q31-33, 11q13 e 13q12-14), ad indicare che le due malattie condividono alcuni determinanti genetici [55, 56]. Questa osservazione è in accordo con i meccanismi immunologici comuni alle due condizioni cliniche, quali valori elevati di IgE, eosinofilia periferica e tissutale, produzione di citochine Th2 (IL-4, IL-5) e allergeni identici potenzialmente responsabili di riacutizzazioni [57].

Meccanismi della marcia allergica

L'alterazione della barriera cutanea, tipica del paziente con DA, potrebbe favorire la sensibilizzazione agli allergeni e la conseguente comparsa di altre manifestazioni cliniche dell'atopia. Nel topo, infatti, è stato possibile dimostrare che l'applicazione di estratto allergenico di acari su cute integra evoca sia la risposta Th1 sia quella Th2, mentre, su cute lesa, induce prevalentemente una risposta di tipo allergico [58]. È possibile quindi che la sensibilizzazione attraverso la cute costituisca, in alcuni casi, il primo passo della marcia allergica, attraverso la migrazione delle cellule Th2 di memoria [59, 60] o delle cellule di Langerhans presentanti l'antigene [61] dal distretto cutaneo a quello respiratorio. La sensibilizzazione allergica non rappresenta un fatto locale, ma è un fenomeno sistemico; infatti, il contatto dell'allergene con le mucose è seguito molto rapidamente da una risposta eosinopoietica da parte del midollo osseo [62], e ciò può spiegare la tendenza delle malattie allergiche a manifestarsi in diversi distretti corporei.

Prevenzione della marcia atopica

Sono state studiate diverse strategie di prevenzione che includono:
- allattamento materno e dieta della nutrice;
- impiego di formule idrolizzate;
- introduzione ritardata di cibi semisolidi (divezzamento);
- modificazioni della flora intestinale;
- impiego di farmaci antiallergici;
- immunoterapia specifica;
- controllo ambientale.

Allattamento materno e dieta della nutrice

Le restrizioni dietetiche durante la gravidanza non esercitano alcun effetto preventivo sulla comparsa di malattie allergiche nei figli con predisposizione genetica all'atopia [63-65]. L'effetto preventivo dell'allattamento al seno esclusivo non è confermato in tutti gli studi. In genere, un allattamento al seno per un periodo breve non sembra esercitare un effetto protettivo, mentre un allattamento al seno che abbia una durata superiore ai 3 mesi potrebbe ridurre sia il rischio di asma che di DA [66]. Recentemente, alcuni studi condotti su coorti di neonati hanno suggerito che l'allattamento al seno possa addirittura aumentare il rischio di sviluppare malattie allergiche. Tuttavia una critica importante a queste osservazioni è quella di non aver considerato attentamente la presenza di fattori confondenti legati ad una causalità inversa, vale a dire che l'insorgenza di sintomi suggestivi di malattie allergiche nei lattanti può indurre le madri, soprattutto quelle con familiarità per atopia, ad allattare per periodi più lunghi.

La possibile inefficacia del latte materno può essere imputata anche alla presenza di allergeni assunti dalla madre durante l'allattamento e presenti nel latte materno [67-69]. Una dieta di restrizione durante tale periodo può, infatti, potenziare l'effetto preventivo dell'allattamento al seno, ma l'effetto è limitato ai primi due anni di vita [70, 71]. Risultati discordanti sull'effetto preventivo del latte materno possono anche dipendere dal fatto che la composizione del latte materno (cellule, citochine, acidi grassi, micronutrienti ed anticorpi) mostra marcate variazioni individuali, che possono condizionare diversamente la maturazione del sistema immunitario del lattante [72].

Impiego di formule idrolizzate

Le formule ad idrolisi spinta possono ridurre l'incidenza di DA a 18 mesi [65, 73]. Questo effetto protettivo può prolungarsi fino al 7° anno di vita [13], ma non è stato confermato da tutti gli studi [74].

Introduzione ritardata di cibi semisolidi (divezzamento)

L'introduzione dei cibi semisolidi prima del 4° mese di vita si può associare ad un'aumentata incidenza di DA [75-77] e di allergia alimentare nel primo anno di vita [75] e ad aumentata probabilità di bronchite asmatiforme [78]. Questi dati, tuttavia, non sono stati sempre confermati e anzi non mancano segnalazioni esattamente opposte, che indicano come una precoce introduzione (prima del sesto mese di vita) di latte vaccino e uova [79] o di cereali [80] favorisca lo sviluppo di tolleranza verso questi alimenti e riduca la prevalenza di DA. Sono pertanto necessari altri studi, possibilmente con l'introduzione dei diversi cibi semisolidi in modo randomizzato, per definire la vera entità del problema.

Modificazioni della flora intestinale

Il razionale scientifico collegato all'impiego dei probiotici si fonda sulla possibilità che questo trattamento modifichi la produzione di IgA, aumenti la sintesi di *transforming growth factor-β*, citochina ad effetto anti-infiammatorio, ed induca pertanto uno stato di tolleranza verso gli antigeni [81]. È stato segnalato che il trattamento con *Lactobacillus rhamnosus* GG somministrato alla madre nelle ultime 2-4 settimane di gravidanza e ai neonati per i primi 6 mesi di vita riduce del 50% l'incidenza di DA all'età di 2-4 anni, ma non ha alcun effetto preventivo sulla produzione di IgE specifiche e sulla comparsa di rinite allergica ed asma [82]. Sono disponibili altri lavori sull'impiego dei probiotici nella prevenzione della DA (vedi capitolo "Ipotesi Igienica"). In ogni modo, il mancato effetto preventivo sulla sintesi di IgE specifiche ed alcune limitazioni metodologiche e d'interpretazione dei risultati, fanno sì che questo approccio preventivo sia considerato ancora sperimentale [83].

Impiego di farmaci antiallergici

La cetirizina somministrata alla dose di 0,25 mg/Kg due volte al giorno per 18 mesi in bambini con DA e sensibilità agli acari e alle graminacee riduce l'incidenza di asma nei 36 mesi di follow-up [84]. Risultati simili sono stati in precedenza segnalati con l'impiego del ketotifene [85], ma non sono stati recentemente confermati mediante l'impiego della levocetirizina.

Immunoterapia specifica

Bambini di 6-14 anni con rinite allergica da graminacee o betulla hanno un rischio ridotto di 2,5 volte di sviluppare asma se sono trattati per 3 anni con immunoterapia specifica [86]. Sarà importante valutare l'effetto a lungo termine di questa modalità di trattamento.

Controllo ambientale

Vi sono numerose evidenze che l'esposizione al fumo di sigaretta durante la vita fetale costituisca un fattore di rischio sia per respiro sibilante nei primi anni di vita che per asma in età scolare [87]. Il rischio che un bambino con DA sviluppi asma passa dal 50% all'80% se la mamma fuma [88]. Quindi non vi sono dubbi: la regola è non fumare!

La sensibilizzazione agli acari è uno dei fattori più importanti per il rischio di sviluppo di asma [39, 40, 89]. È stato dimostrato che l'impiego di coprimaterasso, copricuscino, copricoperta nella stanza dei genitori e in quella del bambino con DA e allergia alimentare (uova, latte, latte di soia) riduce il rischio di sensibilizzazione e di respiro sibilante nei 12 mesi di follow-up [90]. Sono ovviamente necessari nuovi studi che confermino l'efficacia preventiva di questa misura di profilassi, che in ogni caso risulta utile anche per attenuare la gravità dell'eczema [91, 92].

Conclusioni

Le malattie allergiche rappresentano un problema sociale di notevole entità, poiché possono interessare approssimativamente il 40%-50% della popolazione europea. Negli ultimi anni si è osservato un notevole incremento di prevalenza di DA, asma e rinocongiuntivite allergica. Questo aumento di prevalenza si è verificato in pochi anni e quindi non può trovare spiegazioni in modificazioni genetiche individuali ma piuttosto in cambiamenti dello stile di vita nei paesi occidentali. Ovviamente è importante cercare di ridurre questo andamento di prevalenza e ciò non potrà avvenire senza aver individuato i diversi fattori di rischio per lo sviluppo di malattie allergiche.

In generale, la storia naturale del soggetto allergico inizia con la sensibilizzazione agli alimenti, con sviluppo di DA seguita da sensibilizzazione agli inalanti e comparsa di asma e rinocongiuntivite. È anche possibile che questa caratteristica sequenza non sia rispettata e che le diverse malattie siano contemporaneamente presenti nello stesso individuo. Ne consegue che il bambino allergico richiede sempre una valutazione complessiva, che non si limiti all'esame di un singolo apparato, e nei casi più gravi può essere necessario un approccio multidisciplinare.

In conclusione quindi:

- Il 35%-40% dei bambini europei soffre di qualche malattia allergica.
- La sensibilizzazione ad alimenti precede la comparsa di IgE specifiche per inalanti.
- Generalmente la DA compare prima dell'asma e della rinocongiuntivite.
- Le IgE specifiche per allergeni inalanti perenni assieme alla familiarità positiva costituiscono il fattore di rischio più importante per lo sviluppo di asma.
- Asma e rinite allergica sono concomitanti nella maggior parte dei pazienti.
- Per la prevenzione è sicuramente importante evitare l'esposizione al fumo di sigaretta e allattare al seno per più di tre mesi; può essere utile ridurre l'esposizione agli acari della polvere domestica.

Bibliografia

1. Hahn EL, Bacharier LB (2005) The atopic march: the pattern of allergic disease development in childhood. Immunol Allergy Clin North Am 25:231-246
2. Kulig M, Bergmann R, Klettke U et al (1999) Natural course of sensitization to food and inhalant allergens during the first 6 years of life. J Allergy Clin Immunol 103:1173-1179
3. Kay J, Gawkrodger DJ, Mortimer MJ et al (1994) The prevalence of childhood atopic eczema in a general population. J Am Acad Dermatol 30:35-39
4. Wahn U (2000) What drives the allergic march? Allergy 55:591-599
5. Yunginger J, Reed C, O'Connel E et al (1992) A community-based study of the epidemiology of asthma. Am Rev Respir Dis 146:888-894
6. Mercer MJ, Van Der Linde GP, Joubert G (2002) Rhinitis (allergic and nonallergic) in an atopic pediatric referral population in the grasslands of inland South Africa. Ann Allergy Asthma Immunol 89:503-512
7. Peroni DG, Piacentini GL, Alfonsi L et al (2003) Rhinitis in pre-school children: prevalence, association with allergic diseases and risk factors. Clin Exp Allergy 33:1349-1354
8. Leynaert B, Neukirch C, Kony S et al (2004) Association between asthma and rhinitis according to atopic sensitization in a population-based study. J Allergy Clin Immunol 113:86-93
9. Settipane RJ, Hagy GW, Settipane GA (1994) Long-term risk factors for developing asthma and allergic rhinitis: a 23-year follow-up study of college students. Allergy Proc 15:21-25
10. Huovinen E, Kaprio J, Laitinen LA, Koskenvuo M (1999) Incidence and prevalence of asthma among adult Finnish men and women of the Finnish Twin Cohort from 1975 to 1990, and their relation to hay fever and chronic bronchitis. Chest 115:928-936
11. Guerra S, Sherrill DL, Martinez FD, Barbee RA (2002) Rhinitis as an independent risk factor for adult-onset asthma. J Allergy Clin Immunol 109:419-425
12. Semper AE, Heron K, Woollard AC et al (2003) Surface expression of Fc epsilon RI on Langerhans' cells of clinically uninvolved skin is associated with disease activity in atopic dermatitis, allergic asthma, and rhinitis. J Allergy Clin Immunol 112:411-419
13. Bock SA (1987) Prospective appraisal of complaints of adverse reactions to foods in children during the first 3 years of life. Pediatrics 79:683-688
14. Schafer T, Bohler E, Ruhdorfer S et al (2001) Epidemiology of food allergy/food intolerance in adults: associations with other manifestations of atopy. Allergy 56:1172-1179
15. Schultz Larsen F, Diepgen T, Svensson A (1996) The occurrence of atopic dermatitis in north Europe: an international questionnaire study. J Am Acad Dermatol 34:760-764
16. Schultz Larsen F, Hanifin JM (1992) Secular change in the occurrence of atopic dermatitis. Acta Derm Venereol Suppl (Stockh) 176:7-12
17. Kurukulaaratchy RJ, Matthews S, Arshad SH (2005) Defining childhood atopic phenotypes to investigate the association of atopic sensitization with allergic disease. Allergy 60:1280-1286
18. No author listed (1998) Worldwide variation in prevalence of symptoms of asthma, allergic rhinoconjunctivitis, and atopic eczema: ISAAC. The International Study of Asthma and Allergies in Childhood (ISAAC) Steering Committee. Lancet 351:1225-1232
19. Tariq S, Matthews S, Hakim E et al (1998) The prevalence of and risk factors for atopy in early childhood: a whole population birth cohort study. J Allergy Clin Immunol 101:587-593
20. Crestani E, Guerra S, Wright A et al (2004) Parental asthma as a risk factor for the development of early skin test sensitization in children. J Allergy Clin Immunol 113:284-290
21. Schultz Larsen F (1993) Atopic dermatitis: a genetic-epidemiologic study in a population-based twin sample. J Am Acad Dermatol 28:719-723
22. Martinez F, Wright A, Taussig L et al (1995) Asthma and wheezing in the first six years of life. N Engl J Med 332:133-138
23. Kulig M, Bergmann R, Niggermann B et al (1998) Prediction of sensitization to inhalant allergens in childhood: evaluating family history, atopic dermatitis and sensitization to food allergens. Clin Exp Allergy 28:1397-1403
24. Edenharter G, Bergmann RL, Bergmann KE et al (1998) Cord blood-IgE as risk factor and predictor for atopic diseases. Clin Exp Allergy 28:671-678

25. Nickel R, Kulig M, Forster J et al (1997) Sensitization to hen's egg at the age of twelve months is predictive for allergic sensitization to common indoor and outdoor allergens at the age of three years. J Allergy Clin Immunol 99:613-617
26. Tomac N, Turan E, Ertan U, Ozmen S (2004) Cow's milk allergy as a risk factor for forthcoming wheezing attacks. Allergy 59:1017-1018
27. Rhodes H, Thomas P, Sporik R et al (2001) Early life risk factor for adult asthma: a birth cohort study of subjects at risk. J Allergy Clin Immunol 108:720-725
28. Rhodes H, Thomas P, Sporik R et al (2002) A birth cohort study of subjects at risk of atopy. Twenty-two-year follow-up of wheeze and atopic status. Am J Respir Crit Care Med 165:176-180
29. Zeiger R, Heller S (1995) The development and prediction of atopy in high-risk children: follow-up at age seven years in a prospective randomized study of combined maternal and infant food allergen avoidance. J Allergy Clin Immunol 95:1179-1190
30. Sigurs N, Hattevig G, Kjellman B et al (1994) Appearance of atopic disease in relation to serum IgE antibodies in children followed up from birth for 4 to 15 years. J Allergy Clin Immunol 94:757-763
31. Schafer T, Heinrich J, Wjst M et al (1999) Association between severity of atopic eczema and degree of sensitization to aeroallergens in schoolchildren. J Allergy Clin Immunol 104:1280-1284
32. Bergmann R, Edenharter G, Bergmann K et al (1998) Atopic dermatitis in early infancy predicts allergic airway diseases at 5 years. Clin Exp Allergy 28:965-970
33. Gustafsson D, Sjoberg O, Foucard T (2000) Development of allergies and asthma in infants and young children with atopic dermatitis – a prospective follow-up to 7 years of age. Allergy 55:240-245
34. Ohshima Y, Yamada A, Hiraoka M et al (2002) Early sensitization to house dust mite is a major risk factor for subsequent development of bronchial asthma in Japanese infants with atopic dermatitis:results of a 4-year followup study. Ann Allergy Asthma Immunol 89:265-270
35. Schafer T, Heinrich J, Wjst M et al (1999) Association between severity of atopic eczema and degree of sensitization to aeroallergens in schoolchildren. J. Allergy Clin Immunol 104:1280-1284
36. Wuthrich B (1978) Serum IgE in atopic dermatitis:relationship to severity of cutaneous involvement and course of disease as well as coexistence of atopic respiratory diseases. Clin Allergy 8:241-248
37. Ben-Gashir MA, Seed PT, Hay RJ (2004) Predictors of atopic dermatitis severità over time. J Am Acad Dermatol 50:349-356
38. Guillet G, Guillet M (1992) Natural history of sensitizations in atopic dermatitis. Arch Dermatol 128:187-192
39. Nelson HS (2000) The importance of allergens in the development of asthma and the persistence of symptoms. J Allergy Clin Immunol 105:S628-S632
40. Peat JK, Li J (1999) Reversing the trend:reducing the prevalence of asthma. J Allergy Clin Immunol 103:1-10
41. Buffum WP, Settipane GA (1966) Prognosis of asthma in childhood. Am J Dis Child 112:214-217
42. Colver AF, Nevantaus H, Macdougall CF, Cant AJ (2005) Severe food-allergic reactions in children across the UK and Ireland, 1998-2000. Acta Paediatr 94:689-695
43. Roberts G, Patel N, Levi-Schaffer F et al (2003) Food allergy as a risk factor for life-threatening asthma in childhood: a case-controlled study. J Allergy Clin Immunol 112:168-174
44. Illi S, von Mutius E, Lau S et al (2004) The natural course of atopic dermatitis from birth to age 7 years and the association with asthma. J Allergy Clin Immunol 113:925-931
45. Spergel JM (2005) Atopic march: link to upper airways. Curr Opin Allergy Clin Immunol 5:17-21
46. Dohi M, Okudaira H, Sugiyama H et al (1990) Bronchial responsiveness to mite allergen in atopic dermatitis without asthma. Int Arch Allergy Immunol 92:138-142
47. Henriksen AH, Lingaas-Holmen T, Sue-Chu M, Bjermer L (2000) Combined use of exhaled nitric oxide and airway hyperresponsiveness in characterizing asthma in a large population survey. Eur Respir J 15:849-855
48. Dinakar C, Craff M, Laskowski D (2006) Infants and toddlers without asthma with eczema have elevated exhaled nitric oxide levels. J Allergy Clin Immunol 117:212-213
49. Castro-Rodriguez JA, Holberg CJ, Wright AL, Martinez FD (2000) A clinical index to define

the risk of asthma in young children with recurrent wheezing. Am J Respir Crit Care Med 62:1403-1406

50. Guilbert TW, Morgan WJ, Zeiger RS et al (2004) Atopic characteristics of children with recurrent wheezing at high risk for the development of childhood asthma. J Allergy Clin Immunol 114:1282-1287

51. Kurukulaaratchy R, Fenn M, Matthews M, Arshad SH (2003) The prevalence, characteristics of and early life risk factors for eczema in 10-year-old children. Pediatr Allergy Immunol 14:178-183

52. Arshad SH, Kurukulaaratchy RJ, Fenn M et al (2002) Rhinitis in 10-year-old children and early life risk factors for its development. Acta Paediatr 91:1-5

53. Kurukulaaratchy RJ, Matthews S, Arshad SH (2004) Does environment mediate earlier onset of the persistent childhood asthma phenotype? Pediatrics 113:345-350

54. Vercelli D (2004) Genetics, epigenetics, and the environment:switching, buffering, releasing. J Allergy Clin Immunol 113:381-386

55. Beyer K, Nickel R, Freidhoff L et al (2000) Association and linkage of atopic dermatitis with chromosome 13q12-14 and 5q31-33 markers. J Invest Dermatol 115:906-908

56. Folster-Holst R, Moises UW, Yang L et al (1998) Linkage between atopy and the IgE high-affinity receptor gene at 11q13 in atopic dermatitis families. Hum Genet 102:236-239

57. Eichenfield LF, Hanifin JM, Beck LA et al (2003) Atopic dermatitis and asthma:parallels in the evolution of treatment. Pediatrics 111:608-616

58. Kondo H, Ichikawa Y, Imokawa G (1998) Percutaneous sensitization with allergens through barrier-disrupted skin elicits a Th2-dominant cytokine response. Eur J Immunol 28:769-779

59. Spergel JM, Paller AS (2003) Atopic dermatitis and the atopic march. J Allergy Clin Immunol 112:S118-S127

60. Beck LA, Leung DY (2000) Allergen sensitization through the skin induces systemic allergic responses. J Allergy Clin Immunol 106(suppl 5):S258-S263

61. Wollenberg A, Kraft S, Hanau D, Bieber T (1996) Immunomorphological and ultrastructural characterization of Langerhans cells and a novel, inflammatory dendritic epidermal cell (IDEC) population in lesional skin of atopic eczema. J Invest Dermatol 106:446-453

62. Gaspar Elsas MI, Joseph D, Elsas PX, Vargaftig BB (1997) Rapid increase in bone-marrow eosinophil production and responses to eosinopoietic interleukins triggered by intranasal allergen challenge. Am J Respir Cell Mol Biol 17:404-413

63. Falth-Magnusson K, Kjellman N (1992) Allergy prevention by maternal elimination diet during late pregnancy – a 5 year follow-up of a randomized study. J Allergy Clin Immunol 89:709-713

64. Hermann ME, Dannemann A, Gruters A et al (1996) Prospective study on the atopy preventive effect of maternal avoidance of milk and eggs during pregnancy and lactation. Eur J Pediatr 155:770-774

65. Muraro A, Dreborg S, Halken S et al (2004) Dietary prevention of allergic diseases in infants and small children. Part III:critical review of published peer-reviewed observational and interventional studies and final recommendations. Pediatr Allergy Immunol 15:291-307

66. Gdalevich M, Mimouni D, Mimouni M (2001) Breast-feeding and the risk of bronchial asthma in childhood:a systematic review with meta-analysis of prospective studies. J Pediatr 139:261-266

67. Cant A, Marsden RA, Kilshaw PJ et al (1985) Egg and cows' milk hypersensitivity in exclusively breast fed infants with eczema, and detection of egg protein in breast milk. Passage of gliadin into human breast milk. Detection of peanut allergens in breast milk of lactating women. Br Med J (Clin Res Ed) 291:932-935

68. Troncone R, Scarcella A, Donatiello A et al (1987) Passage of gliadin into human breast milk. Acta Paediatr Scand 76:453-456

69. Vadas P, Wai Y, Burks W et al (2001) Detection of peanut allergens in breast milk of lactating women. JAMA 285:1746-1748

70. Hattevig G, Kjellman B, Sigurs N et al (1989) Effect of maternal avoidance of eggs, cow's milk and fish during lactation upon allergic manifestations in infants. Clin Exp Allergy 19:27-32

71. Hattevig G, Sigurs N, Kjellman B (1999) Effects of maternal dietary avoidance during lactation on allergy in children at 10 years of age. Acta Paediatr 88:7-12

72. Rigotti E, Piacentini GL, Ress M et al (2006) Transforming growth factor-beta and inter-leukin-10 in breast milk and development of atopic diseases in infants. Clin Exp Allergy 36:614-618

73. Halken S, Host A, Hansen L et al (1992) Effect of an allergy prevention programme on incidence of atopic symptoms in infancy. A prospective study of 159 high-risk infants Allergy 47:545-553

74. Oldaeus G, Anjou K, Bjorksten B et al (1997) Extensively and partially hydrolysed in infant formulas for allergy prophylaxis. Arch Dis Child 77:4-10

75. Kajosaari M, Saarinen UM (1983) Prophylaxis of atopic disease by six months' total solid food elimination. Evaluation of 135 exclusively breast-fed infants of atopic families. Acta Paediatr Scand 72:411-414

76. Fergusson DM, Horwood LJ, Shannon FT (1990) Early solid feeding and recurrent childhood eczema:a 10 year longitudinal study. Pediatrics 86:541-546

77. Morgan J, Williams P, Norris F et al (2004) Eczema and early solid feeding in preterm infants. Arch Dis Child 89:309-314

78. Wilson AC, Forsyth JS, Greene SA et al (1998) Relation of infant diet to childhood health:seven year follow up of cohort of children in Dundee infant feeding study Br Med J 316:21-25

79. Zutavern A, von Mutius E, Harris J et al (2004) The introduction of solids in relation to asthma and eczema. Arch Dis Child 89:303-308

80. Poole JA, Barriga K, Leung DYM et al (2006) Timing of initial exposure to cereal grains and the risk of wheat allergy. Pediatrics 117:2175-2182

81. Rautava S, Kalliomaki M, Isolauri E (2002) Probiotics during pregnancy and breast-feeding might confer immunomodulatory protection against atopic disease in the infant. J Allergy Clin Immunol 109:119-121

82. Kalliomaki M, Salminen S, Poussa T et al (2003) Probiotics and prevention of atopic disease:4-year follow up of a randomised placebo-controlled trial. Lancet 361:1869-1871

83. Matricardi PM (2002) Probiotics against allergy:data, doubts, and perspectives. Allergy 57:185-187

84. Warner J (2001) A double-blinded, randomized, placebo-controlled trial of cetirizine in preventing the onset of asthma in children with atopic dermatitis:18 month' treatment and 18 months' post-treatment follow-up. J Allergy Clin Immunol 108:929-937

85. Iikura Y, Naspitz C, Mikawa H et al (1992) Prevention of asthma by ketotifen in infants with atopic dermatitis. Ann Allergy 68:233-236

86. Moller C, Dreborg S, Ferdousi H et al (2002) Pollen immunotherapy reduces the development of asthma in children with seasonal rhinoconjunctivitis (the PAT-Study). J Allergy Clin Immunol 109:251-256

87. Laniero E, Wickman M, Pershagen G, Nordvall L (2006) Maternal smoking during pregnancy increases the risk of recurrent wheezing during the first years of life (BAMSE) Respir Res 7:3

88. Murray AB, Morrison BJ (1990) It is children with atopic dermatitis who developed asthma more frequently if the mother smokes. J Allergy Clin Immunol 86:732-739

89. Sporik R, Holgate ST, Platts-Mills TA et al (1990) Exposure to house-dust mite allergen (Der p I) and the development of asthma in childhood. A prospective study. N Engl J Med 323:502-507

90. Nishioka K, Yasueda H, Saito H (1998) Preventive effect of bedding encasement with microfine fibers on mite sensitization. J Allergy Clin Immunol 101:28-32

91. Leung DYM (2000) Atopic dermatitis:new insights and opportunities for therapeutic intervention. J Allergy Clin Immunol 105:860-876

92. Sanda T, Yasue T, Oohashi M, Yasue A (1992) Effectiveness of house dust-mite allergen avoidance through clean room therapy in patients with atopic dermatitis. J Allergy Clin Immunol 89:653-657

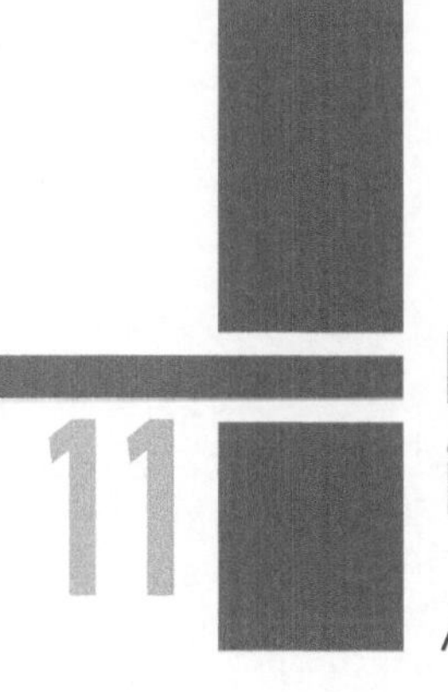

Dermatite atopica: ipotesi igienica

A.L. Boner, L. Balanzoni, G. Parolin

Introduzione

Il termine "ipotesi igienica" fu inizialmente proposto da Strachan per spiegare la relazione inversa tra prevalenza di rinite allergica e numero di fratelli [1]. In particolare, questo effetto risultava essere più significativo quando si consideravano i fratelli più vecchi. L'epidemiologo inglese per primo ipotizzò che le modificazioni dello stile di vita tipiche del mondo occidentale, quali la riduzione del numero dei figli e le migliori condizioni igieniche ambientali, avessero portato ad una riduzione delle malattie infettive con un conseguente spostamento dell'attenzione del sistema immunitario verso gli allergeni e lo sviluppo di malattie allergiche. Una migliore igiene si tradurrebbe in una minore incidenza d'infezioni virali e batteriche nei primi anni di vita e conseguentemente si avrebbe una minor produzione di interferon-gamma (IFN-γ) con marginali opportunità per i T linfociti di maturare verso il fenotipo Th1 (Fig. 1).

Figura 1.

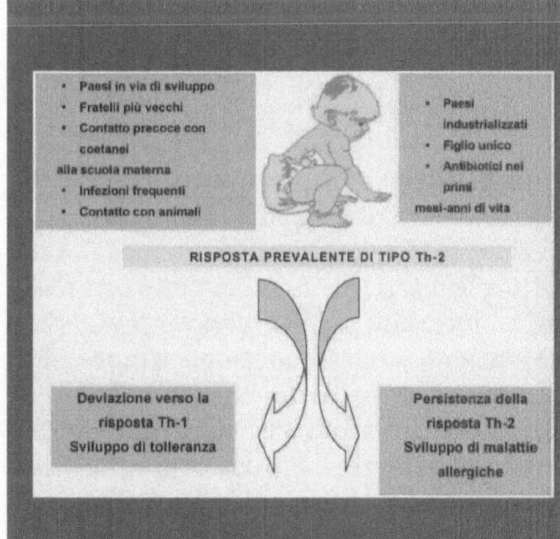

Rappresentazione schematica degli eventi alla base dell'ipotesi igienica. La risposta immunitaria di tutti i neonati è deviata verso il sistema Th2. Secondo l'ipotesi igienica, il contatto precoce con virus, batteri e parassiti compete con gli allergeni per l'attivazione del sistema immune e lo devia verso la reazione di tipo T helper-1 (Th1) con produzione di IFN-γ. Lo stile di vita occidentale, caratterizzato da una maggiore igiene ambientale, si associa ad un'attenuata stimolazione del sistema di difesa con minor produzione di IL-12, la citochina più potente per la polarizzazione verso i linfociti helper-1 (Th1). Ne consegue una più rilevante attenzione verso lo stimolo allergenico, con attivazione del sistema Th2

Numero di fratelli e/o sorelle

Dopo l'originale osservazione che la rinite allergica era più frequente nei primogeniti e che il rischio di sviluppare immunoglobuline E (IgE) specifiche si riduceva man mano che aumentava il numero dei fratelli/sorelle più vecchi [2], numerosi studi hanno valutato l'effetto protettivo di questo fattore sulle malattie allergiche in generale. A tal riguardo, una revisione recente della letteratura ha documentato che, per quanto riguarda l'asma, 21 studi su 31 hanno riportato un'associazione inversa tra numero di fratelli e prevalenza della malattia, e ciò è risultato essere vero anche in 9 su 11 studi sulla dermatite atopica ed in tutti i 17 studi sulla rinite allergica [3]. La presenza di sintomi specifici e la conseguente facilità diagnostica rappresentano molto probabilmente il motivo principale della maggior omogeneità dei dati riguardanti la rinite allergica rispetto alle altre manifestazioni dell'atopia.

Socializzazione precoce

Alcune indagini hanno documentato che l'ammissione precoce, prima del 6°-12° mese, alla scuola materna si accompagnava ad un aumento delle infezioni e ad una crescita degli episodi di broncospasmo indotto da infezioni respiratorie virali nei primi anni di vita [4]; questo però era anche associato ad una minor prevalenza di atopia [5], di dermatite atopica nei primi 18 mesi di vita [6] e di asma in età scolare [7]. Tale effetto protettivo sembra essere, comunque, meno evidente nei soggetti con una storia materna di asma [8], a dimostrazione dell'importanza della predisposizione genetica nello sviluppo dell'atopia, particolarmente forte nei soggetti con predisposizione allergica [9], e a testimonianza della complessità del fenomeno. Allo stesso tempo, non mancano e non sono meno numerose le segnalazioni di un mancato effetto protettivo sull'insorgenza di malattie allergiche da parte di una precoce scolarizzazione [10-14]. Una recente analisi di otto indagini su questo argomento ha chiaramente documentato, infatti, che la relazione inversa tra scolarizzazione precoce e prevalenza di malattie allergiche è inconsistente [15].

Effetto delle infezioni

L'influenza delle infezioni nei primi mesi-anni di vita rimane controversa. Alcuni studi non sono riusciti a dimostrare alcuna relazione tra infezioni e sviluppo di malattie allergiche [16, 17]. Peraltro alcune infezioni sembrano esercitare un maggior effetto protettivo: tra queste la tubercolosi [18] e le infezioni a trasmissione oro-fecale, quali l'epatite A [19-21], la toxoplasmosi e l'infezione da *Helicobacter pylori* [22] e l'enterite da *Salmonella* [23]. Queste osservazioni, tuttavia, non sono sempre state confermate ed esistono segnalazioni di mancato effetto protettivo verso lo sviluppo di malattie allergiche anche per quanto riguarda le infezioni a trasmissione oro-fecale [24-26] e la tubercolosi [27, 28]. È in ogni caso interessante osservare che sembra esistere un rapporto dose-risposta: più sono state le infezioni intestinali, minore è la prevalenza di atopia [20]. Anche per il morbillo, esistono dati controversi, con segnalazioni sia d'effetti protettivi [29, 30] che favorenti [31] l'insorgenza di malattie allergiche. Per il momento sembra che le infezioni da EBV e da citomegalovirus esercitino un'azione riducente la sintesi di IgE [32], ma sono necessari altri studi che confermino o smentiscano tale effetto. Analogamente le infezioni virali delle alte vie respiratorie (comune raffreddore) sembrerebbero esercitare un effetto protettivo, ma ciò non sembra essere vero per quelle delle basse vie aeree (bronchiti, broncopolmoniti), che invece potrebbero essere un fattore favorente l'insorgenza di atopia [33], respiro sibilante persistente e asma [34, 35]. L'effetto protettivo si manifesta maggiormente se l'infezione delle alte vie respiratorie è accompagnata da febbre. Uno studio prospettico ha dimostrato che i bambini con almeno un episodio febbrile nel primo anno di vita presentano una ridotta incidenza di atopia all'età di 6-7 anni, con effetto protettivo maggiore con l'aumentare degli episodi febbrili [36]. Dati controversi esistono per la bronchiolite da virus respiratorio sincinziale che può passare da un effetto nullo [37] a favorente la sintesi di IgE specifiche [38]. Per di più, l'ipotetico effetto protettivo sullo sviluppo di atopia delle infezioni delle alte vie respiratorie [33] era stato in precedenza negato ed, infatti, era stato segnalato che le infezioni delle vie aeree potevano precedere di pochi mesi la comparsa di sensibilizzazione [39]. Inoltre l'infezione da virus influenzale potenzia la risposta allergica nei pazienti con asma atopica, attraverso un effetto sulle cellule dendritiche polmonari [40]. È possibile, infatti, che le infezioni favoriscano, attraverso l'interleuchina 2 e 15 (IL-2 e IL-15), la proliferazione di cellule T di memoria allergene-specifiche e che attivino queste cellule con un meccanismo indipendente dalla presenza dell'allergene [41].

Questi effetti contrastanti possono dipendere da diversi fattori, quali: il tipo di virus infettante, la sua virulenza, la gravità dell'infezione, la carica virale ed il rapporto temporale tra infezione ed esposizione agli allergeni o tra infezione e fase di maturazione del sistema immunitario. Generalmente si ritiene che quando gli stimoli infettivi avvengono in un momento nel quale la reazione allergica è già iniziata, è molto probabile che agiscano come fattori adiuvanti, mentre se precedono l'innesco della risposta atopica o avvengono nelle fasi iniziali della stessa, è molto probabile che esercitino un effetto sopprimente [42]. Nel modello murino, infatti, l'infezione con *M. pneumoniae* tre giorni prima la sensibilizzazione con ovoalbumina blocca questo processo patogenetico, mentre l'infezione 2 giorni dopo peggiora le manifestazioni asmatiche allergiche [43]. Solo i T linfociti naive, infatti, non antigene-specifici, possono essere deviati dall'IFN-γ verso il fenotipo Th1, mentre le cellule di memoria Th2, già allergene specifiche, possono essere attivate dall'infezione stessa anche in assenza dell'allergene. L'incremento acuto della produzione di IFN-γ, che si verifica durante un'infezione eventualmente concomitante ad una reazione allergica, accentua l'infiammazione attraverso il reclutamento e l'attivazione delle cellule del sistema immunitario [41].

In conclusione, è abbastanza probabile che le infezioni dell'apparato gastrointestinale esercitino un effetto protettivo sullo sviluppo di malattie allergiche respiratorie, mentre l'effetto delle infezioni dell'apparato respiratorio rimane sostanzialmente controverso. Paradossalmente esiste invece un'associazione positiva tra infezioni nei primi anni di vita e dermatite atopica, con rischio aumentato di circa il 30% nei bambini con infezioni frequenti [44].

Esposizione alle endotossine batteriche: "l'effetto maso"

I bambini che crescono nei masi, fattorie di montagna utilizzate per l'allevamento dei bovini e per la produzione di latte e prodotti caseari (Fig. 2), hanno una prevalenza di sensibilizzazione, di rinite allergica e d'asma, inferiore a quella dei compagni che vivono nella stessa località ma non in un maso [45-47]. Questo effetto protettivo persiste anche nell'età adulta [48]. Affinché l'effetto protettivo abbia la possibilità di manifestarsi il bambino deve abitare nel maso nei primi anni di vita; infatti, se ci si trasferisce dopo il quinto anno di vita, l'effetto protettivo non si manifesta più [47]. Inoltre, l'effetto è più marcato se l'esposizione è avvenuta durante la vita intrauterina e non solo dopo la nascita [49]. Il meccanismo protettivo probabilmente si esercita attraverso l'esposizione alle endotossine dei germi gram-negativi e all'acido muramico, un elemento del peptidoglicano che fa parte della parete di quasi tutti i batteri, presenti nelle feci dei bovini ed ampiamente distribuiti nei locali prospicienti la stalla [50]. Questi ambienti contengono una miscela di diversi prodotti batterici con attività immunostimolante e molto probabilmente è la naturale miscelazione di queste sostanze assieme alle abitudini di vita di coloro che abitano nei masi ad esercitare l'effetto protettivo [42]. Oltre al contatto con gli animali, sembrano essere importanti anche la dieta ricca di prodotti derivati dal latte non pastorizzato [51] e bevande fermentate [52-55].

L'effetto protettivo non si mostra però soltanto verso le malattie allergiche respiratorie. Infatti, due studi prospettici su coorti di neonati hanno documentato la relazione inversa tra rischio di sviluppare dermatite atopica e livello ambientale di endotossina [56, 57]; però, in una delle due coorti, l'effetto benefico osservato nel primo anno di vita scompare completamente entro i 24 mesi d'età [57]. Le endotossine, elemento della parete batterica dei germi gram-negativi, facilitano la produzione di T linfociti CD4$^+$ in grado di produrre IFN-γ [54], IL-10, IL-12 e tumor necrosis factor-alfa (TNF-α) [47]. Anche l'esposizione al peptidoglicano, un componente della parete batterica dei germi gram-positivi, sembra esercitare un effetto protettivo sullo sviluppo di atopia con un meccanismo d'azione simile [50, 58].

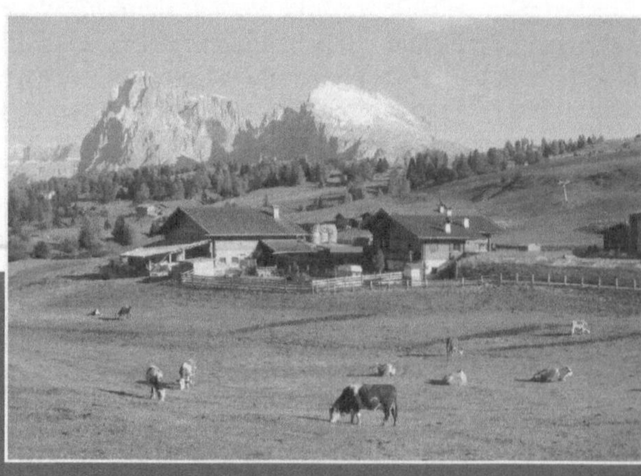

Figura 2.

Il maso è solitamente costituito da una zona adibita allo stoccaggio del fieno, da una stalla per i bovini e da una o più unità abitative adiacenti

Complessivamente questi dati supportano il concetto che elementi non vitali dei batteri possono stimolare la risposta immune in modo tale da proteggere dallo sviluppo di malattie allergiche. Il maso costituisce un ambiente particolare difficilmente replicabile in condizioni sperimentali e "l'effetto maso" costituisce un pilastro fondamentale dell'ipotesi igienica, poiché tutti gli studi hanno costantemente ed uniformemente dimostrato l'effetto protettivo del crescere in questo ambiente. Allo stesso tempo è opportuno rilevare che, se vivere nel maso protegge dall'asma allergica, per converso favorisce l'insorgenza d'asma intrinseca [55]. Esiste infatti una correlazione diretta tra livelli ambientali di acido muramico [50] e di endotossine [59] e respiro sibilante non allergico. A conferma di queste osservazioni, due indagini epidemiologiche effettuate recentemente negli USA e in Inghilterra hanno evidenziato una prevalenza più elevata d'asma nei soggetti esposti a concentrazioni più alte di endotossina [60, 61]. Il livello ottimale di endotossina necessario per l'induzione dell'effetto protettivo non è noto e in uno studio, eseguito nelle case popolari americane (inner-city house), si è visto che livelli di endotossine intermedi tra quelli osservati nei masi e quelli osservati nelle normali abitazioni riducono la prevalenza di dermatite atopica ma aumentano quella del respiro sibilante all'età di due anni [62]. Tutto ciò sta ad evidenziare la complessità dell'interazione tra ambiente e fenotipo delle diverse malattie.

Contatto precoce con gli animali domestici

Parimenti, l'esposizione precoce agli animali domestici, cani e gatti, può esercitare un effetto protettivo sullo sviluppo di atopia, in particolare di rinite allergica ed asma [63] ma anche di dermatite atopica [64]. L'effetto protettivo sembra essere più marcato se in casa sono presenti più animali, come ad esempio due cani [65]. Il meccanismo dell'effetto protettivo è in ogni modo complesso giacché la curva tra esposizione all'allergene del gatto e sensibilizzazione ha un andamento a campana, con la più bassa prevalenza di sensibilizzazione ai due estremi dell'esposizione allergica [66]. Un altro aspetto peculiare è rappresentato dal fatto che, mentre l'esposizione precoce al gatto sembra proteggere solo dalla sensibilizzazione al gatto stesso, l'esposizione ad animali più grandi, come cani e bovini, sembra avere un effetto più ampio ed aspecifico riducendo l'atopia in generale. In ogni caso, una recente meta-analisi ha concluso che l'esposizione a cani e gatti deve essere ancora considerata un fattore di rischio per asma nell'adolescenza [67] e non mancano osservazioni che l'effetto protettivo sia solo apparente e in realtà dipenda da un bias di selezione dovuto al fatto che gli adulti allergici molto probabilmente evitano di tenere in casa animali domestici [68]. Non è, pertanto, possibile trarre alcuna conclusione definitiva sull'effetto del contatto precoce con gli animali domestici sullo sviluppo di atopia.

Effetto della flora batterica

Il tratto gastrointestinale è un organo immunologico attivo, che sembra esercitare un ruolo di primo piano nell'evoluzione o meno verso lo stato di atopia. I bambini atopici, infatti, presentano una flora batterica intestinale diversa rispetto a quella dei non atopici, e ciò già prima dello sviluppo di atopia [69-71]. I bambini che all'età di due anni sviluppano atopia presentano meno bifidobatteri, enterococchi e *Bacteroides* e hanno, invece, conte più elevate di clostridi, coliformi e stafilococco aureo. Sembra particolarmente protettivo il turnover di più germi. Studi longitudinali sulla flora batterica di bambini viventi in Pakistan (paese a bassa prevalenza di allergia) confrontata con quella di soggetti svedesi (a prevalenza di allergia più alta) hanno dimostrato, infatti, che entrambe le popolazioni erano precocemente colonizzate dall'*Escherichia coli* ma, mentre gli svedesi mostravano per anni lo stesso ceppo, nei pakistani crescevano più precocemente e più frequentemente nuovi ceppi di *E. coli* [72]. Solamente nuove colonizzazioni con ceppi differenti possono costituire uno stimolo immunologico valido e protratto nel tempo [73].

Queste osservazioni hanno suggerito una possibile strategia preventiva l'insorgenza di malattie allergiche mediante l'impiego di probiotici. La somministrazione di *Lactobacillus* GG sembra, infatti, ridurre sia il rischio sia la gravità della dermatite atopica. Tre studi controllati con placebo condotti su bambini con DA preesistente hanno evidenziato una riduzione del punteggio di gravità SCORAD [74-76]. La supplementazione con *Lactobacillus* GG sembra esercitare anche un effetto preventivo. Tali probiotici somministrati a donne gravide e per 6 mesi ai lori figli, ad alto rischio di atopia in rapporto alla familiarità positiva, ha ridotto il rischio di dermatite atopica nei primi 4 anni di vita senza però incidere sulla prevalenza di sensibilizzazione [77, 78]. In ogni caso le evidenze cliniche a supporto dei probiotici per la prevenzione delle malattie allergiche sono ancora preliminari. Inoltre gli studi non sono del tutto esenti da difetti metodologici e soprattutto non è mai stata documentata la modificazione della flora intestinale nei gruppi che hanno ricevuto il trattamento attivo rispetto al placebo. Sono pertanto necessarie ulteriori indagini prima che questa modalità di prevenzione entri a far parte della pratica clinica [79].

Effetto dei parassiti intestinali

Oltre alla colonizzazione intestinale con germi particolari, anche le infestazioni parassitarie sembrano esercitare un effetto preventivo sulla sensibilizzazione allergica. È stato dimostrata una correlazione tra infezioni da Schistosoma e prevalenza di sensibilizzazione agli acari [80] e gravità dell'asma [81]. Una correlazione inversa è stata documentata tra prevalenza di prick test positivi ed infezioni da elminti [82]. L'eradicazione delle infestazioni da elminti in bambini venezuelani ha indotto, infatti, una riduzione delle IgE totali paradossalmente associata ad un incremento della prevalenza di reazioni positive ai test cutanei per aeroallergeni [83]. Identici risultati sono stati segnalati da uno studio simile condotto in bambini nel Gabon [84]. È quindi possibile che la presenza di parassiti a livello intestinale sia in grado di modulare la risposta immunitaria, ad esempio favorendo la produzione di citochine soppressive quali l'IL-10, e il transforming growth factor-beta (TGF-β) [80]. In realtà, il fatto che i bambini di aree endemiche per endoparassitosi presentino meno asma, non può essere semplicemente interpretato come una conseguenza dell'attività soppressiva dell' IL-10 e del TGF-β. Un'alta percentuale di questi bambini, infatti, presenta IgE specifiche per acari in assenza di sintomatologia respiratoria. Ciò suggerisce un effetto inibitorio operante a valle della produzione di reagine specifiche e legato alla produzione policlonale di IgE non specifiche (la risposta immunitaria di difesa verso le endoparassitosi è di tipo Th2; quella di tipo Th1, infatti, aggrava gli effetti dell'infestazione), in grado di saturare i legami con le mastcellule impedendo così l'adesione a queste cellule delle immunoglobuline con specificità allergenica [85].

Sono disponibili solo due studi trasversali sul rapporto tra dermatite atopica ed endoparassitosi ed entrambi non hanno evidenziato alcuna relazione tra i due fenomeni [86, 87]. È poco probabile, comunque, che le infezioni parassitarie possano giocare un ruolo preventivo nei paesi industrializzati, mentre è possibile che ciò si verifichi nelle aree endemiche quali l'America Latina e l'Africa.

Effetto delle vaccinazioni

Non esiste alcuna evidenza che le vaccinazioni siano responsabili di un'aumentata incidenza di malattie allergiche in generale [88]. Al contrario, in modelli murini di asma allergica, è stata documentata la possibilità di sopprimere alcune caratteristiche atopiche sia con l'impiego di BCG [89], sia con l'uso di vaccini contenenti *Myco bacterium vaccae* [90], in grado di attivare linfociti regolatori e meccanismi immunologici IL-10 dipendenti [91, 92].

Gli studi sulla possibile azione preventiva della vaccinazione anti-tubercolare sullo sviluppo di malattie allergiche hanno documentato nell'uomo effetti contrastanti [93-95] e, in sostanza, nessuna influenza sulla prevalenza di dermatite atopica [44]. Per quanto riguarda quest'ultima malattia, infine, è stato segnalato un rischio leggermente aumentato all'età di 12 anni in soggetti vaccinati per difterite-tetano-pertosse [16] ed una prevalenza doppia all'età di 3-15 anni nei bambini vaccinati per morbillo-rosolia-parotite [96]. Tuttavia, altri quattro studi non hanno documentato alcuna relazione tra le vaccinazioni in età pediatrica ed il successivo sviluppo di dermatite atopica [97-100].

Effetto dela terapia con antibiotici nei primi anni di vita

Alcuni studi hanno documentato una correlazione positiva tra impiego di antibiotici nei primi anni di vita ed aumentato rischio di successiva comparsa di asma, rinite allergica e dermatite atopica [13, 101, 102]. È possibile, in ogni caso, che i soggetti con asma siano già predisposti ad infezioni respiratorie e come conseguenza possano ricevere più trattamenti con antibiotici [17]. Infatti, uno studio prospettico non ha documentato alcuna relazione tra impiego di antibiotici nel primo anno di vita e sviluppo di eczema, asma o rinite allergica nei 5 anni successivi [103]. A livello di popolazione, inoltre, non è stato possibile documentare una correlazione tra vendita di antibiotici e rischio di sviluppare dermatite atopica [104]. L'effetto della terapia antibiotica sullo sviluppo successivo di atopia rimane quindi controverso e comunque non viene supportato dalle ricerche più recenti.

Meccanismi alla base dell'ipotesi igienica

Il meccanismo frequentemente chiamato in causa per spiegare l'ipotesi igienica è la deviazione dell'equilibrio Th1/Th2 lontano dal sistema Th2, favorente lo sviluppo d'atopia, verso il sistema Th1, più coinvolto nei meccanismi di difesa. Diversi meccanismi immunologici possono essere alla base di questa deviazione (Fig. 3).

A tal riguardo, particolarmente importante sembra essere il ruolo dei Toll-like receptor (TLR), una famiglia di dieci recettori presenti su cellule dendritiche e natural killer umane e così denominati per la somiglianza ad un'archetipa proteina Toll della Drosophila. Tali recettori iniziano la risposta immunitaria innata ai prodotti d'origine microbica, attivando le cellule presentanti l'antigene a supportare la differenziazione dei T linfociti verso la linea Th1 [105]. Batteri, funghi e protozoi possiedono motivi strutturali ripetitivi conosciuti come "modelli molecolari associati ai patogeni", che sono elementi della parete cellulare come il lipopolisaccaride (LPS) dei gram-negativi ed il peptidoglicano dei gram-positivi e che si legano a specifici TLR. Ad esempio, il lipopolisaccaride si lega al TLR-4 [106] e forma un complesso con il CD14 e con numerose molecole che fungono da adattatore citoplasmatico e sono responsabili della trasmissione intracellulare del segnale (MyD88 e IL-1 receptor-associated kinase, IRAK). In modo analogo funziona il TLR-2, che riconosce il peptidoglicano [106], e il TLR-9, che media la risposta al DNA batterico attraverso il riconoscimento delle coppie citosina-guanina non-metilate (motivi CpG) [107]. Il legame tra TLR e i prodotti batterici induce la tras-

Figura 3.

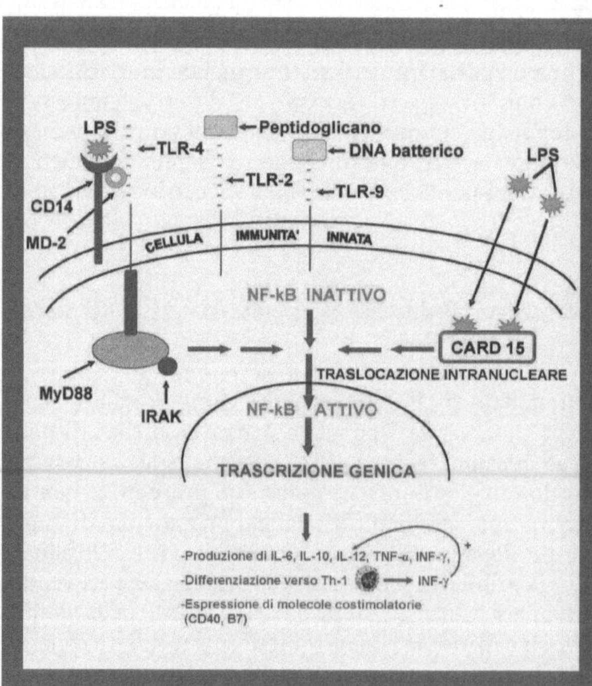

Effetto dei prodotti batterici sulla risposta immunitaria. Le cellule della risposta immunitaria innata (cellule dendritiche, macrofagi alveolari) con i loro recettori (Toll-like receptor, CD14, caspase recruitment domain-containing protein 15) per diversi prodotti batterici (lipopolisaccaride, peptidoglicano, DNA) producono chemochine e citochine che influenzano lo sviluppo dell'immunità acquisita. La produzione di IL-12 induce i T linfociti di memoria a produrre IFN-γ. A sua volta l'IFN-γ aumenta la produzione di IL-12 da parte delle cellule dell'immunità innata con un meccanismo di feed-back positivo. Sia l'IL-12 che l'IFN-γ inibiscono la produzione di citochine Th-2 (IL-4, IL-5, IL-13)

lazione intra-nucleare dell'NF-kB e la sua attivazione, con conseguente produzione di numerose citochine quali IL-6, IL-10, IL-12, TNF-α, e IFN-γ. Queste citochine stimolano le cellule circostanti a produrre chemochine o molecole d'adesione con conseguente reclutamento di diverse cellule nella sede d'infezione. In particolare l'attivazione dei TLR-9 da parte dei motivi CpG costituisce lo stimolo più potente per indurre la differenziazione verso i linfociti Th1 [108]. L'innesco della risposta immunitaria ai diversi patogeni può inibire la risposta verso gli allergeni. L'interruzione di una via intra-cellulare d'attivazione, che si realizza nei ratti knock-out per il sistema MyD88, si associa, infatti, ad un'aumentata produzione di IgE [109]. Sembra comunque che lo stimolo inibitorio debba essere persistente dal momento che, in modelli animali, la stimolazione con motivi CpG non-metilati ha un effetto di attenuazione della risposta Th2 solo temporaneo e non sembra in grado di rieducare in modo efficiente i linfociti B e T che conservano memoria della ipersensibilità specifica [110]. Al contrario, la co-somministrazione di allergene con motivi CpG è in grado di far regredire la risposta IgE-mediata e di far ricordare permanentemente ed in modo specifico questa deviazione verso i Th1 [111]. Ciò non sembra essere vero per il LPS che non fa regredire la risposta allergica (Th2) se questa è già iniziata. Al contrario, in queste condizioni, la amplifica [112]. Per di più, studi in vitro e su modello animale hanno dimostrato che l'attivazione dell'immunità innata non promuove sempre una risposta di tipo Th1 ma può evocare una risposta Th2 se l'esposizione avviene a basse dosi di LPS [113] o se il LPS non origina dai batteri gram-negativi. Il LPS derivante dal *Porphyromonas gingivalis* stimola, infatti, i TLR-2 e favorisce una risposta di tipo Th2 attraverso una via di trasmissione del segnale indipendente dal sistema MyD88 [114]. Analogamente, l'acido lipoteicoico dello *S. aureus* stimola i TLR-2 ed, infatti, i pazienti con dermatite atopica, che hanno la cute fortemente colonizzata con *S. aureus*, presentano una disregolazione immunitaria deviata verso i Th2 [115]. Le cellule dendritiche umane, stimolate con enterotossina B dello *S. aureus*, promuovono la polarizzazione Th2 [116].

Infine, il concetto che la risposta allergica è esclusivamente collegata ai linfociti di tipo Th2 è incompleto ed è insufficiente per spiegare gli effetti dell'ipotesi igienica. Infatti, anche se era stato osservato che i neonati con bassi livelli di IFN-γ erano predisposti all'atopia [117], il follow-up di questi soggetti fino all'età di sei anni ha dimostrato che nessuno dei parametri iniziali, incluse le citochine Th1 o Th2, era predittivo dello sviluppo successivo di malattie allergiche [118].

Il meccanismo, quindi, è sicuramente più complesso [119]. Ci sono evidenze che alcuni linfociti e cellule natural-killer siano in grado di regolare la risposta infiammatoria (cellule T regolatrici CD4$^+$CD25$^+$) attraverso la produzione di citochine antiinfiammatorie, quali l'IL-10 e il TGF-β [120]. L'IL-10 induce i B linfociti, attivati dall'IL-4, a produrre IgG$_4$ invece che IgE, blocca la degranulazione dei mastociti e riduce la produzione di IL-4 e IL-5. Il TGF-β viene prodotto da tutti i leucociti ed esercita una serie di azioni parzialmente contrastanti: da una parte aumenta l'espressione delle molecole di adesione, la chemiotassi e la sintesi di IgA (attivazione immunologica), dall'altra riduce la proliferazione dei T linfociti, le funzioni dei B linfociti e l'attività delle cellule NK e dei T linfociti citotossici, favorendo lo sviluppo di tolleranza immunologica [121]. Queste "cellule regolatrici" sembrano essere funzionalmente immature e continuano a differenziarsi nei primi anni di vita. È molto probabile che una prolungata immaturità di queste cellule possa favorire la risposta di tipo allergico, così come una loro ridotta attività, in epoche successive della vita, possa facilitare l'insorgenza di malattie autoimmuni. La prevalenza di asma è, infatti, più elevata nei bambini con malattie autoimmuni quali celiachia, artrite reumatoide e diabete di tipo primo [122,123]. Al contrario, e rilevante per l'ipotesi igienica, diversi stimoli infettivi sembrano in grado di attivare, con l'aiuto di alcuni tipi di cellule dendritiche, la maturazione di queste cellule regolatrici [120] e, quindi, è plausibile che nella attenuazione della risposta allergica vengano coinvolte sia la produzione di cellule regolatrici CD4+CD25+ che la deviazione da Th2 a Th1 [124]. Peculiare è la situazione nella dermatite atopica, dove la colonizzazione cutanea con *S. aureus* può favorire la sensibilizzazione inducendo, per mezzo dell'enterotossina B, una perdita parziale dell'attività soppressiva delle cellule regolatrici CD4+CD25+ [125]. Lo *S. aureus* è il germe gram-positivo maggior produttore di superantigeni (enterotossine) in grado di attivare il 25% dei T-linfociti naive contro un'attivazione dello 0,1% da parte degli antigeni convenzionali. Tale attivazione esita in una vigorosa risposta infiammatoria ed in un eczema più grave [126]. È quindi molto probabile che, alla base dell'ipotesi igienica, esista un meccanismo di ridotta immunosoppressione che affianca quello di mancata immunodeviazione [127].

Per quanto riguarda gli stimoli, quindi, alcuni sembrano esercitare prevalentemente un effetto protettivo verso la comparsa di malattie allergiche (motivi CpG), altri un effetto adiuvante (*S. aureus*), altri invece esercitano un effetto variabile (LPS). Come questi differenti elementi microbici lavorino insieme e quale sia il loro equilibrio ottimale per un esito favorevole non è noto [128].

Infine, alcune molecole dotate di attività legante i TLR non sono unicamente presenti nei germi patogeni ma sono rappresentate anche su germi commensali [129], come ad esempio nei batteri che costituiscono la flora intestinale, e ciò potrebbe essere alla base dell'effetto immunomodulante dei probiotici (Fig. 4).

Figura 4.

Possibile effetto modulante della flora intestinale sulla tendenza a sviluppare atopia. La stimolazione cronica del sistema immunitario intestinale da parte della flora batterica o di altri antigeni microbici potrebbe favorire lo sviluppo di linfociti helper-1 (Th1) e/o di cellule regolatrici, con produzione di citochine anti-infiammatorie quali l'IL-10 e il TGF-β. La qualità e l'intensità della stimolazione batterica dovrebbero determinare l'entità dell'attivazione ed il tipo di segnale che le cellule presentanti l'antigene (cellule dendritiche) trasmettono alle cellule circostanti. Le cellule dendritiche possono svilupparsi in sottopopolazioni distinte a seconda del segnale che ricevono dal microambiente, e quindi orchestrare la differenziazione dei T linfociti in sottotipi polarizzati

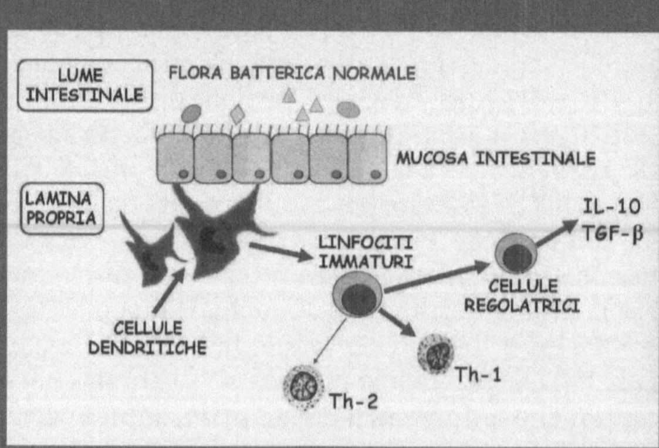

Aspetti genetici

Ovviamente il patrimonio genetico condiziona la risposta dell'individuo agli stimoli ambientali. Ad esempio un polimorfismo del gene per il CD14, recettore ad alta affinità per il LPS, si associa a specifiche alterazioni della risposta immunitaria acquisita. Esiste, infatti, una correlazione positiva tra livello di CD14 solubile e capacità di produrre IFN-γ, mentre la correlazione è negativa con la capacità delle cellule mononucleate di produrre IL-4 e IgE [130]. Alcuni polimorfismi del CD14 si associano ad un rischio aumentato di sviluppare atopia e rinite allergica [131], mentre altri polimorfismi si associano ad una riduzione del rischio di sviluppare dermatite atopica nei bambini che possiedono un cane in casa [64]. Poiché il CD14 aumenta il legame delle cellule effettrici con l'endotossina e ne potenzia la risposta, questa osservazione suggerisce che l'effetto protettivo del contatto con l'animale si esplichi proprio attraverso l'endotossina.

Un aumentato rischio di sviluppare IgE specifiche, rinite allergica e dermatite atopica è stato associato anche ad un polimorfismo della *Caspase Recruitment Domain-containing protein* (CARD15) (Fig. 3) che funziona come recettore intracellulare per il LPS ed altre endotossine [132].

Anche polimorfismi del gene per il TLR-4 si associano ad una ridotta risposta alla stimolazione LPS [133], con minor produzione di IL-12 e IL-10 ed un aumentato rischio di sviluppo d'asma in età scolare [134]. Analogamente, polimorfismi del gene per il TLR-2 condizionano la predisposizione a sviluppare asma nei bambini dei masi [135].

Sono possibili altre interpretazioni?

Tutte le osservazioni a favore dell'ipotesi igienica derivano da studi trasversali o da indagini su coorti di soggetti. I primi non consentono di stabilire un rapporto di causa ed effetto tra diversi fenomeni, nei secondi l'esposizione non è determinata dal caso e può dipendere dal comportamento [136]. Ad esempio, una coppia che ha già un figlio allergico, potrebbe decidere di non avere altri figli e ciò potrebbe essere un'altra spiegazione del rapporto inverso tra dimensioni della famiglia ed atopia. Similmente, un bambino che si ammala spesso è meno verosimile che venga inviato all'asilo nido precocemente e un adulto sensibile al gatto è meno ragionevole che tenga l'animale in casa rispetto ad un adulto sano [68]. Allo stesso modo, è meno probabile che gli adolescenti allergici decidano di lavorare in una fattoria rispetto ai coetanei non allergici [137]. Pertanto, in tutte queste situazioni, un'associazione negativa tra esposizione e comparsa d'allergia od asma potrebbe essere l'effetto di una suscettibilità più che la sua causa.

L'attuale epidemia di malattie allergiche presente nei paesi industrializzati è molto probabilmente connessa a fenomeni ambientali associati con lo stile di vita moderno, poiché la prevalenza rimane bassa nei paesi del Terzo Mondo e perchè questi andamenti epidemiologici si sono verificati in tempi troppo brevi perché possano avere semplicemente una base genetica. L'ipotesi igienica nasce da osservazioni che evidenziano un rapporto inverso tra rischio di atopia e possibilità di contrarre infezioni. Anche se intellettualmente attraente e popolare, questa ipotesi è lungi dall'essere dimostrata. Se numerosi lavori, abbastanza unanimemente, documentano una relazione inversa tra infezioni e rinite allergica, il rapporto con l'asma è controverso e, per quanto riguarda la DA, non c'è alcuna convincente evidenza che l'esposizione ad una specifica infezione ne riduca la prevalenza, anzi, eventualmente può essere vero il contrario [44]. Per tale motivo l'ipotesi igienica non può costituire l'unica spiegazione per la recente epidemia di malattie allergiche nei paesi occidentali, asma e dermatite atopica in particolare. Per di più, una recente revisione dei dati della letteratura esclude l'effetto delle pratiche di igiene domestica (saponi, detergenti, aspirapolvere...) nelle malattie da difettosa immunoregolazione [138].

Lo sviluppo delle conoscenze nel campo dell'immunità innata ed acquisita, ed in particolare le nuove evidenze concernenti il processo di maturazione delle capacità regolatrici della risposta immunologica, assieme alle nuove acquisizioni genetiche, iniziano a fornire le basi biologiche di questa teoria.

La possibilità di indurre uno stato di tolleranza e, in pratica, di prevenire lo sviluppo di malattie allergiche mediante l'impiego di prodotti derivati dai micobatteri [139] o d'origine batterica (motivi CpG) [140], è oggetto di studio e costituirà il passo successivo per la dimostrazione pratica della validità di questa ipotesi [141]. Ovviamente tali interventi non possono prescindere da un'attenta valutazione del fenotipo della malattia che si vuol prevenire, dalla miscela di elementi microbici che si possono impiegare, dalla loro via di somministrazione (cutanea, gastrointestinale, alte o basse vie aeree), dalla loro dose e frequenza di somministrazione, dal tempo dell'intervento (epoca prenatale, primi mesi di vita, età prescolare, epoche successive), dalla suscettibilità genetica dell'individuo su cui si interviene e dall'ambiente in cui il soggetto vive [142]. La complessità del problema è ulteriormente aggravata dalla possibilità di effetti collaterali giacché, se è possibile che l'esposizione microbica possa esercitare effetti benefici, è altrettanto vero che potrebbe potenzialmente avere esiti negativi soprattutto se le malattie allergiche fossero già iniziate, poiché in questo caso la relazione causa ed effetto sembra essere esattamente opposta.

Conclusioni

- Le infezioni dovute alla presenza di fratelli/sorelle maggiori o alla precoce scolarizzazione (asilo nido) riducono la prevalenza di rinite allergica ed asma.
- Prodotti d'origine microbica presenti nei masi proteggono verso l'atopia e l'asma (il contatto nei primi mesi-anni di vita è indispensabile per l'effetto protettivo).
- Le endoparassitosi endemiche riducono la prevalenza di malattie allergiche.
- Il contatto con cani e gatti sin dalla nascita può indurre uno stato di tolleranza specifica.
- Un elevato turnover della flora batterica intestinale può esercitare un effetto preventivo l'insorgenza di atopia.
- Tutte queste osservazioni non sono sempre valide per quanto riguarda la dermatite atopica e potrebbero essere in parte dovute ad un effetto comportamentale confondente.

Bibliografia

1. Strachan DP (1989) Hay-fever, hygiene, and household size. BMJ 299:1259-1260
2. Von Mutius E, Martinez FD, Fritzsch C et al (1994) Skin test reactivity and number of siblings. BMJ 308:692-695
3. Karmaus W, Botezan C (2002) Does a higher number of siblings protect against the development of allergy and asthma? A review. J Epidemiol Community Health 56:209-217
4. Nystad W, Skrondal A, Magnus P (1999) Day care attendance, recurrent respiratory tract infections and asthma. Int J Epidemiol 28:882-887
5. Kramer U, Heinrich J, Wjst M et al (1999) Age of entry to day nursery and allergy in later childhood. Lancet 353:450-454
6. Benn CS, Melbye M, Wollfart J (2004) Cohort study of sibling effect, infectious diseases, and risk of atopic dermatitis during the first 18 months of life. Br Med J 328:122-130
7. Ball TM, Castro-Rodriguez JA, Griffith KA et al (2000) Siblings, day-care attendance, and the risk of asthma and wheezing during childhood. N Engl J Med 343:538-543
8. Celedon JC, Wright RJ, Litonjua AA et al (2003) Day care attendance in early life, maternal history of asthma, and asthma at the age of 6 years. Am J Respir Crit Care Med 167:1239-1243
9. Svanes C, Jarvis D, Chinn S et al (2002) Early exposure to children in family and day care as related to adult asthma and hay fever:results from the European Community Respiratory Health Survey. Thorax 57:945-950
10. Svanes C, Jarvis D, Chinn S et al (1999) Childhood environment and adult atopy:results from the European Community Respiratory Health Survey. J Allergy Clin Immunol 103:415-420
11. Pekkanen J, Remes S, Kajosaari M et al (1999) Infections in early childhood and risk of atopic disease. Acta Paediatr 88:710-714
12. Strachan DP, Harkins LS, Johnston ID et al (1997) Childhood antecedents of allergic sensitization in young British adults. J Allergy Clin Immunol 99:6-12
13. Wickens K, Pearce N, Crane J et al (1999) Antibiotic use in early childhood and the development of asthma. Clin Exp Allergy 29:766-771
14. Nystad W, Skrondal A, Magnus P (1999) Day care attendance, recurrent respiratory tract infections and asthma. Int J Epidemiol 28:882-887
15. Nystad W (2000) Daycare attedance, asthma and atopy. Ann Med 32:390-396
16. Farooqi IS, Hopkin JM (1998) Early childhood infection and atopic disorder. Thorax 53:927-932
17. McKeever TM, Lewis SA, Smith C et al (2002) Early exposure to infections and antibiotics and the incidence of allergic disease:a birth cohort study with the West Midlands General Practice Research Database. J Allergy Clin Immunol 109:43-50
18. Shirakawa T, Enomoto T, Shimazu S et al (1997) The inverse association between tuberculin responses and atopic disorder. Science 275:77-79
19. Matricardi PM, Rosmini F, Ferrigno L et al (1997) Cross sectional retrospective study of prevalence of atopy among Italian military students with antibodies against hepatitis A virus. BMJ 314:999-1003
20. Matricardi PM, Rosmini F, Riondini S et al (2000) Exposure to foodborne and orofecal microbes versus airborne viruses in relation to atopy and allergic asthma:epidemiological study. BMJ 320:412-417
21. Matricardi PM, Rosmini F, Panetta V et al (2002) Hay fever and asthma in relation to markers of infection in the United States. J Allergy Clin Immunol 110:381-387
22. Kosunen TU, Hook-Nikanne J, Salomaa A et al (2002) Increase of allergen-specific immunoglobulin E antibodies from 1973 to 1994 in a Finnish population and a possible relationship to Helicobacter pylori infections. Clin Exp Allergy 32:373-378
23. Pelosi U, Porcedda G, Tiddia F et al (2005) The inverse association of salmonellosis in infancy with allergic rhinoconjunctivitis and asthma at school-age:a longitudinal study. Allergy 60:626-630
24. Jarvis D, Luczynska C, Chinn S et al (2004) The association of hepatitis A and Helicobacter pylori with sensitization to common allergens, asthma and hay fever in a population of young British adults. Allergy 59:1063-1067
25. Bodner C, Anderson WJ, Reid TS et al (2000) Childhood exposure to infection and risk of adult onset wheeze and atopy. Thorax 55:383-387

26. Cullinan P, Harris JM, Newman Taylor AJ et al (2003) Can early infection explain the sibling effect in adult atopy? Eur Respir J 22:956-961
27. Gruber C, Meinlschmidt G, Bergmann R et al (2002) Is early BCG vaccination associated with less atopic disease? An epidemiological study in German preschool children with different ethnic backgrounds. Pediatr Allergy Immunol 13:177-181
28. Alm JS, Lilja G, Pershagen G et al (1997) Early BCG vaccination and development of atopy. Lancet 350:400-403
29. Bodner C, Godden D, Seaton A (1998) Family size, childhood infections and atopic diseases. Thorax 53:28-32
30. Shaheen SO, Aaby P, Hall AJ et al (1996) Measles and atopy in Guinea-Bissau. Lancet 347:1792-1796
31. Paunio M, Heinon OP, Virtanen M et al (2000) Measles history and atopic diseases:a population based cross-sectional study. JAMA 283:343-346
32. Nilsson C, Linde A, Montgomery SM et al (2005) Does early EBV infection protect against IgE sensitization? J Allergy Clin Immunol 116:438-444
33. Illi S, von Mutius E, Lau S et al (2001) Early childhood infectious diseases and the development of asthma up to school age:a birth cohort study. BMJ 322:390-395
34. Arshad SH, Kurukulaaratchy RJ, Fenn M et al (2005) Early life risk factors for current wheeze, asthma, and bronchial hyperresponsiveness at 10 years of age. Chest 127:502-508
35. Nafstad P, Brunekreef B, Skrondal A et al (2005) Early respiratory infections, asthma, and allergy:10-year follow-up of the Oslo Birth Cohort. Pediatrics 116:255-262
36. Williams LK, Peterson EL, Ownby DR, Johnson CC (2004) The relationship between early fever and allergic sensitization at age 6 to 7 years. J Allergy Clin Immunol 113:291-296
37. Stein RT, Sherrill D, Morgan WJ et al (1999) Respiratory syncytial virus in early life and risk of wheeze and allergy by age 13 years. Lancet 354:541-545
38. Sigurs N, Gustafsson PM, Bjarnason R et al (2005) Severe respiratory syncytial virus bronchiolitis in infancy and asthma and allergy at age 13. Am J Respir Crit Care Med 171:137-141
39. Frick OL, German DF, Mills J (1979) Development of allergy in children I. Association with virus infections. J Allergy Clin Immunol 63:228-241
40. Dahl ME, Dabbagh K, Liggitt D et al (2004) Viral-induced T helper type 1 responses enhance allergic disease by effects on lung dendritic cells. Nat Immunol 5:337-343
41. Loza M, Peters SP, Penn RB (2005) Atopy, asthma, and experimental approaches based on the linear model of T cell maturation. Clin Exp Allergy 35:8-17
42. Horner AA (2006) Toll-like receptor ligands and atopy: a coin with at least two sides. J Allergy Clin Immunol 117:1133-1140
43. Chu HW, Honour JM, Rawlinson CA et al (2003) Effects of respiratory mycoplasma pneumoniae infection on allergen-induced bronchial hyperresponsiveness and lung inflammation in mice. Infect Immun 71:1520-1526
44. Flohr C, Pascoe D, Williams HC (2005) Atopic dermatitis and the hygiene hypothesis: too clean to be true? Br J Dermatol 152:202-216
45. Riedler J, Eder W, Oberfeld G et al (2000) Austrian children living on a farm have less hay fever, asthma and allergic sensitization. Clin Exp Allergy 30:194-200
46. Braun-Fahrlander C, Gassner M, Grize L et al (1999) Prevalence of hay fever and allergic sensitization in farmer's children and their peers living in the same rural community. Clin Exp Allergy 29:28-34
47. Adler A, Tager I, Quintero DR (2005) Decrease prevalence of asthma among farm-reared children compared with those who are rural but not farm-reared. J Allergy Clin Immunol 115:67-73
48. Leynaert B, Neukirch C, Jarvis D et al (2001) Does living on a farm during childhood protect against asthma, allergic rhinitis, and atopy in adulthood? Am J Respir Crit Care Med 164:1829-1834
49. Ege M, Bieli C, Frei R et al (2006) Prenatal farm exposure is related to the expression of receptors of the innate immunity and to atopic sensitization in school-age children. J Allergy Clin Immunol 117:817-823
50. Van Strien RT, Engel R, Holst O et al (2004) Microbial exposure of rural school children, as assessed by levels of N-acetyl-muramic acid in mattress dust, and its association with respiratory health. J Allergy Clin Immunol 113:860-867

51. Riedler JB-FC, Eder W, Schreuer M et al (2001) Early life exposure to farming provides protection against the development of asthma and allergy. Lancet 358:1129-1133
52. Von Mutius E (2002) Environmental factors influencing the development and progression of pediatric asthma. J Allergy Clin Immunol 109(6 suppl):S525-S532
53. Von Mutrius E, Braun-Fahrlander C, Schierl R et al (2000) Exposure to endotoxin or other bacterial components might protect against the development of atopy. Clin Exp Allergy 30:1230-1234
54. Gereda JE, Leung DYM, Thatayatikom A et al (2000) Relation between house-dust endotoxin exposure, type 1 T cell development, and allergen sensitisation in infants at high risk of asthma. Lancet 355:1680-1683
55. Braun-Farlander C, Riedler J, Herz U et al (2002) Environmental exposure to endotoxin and is relation to asthma in school-age children. N Engl J Med 347:869-877
56. Phypatanakul W, Celedon JC, Raby BA et al (2004) Endotoxin exposure and eczema in the first year of life. Pediatrics 114:13-18
57. Gehring U, Bolte G, Borte M et al (2001) Exposure to endotoxin decreases the risk of atopic eczema in infancy: a cohort study. J Allergy Clin Immunol 108:847-854
58. Roy SR, Schiltz AM, Marotta A et al (2003) Bacterial DNA in house and farm barn dust. J Allergy Clin Immunol 112:571-578
59. Eder W, von Mutius E (2004) Hygiene hypothesis and endotoxin:what is the evidence? Curr Opin Allergy Clin Immunol 4:113-117
60. Thorne PS, Kulhankova K, Yin M et al (2005) Endotoxin exposure is a risk factor for asthma:the national survey of endotoxin in United States housing. Am J Respir Crit Care Med 172:1371-1377
61. Tavernier G, Fletcher G, Gee I et al (2006) IPEADAM study:Indoor endotoxin exposure, family status, and some housing characteristics in English children. J Allergy Clin Immunol 117:656-662
62. Perzanowski MS, Miller RL, Thorne PS et al (2006) Endotoxin in inner-city homes: associations with wheeze and eczema in early childhood. J Allergy Clin Immunol 117:1082-1089
63. Hesselmar B, Aberg N, Aberg B et al (1999) Does early exposure to cat or dog protect against later allergy development? Clin Exp Allergy 29:611-617
64. Gern JE, Reardon CL, Hoffjan S et al (2004) Effects of dog ownership and genotype on immune development and atopy in infancy. J Allergy Clin Immunol 113:307-314
65. Ownby DR, Johnson CC, Peterson EL (2002) Exposure to dogs and cats in the first year of life and risk of allergic sensitization at 6 to 7 years of age. JAMA 288:963-972
66. Custovic A, Hallam CL, Simpson BM et al (2001) Decreased prevalence of sensitization to cats with high exposure to cat allergen J Allergy Clin Immunol 108:537-539
67. Alpelberg BJ, Aoki Y, Jaakkola JJ (2001) Sistematic review: exposure to pets and risk of asthma and asthma-like symptom. J Allergy Clin Immunol 107:455-460
68. Almqvist C, Egmar AC, van Hage-Hamsten M et al (2003) Heredity, pet ownership, and confounding control in a population-based birth cohort. J Allergy Clin Immunol 111:800-806
69. Bjorksten B, Sepp E, Julge K et al (2001) Allergy development and the intestinal microflora during the first year of life. J Allergy Clin Immunol 108:516-520
70. Bjorksten B, Naaner P, Sepp E et al (1999) The intestinal microflora in allergic Estonian and Swedish 2-year-old children. Clin Exp Allergy 29:342-346
71. Watanabe S, Narisawa Y, Arase S et al (2003) Differences in fecal microflora between patients with atopic dermatitis and healthy control subjects. J Allergy Clin Immunol 111:587-591
72. Adleberth I, Jalil F, Hanson LA (1998) High turnover rate of Escherichia coli phenotypes in the intestinal flora of infants in Pakistan. Epidemiol Infect 121:587-598
73. Matricardi PM, Bonini S (2000) High microbial turnover rate preventing atopy:a solution to inconsistencies impinging on the hygiene hypothesis. Clin Exp Allergy 30:1506-1510
74. Majamaa H, Isolauri E (1997) Probiotics:a novel approach in the management of food allergy. J Allergy Clin Immunol 99:179-185
75. Isolauri E, Arvola T, Sütas Y et al (2000) Probiotics in the management of atopic eczema. Clin Exp Allergy 30:1604-1610
76. Rosenfeldt V, Benfeldt E, Dam Nielsen S et al (2003) Effect of probiotic Lactobacillus strains in children with atopic dermatitis. J Allergy Clin Immunol 111:389-395

77. Kalliomäki M, Slaminen S, Arvilommi H et al (2001) Probiotics in primary prevention of atopic disease: a randomised placebo-controlled trial. Lancet 357:1076-1079
78. Kalliomaki M, Salminen S, Poussa T et al (2003) Probiotics and prevention of atopic disease: 4-year follow-up of a randomised placebo-controlled trial. Lancet 361:1869-1871
79. Matricardi PM (2002) Probiotics against allergy: data, doubts, and perspectives. Allergy 57:185-187
80. Van den Biggelaar AHJ, van Ree R, Rodrigues LC et al (2000) Decreased atopy in children infected with Schistosoma haematobium: a role for parasite-induced interleukin-10. Lancet 356:1723-1727
81. Medeiros M, Figueiredo JP, Almedida MC et al (2003) Schistosoma mansoni infection is associated with a reduced course of asthma. J Allergy Clin Immunol 111:947-951
82. Cooper PJ, Chico ME, Rodrigues LC et al (2003) Reduced risk of atopy among school-age children infected with geohelminth parasites in a rural area of the tropics. J Allergy Clin Immunol 111:995-1000
83. Lynch NR, Hagel I, Perez M et al (1993) Effect of antihelmintic treatment on the allergic reactivity of children in a tropical slum. J Allergy Clin Immunol 92:404-411
84. Van den Biggelaar AH, Rodrigues LC, van Ree R et al (2004) Long-term treatment of intestinal helminths increases mite skin-test reactivity in Gabonese schoolchildren. J Infect Dis 189:892-900
85. Yazdanbakhah M, Kremsner PG, van Ree R (2002) Allergy, parassites, and the hygiene hypothesis. Science 296:490-494
86. Huang SL, Tsai PF, Yeh YF (2002) Negative association of Enterobius infestation with asthma and rhinitis in primary school children in Taipei. Clin Exp Allergy 32:1029-1032
87. Cooper PJ, Chico ME, Bland M et al (2003) Allergic symptoms, atopy and geohelminth infections in a rural area of Ecuador. Am J Respir Crit Care Med 168:313-317
88. Koppen S, de Groot R, Nejens HJ et al (2004) No epidemiological evidence for infant vaccinations to cause allergic disease. Vaccine 22:3375-3385
89. Herz U, Gerhold K, Gruber C et al (1998) BCG infection suppresses allergic sensitization and development of increased airway reactivity in an animal model. J Allergy Clin Immunol 102:867-874
90. Zuany-Amorim C, Manlius C, Trifilieff A et al (2002) Long-term protective and antigen-specific effect of heat-killed Mycobacterium vaccae in a murine model of allergic pulmonary inflammation. J Immunol 169:1492-1499
91. Zuany-Amorim C, Sawicka E, Manlius C et al (2002) Suppression of airway eosinophilia by killed Mycobacterium vaccae -induced allergen-specific regulatory T-cells. Nat Med 8:625-629
92. Sayers I, Severn W, Scanga CB et al (2004) Suppression of allergic airway disease using mycobacterial lipoglycans. J Allergy Clin Immunol 114:302-309
93. Marks GB, Ng K, Zhou J et al (2003) The effect of neonatal BCG vaccination on atopy and asthma at age 7 to 14 years:an historical cohort study in a community with a very low prevalence of tuberculosis infection and a high prevalence of atopic disease. J Allergy Clin Immunol 111:541-549
94. Krause TG, Hviid A, Koch A et al (2003) BCG vaccination and risk of atopy. JAMA 289:1012-1015
95. Garcia-Marcos L, Suarez-Varela MM, Canflanca IM et al (2005) BCG immunization at birth and atopic diseases in a homogeneous population of Spanish schoolchildren. Int Arch Allergy Immunol 137:303-309
96. Olesen AB, Juul S, Thestrup-Pedersen K (2003) Atopic dermatitis is increased following vaccination for measles, mumps, and rubella infection. Acta Derm Venereol (Stockh) 83:445-450
97. Yemaneberhan H, Flohr C, Lewis SA et al (2004) Prevalence and associated factors of atopic dermatitis symptoms in rural and urban Ethiopia. Clin Exp Allergy 34:779-785
98. Anderson HR, Poloniecki JD, Strachan DP et al (2001) Immunization and symptoms of atopic disease in children:results from the international study of asthma and allergies in childhood. Am J Public Health 91:1126-1129
99. Nilsson L, Kjellman NI, Björkstén B (1998) A randomized controlled trial of the effect of pertussis vaccines on atopic disease. Arch Pediatr Adolesc Med 152:734-738

100. Kemp T, Pearce N, Fitzharris P et al (1997) Is infant immunization a risk factor for childhood asthma or allergy? Epidemiology 8:678-680
101. Von Mutius E, Illi S, Hirsch T et al (1999) Frequency of infections and risk of asthma, atopy and airway hyperresponsiveness in children. Eur Respir J 14:4-11
102. Droste JH, Wieringa MH, Weyler JJ et al (2000) Does the use of antibiotics in early childhood increase the risk of asthma and allergic disease? Clin Exp Allergy 30:1547-1553
103. Celedon JC, Litonjua AA, Ryan L et al (2002) Lack of association between antibiotic use in the first year of life and asthma, allergic rhinitis, or eczema at age 5 years. Am J Respir Crit Care Med 166:72-75
104. Foliaki S, Nielsen SK, Björkstén B et al (2004) Antibiotic sales and the prevalence of symptoms of asthma, rhinitis, and eczema: the international study of asthma and allergies in childhood (ISAAC). Int J Epidemiol 33:558-563
105. Kaisho T, Akira S (2006) Toll-like receptor function and signalling. J Allergy Clin Immunol 117:979-987
106. Vogel SN, Fenton M (2003) Toll-like receptor 4 signalling:new perspectives on a complex signal-transduction problem. Biochem Soc Trans 31:664-668
107. Hemmi H, Takeuchi O, Kawai T et al (2000) A Toll-like receptor recognizes bacterial DNA. Nature 408:740-745
108. Kim SK, Ragupathi G, Musselli C et al (1999) Comparison of the effect of different immunological adjuvants on the antibody and T-cell response to immunization with MUC1-KLH and GD3-KLH conjugate cancer vaccines. Vaccine 18:597-603
109. Schnare M, Barton GM, Holt AC et al (2001) Toll-like receptors control activation of adaptive immune responses. Nat Immunol 2:947-950
110. Broide DH, Stachnic G, Castaneda D et al (2001) Systemic administration of immunostimulatory DNA sequences mediates reversible inhibition of Th2 responses in a mouse model of asthma. J Clin Immunol 21:175-182
111. Tsalik EL (2005) DNA-based immunotherapy to treat atopic disease. Ann Allergy Asthma Immunol 95:403-410
112. Tulic MK, Wale JL, Holt PJ, Sly PD (2000) Modification of the inflammatory response to allergen challenge after exposure to bacterial lipopolysaccharide. Am J Respir Cell Mol Biol 22:604-612
113. Eisenbarth SC, Piggott DA, Huleatt JW et al (2002) Lipopolysaccharide-enhanced, toll-like receptor 4-dependent T helper cell type 2 responses to inhaled antigen. J Exp Med 196:1645-1651
114. Pulendran B, Kumar P, Cutler CW, Bancherau J (2001) Lipopolysaccharide from distinct pathogens induce different classes of immune responses in vivo. J Immunol 167:5067-5076
115. Boguniewicz M, Leung DY (2001) Pathophysiologic mechanisms in atopic dermatitis. Semin Cutan Med Surg 20:217-225
116. Mandron M, Aries MF, Brehn RD et al (2006) Human dendritic cells conditioned with Staphylococcus aureus enterotoxin B promote Th2 cell polarization. J Allergy Clin Immunol 117:1141-1147
117. Prescott SL, Macaubas C, Smallacombe T et al (1999) Development of allergen-specific T-cell memory in atopic and normal children. Lancet 353:196-200
118. Prescott SL, King B, Strong TL et al (2003) The value of perinatal immune responses in predicting allergic disease at 6 years of age. Allergy 58:1187-1194
119. El Biaze M, Boniface S, Koscher V et al (2003) T cell activation, from atopy to asthma:more a paradox than a paradigm. Allergy 58:844-853
120. Mills KH (2004) Regulatory T cells: friend or foe in immunity to infection. Nat Rev Immunol 4:841-855
121. Clark DA, Coker R (1998) Transforming growth factor-beta (TGF-β). Annu Rev Immunol 16:137-161
122. Kero J, Gissler M, Hemminki E, Isolauri E (2001) Could Th1 and Th2 diseases coexist? Evaluation of asthma incidence in children with coeliac disease, type 1 diabetes, or rheumatoid arthritis:a register study. J Allergy Clin Immunol 108:781-783
123. Stene LC, Nafstad P (2001) Relation between occurrence of type 1 diabetes and asthma. Lancet 357:607-608

124. Wilson MS, Taylor MD, Balic A et al (2005) Suppression of allergic airway inflammation by helminth-induced regulatory T cells. J Exp Med 202:1199-1212
125. Ou L, Goleva E, Hall CH, Leung DYM (2004) T regulatory cells in atopic dermatitis and subversion of their activity by superantigens. J Allergy Clin Immunol 113:756-763
126. Bunikowski R, Miele ME, Skrabis H (2000) Evidence for a disease-promoting effect of Staphylococcus aureus-derived exotoxin in atopic dermatitis. J Allergy Clin Immunol 105:814-819
127. Romagnani S (2004) The increased prevalence of allergy and hygiene hypothesis:missing immune deviation, reduced immune suppression, or both? Immunology 112:352-363
128. Liu AH, Leung DYM (2006) Renaissance of the hygiene hypothesis. J Allergy Clin Immunol 117:1063-1066
129. Kaiso T, Akiro S (2006) Toll-like receptor function and signalling. J Allergy Clin Immunol 117:979-987
130. Baldini M, Lohman IC, Halonen M et al (1999) A polymorphism in the 5' flanking region of the CD14 gene is associated with circulating soluble CD14 levels and with total serum immunoglobulin E. Am J Respir Cell Mol Biol 20:976-983
131. Koppelman GH, Reijmerink NE, Stine OC et al (2001) Association of a promoter polymorphism of the CD14 gene and atopy. Am J Respir Crit Care Med 163:965-969
132. Kabesch M, Peters W, Carr D et al (2003) Association between polymorphisms in caspase recruitment domain containing protein 15 and allergy in two German populations. J Allergy Clin Immunol 111:813-817
133. Arbour NC, Lorenz E, Schutte BC et al (2000) TLR-4 mutations are associated with endotoxin hyporesponsiveness in humans. Nat Genet 25:187-191
134. Bottcher MF, Hmani-Aifa M, Lindstrom A et al (2004) A TLR-4 polymorphism is associated with asthma and reduced lipopolysaccharide-induced interleukin-12 (p70) responses in Swedish children. J Allergy Clin Immunol 114:561-567
135. Eder W, Klimecki W, Yu L et al (2004) Toll-like receptor 2 a major gene for asthma in children in European farmers. J Allergy Clin Immunol 113:482-488
136. Van Schayck CP, Knottnerus JA (2004) Can the hygiene hypothesis be explained by confounding by behaviour? J Clin Epidemiol 57:435-437
137. Vogelzang PFJ, van der Golden JWJ, Tielen MJM et al (1999) Health-based selection for asthma, but not for chronic bronchitis in pig farmers:an evidence-based hypothesis. Eur Respir J 13:187-189
138. Stanwell-Smith R, Bloomfield S (2004) The hygiene hypothesis and its implications for home hygiene. NextHealth Srl, Milano
139. Arkwright PD, David TJ (2001) Intradermal administration of a killed Mycobacterium vaccae suspension (SRL 172) is associated with improvement in atopic dermatitis in children with moderate-to-severe disease. J Allergy Clin Immunol 107:531-534
140. Kline JN, Kitagaki K, Businga TR et al (2002) Treatment of established asthma in a murine model using CpG oligodeoxynucleotides. Am J Physiol Lung Cell Mol Physiol 283:170-179
141. Racila DM, Kline JN (2005) Perspectives in asthma: molecular use of microbial products in asthma prevention and treatment. J Allergy Clin Immunol 116:1202-1205
142. Liu AH, Murphy JR (2003) Hygiene hypothesis:fact or fiction? J Allergy Clin Immunol 111:471-478

Infezioni e dermatite atopica

E. Bonifazi, I. Greco

Pur essendo geneticamente determinata, la dermatite atopica (DA) è condizionata nel suo decorso clinico e, almeno in alcuni casi, nel suo sviluppo da agenti esogeni: tra questi fattori ambientali, un ruolo importante giocano i fattori biotici, batterici, in particolare lo stafilococco aureo (SA), virali e micotici.

Stafilococco aureo e dermatite atopica

Già in passato alcuni autori avevano sottolineato il ruolo dell'infezione stafilococcica nella DA [1, 2]. Questo ruolo è stato poi sottolineato da numerosi altri autori [3-7]. La colonizzazione intensa con SA è stata attribuita sia a fattori endogeni del soggetto atopico che all'interazione tra SA e cute atopica.

Recentemente l'attenzione di alcuni autori si è concentrata sul sistema di difesa innato della cute umana, che sembra legato alla presenza di alcuni peptidi ad attività antimicrobica, antifungina e antivirale. Tra questi peptidi i più noti sono le catelicidine e le beta-difensine [8, 9], che sono presenti in quantità trascurabile nella cute umana, ma aumentano significativamente nella cute infiammata. È stato dimostrato che la cute infiammata della DA contiene quantità significativamente ridotte di tali peptidi in confronto con la cute psoriasica; questo reperto potrebbe condizionare una minore difesa nei confronti dello SA.

Lo strato corneo rappresenta una valida barriera nei confronti dello SA, perché in esso sono presenti lipidi ad attività antimicrobica, come acidi grassi liberi, glicosilceramidi e sfingosine libere. Queste ultime sono significativamente ridotte nella cute atopica e questo reperto potrebbe essere responsabile di una ridotta difesa della cute nei confronti dello SA [10].

Nella cute atopica è stata anche dimostrata una ridotta concentrazione di immunoglobuline A secretorie [11], il cui ruolo nel sistema di difesa immunologico delle mucose è largamente accettato.

È stata infine dimostrata una maggiore aderenza dello SA alla cute atopica, rispetto a soggetti di controllo o affetti da psoriasi [12].

A determinare una persistente colonizzazione o una ricolonizzazione della cute atopica concorrono altri fattori come la presenza residenziale dello SA nelle narici o in altri siti, oltre a fattori esogeni come la resistenza agli antibiotici dello SA e la possibile contaminazione con SA di preparati topici [13].

Per quanto riguarda l'interazione tra SA e cute atopica, sempre maggiore importanza stanno acquisendo le enterotossine (ET) dello SA. Interessante al proposito è il dato clinico riportato da un autore [14] della comparsa di DA sul suo volto dopo un accidentale contatto con l'ET-A. Alcuni autori [15] hanno dimostrato che la gravità della DA correla direttamente con la produzione di ET-C da parte di ceppi di SA isolati da cute e narici di soggetti con DA. Per quanto riguarda i meccanismi con cui l'ET può agire nella DA, è stato dimostrato che la ET-B stimola nei soggetti con DA in atto e con asma, a differenza dei soggetti con DA in remissione e dei controlli, la produzione di interleuchina (IL)-5. Il ruolo centrale dell'eosinofilia indotta dall'IL-5 nell'aggravamento della condizione atopica parla a favore dell'importanza dell'ET e quindi dello SA nella patogenesi della DA [6]. L'ET è anche in grado di indurre la liberazione di istamina e leucotrieni da basofili di pazienti con DA, facendo supporre che l'ET possa agire anche da antigene e stimolare la produzione di IgE [16]. Soprattutto l'ET agisce come superantigene, legandosi direttamente al recettore T e alle molecole di classe seconda del complesso maggiore di istocompatibilità, cortocircuitando quindi i meccanismi classici della stimolazione legata ad un antigene specifico e dando origine ad una reazione generalizzata [17].

Comunque Sulzberger [18] e Hanifin e Rogge [19] fanno notare che, a dispetto della soluzione di continuo della cute atopica e nonostante la intensa colonizzazione della cute con SA, le infezioni gravi sono rare nei soggetti con DA. Questo dato fa pensare che la colonizzazione dello SA nella DA possa essere solo secondaria all'alterazione della cute e non svolgere un ruolo patogenetico determinante. In tal senso parlano anche alcuni lavori che dimostrano come nel sopprimere la colonizzazione dello SA nella DA, più efficaci degli antibiotici topici e sistemici siano addirittura degli immunosoppressori topici come il cortisone [20, 21] e il tacrolimus [22].

Altri batteri e dermatite atopica

Accanto allo streptococco beta-emolitico di gruppo A, che può agire isolatamente o in sinergismo con lo SA, ma il cui ruolo è oggi meno determinante, recenti studi hanno proposto un ruolo dell'*H. pilori* in malattie extraintestinali come orticaria e DA. In quest'ultima affezione è stato dimostrato che soggetti con DA hanno anticorpi contro questo batterio a livelli significativamente più elevati rispetto ai controlli e che il trattamento dell'infezione comporta un miglioramento clinico anche della DA [23].

Virus e dermatite atopica

Se lo SA è il batterio più frequentemente responsabile di complicanze infettive nella DA, il virus *Herpes simplex* è responsabile delle complicanze più gravi, in particolare dell'eruzione erpetica primaria, che secondo alcuni autori [24, 25] è mortale nel 10% dei casi: nella nostra casistica su 56 casi di eruzione erpetica su pregressa dermatite atopica abbiamo avuto soltanto un caso fatale in un bambino di 9 anni affetto da sindrome iperIgE. L'eruzione erpetica non è espressione di un immunodeficit nel soggetto con dermatite atopica, perché si verifica non soltanto in forme gravi, ma anche lievissime di DA [26] e inoltre si verifica, sia pur più raramente, in altre dermatosi come l'ittiosi, la dermatite da pannolino e la malattia di Darier. La maggiore frequenza dell'eruzione erpetica nella DA potrebbe essere dovuta alla difettosa produzione di catelicidine [8], cui abbiamo già accennato, ma potrebbe essere dovuta soltanto al fatto che la DA è la dermatite più frequente del volto nel primo anno di vita, cioè nel periodo in cui di solito si verifica il primo contatto dell'organismo con il virus erpetico (Fig. 1). Oggi non esiste più l'eruzione da virus vaccinico, ma un'eruzione simile a quella da virus erpetico può essere provocata dal virus *Coxsackie A16*. Anche l'*herpes simplex* recidivante (Fig. 2), che nel bambino predilige la cute della guancia [27] è nella nostra esperienza più frequente che nel soggetto non atopico [28].

Anche le infezioni da *HPV* e da *virus del mollusco contagioso* sono nella nostra esperienza [28] più frequenti nel soggetto con DA. Il mollusco contagioso può localizzarsi nelle sedi classiche della DA, ad esempio la piega del gomito.

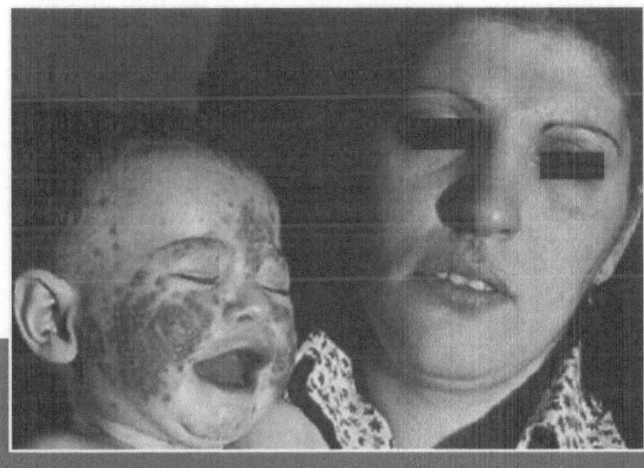

Figura 1.

Herpes simplex recidivante del labbro nella madre, eruzione erpetica primaria su DA nel figlio

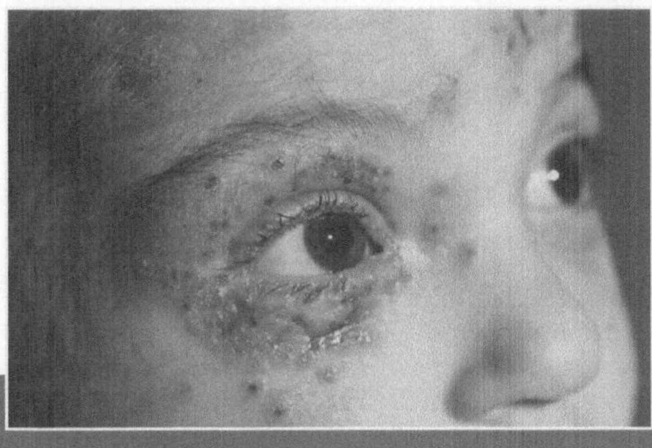

Figura 2.

Herpes simplex recidivante in soggetto con DA

Ci sono segnalazioni in letteratura sul possibile ruolo della mononucleosi infettiva sull'incidenza di DA, mediato probabilmente dalla stimolazione della produzione di IL4, IL5 e IL10 da parte dell'*EBV*. Alcuni autori hanno confermato una frequenza significativamente maggiore di DA in bambini di Lodz che avevano contratto la mononucleosi rispetto a controlli [29].

Altri autori [30], studiando numerosi parametri tra cui l'espressione antigenica di CMV su cellule mononucleari periferiche, suggeriscono che l'infezione subclinica con CMV può avere un ruolo patogenetico nella DA, visto che l'infezione subclinica con CMV è più frequente nei soggetti con DA moderata o grave.

Micosi e dermatite atopica

Alcuni lieviti, soprattutto *Candida albicans* e *Malassezia furfur* sono stati chiamati in causa nella patogenesi della DA. Poiché i pazienti con DA grave presentano elevati livelli di anticorpi anti-candida, è stata proposta una vaccinazione mucosale con *Candida albicans* nei pazienti con DA grave, sulla base di un modello murino sperimentale [31]. Numerosi studi recenti riguardano il ruolo di *M. furfur*, *sympodialis* [32] e *globosa* [33] nel determinismo della DA, soprattutto delle forme che investono le sedi seborroiche [34]. I metodi impiegati hanno dimostrato una maggiore incidenza di anticorpi IgE [35] e IgG4 [36] e di risposta cellulo-mediata valutata con test epicutaneo [37] nei confronti di tali lieviti, giustificando delle ipotesi patogenetiche e confermando i tentativi terapeutici con antifungini in queste particolari forme di DA [38-40].

Malattie infettive come prevenzione della dermatite atopica

Se molti dei precedenti lavori parlano a favore del ruolo aggravante di infezioni batteriche, virali e fungine in alcuni casi di DA, esiste tutto un filone di ricerche che, partendo dalla maggiore incidenza di DA nei paesi più civili, ha ipotizzato che il ridotto rischio infettivo in questi paesi sia responsabile dell'incremento della DA, suggerendo che la diminuita esposizione a infezioni precoci possa diminuire la risposta Th1 e, di conseguenza, aumentare la flogosi di tipo Th2 [41]. I dati attuali sono contrastanti, come spesso succede per gli studi che riguardano la DA, alcuni a favore della teoria igienica [42-44] altri contro [45-50].

Modalità di intervento terapeutico con antibiotici

Tra le infezioni conclamate da piogeni ricordiamo l'impetiginizzazione (Figg. 3-5), che è la più frequente, seguita dalla piodermite, mentre più rare sono linfangite e linfadenite (Fig. 6). L'impetiginizzazione è sporadica, ma può essere recidivante soprattutto in caso di localizzazione della dermatite ai piedi oppure nei rari casi di dermatite associata a immunodeficienza clinicamente evidente come nella sindrome iperIgE. Nella nostra casistica [28] la piodermite si associa a dermatite atopica in atto o pregressa nel 13,7% dei casi, mentre in una popolazione di 2514 bambini baresi della scuola materna, di età compresa fra tre e sei anni l'incidenza di bambini affetti da dermatite atopica in atto o anamnestica era nel 1980 del 2,6%.

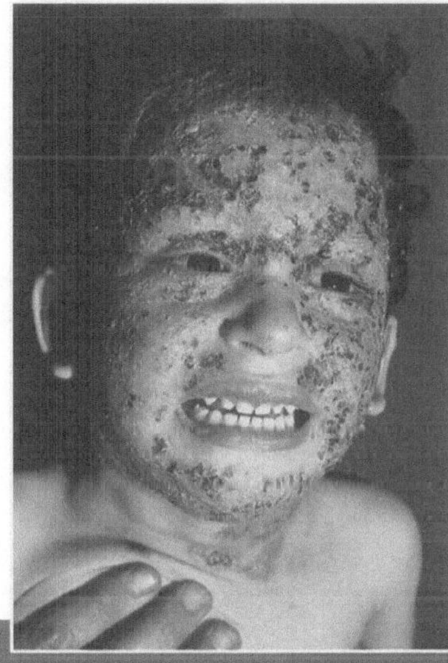

Figura 3.
DA impetiginizzata

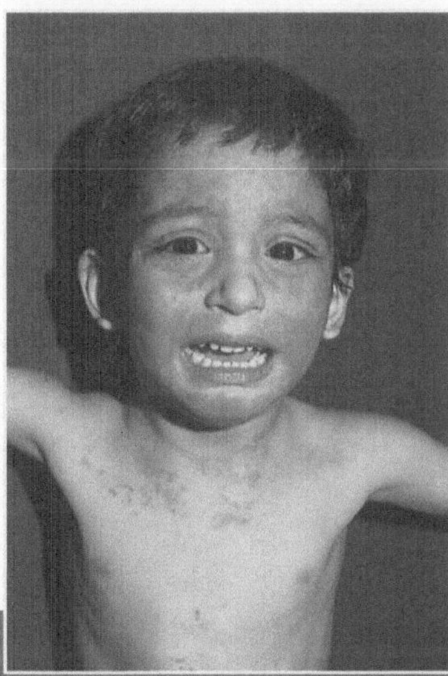

Figura 4.
Stesso caso della Figura 1 dopo un giorno di antibiotici

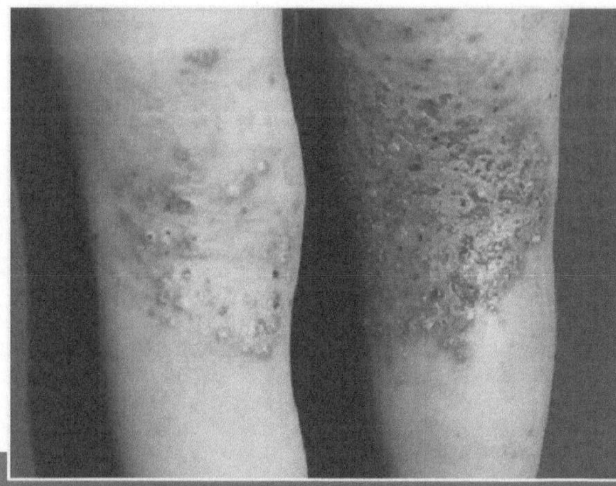

Figura 5.
DA impetiginizzata

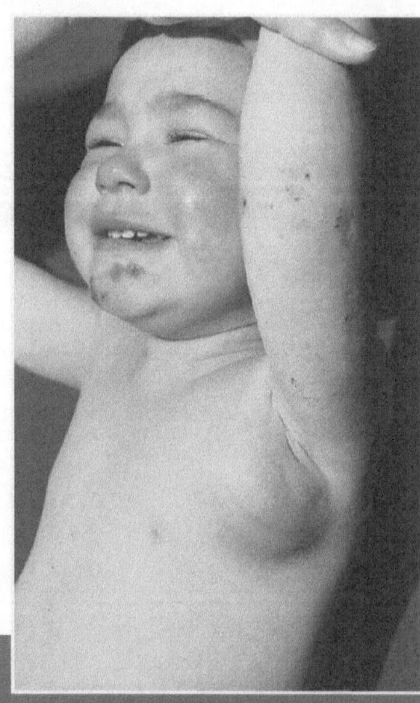

Figura 6.
Piodermite del mento e linfadenite in soggetto con DA

Il trattamento delle infezioni conclamate da piogeni si fa con una penicillina resistente alla penicillinasi come la flucloxacillina oppure con una penicillina sintetica associata a inibitori della betalattamasi. Può essere considerata anche l'eritromicina o un altro macrolide, a patto che nell'area di residenza il fenomeno della resitenza ai macrolidi, in particolare all'eritromicina, sia basso; secondo alcuni autori [51], poiché i cocchi gram+ sono gli unici agenti importanti nella DA, sono indicate le cefalosporine di prima generazione come il cefadroxil, con spettro antibatterico ristretto ai soli gram+. Nei pazienti allergici alla penicillina, oltre all'eritromicina, si possono impiegare ciprofloxacina o cefalosporine di prima generazione, dopo essersi assicurati per queste ultime dell'assenza di allergia crociata con la penicillina.

Nelle infezioni conclamate recidivanti, oltre al trattamento a breve termine dell'infezione in atto, può essere utile una corretta terapia antinfiammatoria al bisogno, che ristori l'integrità della cute e diminuisca pertanto la colonizzazione batterica. Quest'ultima può anche essere ridotta con un antisettico a base di cloro organico sulle lesioni [52] e con un trattamento periodico (3 giorni ogni 3 mesi) con mupirocina degli orifizi nasali, della regione anogenitale e degli spazi sottoungueali, cioè delle sedi residenziali più frequenti dello SA. Molto meno indicata è invece la terapia antibiotica protratta, sia topica che sistemica, per il rischio concreto che si instauri resistenza agli antibiotici, sia a quelli per uso sistemico [53-55] che a quelli topici: in effetti è stata dimostrata resistenza nei confronti sia dell'acido fusidico [56] che della mupirocina [57, 58]. Secondo alcuni autori [59] un trattamento antibiotico topico è indicato soltanto in quei pazienti in cui la carica di stafilococchi non si riduce dopo un appropriato trattamento antinfiammatorio topico.

A prescindere da queste condizioni, gli antibiotici non dovrebbero essere usati nella dermatite atopica. In alcuni protocolli terapeutici compare invece con sempre maggiore frequenza l'uso di antibiotici topici e sistemici, ad esempio su lesioni essudanti o su lesioni molto congeste o addirittura sulla base di reperti microbiologici che dimostrano la presenza di SA. Per quest'ultimo punto esiste un vecchio lavoro [4] che indica livelli di stafilococco in concentrazione superiore a 10^6 CFU/cm^2 come indice della necessità di un trattamento antibiotico: in realtà, a differenza delle infezioni del tratto urinario, non esiste un livello prestabilito, oltre il quale è indicato il trattamento antibiotico [60]. A prescindere dalle considerazioni teoriche già fatte sul fenomeno della resistenza agli antibiotici, fenomeno oggi sempre più attuale che induce a ridurre al minimo indispensabile l'uso di antibiotici anche per infezioni di altri organi e a prescindere dalla possibilità di superinfezioni con altri germi, c'è la considerazione di sempre che il decorso capriccioso della dermatite atopica rende estremamente difficile valutare la risposta a qualsiasi trattamento, a meno che non si tratti di studi rigorosamente controllati.

In conclusione, esistono evidenze che alcuni agenti microbici, soprattutto lo *Stafilococcus aureus* e, in sedi seborroiche, alcuni lieviti possono in alcuni casi peggiorare o comunque influenzare il decorso clinico della DA. Per quanto riguarda lo stafilococco aureo la presunta utilità di ridurre la sua colonizzazione cozza contro l'esigenza di non creare ceppi resistenti agli antibiotici e deve indurre a preferire terapie antibiotiche di breve durata.

Bibliografia

1. Miescher G (1949) Le parasitisme de l'eczéma. Problème étiologique et thérapeutique. Atti VII Congrès des dermat. et syph. de langue française. Lielens Ed, Bruxelles, pp 37-50
2. Aly R, Maibach HI, Shinefield HR (1951) Microbial flora of atopic dermatitis and the role played by these bacteria in the pathogenesis and course of eczema. Acta Dermatovener 31:679-703
3. Kligman A (1965) The bacteriology of normal skin. In: Maibach H, Hildrik-Smith G (eds) Skin bacteria and their role in infections. McGraw Hill, New York, pp 13-31
4. Leyden JJ, Marples RR, Kligman AM (1974) Staphylococcus aureus in the lesions of atopic dermatitis. J Dermatol 90:525-530
5. Hauser C, Saurat JH (1985) Die Bedeutung der Hautbesiedelung durch Staphilococcus aureus bei der atopischen Dermatitis. Hautarzt 36:605-607
6. Heaton T, Mallon D, Venaille T, Holt P (2003) Staphylococcal enterotoxin induced IL-5 stimulation as a cofactor in the pathogenesis of atopic disease: the hygiene hypothesis in reverse? Allergy 58:252-256
7. Lever R, Hadley K, Downey D, Mackie R (1988) Staphylococcal colonization in atopic dermatitis and the effect of topical mupirocin therapy. Br J Dermatol 119/2:189-198
8. Howell MD, Wollenberg A, Gallo RL et al (2006) Cathelicidin deficiency predisposes to eczema herpeticum. J Allergy Clin Immunol 117:836-841
9. Ong PY, Ohtake T, Brandt C et al (2002) Endogenous antimicrobial peptides and skin infections in atopic dermatitis. N Engl J Med 347:1151-1160
10. Melnik B (2006) Disturbances of antimicrobial lipids in atopic dermatitis. J Dtsch Dermatol Ges 4:114-123
11. Imayama S, Shimozono Y, Hoashi M et al (1994) Reduced secretion of IgA to skin surface of patients with atopic dermatitis. J Allergy Clin Immunol 94:195-200
12. Bibel DJ, Aly R, Shinefield HR et al (1982) Importance of the keratinised epithelial cell in bacterial adherence. J Invest Dermatol 79:250-253
13. Gilani SGK, Gonzalez M, Hussain I et al (2005) Staphylococcus aureus re-colonization in atopic dermatitis: beyond the skin. Clin Exp Dermatol 30:10-13
14. Schlievert PM (1993) Role of superantigens in human disease. J Infect Dis 167:997-1002
15. Tomi NS, Kranke B, Aberer E (2005) Staphylococcal toxins in patients with psoriasis, atopic dermatitis, and erythroderma, and in healthy control subjects. J Am Acad Dermatol 53:67-72
16. Wehner J, Neuber K (2001) Staphylococcus aureus enterotoxins induce histamine and leukotriene release in patients with atopic eczema. Br J Dermatol 145:302-305
17. Johnson HM, Russel JK, Pontzer CH (1991) Staphylococcal enterotoxin superantigens. Proc Soc Exp Biol Med 198:765-771
18. Sulzberger MB (1971) Atopic dermatitis. Part I. In: Fitzpatrick I (ed) Dermatology in general medicine. McGraw Hill, New York, pp 680-697
19. Hanifin JM, Rogge JL (1977) Staphylococcal infections in patients with atopic dermatitis. Arch Dermatol 113:1383-1386
20. Nilson EJ, Henning CG, Magnusson J (1992) Topical corticosteroids and Staphylococcus aureus in atopic dermatitis. J Am Acad Dermatol 27:29-34
21. Stalder JF, Fleury M, Sourisse M et al (1994) Local steroid therapy and bacterial skin flora in atopic dermatitis. Br J Dermatol 131:536-540
22. Pournaras CC, Lubbe J, Saurat J-H (2001) Staphylococcal colonization in atopic dermatitis treatment with topical tacrolimus. J Invest Dermatol 116:480-481

23. Galadari IH, Sheriff MO (2006) The role of Helicobacter pylori in urticaria and atopic dermatitis. Skinmed 5:172-176
24. Nasemann T (1977) Viral diseases of the skin, mucous membranes and genitals. Georg Thieme, Stuttgart
25. Bjerring P, Thestrup-Pedersen K, Zachariae H (1982) Treatment of Kaposi's varicelliform eruption with adenine-arabinoside (vira A) and transfer factor. Acta Dermatovener 62:85-87
26. Strannegard O, Strannegard IL, Rystedt I (1985) Viral infections in atopic dermatitis. Acta Dermatovener 114:121-124
27. Bonifazi E (1997) Vesicles. III. Atopic dermatitis, allergic contact dermatitis, pompholyx, sudamina. Eur J Pediat Dermatol 7:T257-T272
28. Meneghini CL, Bonifazi E (1988) La dermatite atopica. Supplemento al vol. 7/1988 del Pediatric Dermatology News, Bari
29. Stanczyk-Przyluska A, Szmidt A, Kuna P et al (2005) The influence of mononucleosis infection on atopic disease development in children. Pneumonol Allergol Pol 73:18-22
30. Docke WD, Kiessling C, Worm M et al (2003) Subclinical activation of latent cytomegalovirus (CMV) infection and anti-CMV immune response in patients with atopic dermatitis. Br J Dermatol 148:954-963
31. Suenobu N, Kweon MN, Kiyono H (2002) Nasal vaccination induces the ability to eliminate Candida colonization without influencing the pre-existing antigen-specific IgE Abs: a possibility for the control of Candida-related atopic dermatitis. Vaccine 20:2972-2980
32. Gabrielsson S, Buentke E, Lieden A et al (2004) Malassezia sympodialis stimulation differently affects gene expression in dendritic cells from atopic dermatitis patients and healthy individuals. Acta Derm Venereol 84:339-345
33. Sugita T, Nishikawa A (2003) Molecular and quantitative analyses of Malassetia microflora on the skin of atopic dermatitis patients and genotyping of M. globosa DNA. Nippon Ishinkin Gakkai Zasshi 44:61-64
34. Mayser P, Gross A (2000) IgE antibodies to Malassezia furfur, M. sympodialis and Pityrosporum orbiculare in patients with atopic dermatitis, seborrheic eczema or pityriasis versicolor, and identification of respective allergens. Acta Derm Venereol 80:357-361
35. Bayrou O, Pecquet C, Flahault A (2005) Head and neck atopic dermatitis and malassezia-furfur-specific IgE antibodies. Dermatology 211:107-113
36. Johansson C, Tengvall Linder M, Aalberse RC, Scheynius A (2004) Elevated levels of IgG and IgG4 to Malassezia allergens in atopic eczema patients with IgE reactivity to Malassezia. Int Arch Allergy Immunol 135:93-100
37. Tengvall Linder M, Johansson C, Scheynius A, Wahlgren C (2000) Positive atopy patch test reactions to Pityrosporum orbiculare in atopic dermatitis patients. Clin Exp Allergy 30:122-131
38. Nikkels AF, Pierard GE (2003) Framing the future of antifungals in atopic dermatitis. Dermatology 206:398-400
39. Schmid-Grendelmeier P, Scheynius A, Crameri R (2006) The role of sensitization to Malassezia sympodialis in atopic eczema. Chem Immunol Allergy 91:98-109
40. Aspres N, Anderson C (2004) Malassezia yeasts in the pathogenesis of atopic dermatitis. Australas J Dermatol 45:199-205
41. Hussain I, Kline JN (2004) DNA, the immune system, and atopic disease. J Investig Dermatol Symp Proc 9:23-28
42. Sherriff A, Golding J (2002) Alspac study team. Hygiene levels in a contemporary population cohort are associated with wheezing and atopic eczema in preschool infants. Arch Dis Child 87:26-29

43. Juntti H, Kokkonen J, Dunder T et al (2003) Association of an early respiratory syncytial virus infection and atopic allergy. Allergy 58:878-884
44. Kilpi T, Kero J, Jokinen J et al (2002) Common respiratory infections early in life may reduce the risk of atopic dermatitis. Clin Infect Dis 34:620-626
45. Lee A, Chuh A, Wong W (2006) The association of early infections and atopic dermatitis. A retrospective case-control study in Chinese children in primary care in Hong Kong. Eur J Pediat Dermatol 16:101-104
46. Cogswell JJ, Mitchell EB, Alexander J (1987) Parental smoking, breast feeding, and respiratory infection in development of allergic diseases. Arch Dis Child 62:338-344
47. Jones AP, Eyles E (2003) Early life exposures and the prevalence of atopic disorders in a sample of schoolage infants. Monaldi Arch Chest Dis 59:38-43
48. Gibbs S, Surridge H, Adamson R et al (2004) Atopic dermatitis and the hygiene hypothesis: a case control study. Int J Epidemiol 33:199-207
49. Benn CS, Melbye M, Wehlfahrt J et al (2004) Cohort study of sibling effect, infectious diseases, and risk of atopic dermatitis during the first 18 months of life. Br Med J 328:1223
50. Kopp MV, Semmler S, Ihorst G et al (2005) Hospital admission with neonatal sepsis and development of atopic disease: Is there a link? Pediatr Allergy Immunol 16:630-636
51. Hoeger PH (2004) Antimicrobial susceptibility of skin-colonizing S. aureus strains in children with atopic dermatitis. Pediatr. Allergy Immunol 15:474-477
52. Breneman DL, Hanifin JM, Berge CA et al (2000) The effect of antibacterial soap with 1.5% triclosan on Staphylococcus aureus in patients with atopic dermatitis. Cutis 66:296-299
53. Aly R, Maibach HI, Shinefield HR (1977) Microbial flora of atopic dermatitis. Arch Dermatol 113:780-782
54. Ewing CL, Ashcroft C, Gibbs ACC et al (1998) Flucloxacillin in the treatment of atopic dermatitis. Br J Dermatol 138:1022-1029
55. Price MF, McBride ME, Wolf JE jr (1998) Prevalence of methicillin-resistant Staphylococcus aureus in a dermatology outpatient population. Southern Med J 91:369-371
56. Arkwright PD, Daniel TO, Sanyal D et al (2002) Age-related prevalence and antibiotic resistance of pathogenic staphylococci and streptococci in children with infected atopic dermatitis at a single-speciality centre. Arch Dermatol 138:961-941
57. Rahman M, Noble WC, Cookson B (1987) Mupirocin-resistant Staphylococcus aureus. Lancet ii:387
58. Layton MC, Perez M, Heald P et al (1993) An outbreak of mupirocin-resistant Staphylococcus aureus on a dermatology ward associated with an environmental reservoir. Infect Control Hosp Epidemiol 14:367-368
59. Guzik TJ, Bzowska M, Kasprowicz A et al (2005) Persistent skin colonization with Staphylococcus aureus in atopic dermatitis: relationship to clinical and immunological parameters. Clin Exp Allergy 35:448-455
60. Lever R (2006) Microbiology of atopic dermatitis. In: Harper J, Oranje A, Prose N (eds) Textbook of pediatric dermatology. 2nd edition, Blackwell Publishing, Massachusetts-Oxford-Victoria, pp 220-226

Dermatite atopica: patologie oculari

R. Sgrulletta, A. Iovieno, S. Bonini

Introduzione

Le allergie oculari rappresentano una delle più comuni patologie nella pratica clinica oftalmologica la cui prevalenza varia dal 5% al 22% della popolazione generale in rapporto all'area geografica esaminata [1]. Queste condizioni cliniche costituiscono un gruppo eterogeneo di patologie oculari con differente presentazione clinica, diversa evoluzione e differente risposta ai comuni farmaci antiallergici. Esse però furono, agli inizi degli anni '80, raggruppate con il termine di "congiuntiviti allergiche" dato che nella loro patogenesi è stato dimostrato l'intervento di un meccanismo immunologico di primo tipo o IgE-mediato, secondo la classificazione del 1968 di Gell e Coombs. Sebbene le conoscenze attuali sui meccanismi immunopatogenetici alla base delle diverse forme di congiuntivite allergica ci consentano oggi di differenziare le varie forme cliniche, è rimasta tuttora valida la vecchia classificazione che distingue principalmente quattro entità nosologiche: la rinocongiuntivite allergica stagionale o perenne, di più comune riscontro ma di minore gravità clinica; la cheratocongiuntivite primaverile e la cheratocongiuntivite atopica, forme più rare ma più difficilmente controllabili con la terapia medica e che possono esitare in gravi ed irreversibili riduzioni della funzionalità visiva. Esiste poi una quarta forma clinica, definita congiuntivite giganto-papillare ed associata all'uso di lenti a contatto (Tabella 1) [2, 3].

Tabella 1. Le congiuntiviti allergiche

Patologia	Età	Prick test/ RAST	Caratteristiche cliniche	Coinvolgimento corneale
Rinocongintivite allergica stagionale/ perenne	20-40 aa	+ (specifico)	Congiuntivite e rinite dopo esposizione agli allergeni	Mai
Cheratocongiuntivite atopica	< 3 aa o 30-50 aa	+ (aspecifico)/-	Cheratocongiuntivite associata ad eczema atopico	Frequente
Cheratocongiuntivite primaverile	< 20 aa	+ (aspecifico)/-	Cheratocongiuntivite grave con papille tarsali e/o limbari	Frequente
Congiuntivite giganto-papillare	20-30 aa	-	Formazione di papille tarsali giganti in portatori di lenti a contatto	Raro

Epidemiologia

La cheratocongiuntivite atopica, (*atopic keratoconjunctivitis*, AKC) è una malattia caratterizzata da un processo infiammatorio cronico della congiuntiva associato alla presenza di dermatite atopica (DA). La prima descrizione della patologia risale al 1952, quando Hogan riportò 5 casi di grave cheratocongiuntivite bilaterale in pazienti affetti da DA; la congiuntivite tendeva a presentarsi clinicamente entro un intervallo di tempo variabile dall'insorgenza della dermatite e ne seguiva l'andamento clinico [4].

Si calcola che il 3% circa della popolazione generale sia affetta da DA e che una percentuale compresa tra il 25% e il 42,5% presenti segni e sintomi di coinvolgimento oculare [5-7]. Di contro, la associazione inversa è confermata dalla esistenza di un riscontro anamnestico di DA in pazienti affetti da AKC in percentuale pari al 95% dei casi. Un habitus atopico in questi soggetti è dimostrato anche dalla frequente associazione con asma (87%) e rinite allergica [8].

Come per le altre forme di congiuntivite allergica, anche per la AKC dati epidemiologici netti di prevalenza sono carenti, pur tuttavia la percentuale di riscontro della patologia riportata dai diversi autori oscilla tra il 2,5% e l'8% delle allergie oculari [9].

La AKC interessa tipicamente due fasce di età: quella infantile, in cui la malattia si manifesta entro i 3 anni di età e tende a scomparire precocemente, e quella adulta, con un età compresa tra i 20 e i 50 anni ed un picco intorno ai 40 anni. La prima forma è più rara, con una frequenza di coinvolgimento oculare nei bambini con DA di solo il 21%, mentre la seconda è più frequente e più grave, con un 40% di casi in cui la patologia si manifesta in forma severa con la possibile insorgenza di gravi complicanze oculari [10, 11]. Il sesso maschile è più frequentemente colpito rispetto a quello femminile [12].

Patogenesi

Per comprendere il meccanismo patogenetico che si trova alla base di questo disturbo, molti studi hanno concentrato la loro attenzione sull'aspetto istologico e citologico della congiuntiva in corso di malattia e sui riscontri ematochimici nelle lacrime e nel sangue periferico.

L'epitelio congiuntivale appare iperplastico ed infiltrato da mastociti, eosinofili, cellule di Langherans e linfociti T CD4+ [13]. Inoltre, l' espressione da parte dell'epitelio congiuntivale di molecole come ICAM-1 e HLA-DR dimostra una partecipazione diretta delle cellule epiteliali alla chemiotassi delle cellule infiammatorie ed alla regolazione della attività dei linfociti T [14].

Lo stroma si caratterizza invece, oltre che per la presenza di un infiltrato infiammatorio ricco di mastociti, eosinofili, basofili, cellule di Langherans, macrofagi, plasmacellule e linfociti attivati (IL2-R+), anche per un elevato numero di fibroblasti proliferanti e per l' aumentata deposizione di collagene [13, 15]. Nelle biopsie congiuntivali di pazienti con AKC vi è inoltre un aumento dei livelli di citochine come interleuchina (IL)-4, IL-6, IL-8, IL-10, IL-13, GM-CSF, TNF-α e IFN-γ [12, 16].

Le lacrime di questi pazienti contengono elevate quantità di anticorpi di tipo IgE, eotassina, IL-4 ed IL-5; nel sangue periferico è riscontrabile, oltre ad un aumento delle IgE totali, una modesta eosinofilia, entrambi non correlati con la severità del quadro clinico oculare [7, 17, 18].

Esistono inoltre dati che possono far pensare ad alterazioni della immunità cellulare, come ad esempio l'anergia cutanea verso la tubercolina, la candida o la streptochinasi-streptodornasi; un'aumentata reattività cutanea al dinitroclorobenzene; un aumento delle cellule NK [19].

Sebbene la patogenesi della cheratocongiuntivite atopica non sia ancora nota, la complessità e la diversità del network cellulare e citochinico ci indirizzano verso la ipotesi di intendere questa affezione come una flogosi di carattere allergico. Il rilascio in loco di mediatori come istamina, leucotrieni, PAF, prostaglandina E e bradichinina conseguente alla degranulazione mastocitaria è responsabile infatti della fase acuta della congiuntivite. A questa prima fase segue la migrazione degli eosinofili nel tessuto, la conseguente costituzione di un infiltrato linfoplasmocellulare e la attivazione dei fibroblasti con produzione e deposizione di collagene responsabili della cronicizzazione della sintomatologia e della fibrosi subepiteliale della congiuntiva [20, 21].

Un altro dato di grande interesse è costituito dal fatto che una grossa fetta dei pazienti affetti da AKC è negativa ai test allergometrici cutanei e ai dosaggi ematici delle IgE specifiche anche in presenza di un riscontro anamnestico positivo di ipersensibilità ad allergeni specifici. Una risposta immunologica orientata in senso Th2 produrrebbe in questi pazienti una sorta di infiammazione allergica "aspecifica", con rilascio di IgE policlonali ed attivazione di eosinofili e mastociti [22, 23].

Non del tutto chiarita è anche la partecipazione di neurotrofine e neuromediatori; nei pazienti con DA vi è infatti un aumento dei livelli sierici di NGF e Sostanza P significativamente correlato con lo score clinico della patologia [24].

Quadro clinico

I comuni sintomi di presentazione della AKC comprendono prurito, bruciore, fotofobia, lacrimazione e sensazione di corpo estraneo, usualmente descritti come maggiormente severi rispetto alla rinocongiuntivite allergica. Spesso i pazienti lamentano anche una ipersecrezione mucosa filamentosa molto intensa al risveglio, tale da rendere in alcuni addirittura difficoltosa la apertura degli occhi al mattino. La sintomatologia è di solito cronica, sebbene esacerbazioni stagionali siano riportate da molti pazienti con particolare riferimento ai mesi estivi ed invernali oppure in seguito all'esposizione a polveri o all' assunzione di specifici alimenti [8, 25].

L'esame obiettivo mostra un coinvolgimento di palpebre, congiuntiva e cornea. L'infiammazione cronica comunemente interessa la cute palpebrale, periorbitaria e malare; le lesioni cutanee tipiche sono caratterizzate da aree eritemato-pruriginose e scaturiscono sia dalla flogosi vera e propria delle regioni coinvolte che dal vigoroso sfregamento esercitato dal paziente nel tentativo di ovviare al grave prurito (Fig. 1). Le palpebre superiore ed inferiore assumono un aspetto eczematoso, con ispessimento ed indurimento, eritema, edema, madarosi, formazione di fissurazioni, croste e squame cutanee. La lichenificazione e la macerazione del margine palpebrale danno luogo ad una blefarite cronica (Fig. 2). La cute palpebrale edematosa è spesso sollevata in pliche singole o doppie note come linee di Denny-Morgan. Questo reperto, in passato ritenuto un marker di atopia, è in realtà presente anche nelle dermatiti da contatto palpebrali [26, 27] L'assenza della porzione laterale del sopracciglio (segno di De Hertoege) è presente in molti pazienti anziani a causa del traumatismo indotto dallo sfregamento reiterato. Le soluzioni di continuità della cute unite al continuo stropicciamento favoriscono spesso una superinfezione batterica che peggiora la blefarite; il patogeno più frequentemente isolato (68%) è lo *Staphylococcus aureus* [7].

La congiuntiva, sempre interessata bilateralmente, può mostrarsi anche pallida, ed occasionalmente iperemica e chemotica in corrispondenza delle esacerbazioni infiammatorie. Le regioni della congiuntiva più spesso coinvolte sono quella tarsale e dei fornici. Una fine ipertrofia papillare della congiuntiva tarsale superiore ed inferiore (ma più spesso inferiore) è il segno più comune. Nei casi più severi è stata riportata la comparsa di lesioni cicatriziali con fibrosi subepiteliale, symblepharon,

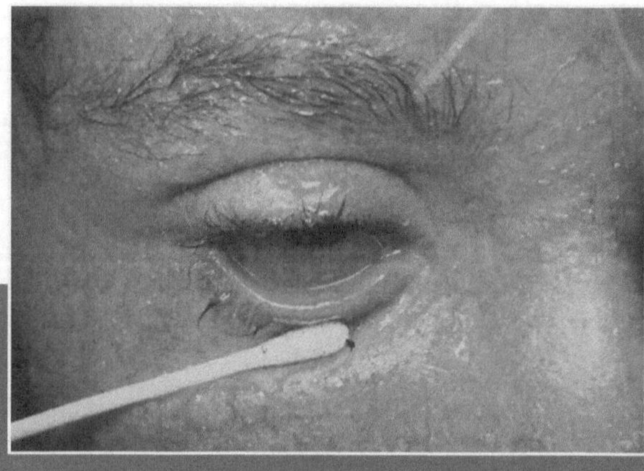

Figura 1.

Manifestazioni tipiche di DA a livello della cute del volto e delle palpebre associate ad intensa iperemia della congiuntiva bulbare

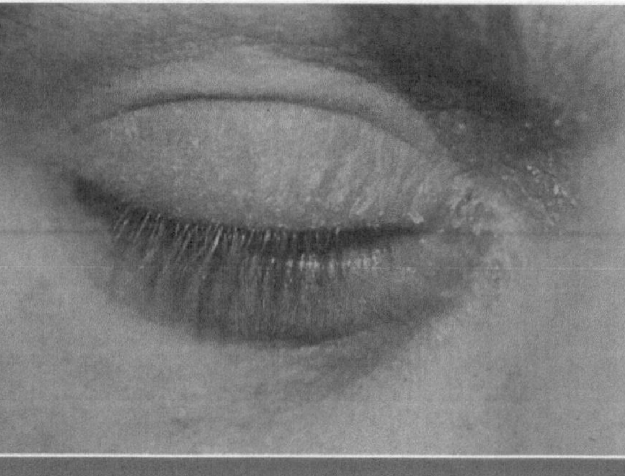

Figura 2.

Blefarite atopica: si evidenzia presenza di squame di materiale crostoso e simil-furfuraceo a livello del bordo palpebrale, ispessito, e tra le ciglia

trichiasi, riduzione dei fornici ed occlusione fibrotica del puntino lacrimale, quadro molto simile all'aspetto clinico di altre congiuntiviti cicatriziali [7, 8].

L'esame della cornea mostra reperti di diversa gravità. Si passa infatti da una cheratopatia puntata superficiale, fino alla formazione di difetti epiteliali persistenti o di vere e proprie ulcere corneali. Con il passare del tempo, i casi più cronici e gravi di interessamento corneale possono sviluppare depositi lipidici nel contesto della cornea stessa, i quali possono compromettere l'acuità visiva se localizzati in posizione centrale. A seguito di ripetute esacerbazioni infiammatorie si può osservare una severa cheratopatia con formazione di aree di neovascolarizzazione e panno corneale, che interessano per lo più il terzo superiore della cornea; questi fenomeni sono in genere associati ad assottigliamento corneale periferico, con conseguente sviluppo di marcati difetti di refrazione astigmatici che possono provocare una severa riduzione della acuità visiva (Fig. 3). I pazienti con AKC possono presentare anche cheratiti causate da superinfezioni batteriche o virali; un esempio tipico è ca-

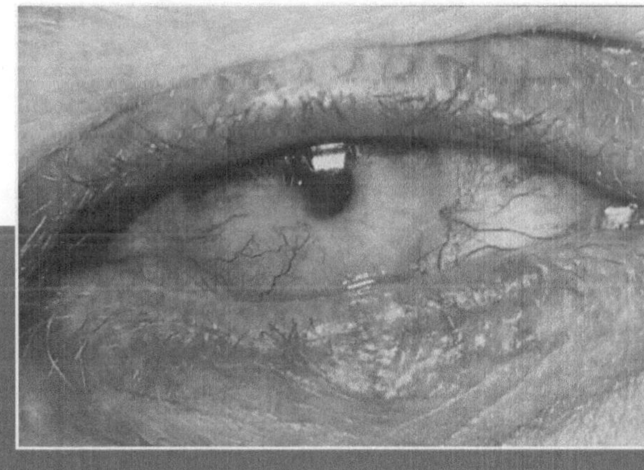

Figura 3.

Presenza dei caratteristici esiti corneali di cheratocongiuntivite atopica: vascolarizzazione corneale superficiale associata ad intensa iperemia della congiuntiva e blefarite

ratterizzato dalla cheratite da herpes simplex, che può essere bilaterale e costituire un problema terapeutico notevole per i pazienti che necessitano di terapia corticosteroidea topica [28].

Diagnosi

La diagnosi di cheratocongiuntivite atopica è essenzialmente clinica. L'esame clinico del paziente con AKC inizia dalla semplice osservazione ad occhio nudo delle lesioni cutanee del volto e delle altre superfici corporee coinvolte più di frequente (superfici flessorie degli arti inferiori o superiori). L'esame della superficie oculare alla lampada a fessura mostra poi le alterazioni oculari con maggiore dettaglio. Il grado di attività e di severità della patologia dovrebbe basarsi sulla valutazione del coinvolgimento congiuntivale e corneale, con l'ausilio dell'impiego di coloranti vitali come fluoresceina e rosa bengala. Un esame clinico oculare completo in questi casi non può prescindere dalla eversione palpebrale, che consente di valutare la presenza di eventuali segni di cicatrizzazione; è consigliabile inoltre includere nell'esame anche la misurazione della pressione intraoculare e l'osservazione del fondo dell'occhio, soprattutto in pazienti che fanno uso di terapie steroidee. L'esame della citologia congiuntivale ottenuta mediante raschiato può essere di una certa utilità nella diagnosi differenziale: la presenza di eosinofili orienterà verso forme di tipo allergico; inoltre, la conta di eosinofili e neutrofili al raschiato congiuntivale sembra correlare con la severità del coinvolgimento corneale (Fig. 4) [29].

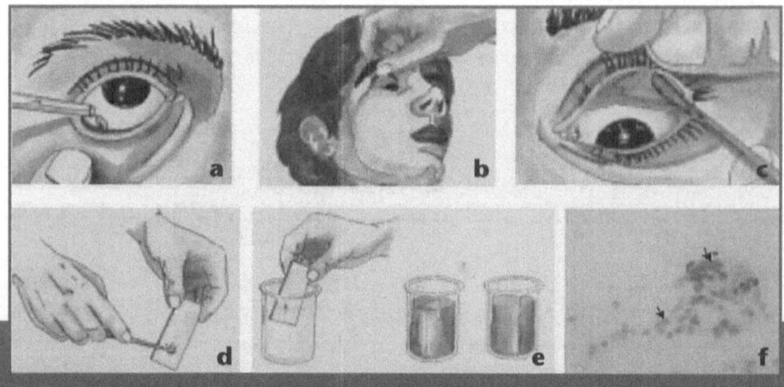

Figura 4.

Modalità di esecuzione del raschiato congiuntivale. Previa instillazione di anestetico topico (a) ed eversione della palpebra superiore (b), si esegue il raschiato con spatola di Kimura (c). Il materiale così prelevato viene strisciato su vetrino portaoggetti (d), fissato e colorato con ematossilina-eosina (e). L' osservazione al microscopio ottico evidenzia la presenza di eosinofili (vedi freccia), indicativi di una forma allergica (f)

La diagnosi differenziale della AKC riguarda altre forme di congiuntiviti allergiche e cicatriziali e blefariti croniche. Un'importante differenza sta nella storia naturale della malattia; la cheratocongiuntivite primaverile colpisce una popolazione più giovane e comunemente regredisce alla pubertà, mentre la AKC interessa per lo più gli adulti e ha un decorso protratto nel tempo. La cheratocongiuntivite primaverile è spesso la prima manifestazione di tipo allergico che il soggetto riferisce, mentre la AKC, di norma, si sviluppa anni dopo la comparsa di altri disturbi atopici. Inoltre, gli esiti fibrotici in corso di cheratocongiuntivite primaverile si presentano al massimo in forma di fibrosi congiuntivale sottotarsale e non arrivano quasi mai a produrre symblepharon o riduzione dei fornici. È essenziale infatti che l'oculista tenga presente la AKC nella diagnosi differenziale di congiuntiviti a carattere cicatriziale come il pemfigoide oculare cicatriziale, la sindrome di Stevens-Johnson o la sindrome di Lyell. Infine, la lichenificazione dei margini palpebrali e il prurito intenso possono aiutare a differenziare la AKC dalle blefariti croniche (Tabella 2).

Tabella 2. Diagnosi differenziale della AKC

Patologia	Età	Sesso	Anamnesi	Caratteristiche cliniche
AKC	< 3 aa o 30-50 aa	M>F	Positiva per altri disturbi allergici	Dermatite; cheratocongiuntivite cicatriziale
VKC	< 20 aa	M>F	Positiva o negativa per altri disturbi allergici	Cheratocongiuntivite papillare
Pemfigoide oculare cicatriziale	> 60 aa	F>M	Forme autoimmuni associate?	Congiuntivite cicatriziale
S. di Stevens-Johnson	Bambini e giovani adulti	F>M	Assunzione di farmaci	Congiuntivite cicatriziale; eritema multiforme
S. di Lyell	< 5 aa e > 60 aa	F>M	Assunzione di farmaci	Congiuntivite cicatriziale; epidermolisi tossica

Prognosi

Certamente la AKC, tra le varie forme di congiuntivite allergica, è la più difficile da trattare, è quella con durata maggiore, sintomatologia soggettiva particolarmente fastidiosa e maggior incidenza di complicanze cliniche. Infatti, la prognosi della malattia è generalmente buona anche se la comparsa di cataratta o distacco di retina può complicare notevolmente il quadro clinico.

La prima complicanza oculare ad essere descritta in corso di DA fu la cataratta. La cataratta associata ad AKC si sviluppa in una percentuale di pazienti con forme severe di DA compresa tra l'8% e il 12%, specialmente in giovani adulti entro 10 anni dall'esordio clinico della patologia, inclusi pazienti mai trattati con corticosteroidi. La cataratta in corso di AKC è caratteristicamente sottocapsulare anteriore (cataratta "atopica") o posteriore, e presenta una rapida evoluzione. È stato riportato che i pazienti con AKC possono sviluppare anche cataratte di tipo polare posteriore. Storicamente, i livelli sierici di IgE, un'anamnesi positiva per asma, la severità della DA o la distribuzione delle lesioni cutanee non sono stati considerati in relazione con la possibilità di sviluppare una cataratta; studi più recenti, però, non sembrano confermare questa ipotesi [30, 31].

Il cheratocono si osserva soltanto in una piccola ma variabile percentuale di pazienti con DA (1,5%-16%); di contro, l'eczema atopico in pazienti con cheratocono è riportato con frequenza pari al 16% [32]. In uno studio volto a determinare la relazione esistente tra cheratocono e atopia, è stata vista una correlazione statisticamente significativa tra la positività ai test allergometrici cutanei e la presenza di cheratocono nel campione in esame (64%) rispetto ad un gruppo di controllo (23%) [33].

Altre complicanze meno frequenti includono il distacco di retina, che si ritiene correlato a fenomeni degenerativi a carico del vitreo o all'azione meccanica del continuo stropicciamento [34, 35]. Uno stato psiconeurotico con repentini cambiamenti d'umore, autolesionismo, comportamento passivo-aggressivo nei confronti dei familiari e scarsa compliance alla terapia è pure riportato in pazienti con AKC [8].

Terapia

Come detto in precedenza, il trattamento della cheratocongiuntivite atopica presenta notevoli difficoltà; non è disponibile alcuna terapia eziologica ed i trattamenti sintomatici a disposizione spesso e volentieri non consentono un adeguato controllo della malattia. È sempre consigliabile ricorrere a misure di natura preventiva ove possibile (profilassi della esposizione agli allergeni, uso di occhiali protettivi, dieta), ed il ricorso a lubrificanti oculari preferibilmente privi di conservanti (lacrime artificiali, unguenti oftalmici) non dovrebbe mai essere evitato sia per il beneficio sintomatologico sia per l'effetto diluente nel rimuovere gli allergeni dalla superficie oculare. La blefarite dovrebbe essere sempre controllata con l'igiene palpebrale, associata all'utilizzo di lacrime artificiali e di tetracicline sistemiche nel tentativo di esercitare una attività antinfiammatoria e migliorare la qualità del film lacrimale. L'uso di antistaminici sistemici può essere efficace nel trattamento dei disturbi atopici associati e nel ridurre il prurito.

La terapia topica della AKC si basa sull'utilizzo di farmaci antiallergici in collirio appartenenti a diverse categorie farmacologiche (antistaminici, antidegranulanti mastocitari, antinfiammatori); sono attualmente a disposizione dell'oftalmologo anche molecole farmacologiche multi-azione, ma tutti questi presidi hanno purtroppo una limitata efficacia e la risposta individuale del paziente alle diverse molecole antiallergiche è estremamente variabile.

I corticosteroidi topici sono invece molto efficaci nella risoluzione della sintomatologia, soprattutto quando altre forme di trattamento topico sono risultate inutili. Brevi periodi di utilizzo intensivo di corticosteroidi topici si rendono spesso necessari per il controllo adeguato della infiammazione. Tuttavia, l'uso protratto di steroidi espone al rischio di complicanze oculari (superinfezioni, cataratta, glaucoma) e sistemiche inaccetabili e pertanto va ponderato con attenzione ed ottemperato sotto stretta sorveglianza medica.

La ciclosporina è stata utilizzata per via sistemica in casi severi di AKC ed anche preparazioni topiche a base di ciclosporina sono state adoperate con un certo successo. Si è dimostrato infatti che la ciclosporina in collirio è in grado di mantenere sotto discreto controllo sintomi e segni di AKC in pazienti steroido-dipendenti, in modo da poter ridurre od interrompere l'uso di steroidi controllando nel contempo l'infiammazione oculare. In quanto lipofilica, però, la ciclosporina ad alte concentrazioni necessità di essere disciolta in preparazioni alcoliche od oleose, le quali di per se stesse possono causare disturbi irritativi con iperemia e lacrimazione tali da rendere queste formulazioni poco tollerate [36-38]. È attualmente ancora in corso di validazione l'utilizzo del tacrolimus per uso topico nella terapia della AKC; i risultati preliminari sembrano incoraggianti, in particolare per quanto riguarda le manifestazioni cutanee palpebrali (Tabella 3) [39, 40].

Tabella 3. Nuove terapie per la cheratocongiuntivite atopica

Farmaco	Trial clinico
Olopatadina	Brodsky (2000)
Ciclosporina sistemica	Hoang-Xuan (1997)
Cilosporina topica	Akpek (2004), Tomida (2002), Hingorani (1999)
Tacrolimus	Nivenius (2006), Joseph (2005), Rikkers (2003)

Il ricorso alla chirurgia si rende necessario per il trattamento della cataratta e delle opacità corneali. Se però la terapia chirurgica della cataratta ha dimostrato di poter assicurare a questi pazienti un buon recupero della acuità visiva, la cheratoplastica perforante è invece gravata da un altissimo rischio di insuccessi (50% circa), necessita di terapia immunosoppressiva pre-operatoria per il controllo della infiammazione ed espone al rischio di severe sclerocheratiti nel postoperatorio [41].

Bibliografia

1. Weeks ER (1987) Epidemiology of hay fever and perennial allergic rhinitis. Monogr Allergy 21:1-20
2. Allansmith MR (1982) The eye and immunology pp118-124; C.V. Mosby company, St. Louis
3. Calonge M (1999) Classification of ocular atopic/allergic disorders and conditions: an unsolved problem. Acta Ophthalmol Scand Suppl (228):10-13
4. Hogan MJ (1952) Atopic keratoconjunctivitis. Trans Am Ophthalmol Soc 50:265-281
5. Karel I, Myska V, Kvicalova E (1965) Ophthalmological changes in atopic dermatitis. Acta Derm Venereol 45:381-386
6. Garrity JA, Liesegang TJ (1984) Ocular complications of atopic dermatitis. Can J Ophthalmol 19:21-24
7. Tuft SJ, Kemeny DM, Dart JK, Buckley RJ (1991) Clinical features of atopic keratoconjunctivitis. Ophthalmology 98:150-158
8. Foster CS, Calonge M (1990) Atopic keratoconjunctivitis. Ophthalmology 97:992-1000
9. Bonini S, Bonini S (1987) Studies on allergic conjunctivitis. Chibret Int J Ophthalmol 5:12-22
10. Oshinskie L, Haine C (1982) Atopic dermatitis and its ophthalmic complications. J Am Optom Assoc 53:889-894
11. Rich LF, Hanifin JM (1985) Ocular complications of atopic dermatitis and other eczemas. Int Ophthalmol Clin 25:61-76
12. Zhan H, Smith L, Calder V et al (2003) Clinical and immunological features of atopic keratoconjunctivitis. Int Ophthalmol Clin 43:59-71
13. Foster CS, Rice BA, Dutt JE (1991) Immunopathology of atopic keratoconjunctivitis. Ophthalmology 98:1190-1196
14. Hingorani M, Calder VL, Buckley RJ, Lightman SL (1998) The role of conjunctival epithelial cells in chronic ocular allergic disease. Exp Eye Res 67:491-500
15. Morgan SJ, Williams JH, Walls AF, Holgate ST (1991) Mast cell hyperplasia in atopic keratoconjunctivitis. An immunohistochemical study. Eye 5:729-735
16. Power WJ, Tugal-Tutkun I, Foster CS (1998) Long-term follow-up of patients with atopic keratoconjunctivitis. Ophthalmology;105:637-642
17. Fukagawa K, Nakajima T, Tsubota K et al (1999) Presence of eotaxin in tears of patients with atopic keratoconjunctivitis with severe corneal damage. J Allergy Clin Immunol 103:1220-1221
18. Uchio E, Ono SY, Ikezawa Z, Ohno S (2000) Tear levels of interferon-gamma, interleukin (IL) -2, IL-4 and IL-5 in patients with vernal keratoconjunctivitis, atopic keratoconjunctivitis and allergic conjunctivitis. Clin Exp Allergy 30:103-109
19. Bonini S (1990) Le congiuntiviti allergiche. Ghedini Editore, Milano
20. Ono SJ, Abelson MB (2005) Allergic conjunctivitis: update on pathophysiology and prospects for future treatment. J Allergy Clin Immunol 115:118-122

21. Solomon A, Puxeddu I, Levi-Schaffer F (2003) Fibrosis in ocular allergic inflammation: recent concepts in the pathogenesis of ocular allergy. Curr Opin Allergy Clin Immunol 3:389-393
22. Bonini S (2004) Atopic keratoconjunctivitis. Allergy 59(Suppl)78:71-73
23. Bonini S, Lambiase A, Matricardi P et al (1999) Atopic and vernal keratoconjunctivitis: a model for studying atopic disease. Curr Probl Dermatol 28:88-94
24. Toyoda M, Nakamura M, Makino T et al (2002) Nerve growth factor and substance P are useful plasma markers of disease activity in atopic dermatitis. Br J Dermatol 147:71-79
25. Dart JK, Buckley RJ, Monnickendan M, Prasad J (1986) Perennial allergic conjunctivitis: definition, clinical characteristics and prevalence. A comparison with seasonal allergic conjunctivitis. Trans Ophthalmol Soc U K 105(Pt 5):513-520
26. Meenan FOC (1980) The significance of Morgan's fold in children with atopic dermatitis. Acta Derm Venereol Suppl; 12:42-43
27. Uehara (1981) M Infraorbital fold in atopic dermatitis. Arch Dermatol 117:627-629
28. Easty D, Entwistle C, Funk A, Witcher (1975) J Herpes simplex keratitis and keratoconus in the atopic patient. A clinical and immunological study. Trans Ophthalmol Soc U K 95:267-276
29. Takano Y, Fukagawa K, Dogru M et al (2004) Inflammatory cells in brush cytology samples correlate with the severity of corneal lesions in atopic keratoconjunctivitis. Br J Ophthalmol 88:1504-1505
30. Amemiya T, Matsuda H, Uehara M (1980) Ocular findings in atopic dermatitis with special reference to the clinical features of atopic cataract. Ophthalmologica 180:129-132
31. Uchio E, Miyakawa K, Ikezawa Z, Ohno S (1998) Systemic and local immunological features of atopic dermatitis patients with ocular complications. Br J Ophthalmol 82:82-87
32. Copeman PW (1965) Eczema and keratoconus. Br Med J 5468:977-979
33. Jacq PL, Sale Y, Cochener B et al (1997) J Keratoconus, changes in corneal topography and allergy. Study of 3 groups of Patients. J Fr Ophtalmol 20:97-102
34. Hurlbut WB, Domonkos AN (1954) Cataract and retinal detachment associated with atopic dermatitis. Ama Arch Opthalmol 52:852-857
35. Yoneda K, Okamoto H, Wada Y et al (1995) Atopic retinal detachment. Report of four cases and a review of the literature. Br J Dermatol 133:586-591
36. Hingorani M, Moodaley L, Calder VL et al (1998) A randomized, placebo-controlled trial of topical cyclosporin A in steroid-dependent atopic keratoconjunctivitis. Ophthalmology 105:1715-1720
37. Hingorani M, Calder VL, Buckley RJ, Lightman S (1999) The immunomodulatory effect of topical cyclosporin A in atopic keratoconjunctivitis. Invest Ophthalmol Vis Sci 40:392-399
38. Akpek EK, Dart JK, Watson S (2004) A randomized clinical trial of topical cyclosporin 0,05% in topical steroid-resistant atopic keratoconjunctivitis. Ophthalmology 111:476-482
39. Rikkers SM, Holland GN, Drayton GE et al (2003) Topical tacrolimus treatment of atopic eyelid disease. Am J Ophthalmol 135:297-302
40. Joseph MA, Kaufman HE, Insler M (2005) Topical tacrolimus ointment for treatment of refractory anterior segment inflammatory disorders. Cornea 24:417-420
41. Ghoraishi M, Akova YA, Tugal-Tutkun I, Foster CS (1995) Penetrating keratoplasty in atopic keratoconjunctivitis. Cornea 14:610-613

Dermatite atopica: patologie otorinolaringoiatriche

D. Passali, L. Salerni, L. Bellussi

Rinopatia vasomotoria specifica o rinite allergica

Definizione

La definizione "rinopatia vasomotoria specifica" (RVS) presuppone l'esistenza di una condizione patologica sistemica (atopia) che trova nel naso il proprio organo bersaglio e la propria patogenesi nell'alterazione della permeabilità vasale principalmente determinata dalla liberazione di mediatori dell'allergia. Il concetto, a lungo sostenuto, di sintomi allergici espressione di una risposta esclusivamente tissutale ad allergeni locali ha ormai lasciato il posto a una nuova visione di queste condizioni interpretate come processi sistemici di una patologia immunitaria-infiammatoria con manifestazioni tissutali locali. Tale affezione deve essere perciò considerata come l'espressione localizzata (singola o associata ad altre patologie in un quadro di comorbità) di una disfunzione del sistema immunitario.

La prima descrizione della patologia come sistemica, che riconosce il naso quale "organo di shock", risale al 1819, quando l'inglese Bostock identificò l'allergia ai pollini definendola "febbre da fieno", termine oggi sostituito con quello di pollinosi. Tale definizione fa riferimento alle malattie allergiche IgE-mediate nelle quali gli allergeni in causa sono i pollini delle piante, i derivati degli acari della polvere, le muffe, gli epiteli o le forfore di animali.

Epidemiologia

La RVS rappresenta un disturbo che a fronte di una elevata prevalenza (10%-15% della popolazione) viene spesso trascurato e misconosciuto. Dati epidemiologici ricavati dalla letteratura internazionale e dall'esperienza personale dimostrano un aumento della diagnosi di rinopatia allergica; se infatti nel 1950 veniva diagnosticata nel 5% della popolazione generale oggi dati provenienti da numerosi paesi dimostrano una incidenza media pari al 16% della popolazione con dati variabili da paese a paese. Tale dato va interpretato alla luce di una maggiore accuratezza nei test diagnostici a disposizione, una maggiore sensibilizzazione da parte dei medici di base e da parte dei media nei confronti di tale affezione spesso invalidante e non priva di pericolose sequele. Negli ultimi decenni si è comunque assistito ad un reale aumento della rinite allergica verosimilmente dovuto al maggiore inquinamento nelle città, ad una progressiva ed eccessiva urbanizzazione delle aree rurali, alla maggiore diffusione di impianti di condizionamento e ad un generale cambiamento dello stile di vita. Nella nostra esperienza, relativa all'Italia, prevalgono le forme stagionali intermittenti (70%) rispetto alle forme perenni (30%). Gli aeroallergeni sono in ordine di prevalenza: graminacee (41,6%), dermatophagoides (24,6%), cipresso (18,5%), urticacee (4,9%), composite (4,1%), forfore animali (3,1%), oleacee (3%), altri allergeni (4,1%).

Patogenesi

La mucosa nasale, quale primo filtro delle vie aeree, trattiene allergeni; il contatto scatena, nei soggetti predisposti (atopici), la reazione allergica mediata da anticorpi della classe IgE, la cui produzione è regolata dai linfociti Th2. Il legame dell'allergene a ponte tra due molecole di IgE provoca la degranulazione delle mast-cell e la liberazione di mediatori preformati, propri della fase precoce e neoformati (cascata dell'acido arachidonico), responsabili di reazioni vascolari e chemiotattiche. I più importanti tra questi sono l'istamina, i leucotrieni, l'adenosina, la PGD2 e la SRS-A, che agiscono prevalentemente sui vasi sanguigni, con aumento della permeabilità vascolare e costrizione della muscolatura liscia. I mediatori chemiotattici richiamano inoltre neutrofili, eosinofili, monociti, linfociti T, basofili e macrofagi, che contribuiscono alla flogosi tissutale.

I granulociti eosinofili vengono richiamati dai vasi sanguigni e trattenuti nei tessuti per l'interposizione di molecole di adesione intercellulare quali le ICAM. I mediatori liberati durante la reazione IgE-mediata agiscono sulle cellule della mucosa nasale, sulle terminazioni nervose trigeminali, sui vasi e sulle ghiandole, determinando prurito, starnutazione e rinorrea acquosa, contenente sostanze proteiche ed elementi cellulari. Il reciproco potenziamento tra cellule flogistiche e fattori chemiotattici giustifica il mantenimento di una flogosi minima persistente anche in assenza di esposizione.

Clinica

La RSV è tipicamente caratterizzata da sintomi quali ostruzione nasale, starnutazione a salve, rinorrea, prurito nasale e laddove siano presenti sintomi rino-oculari, prurito oculare, lacrimazione e fotofobia. L'esperienza clinica ha portato negli anni ad inquadrare i pazienti a seconda della sintomatologia prevalente in:
- *blockers* laddove sia prevalente l'ostruzione nasale;
- *runners* se è prevalente la rinorrea;
- *sneezers* se prevale la tendenza a facile e frequente starnutazione.

Le tre classi possono ovviamente coesistere nello stesso paziente anche se generalmente un sintomo prevale sugli altri. Il recente documento dell'OMS, ARIA (Allergic Rhinitis and its Impact on Asthma), prevede una classificazione pratica basata su criteri clinico/sintomatologici, correlati alla gravità e alla durata dei sintomi, con distinzione in una forma persistente ed in una intermittente, ciascuna con sintomatologia lieve, moderata o severa. Nella forma intermittente i sintomi sono presenti per meno di 4 giorni alla settimana e comunque per meno di 4 settimane; nella forma persistente i sintomi perdurano per più di 4 giorni alla settimana e per un periodo superiore a 4 settimane. Entrambe le forme possono presentarsi in maniera lieve o moderata/severa. Forme lievi sono quelle in cui il riposo notturno non è disturbato, così come non risultano impedite le attività quotidiane, sportive o i divertimenti; normale è l'efficienza scolastica o lavorativa. Forme severe si accompagnano a disturbi del sonno e ad una influenza negativa generale sulla qualità della vita e sulle attività scolastica e lavorativa. Tali forme più gravi si accompagnano inoltre ad una serie di sequele spesso anche gravi quali rino-sinusite, rino-otiti o la sindrome rino-bronchiale con il coinvolgimento delle vie aeree inferiori.

Diagnosi

La diagnosi si avvale dell'associazione di un'accurata storia clinica che indaghi su modalità di esordio, ricorrenza e caratteristiche della tipica sintomatologia assieme ad indagini strumentali per la valutazione delle funzioni respiratori e nasali e sull'esecuzione di test allergologici di I, II e III livello. Tra le prove di funzionalità respiratoria nasale risulta fondamentale la *Rinomanometria Anteriore Attiva (RAA)* che permette la valutazione dinamica del flusso che passa all'interno delle fosse nasali durante la normale respirazione. Indagine statica in grado di definire la geometria delle fosse nasali, la *Rinometria Acustica* risulta anch'essa fondamentale per quantificare il volume nasale e le aree traverse al livello della valvola nasale, a livello del turbinato inferiore e medio e a livello delle coane. Il *test di trasporto mucociliare* valuta la capacità di veicolare una sostanza intrappolata nel muco nasale. A tale scopo una miscela di carbone vegetale e saccarina al 3% viene posta a livello della testa del turbinato inferiore e viene calcolato il tempo che intercorre tra la deposizione e l'obiettivazione in orofaringe mediante faringoscopia. Nell'iter diagnostico della rinite allergica un ruolo centrale spetta ai test cutanei, che consentono di superare il limite del "sospetto" indotto dal racconto anamnestico e di dare concretezza obiettiva alle ipotesi precedentemente formulate. Il *prick test* per i comuni allergeni viene condotto mediante intradermoreazione e valutazione oggettiva della reazione pomfoide a livello della faccia volare dell'avambraccio rispetto ad un controllo positivo (istamina) ed uno negativo (soluzione fisiologica). In caso di negatività del prick test ed a fronte di dati anamnestici francamente suggestivi di interessamento nasale, per svelare la cosiddetta "allergia d'organo", può essere effettuato il *test di provocazione nasale specifico*. Tale test prevede la misurazione della progressiva ostruzione nasale dopo erogazione locale di una miscela contenente dosi progressive dell'allergene ritenuto il maggior responsabile della sintomatologia. Di fronte ad un raddoppiamento delle resistenze nasali rispetto ad una valutazione basale il test viene considerato positivo.

Complicanze/sequele

Tra le sequele tipiche della rinopatia vasomotoria specifica va ricordata la stretta correlazione tra rinite allergica ed *asma* tenuto conto che il 40%-50% dei pazienti con rinite allergica sviluppa asma e che la rinite è presente nel 75% dei pazienti asmatici. Analogamente la *rinosinusite* e la *poliposi nasale* riconoscono nella rinite allergica un fattore predisponente fortemente correlato alla comparsa della patologia. Se si tiene conto che il naso, i seni paranasali, la tuba di Eustachio, il rinofaringe e l'oro-faringe fanno parte della unità rinofaringotubarica e pertanto oltre che a dividere una contiguità anatomica sono dominati dagli stessi meccanismi neurali ed umorali, è facile sostenere che fenomeni di *otite media catarrale, rinofaringiti e tonsilliti* possono accadere più frequentemente nel soggetto allergico.

Terapia

L'unica vera terapia causale della rinite allergica è l'allontanamento dall'allergene responsabile. Se ciò può risultare relativamente facile nel caso di allergia ad epiteli di animali, risulta impossibile per sensibilizzazioni al dermatophagoides o alle graminacee. In tale direzione possono essere utili dispositivi in grado di creare barriere naturali o specifici prodotti per l'eliminazione ambientale dell'allergene.

La terapia sintomatica si avvale dell'utilizzo di antistaminici locali intranasali o sistemici di ultima generazione (desloratadina, levocetirizina), di farmaci corticosteroidi topici (fluticasone, mometasone, budesonide) o, in casi gravi, sistemici, nonché della possibilità di stabilizzare le membrane dei mastociti mediante i cromoni. Gli antileucotrieni agiscono sul blocco dei mediatori dell'acido arachidonico. In caso di prevalenza della componente secretiva (rinorrea) è consigliato l'utilizzo di farmaci anticolinergici, se invece prevale l'ostruzione nasale per un massimo di 10 giorni possono essere utilizzati i vasocostrittori topici. Se prevale la componente secretiva ed in caso di sovrapposizioni batteriche si può intervenire mediante l'utilizzo di antibiotici a largo spettro.

L'immunoterpia specifica o per via intranasale o per via orale, sub-linguale, permette un innalzamento della soglia di stimolazione per l'allergene e pertanto rappresenta una terapia in grado di diminuire la frequenza e l'intensità degli episodi.

Rinosinusite

La correlazione è particolarmente evidente, infatti circa il 20% dei pazienti con rinosinusite è affetto da atopia. Con il termine di rinosinusite si intende un processo flogistico, a eziologia multifattoriale, interessante il naso ed i seni paranasali con esito in completa guarigione clinica e anatomo-patologica ovvero tendenza alla recidiva e cronicizzazione. Tenendo presente l'intimo rapporto anatomico e funzionale esistente tra cavità paranasali e fosse nasali è ormai sicuramente più corretto parlare di rinosinusite. Fatta eccezione per le sole sinusiti odontogene, quelle traumatiche e le tumorali, è unanimemente confermato che un processo infiammatorio/infettivo a carico del distretto paranasale si sviluppi come diretta conseguenza di un'alterazione infiammatoria a partenza dalle cavità nasali.

Da un punto di vista *temporale* la rinosinusite può essere suddivisa come segue:
- *Rinosinusite acuta*: infezione con sintomatologia manifesta per non più di 6-8 settimane o meno di 4 episodi l'anno di sintomi acuti della durata di almeno 10 giorni, suscettibili di risoluzione con adeguato trattamento medico senza evidenti modificazioni iperplastiche della mucosa all'indagine TC.
- *Rinosinusite acuta ricorrente*: ripetuti episodi di rinosinusite acuta suscettibili di trattamento medico e senza alterazioni morfologiche della mucosa sinusale.

- *Rinosinusite cronica*: infezione persistente per più di 8 settimane o più di 4 episodi l'anno di sintomi acuti della durata di almeno 10 giorni non suscettibili di risoluzione con trattamento medico ed accompagnate da lesioni iperplastiche della mucosa sinusale, evidenziabili all'indagine TC dopo 4 settimane di trattamento medico senza intercorrenti episodi acuti.

Da un punto di vista *anatomo-patologico* la rinosinusite può essere suddivisa in:
- *Rinosinusite acuta*: prevalenza di fenomeni essudativi (accumulo neutrofili, necrosi, emorragia).
- *Rinosinusite cronica*: prevalenza di fenomeni proliferativi (accumulo linfociti, plasmacellule, eosinofili, tendenza alla fibrosi).

Da un punto di vista *sintomatologico* la rinosinusite può essere suddivisa in base al seno paranasale principalmente coinvolto in:
- *Rinosinusite mascellare*
- *Rinosinusite frontale*
- *Rinosinusite etmoidale*
- *Rinosinusite sfenoidale.*

Epidemiologia

Negli Stati Uniti la rinosinusite è l'affezione più comunemente trattata con una incidenza annuale nell'intera popolazione attorno al 16%. In Europa si stima che l'8% della popolazione soffra di rinosinusite ogni anno; dati attribuibili a studi condotti in Italia dimostrano che tale percentuale si attesta soltanto sul 4,6%, cui tuttavia vanno aggiunte le percentuali attribuite alla sindrome rinobronchiale (3,8%), entità nosologica che si instaura quando un processo flogistico rinosinusale sfocia in un coinvolgimento iperreattivo delle vie aeree inferiori con sintomatologia a carattere asmatiforme, e che nei paesi anglosassoni è classificata come sinusite.

Eziopatogenesi

Ruolo centrale nella fisiopatologia naso-sinusale è rappresentato dal *complesso ostio-meatale*. Considerato come un articolato sistema di comunicazione tra naso e seni, la sua pervietà è in grado di condizionare pesantemente la fisiologia dei seni paranasali innescando una serie di eventi che portano all'instaurasi di un *"ciclo sinusale"* patologico che attraverso la diminuita ventilazione e drenaggio porta al ristagno di secrezioni che sfocia inevitabilmente, se non adeguatamente trattato, in una rinosinusite. Eventi scatenanti quali *rinopatie allergiche* e non allergiche, alterazioni morfo-strutturali, alterazioni genetiche della normale composizione del muco (mucoviscidosi) o delle ciglia vibratili (sindrome di Kartagener, fibrosi cistica) rappresentano condizioni che favoriscono l'instaurarsi del processo infettivo. Qualora le condizioni predisponenti non vengano rimosse il processo infiammatorio può andare verso la cronicizzazione attraverso frequenti recidive. Responsabili di episodi acuti e delle riacutizzazioni delle forme croniche sono i germi del cosiddetto *"trio infernale"*, costituito dallo *Streptococcus pneumoniae* nel 33% dei casi, dall'*Haemophilus influentiae* nel 32% dei casi, dalla *Moraxella catarrhalis* nell'11% dei casi, seguiti in ordine di frequenza da stafilococchi, *E. coli*, *Micrococcus catharralis*, *B. pfeiffer*, *B. friedlander* e germi anaerobi.

Clinica

Il classico corteo sintomatologico della rinosinusite è caratterizzato da congestione nasale, rinopiorrea e senso di pressione o dolore facciale: proprio quest'ultimo sintomo indirizza alla consultazione del medico. I disturbi principali possono essere accompagnati da sintomi minori quali tosse (molto comune nei bambini), alitosi e febbre.

Diagnosi

La diagnosi di rinosinusite si avvale dello studio dell'obiettività ORL e di una serie di accertamenti strumentali rinologici, indispensabili per riconoscere le motivazioni che hanno determinato l'insufficienza ostio-meatale. Gli esami da eseguire sono la rinomanometria anteriore attiva, la rinometria acustica e lo studio del tempo di trasporto mucociliare, integrati da gli esami di laboratorio, dalle tecniche d'imaging (tomografia computerizzata), suffragati dall'indagine endoscopica nasale che permette di evidenziare i recessi endonasali interessati da stati patologici (processo uncinato e bulla etmoidale, recesso sfenoidale, fessura olfattoria, sbocco degli ostii rinosinusali, code dei turbinati inferiori e medi).

Complicanze

Le complicanze delle rinosinusiti sono classicamente classificate in orbitarie, ossee ed endocraniche. Le complicanze *orbitarie* si sviluppano a seguito di una rinosinusite etmoidale o frontale. Possono essere la cellulite periorbitarla, l'ascesso orbitario, il flemmone orbitario e la tromboflebite del seno cavernoso.

Le più comuni complicanze *ossee* sono identificabili nella osteomielite del mascellare (tipica dell'infanzia) o dell'osso frontale. Il quadro clinico di questa complicanza è caratterizzato anche edema dei tessuti molli periorbitari, da febbre alta e cefalea. Tra le complicanze *endocraniche*, importanti sono la meningite, l'ascesso extra- o subdurale, l'ascesso cerebrale e la tromboflebite del seno longitudinale.

Terapia

Gli obiettivi principali nel trattamento della patologia rinosinusale sono rappresentati dall'eradicazione dell'infezione, dalla riduzione della durata della patologia ed ovviamente dalla prevenzione delle recidive.

In tale contesto, il primo passo di un corretto approccio terapeutico alle rinosinusiti è sicuramente rappresentato dalla scelta dell'antibiotico più appropriato al singolo caso. Ovviamente l'antibiotico selezionato dovrà essere efficace contro i batteri più frequentemente responsabili della patologia rinosinusale: *Streptococcus pneumoniae, Haemophilus influentiae, Moraxella catarrhalis*.

Negli ultimi anni, gli antibiotici più comunemente utilizzati per il trattamento empirico-ragionato delle rinosinusiti sono stati l'amoxicillina protetta, le cefalosporine di II e III generazione, i macrolidi, i chinolonici, i ketolidi. Gli antistaminici sono farmaci indicati nelle rinosinusiti croniche in presenza di un substrato allergico. Notevole importanza terapeutica va altresì riconosciuta ai cortisonici per uso topico, capaci di agire su innumerevoli fattori responsabili dell'infiammazione allergica tra cui la sensibilità dei recettori colinergici, il numero dei basofili che infiltrano l'epitelio nasale, l'eosinofilia, la fase ritardata dopo l'esposizione all'allergene. L'assunzione di cortisonici per via sistemica (orale o parenterale) assicura risultati efficaci su edema e numero degli eosinofili circolanti ma il limite che controindica tale scelta terapeutica è la più elevata frequenza di effetti collaterali. La terapia di supporto si avvale inoltre dell'utilizzo di decongestionanti per uso topico, mucoregolatori e lavaggi nasali. Il ricorso alla chirurgia si impone nelle forme ricorrenti, recidivanti o croniche ribelli al trattamento medico. La chirurgia dei processi flogistici delle cavità paranasali ha come fine la toilette del seno, con il contemporaneo ripristino della ventilazione e del drenaggio dello stesso. Le tecniche chirurgiche attualmente adottate possono essere distinte sostanzialmente in procedimenti per via esterna o combinata, microchirurgia endonasale e chirurgia endoscopica funzionale (FESS).

Poliposi naso-sinusale

La poliposi naso-sinusale (PNS) è un'entità nosologica caratterizzata dalla presenza di neoformazioni benigne a prevalente componente edematosa che, dalla loro origine a livello della mucosa del seno etmoidale e, più raramente, mascellare, tendono a protrudere all'interno delle cavità nasali. Si tratta di una forma di rinosinusite cronica a carattere iperplastico. La correlazione con lo stato atopico è stretta se si tiene conto che frequentemente si sviluppa in pazienti asmatici, con intolleranza alla aspirina e rinite allergica. La recidiva della PNS è più frequente quando è presente una diatesi allergica.

Epidemiologia
La PNS interessa l'1%-4 % della popolazione generale, con una preferenza per il sesso maschile (rapporto uomini/donne=2/1) e l'età adulta (20-60 aa); sono descritti anche casi ad insorgenza più precoce, quasi sempre associati a sindromi malformative ovvero fibrosi cistica.

Eziologia
In accordo alla teoria di Bernstein, i bambini affetti da fibrosi cistica rappresentano un modello per analizzare le alterazioni cellulari che intervengono nella poliposi nasale. In questi pazienti infatti, la poliposi nasale è presente in una percentuale variabile dal 30% al 50% ed è legata alla alterazione di una proteina di membrana ATP-asi dipendente, deputata alla secrezione del cloro (Cystic Fibrosis Transmembrane Conductance Regulator, CFTR). L'alterazione del canale del cloro conduce alla mancata escrezione dello ione dalla cellula con aumento dell'assorbimento del sodio e, di conseguenza, ad una alterazione del flusso acquoso intra ed extra-cellulare con la formazione di aree edematose. L'alterazione della sintesi della proteina CFTR potrebbe essere causata da danni cellulari indotti da mediatori dell'infiammazione, tra cui la Major Basic Protein (MBP) rilasciata dagli eosinofili.

Patogenesi
L'ipotesi attualmente più accreditata, prevede la formazione di un edema a livello di alcune specifiche regioni della mucosa rinosinusale, con conseguente rottura epiteliale per la pressione esercitata dall'edema stesso, a cui farebbe seguito un rapido prolasso di tessuto; seguirebbe una fase di riepitelizzazione del prolasso e di rior-

ganizzazione della neoformazione. La successiva fase di esteriorizzazione della neoformazione è, invece, riconducibile all'azione della forza di gravità associata all'aspirazione esercitata dalla pressione negativa che si crea, per l'effetto Bernoulli, all'interno delle fosse nasali durante la respirazione.

Clinica

Sintomo cardine è la stenosi respiratoria nasale progressiva da cui derivano, nel corso della storia naturale della patologia, respirazione orale, roncopatia, rinolalia chiusa anteriore e posteriore, rinorrea mucosa anteriore e posteriore. Molto frequente la comparsa di ipo-anosmia da cause meccaniche.

Complicanze

Lo sviluppo massivo dei polipi può determinare una compressione sulle lamine ossee di confine delle cavità nasale con conseguente deformazione od erosione delle stesse; si possono, quindi, avere una deformazione della piramide nasale o una espansione verso la fossa cranica anteriore da cui possono derivare gravi complicanze neurologiche.

Diagnosi

Come per le rinosinusiti, si avvale dell'indagine obiettiva naso-sinusale condotta con esame endoscopico, associata alla esecuzione di una TC in scansione assiale e coronale. Le due metodiche assieme alla valutazione anamnestica ed allo score sintomatologico soggettivo fornito dal paziente permettono di stadiare la patologia.

Terapia

La terapia medica si avvale di brevi cicli di corticosteroidi somministrati preferibilmente per via topica nasale, al fine di minimizzare gli effetti collaterali. La somministrazione per via sistemica è indicata, invece, nei casi di gravi anomalie anatomiche del meato medio che pregiudicherebbero la diffusione del farmaco a livello nasale. Nei pazienti allergici è, inoltre, utile associare antistaminici e/o immunoterapia iposensibilizzante specifica. Nei soggetti allergici con poliposi nasale il controllo della sintomatologia allergica può migliorare la prognosi e ridurre le recidive.

Qualora non vi sia risposta alla terapia medica o sia presente una grave compromissione della pervietà nasale si può ricorrere ad un intervento chirurgico. Negli ultimi anni è sempre più frequente, in tale contesto, il ricorso a tecniche microchirurgiche o endoscopiche, le quali consentono, rispetto alle tecniche tradizionali, di intervenire radicalmente sulla patologia con una minima alterazione dell'anatomia e della fisiologia rinosinusali.

Prevenzione delle recidive

La PNS è una patologia in cui il tasso di recidiva post-chirurgica è elevato. Dopo la chirurgia si rende necessaria pertanto una terapia medica in grado di controllare e limitare la frequenza e la gravità delle recidive.

Tenendo conto della teoria degli scambi ionici, quale momento decisivo nella formazione dell'edema, l'uso della furosemide, un diuretico dell'ansa, acquisisce un forte razionale. Il farmaco somministrato sotto forma di spray in soluzione acquosa agisce a livello delle cellule epiteliali nasali a livello del co-trasportatore

Na/Cl, creando un gradiente chimico tra l'interstizio e la cellula, con riduzione del flusso di acqua intracellulare. In alternativa, o meglio se in associazione alla furosemide, anche i corticosteroidi topici trovano ampio razionale nel controllo post-chirurgico della PNS.

Otite media secretiva

L'otite media secretiva (OMS) è un processo infiammatorio dell'orecchio medio, caratterizzato da presenza di un versamento nella cassa del timpano, secondario a disfunzione tubarica, non sempre su base infettiva.

L'importanza di una sensibilizzazione allergica nello sviluppo dell'otite media secretiva è nota da tempo e strette sono le correlazioni tra patologia allergica e disfunzione della tuba di Eustachio.

Dal punto di vista dell'evoluzione temporale l'OMS può essere suddivisa in tre forme:
- *acuta*, quando il decorso non supera le tre settimane;
- *subacuta*, quando il decorso è compreso tra tre settimane e tre mesi;
- *cronica*, quando il decorso risulta superiore ai tre mesi.

Nella forma cronica si ha una trasformazione mucosa delle cellule di rivestimento della cassa timpanica: se il secreto siero-mucoso prodotto permane a lungo nell'orecchio medio si organizza diventando sempre più colloso, cioè passa alla fase di "glue ear" (orecchio colloso).

Epidemiologia

Statistiche riportano che l'OMS è presente nel 74%-87% dei soggetti allergici ed il rischio di sviluppare OMS è 4 volte maggiore nei bambini con rinopatia vasomotoria specifica persistente. Altri dati confermano tale stretta correlazione: è stata infatti dimostrata una elevata concentrazione di ECP (Eosinophilic Cationic Protein) nell'essudato dell'orecchio medio in pazienti con otite media secretiva.

Eziopatogenesi

L'OMS è una patologia ad eziologia multifattoriale che si sviluppa quale esito di una disfunzione tubarica cronica. Attualmente si ritiene che il versamento nell'OMS sia legato a fenomeni metaplasici della mucosa timpanica indotti dall'aumento di CO_2 a livello della cassa determinando attivazione e aumento delle ghiandole mucosecernenti, normalmente in scarso numero nel distretto tubo-timpanico, determinando un processo secretivo responsabile dell'accumulo di muco.

In associazione ad un'ostruzione intrinseca della tuba nella patogenesi dell'OMS non dobbiamo sottovalutare l'azione dell'ostruzione meccanica estrinseca, del deficit della funzione di difesa aspecifica (clearance mucociliare) e specifica (produzione di IgA secretive) e del deficit di Surface Tension Lowering Substance (STLS). Laddove si verifichi un prolungato ristagno dell'essudato nella cassa del timpano è facile la sovrapposizione batterica da parte di *Streptococcus pneumoniae, Haemophilus influentiae, Moraxella catarrhalis* e *Streptococcus pyogenes*.

Clinica

Il quadro clinico dell'OMS è variabile; da una semplice sensazione di ovattamento auricolare con autofonia, cui possono associarsi acufeni per lo più di tonalità grave, si giunge sino all'ipoacusia conclamata, di varia entità, con possibile comparsa di sintomatologia vertiginosa ed otodinia, da lieve e fugace a marcata e persistente (in quest'ultimo caso è più probabile il viraggio verso forme di otite media acuta francamente purulenta determinate dal prevalere di fenomeni infettivi).

Diagnosi

Si basa sull'anamnesi e l'otoscopia, l'audiometria e la timpanometria. L'obiettività della membrana timpanica risulta integra, retratta con assenza del triangolo luminoso; quando ha conservato la sua trasparenza, è possibile notare un livello idroaereo o delle bolle d'aria frammiste a muco generalmente disposte a grappolo. Nelle forme di "glue ear" la membrana si presenta introflessa ed il manico del martello appare classicamente orizzontale, il quadrante postero-superiore può essere talmente introflesso da venire in contatto con la branca lunga dell'incudine. L'esame audiometrico tonale, quando l'età del paziente ne consenta l'esecuzione, mostra una ipoacusia trasmissiva di vario grado (sino a 40-60 dB di perdita uditiva). Il timpanogramma, perfettamente eseguibile anche nei pazienti di più giovane età, tende a spostarsi, nelle forme lievi, su valori negativi (tipo C1 e C2) mentre, nei casi più avanzati, giunge generalmente ad essere completamente piatto (tipo B).

Terapia

Lo scopo principale della terapia dell'otite catarrale è il ripristino della ventilazione dell'orecchio medio e, laddove vi sia una componente infettiva, l'eradicazione o la prevenzione delle sovrainfezioni. Farmaci che quindi trovano un razionale sono gli antibiotici a largo spettro in presenza di una forma acuta, gli antistaminici nel sospetto di una diatesi allergica di base, i cortisonici topici sotto forma di spray od aerosol nasale ed i decongestionanti per il ripristino di una buona pervietà nasale e rinofaringea. La crenoterapia, tramite inalazioni e insufflazioni, riveste un ruolo importante e rappresenta la prima scelta nei casi di sordità rinogena. In caso di fallimento della terapia medica va presa in considerazione la terapia chirurgica: la miringotomia con aspirazione delle secrezioni timpaniche ed eventuale inserzione di drenaggio trans-timpanico a permanenza (7 mesi – 1 anno), l'adenoidectomia in caso di concomitante e frequente ipertrofia adenoidea, che condiziona ostruzione tubarica estrinseca.

Faringo-tonsillite

Le tonsille palatine insieme alle adenoidi, agli aggregati linfatici peritubarici e alla tonsilla linguale fanno parte del *sistema linfatico del Waldayer*, cui è affidato il compito di processare l'apporto antigenico che transita attraverso le vie aereodigestive. Numerosi studi hanno dimostrato che l'allergia e lo stato atopico rappresentano definiti fattori di rischio per lo sviluppo dell'ipertofia adeno-tonsillare ed di episodi di faringo-tonsillite, anche se questa condizione è principalmente una malattia infiammatoria dell'orofaringe a carattere infettivo.

Epidemiologia

La faringo-tonsillite (FGT) è una malattia molto comune soprattutto nell'età pediatrica, rappresentando in questa fascia la prima causa di consultazione medica. Si stima che in Italia ci siano più di 10 milioni di faringo-tonsilliti all'anno, in particolare in età pediatrica, dove si riscontra un'incidenza pari al 50% dei pazienti di età compresa tra i 5 e i 15 anni.

Eziopatogenesi

Il determinismo eziologico della FGT acuta è prevalentemente virale (65%), nel 30% dei casi la causa è batterica e nel 5% è invocabile un'eziologia micotica. Per quanto riguarda l'eziologia batterica l'agente di più facile riscontro è lo streptococco beta emolitico di gruppo A (95%). Più rare sono le tonsilliti da *Staphilococcus aureus*, *Haemophilus influentiae*, *Mycoplasma pneumoniae* e *Clamydia pneumoniae*.

Clinica

L'obiettività orofaringea mette generalmente in evidenza iperemia diffusa della mucosa tonsillare, essudato tonsillare e la presenza di petecchie sul palato molle in caso di infezione streptococcica. Il quadro clinico è caratterizzato da febbre elevata >38°C, preceduta da brividi, faringodinia, odinofagia, cefalea, nausea e vomito (nel bambino) e adenopatia laterocervicale dolente.

Diagnosi

Si basa sull'anamnesi, sull'esame obiettivo, sull'esecuzione del tampone tonsillare con antibiogramma e sul dosaggio ematico di indici aspecifici della flogosi (VES, PCR), e del titolo anti-streptolisinico (TAS).

Complicanze

Le complicanze della tonsillite acuta streptococcica si suddividono in sistemiche e locali. Tra le sistemiche ricordiamo la scarlattina, la malattia reumatica, l'artrite settica e la glomerulonefrite. Le complicanze locali sono la cellulite peritonsillare e l'ascesso peritonsillare che, se non adeguatamente trattate, possono determinare coinvolgimento osseo o endocranico.

Terapia

La terapia delle faringotonsilliti si basa sulla somministrazione di antibiotici a largo spettro per 7-10 giorni per os o per via intra-muscolare, associata a trattamento di supporto con antinfiammatori locali e sistemici e/o antistaminici, nel sospetto di una patogenesi allergica.

Letture consigliate

- Paradise JL (1983) Tonsillectomy and Adenoidectomy. In: Pediatric Otolaryngology. Bluestone C.D., Stool S.E. Saunders Company II 992
- Passali D (1985) L'unità rinofaringotubarica. Tecniche CRS Amplifon (ed), Milano
- Passali D, Bellussi L, Lauriello M et al (1996) Medical therapy for prevention of relapsing nasal polyposis: a pilot study on the use of furosemide by inhalation. Am J Rhin 10:187-192
- Passali D (2001) La rinosinusite. Disease management, Pacini (ed), Pisa.
- Passali D, Bellussi L, Damiani V et al (2003)Allergic rhinitis in Italy: epidemiology and definition of most commonly used diagnostic and therapeutic modalities. Acta Otorhinolaryngol Ital 23:257-264
- Fokkens W, Lund V, Bachert C et al (2005) EAACI position paper on rhinosinusitis and nasal polyps executive summary. Allergy 60:583-601

Dermatite atopica: patologie respiratorie

A. Licari, A. Marseglia, M. Leone,
I. Sirgiovanni, G.L. Marseglia

Introduzione

I quadri clinici dell'allergia tendono a presentarsi con una progressione cronologica che prevede, di regola, la comparsa di manifestazioni precoci; tra queste prevale la dermatite atopica (DA) anche se sono possibili altri quadri clinici legati spesso ad allergia alimentare: sintomi gastroenterici (diarrea, vomito, dolori addominali), cutanei (orticaria) e, più raramente respiratori (rinite, *wheeze*); le manifestazioni tardive, rappresentate dalla rinocongiuntivite e, soprattutto dall'asma, sono legate alla sensibilizzazione ad allergeni inalanti di tipo "domestico" (acari, animali) o "outdoor" (pollini)[1].

Molte sono le evidenze che sottolineano la radice comune dei suddetti quadri clinici, dalla prevalenza caratterizzata da un andamento sostanzialmente sovrapponibile alla probabile condivisione dei fattori scatenanti.

La DA è senza dubbio il primo, in ordine di tempo, della sequenza di eventi clinici che possono condurre all'espressione di asma bronchiale; questa patologia sembra quindi costituire il fattore di rischio principale per questo tipo di evoluzione.

Come è noto la DA è una malattia infiammatoria della cute che, come l'asma e la rinite allergica, è associata ad infiltrazione locale di linfociti che producono IL-4 e IL-5. Livelli elevati di IgE sieriche e skin prick test positivi per allergeni alimentari ed inalanti possono essere dimostrati nell'80%-90% dei soggetti con DA [2].

Tutte le patologie atopiche condividono per molti versi lo stesso meccanismo immunopatogenetico che si esprime fenotipicamente con aumento delle immunoglobuline sieriche di tipo E, eosinofilia periferica e tissutale, sbilanciamento della risposta immune in senso Th2, alterazione della funzione di barriera e sensibilizzazione per azione dei medesimi fattori scatenanti [2].

Infine, per quanto concerne le basi genetiche, recenti studi di linkage hanno identificato 9 differenti regioni cromosomiche comuni tra eczema atopico ed asma allergico. Tali proteine codificano per mediatori cruciali nell'immunoflogosi atopica quali interleuchine di derivazione Th2, costituenti del complesso MHC funzionali alla presentazione antigenica e componenti del recettore ad alta affinità per le IgE [2].

Tutte le seguenti evidenze consentono di spiegare il riscontro assolutamente non infrequente di sintomi riferibili ad asma bronchiale e rinite allergica in pazienti pediatrici affetti da dermatite atopica. Il termine *"marcia allergica"*, pertanto, vuole sottolineare il decorso naturale delle manifestazioni atopiche caratterizzato da una progressione sequenziale e tipica di segni clinici predominanti in fasi diverse della vita del paziente. La definizione di questa *"marcia allergica"* e la ricerca di fattori di rischio per lo sviluppo della patologia asmatica è stata oggetto di numerosi studi clinici e di coorte, alcuni dei quali ancora in corso.

Quali tra i bambini con dermatite atopica sono a maggior rischio di sviluppare asma?

In un recente studio, un gruppo di 94 bambini svedesi con DA di età compresa tra 4 e 35 mesi è stato seguito e rivalutato all'età media di 42 mesi (3-5 anni) ed infine all'età media di 85,5 mesi (5-8 anni). Alla fine del follow-up 44 bambini (43%) avevano sviluppato asma (3 o più episodi di broncostruzione diagnosticati da un medico), e 46 (45%) rinocongiuntivite; 1 bambino su 3 non aveva più eczema e, complessivamente, il 90% dei bambini aveva presentato una riduzione dello score di gravità della DA [3].

Sono stati pertanto ricercati i fattori di rischio significativi associati allo sviluppo di asma, con particolare attenzione a quelli inerenti al ruolo della sensibilizzazione allergica. Si è così rivelata importante indicatore di rischio di sviluppo di asma la positività per le IgE specifiche ad allergeni alimentari prima di 36 mesi (albume, latte vaccino, merluzzo, grano, arachide, soia), l'ereditarietà per DA, la gravità della DA.

Di grande importanza su questo argomento è uno studio prospettico di coorte (German MAS): i dati del follow-up sono stati raccolti a 2 e 5 anni [4] ed è emersa la fondamentale importanza della sensibilizzazione allergica come fattore di rischio per la sensibilizzazione ad aeroallergeni a 2 anni, per lo sviluppo di asma a 5 anni [5].

Anche lo studio epidemiologico AIRE conferma il dato dell'associazione tra precocità di sviluppo della DA e comparsa successiva di asma. Viene rilevato come la DA che esordisce più precocemente è quella estrinseca, dove una iniziale sensibilizzazione ad alimenti segue spesso la sensibilizzazione ad aeroallergeni [1].

Infine, numerosi studi condotti su la cosiddetta "DA intrinseca", ovvero che non presenta le caratteristiche immunoallergologiche dell'atopia, hanno dimostrato che i bambini affetti da questa patologia a 2 anni hanno un rischio significativamente inferiore di sviluppare asma rispetto a coetanei con DA già sensibilizzati [6].

La sensibilizzazione ad allergeni inalanti

L'allergia agli acari della polvere rappresenta nel bambino uno dei fattori di rischio più importante per lo sviluppo di asma. Il livello di esposizione ai *Dermatophagoides* nei primi mesi e anni di vita è fondamentale per la successiva sensibilizzazione. Diversi studi hanno dimostrato, a questo proposito, che solo la sensibilizzazione ad acari e l'atopia nei genitori sono fattori significativamente associati e che, comunque, solo la positività per gli acari a 2 anni è rimasta significativamente associata alla presenza di asma a 11 anni [7].

Gli allergeni alimentari

Alcuni studi prendono in considerazione l'allergia alle proteine del latte vaccino in relazione allo sviluppo di asma. Uno di essi riferisce che bambini con allergia alle proteine del latte vaccino all'età di 2 anni entro 2 anni hanno un rischio 3 volte superiore di sviluppare asma a 10 anni rispetto ai controlli [8].

Le manifestazioni cliniche dell'allergia alimentare sembrano influire, oltre che sulla stessa persistenza, anche sulla progressione verso l'asma: infatti reazioni gravi ad alimenti come anafilassi, angioedema e manifestazioni respiratorie hanno in tal senso una prognosi peggiore [8].

Nuove prospettive

Alcuni autori, infine, sembrano chiamare in causa come *primum movens* di tutto il meccanismo patogenetico la sensibilizzazione cutanea, che si ritiene precedere addirittura quella respiratoria [2]. L'ipotesi sostiene che gli allergeni epicutanei siano in grado di evocare una risposta allergica con estrinsecazione nelle alte e basse vie respiratorie. In presenza di cute integra e con funzioni di barriera non alterate, l'esposizione topica ad antigeni (es. acari della polvere) determina una risposta immune di tipo Th1; al contrario la presenza di una alterata funzione di barriera comporta uno switch della risposta immune conseguente alla sensibilizzazione verso la sottopopolazione Th2 e pertanto un'iperespressione di IL-4, IgE, IgG_1 accompagnata da un'abbondante infiltrazione dermica di eosinofili [2].

La sensibilizzazione cutanea potrebbe pertanto costituire il primo gradino della *"marcia atopica"*, ovvero l'elemento scatenante da cui l'immunoflogosi atopica trae origine determinando uno stato di attivazione tissutale che attraverso meccanismi di "compartimentalizzazione" differenti si realizza sia a livello cutaneo che a livello respiratorio.

Dermatite atopica e iperreattività bronchiale

Anche i soggetti con DA che non hanno una storia di asma possono presentare iperreattività bronchiale (IB). Numerosi studi hanno infatti riportato una alta prevalenza di IB in soggetti con DA [9]; è possibile che i meccanismi patogenetici alla base dell'iperreattività bronchiale specifica ed aspecifica nei soggetti con DA comprendano, almeno in parte, una attivazione di cellule infiammatorie (eosinofili) nelle zone cutanee affette da DA, con successivo passaggio di queste cellule nella mucosa bronchiale. Il ruolo degli eosinofili nella DA è stato ampiamente documentato: gli eosinofili sono attratti nella cute eczematosa da particolari interleuchine, come l'IL-5, e liberano in loco alcuni mediatori , tra cui le proteine cationiche che si sono dimostrate in grado di danneggiare l'epitelio bronchiale [10]. È stata anche riscontrata una correlazione lineare tra la gravità della DA e i livelli di eosinofili circolanti, di ECP (*eosinophil cationic protein*) sierica e di EPX (*eosinophil protein X*) urinaria. Inoltre, nei soggetti con DA e IB sono state trovate concentrazioni sieriche di MBP (*major basic protein*) significativamente più elevate che nei soggetti con DA ma senza IB [11]. In conclusione il riscontro di IB sembra suggerire una predisposizione latente all'asma nei bambini con dermatite atopica, anche se resta ancora da chiarire la presenza di IB anche in soggetti asintomatici per DA.

Dermatite, asma e rinite allergica

Numerosi sono gli studi che riportano un'associazione fra DA e sviluppo successivo di asma e rinite allergica. Quaranta bambini finlandesi con DA grave generalizzata, dopo 10 anni presentavano asma nel 53% e rinite allergica nel 78% dei casi [12]. Nello studio effettuato da Gustafsson i fattori di rischio significativi associati allo sviluppo di asma sono risultati essere, oltre alla positività per IgE specifiche ad allergeni alimentari prima di 36 mesi, l'ereditarietà per DA e la gravità della DA [3]. Gli autori concludono che la DA nei primi 3 mesi, da sola o associata a doppia familiarità, è altamente specifica per lo sviluppo di sensibilizzazione ad inalanti e la comparsa di allergia respiratoria (dal 95% al 99%), ma presenta parimenti una bassa sensibilità (dal 4,9% al 12,2%), il che sta a significare che misure preventive nei confronti di questo gruppo sono sicuramente da attuare, ma coprono solo una minoranza dei soggetti a rischio [3].

Kjellman riporta che l'esordio della DA entro 2 anni e forme moderate o gravi aumentano la probabilità di sviluppo di una sintomatologia respiratoria [13].

L'associazione tra precocità della DA e asma è stata verificata anche in uno studio epidemiologico italiano (AIRE, Asma Infantile Regione Emilia Romagna) condotto su 5385 bambini di età compresa tra 6 e 11 anni tramite un questionario distribuito nelle scuole [14].

L'analisi multivariata dei fattori di rischio per lo sviluppo di asma e rinite ha permesso di individuare nella precocità d'esordio della DA (<2 anni) un importante fattore di rischio, non solo per la diagnosi di asma da parte di un medico almeno 1 volta nella vita, ma anche per la presenza di sintomi asmatici nell'anno precedente l'indagine [14].

Gli autori individuano una maggiore positività cutanea nella DA ad esordio precoce rispetto a quella ad esordio tardivo, con una più accentuata capacità di sensibilizzazione verso allergeni comuni che potrebbe favorire la sensibilizzazione ad aero-allergeni nelle età successive e l'instaurazione di iperreattività bronchiale e asma unitamente agli altri fattori favorenti noti, come la familiarità per atopia. In un gruppo di 312 bambini svedesi il 21,4% di quelli che avevano DA ha sviluppato asma, contro il 3,7% di quelli che non avevano DA; l'età media di esordio della sintomatologia asmatica, inoltre, era 4,5 anni nei bambini con storia di DA e 6,5 anni negli altri [15]. La DA, dunque, rappresenta anche un fattore di rischio per un esordio più precoce della sintomatologia asmatica. Inoltre l'asma associata a DA potrebbe presentare un decorso clinico più grave rispetto alle forme senza DA.

Il ruolo del fumo passivo

Il fumo di sigaretta, attivo o passivo, è certamente un fenomeno assai rivelante di inquinamento ambientale, specie per i bambini. In numerosi studi è emerso che il rischio di sviluppare asma da fumo passivo è sempre risultato significativamente aumentato e che gli episodi di bronchite asmatica risultavano significativamente più frequenti in bambini esposti al fumo passivo dei genitori [2]. Bambini con malattie allergiche conclamate ed esposti al fumo devono più spesso far ricorso a terapie per episodi respiratori acuti presso i dipartimenti di emergenza rispetto ai non esposti [2].

Considerazioni conclusive

Da quanto è stato esposto è evidente quanto sia importante, e quindi oggetto di studio, il problema della evoluzione clinica della malattia allergica. Le differenze nei risultati tra i diversi studi dipendono da vari fattori, tra cui l'evoluzione delle metodologie di laboratorio, le condizioni geografiche ed ambientali, i criteri di selezione delle popolazioni di pazienti in studio. Nonostante ciò, esistono dati sufficienti per poter trarre alcune importanti considerazioni sia di carattere scientifico che di portata pratica per l'attività clinica [2].

Recentemente, inoltre, sono stati elaborati alcuni criteri "maggiori" e "minori" attraverso i quali poter prevedere lo sviluppo di asma: tra i criteri maggiori è compresa la dermatite atopica in rapporto all'età di insorgenza [16].

Nella progressione da DA ad asma costituiscono fattori di rischio:
- Familiarità atopica (specie per DA ed asma).
- Atopia: IgE specifiche per alimenti < 36 mesi; IgE totali elevate (>30 KU/l) nei primi 2 anni; IgE specifiche per inalanti (specie acari e graminacee).
- Gravità della dermatite atopica.
- Fumo in gravidanza.
- Precocità della dermatite atopica : entro il 3° mese e comunque entro 2 anni.

Inoltre nei soggetti affetti da dermatite atopica:
- L'asma è tendenzialmente più grave.
- L'asma ha un esordio più precoce.

La DA di per sé non costituisce un fattore di rischio in caso di dermatite atopica intrinseca, ma solo se coesiste atopia (DA estrinseca). Il rischio di asma è riconducibile primariamente alla condizione di atopia. La contemporanea presenza di dermatite atopica sembra rafforzare questo rischio (se la sintomatologia è precoce, grave e associata a fumo materno) e sembra determinare una comparsa più precoce dell'asma e dar luogo a manifestazioni respiratorie più severe.

Bibliografia

1. Pucci N, Massai C, Vierucci A (2002) Dermatite atopica: ruolo della sensibilizzazione come fattore di rischio per lo sviluppo di asma. In: Vierucci A (ed) Dalla dermatite atopica all'asma. Editeam, Cento (FE), pp 19-26
2. Akdis CA, Akdis M, Bieber T et al (2006) Diagnosis and treatment of atopic dermatitis in children and adults: European Academy of Allergology and Clinical Immunology/ American Academy of Allergy, Asthma and Immunology/ PRACTALL Consensus Report. J Allergy Clin Immunol 118:152-169
3. Gustafsson D, Sjoberg O, Foucard T (2000) Development of allergies and asthma in infants and young children with atopic dermatitis: a prospective follow-up to 7 years of age. Allergy 55:240-245
4. Bergman RL, Edenharter G, Bergman KE et al (1997) Predictability of early atopy by cord blood-IgE and parental history. Clin Exp Allergy 27:752-760
5. Bergman RL, Edenharter G, Bergman KE et al (1998) Atopic dermatitis in early infancy predicts allergic airway disease at 5 years.Clin Exp Allergy 28:965-970
6. Novembre E, Cianferoni A, Lombardi E et al (2001) Natural history of intrinsic atopic dermatitis. Allergy 56:452-453
7. Kuehr j, Frischer T, Meinert R et al (1995) Sensitization to mite allergens is a risk factor for

early and late onset asthma and for persistence of asthmatic signs in children. J Allergy Clin Immunol 95:655-662

8. Tikkanen S, Kokkonen J, Juntti H et al (2000) Status of children with cow's milk allergy in infancy by 10 years of age. Acta Paediatr 89:1174-1180

9. Corbo G, Ferrante E, Macciocchi B et al (1989) Bronchial hyperresponsiveness in atopic dermatitis. Allergy 44:595-598

10. Kapp A (1993) The role of eosinophils in the pathogenesis of atopic dermatitis. Eosinophil granule proteins as markers of disease activity. Allergy 48:1-5

11. Pucci N, Lombardi E, Novembre E et al (2000) Urinary eosinophil protein X and serum eosinophil cationic protein in infants and young children with atopic dermatitis: correlation with disease activity. J Allergy Clin Immunol 105:353-357

12. Linna O, Kokkonen J, Lahtela P, Tammela O (1992) Ten-year prognosis for generalized infantile eczema. Acta Pediatr 81:1013-1016

13. Kjellman M, Nilsson L (1998) From food allergy and atopic dermatitis to respiratory allergy. Pediatr Allergy Immunol 9(suppl 1):13-17

14. Spattini A, Cavagni G (2000) Dermatite atopica, rinite, asma: un percorso obbligato? Riv It Allergol Immunol Pediatr 14:104-109

15. Sigurs N, Hattevig G, Kjellman B et al (1994) Appearance of atopic disease in relation to serum IgE antibodies in childrenfollowed up from birth for 4 to 15 years. J Allergy Clin Immunol 94:757-763

16. Castro-Rodriguez JA, Holberg CJ, Wright AL et al (2000) A clinical index to define risk of asthma in young children with recurrent wheezing. Am J Resp Crit Care Med 162:1403-1406

Dermatite atopica: patologie orali

S. Menni

La sindrome atopica include notoriamente eczema atopico, rino-congiuntivite allergica, asma bronchiale allergica, problemi gastointestinali. Non è sorprendente che esistano anche patologie, in qualche modo legate allo stato atopico o più frequenti in soggetti atopici, nelle quali l'organo bersaglio è la mucosa orale, partendo dall'ipotesi che la sindrome atopica rappresenti una disfunzione della barriera mucocutanea [1]. Le patologie orali che verranno descritte non sono sempre chiarite dal punto di vista patogenetico, probabilmente perchè gli studi sull'immunità intrinseca della mucosa orale sono troppo recenti [2]. Verranno riassunte in questa trattazione patologie orali comuni come la lingua a carta geografica (LCG) e le ancora più comuni afte ricorrenti, considerate la prima manifestazione del cavo orale riscontrata in bambini e ragazzi di età compresa tra 14 e 17 anni, nell'ambito della terza inchiesta nazionale sullo stato di salute e nutrizione condotta negli Stati Uniti negli anni 1988-1994 [3]. Si accennerà inoltre alla sindrome orale allergica (SOA), alla cheilite atopica e alla glossite delle papille fungiformi, quadri clinici per i quali non esistono dati significativi sulla prevalenza.

Lingua a carta geografica (LCG)

La LCG [4-7], chiamata anche glossite migrante benigna, è una patologia riportata in modo variabile nel bambino in varie casistiche: dal 3,63% in bambini del Minnesota al 14,29% in bambini israeliani di meno di 2 anni. Colpisce in particolare la superficie dorsale della lingua, caratterizzata da aree in cui le papille filiformi sono assenti e circondate da bordi biancastri. Le lesioni possono modificarsi e regredire in poche ore o settimane, recidivando nella stessa sede o in sedi diverse per mesi o anni e possono raramente colpire anche il palato molle, la mucosa buccale e le tonsille. Abitualmente asintomatica, la LCG si associa frequentemente con la lingua fissurata e si accompagna a volte a bruciore al contatto con alcuni cibi o con materiali dentari.

Nel bambino la diagnosi è clinica e permette una facile differenziazione da candidosi orofaringea, morsicatio buccarum, white sponge nevus, lichen orale. Non è necessaria la conferma con esame istopatologico: questo, se effettuato al bordo attivo di una lesione, evidenzia paracheratosi, acantosi e polimorfonucleati neutrofili raccolti in microascessi. La LCG non ha al momento un' eziologia nota. Non è richiesto trattamento: nei rari casi sintomatici risulta utile l'eliminazione di cibi piccanti o salati e l'utilizzo locale, non facile nei bambini, di creme o sciaqui con anestetici o cortisonici.

Legami LCG e atopia

Soggetti con diatesi atopica, come storia familiare o personale di eczema, rinite, asma allergica o elevati livelli di IgE soffrono maggiormente di LCG, in maniera statisticamente significativa rispetto ai controlli. In particolare la LCG sembra essere un segno comune in pazienti che hanno tendenza a sviluppare malattie acute infiammatorie delle superfici di contatto con l'ambiente esterno. La prevalenza per età di LCG ed eczema atopico sono discretamente sovrapponibili. In bambini con LCG e asma sono stati trovati elevati livelli di linfociti T CD4+ e chemochine (CCR-3), confermando un legame tra LCG e sistema immune [8-12].

Le caratteristiche istologiche, il miglioramento contemporaneo di lesioni cutanee psoriasiche e di LCG con trattamento sistemico con retinoidi, la significativa associazione fra LCG e psoriasi pustolosa generalizzata, la comparsa di LCG e di psoriasi sotto l'azione di carbonato di litio, l'associazione significativa di HLA Cw6 sia con LCG che con psoriasi, sono argomenti che fanno ipotizzare un legame con psoriasi [5,6].

Questa duplice significativa associazione può essere spiegata dalla recente scoperta di una sovrapposizione di loci di suscettibilità con psoriasi e dermatite atopica sui cromososmi 1q21, 3q21, 17q25, 20p12 [13].

Afte ricorrenti [14-15]

Rappresentano la patologia della mucosa orale più frequente sia nei bambini che negli adulti, caratterizzata dallo sviluppo ripetuto di ulcere singole o multiple, rotonde o ovali, non precedute da vescicole. Le ulcere sono poco profonde, con margini regolari e fondo grigio-giallastro, circondate da bordo eritematoso, in genere più piccole di un centimetro di diametro. Il dolore è sempre presente ed accentuato dai movimenti dell'area affetta. La guarigione è spontanea e senza esiti, ad eccezione di ulcere di grosse dimensioni, ed avviene in pochi giorni, al massimo 2 settimane. Le recidive sono innescate da cambiamenti ormonali, da alcuni cibi e farmaci, da infezioni intercorrenti, da stress e traumi locali. Gli esami di laboratorio possono rivelare deficienze di ferritina, ferro, folati, vitamina B e zinco.

L'associazione con ulcere genitali e iridociclite deve far pensare a una sindrome di Behçet, nella quale la presenza di artralgie e vasculite leucocitoclasica suggeriscono una patogenesi da immunocomplessi. Le comuni afte sono ad eziologia sconosciuta: nota è la possibile familiarità e la base genetica (forte associazione con genotipi di IL-1β, IL-6).

L'immunopatogenesi è su base immune cellulo-mediata. TNF-α, prodotto da linfociti T, inizia il processo infiammatorio agendo sull'adesione delle cellule endoteliali e con effetto chemiotattico sui leucociti. Sono stati trovati elevati livelli di alcune interleuchine, come IL-2 e IL-10, con effetto pro- e anti-infiammatorio: IL-2 esercita un'azione attivante su cellule natural killer, che giocano un ruolo sicuro nel processo patogenetico.

La terapia si basa su igiene locale e steroidi locali o sistemici; a volte occorre utilizzare altri farmaci immunosoppressivi.

Legami afte e atopia

Il legame è controverso: alcuni autori in passato hanno evidenziato un'aumentata prevalenza di atopia in soggetti con afte, altri non hanno trovato differenze significative con pazienti normali [16, 17].

In alcuni pazienti con afte è stata evidenziata una correlazione con cibi specifici. Basandosi su questo fatto Veller-Fornasa et al. [18] hanno studiato un gruppo di pazienti con afte idiopatiche: storia familiare e personale di atopia, segni clinici di atopia, IgE, prick test, RAST per inalanti e allergeni alimentari erano significativamente associati in questi soggetti rispetto al gruppo di controllo.

Cheilite

Le cheiliti sono affezioni che possono riguardare le semimucose in contemporanea o meno con le commissure labiali e sono classicamente suddivise in eczematose, ghiandolari e cheratosiche [19, 20].

Le forme più comuni sono le cheiliti eczematose, reazioni infiammatorie che si manifestano con labbra rosse, edematose e presenza di vescicolazione, fissurazioni, squamo-croste, desquamazione. Le lesioni possono debordare sulla pelle vicina. Si tratta di forme non sempre facili da diagnosticare dal punto di vista eziologico e di difficile cura.

La cheilite atopica (CA) può presentarsi esclusivamente con secchezza e assenza dei grani di Fordyce, oppure con quadri di varia gravità che vanno da una modesta desquamazione a edema, fissurazioni verticali e delle commissure, vescicolazione, croste, perdita della distinzione tra mucosa e cute. La CA è più facile da ritrovare in ragazzi o adolescenti, a volte come unico segno di eczema atopico, e va differenziata da cheiliti irritative (da leccamento, fattori atmosferici, cibi irritanti) e da cheiliti allergiche (farmaci, creme per le labbra, creme protettive solari, paste dentifricie, cosmetici).

È difficile tuttavia ritrovare una CA pura; facile infatti la sovrapposizione di forme da contatto, in particolare il tic del leccamento. Tutte le cheiliti eczematose sono di difficile trattamento.

La CA ha trovato di recente un valido aiuto negli inibitori della calcineurina, da usare con cautela ma particolarmente efficaci nelle lesioni labiali ed orbitarie.

Legami cheilite e atopia

La cheilite atopica [21-23] è una manifestazione sottostimata di eczema atopico. Inserita da Hanifin e Rajka tra i criteri minori di diagnosi di eczema atopico, la sua importanza ha trovato conferma in ampie casistiche riguardanti la valutazione dei segni clinici minori in sottogruppi di soggetti diversi per età. Il vermiglione è una sede inevitabilmente esposta a continue sollecitazioni meccaniche e ai fisiologici insulti di alimenti e dell'atmosfera. Questi fatti rendono ragione della gravità e difficoltà al trattamento di una zona che ha un difetto di barriera persistente.

Glossite delle papille fungiformi

La glossite delle papille fungiformi (GPF) consiste in un aumento di dimensioni di una o più papille fungiformi, che diventano eritematose e a volte modestamente dolorose [24]. Si tratta di una patologia frequente ma poco descritta in letteratura, probabilmente perchè in genere è transitoria. L'origine è multifattoriale [25-28]: la GPF è stata attribuita al fumo, alla pressione della lingua sulle superfici dentarie, al contatto con cibi piccanti, a farmaci (ciclosporina) in bambini trapiantati renali, a psoriasi in fase attiva. Un'indagine istopatologica eseguita in alcuni casi evidenzia un modesto infiltrato cellulare misto, congestione vascolare e minima erosione epiteliale.

Legami GPF e atopia

Marks et al. [29] hanno recentemente studiato 200 soggetti adulti considerati atopici in base a storia personale. Questi pazienti hanno evidenziato una positiva associazione con infiammazione delle papille fungiformi e con una maggior facilità a irritazione della lingua da parte di alcuni cibi e del calore rispetto a soggetti di controllo. Viene suggerito che la glossite delle papille fungiformi debba essere considerata una manifestazione di atopia nel cavo orale.

La sindrome orale allergica

La sindrome orale allergica (SOA) è una comune reazione avversa all'esposizione di alcuni cibi che coinvolge mucosa orale e faringea, ma può raramente associarsi a reazioni cutanee sistemiche, sintomi respiratori e anafilassi [30, 31]. Per lo più i sintomi si manifestano entro alcuni minuti dal contatto e consistono in pizzicorio alle labbra, lingua, mucosa orale, associati o meno ad angioedema. SOA è una allergia IgE mediata dovuta a proteine omologhe presenti in pollini e vari tipi di frutta e vegetali. I pazienti sensibili alla betulla reagiscono frequentemente a mela fresca, nocciole, sedano, carote, ciliegie, mentre i pazienti sensibili a erbe possono reagire a banana, kiwi, melone. Anche gravi reazioni da cibi derivati da animali possono essere precedute da sintomi locali orali. La diagnosi al momento si può basare con certezza solo su un challenge con un cibo in doppio cieco, questo perchè i test sierologici e i prick test indicano soltano la presenza di IgE specifiche ma non correlano direttamente con la clinica. La scoperta sempre più frequente di allergeni ricombinanti potrà risolvere questo problema. Il futuro terapeutico è probabilmente l'immunoterapia sottocutanea o sottolinguale.

Legami SOA e atopia

Un legame fra SOA e atopia è confermato da numerosi lavori della letteratura. Nello studio [32] di un gruppo di pazienti con atopia e pollinosi da betulla, il 26% era allergico alla mela; in un altro gruppo di pazienti con atopia senza pollinosi alla betulla solo il 2% era allergico alla mela; in un terzo gruppo senza atopia e pollinosi nessuno era allergico alla mela. Un'orticaria da contatto da vegetali, erbe o frutta è tipica di soggetti atopici che lavorano coi cibi [33].

I soggetti affetti da eczema atopico possono avere allergie a cibi. Queste possono manifestarsi dopo 6-48 ore sotto forma di esacerbazione dell'eczema oppure sotto forma di prurito a comparsa immediata dopo l'ingestione del cibo e successivo grattamento, che peggiora l'eczema. Infine può comparire una reazione di tipo immediato senza esacerbazione di eczema, ma come orticaria o SOA [34].

Bibliografia

1. Ogawa H, Yoshiike TJ (1993) A speculative view of atopic dermatitis: barrier dysfunction in pathogenesis. Dermatol Sci 5:197-204
2. Novak N, Allam JP, Betten H et al (2004) The role of antigen presenting cells at distinct anatomic sites: they accelerate and they slow down allergies. Allergy 59:5-14
3. Shulman JD (2005) Prevalence of oral mucosal lesions in children and youths in the USA. Int J Paed Dent 15:89-97
4. Assimakopoulos D, Patrikakos G, Fotika C, Elisaf M (2002) Benign migratory glossitis or geographic tongue: an enigmatic oral lesion. Am J Med 113:751-755
5. Abensour M, Grosshans E (1999) Langue géographique ou glossite migratoire bénigne. Ann Dermatol Venereol 126:849-854
6. Byrd JA, Alison JB, Rogers III RS (2003) Glossitis and other tongue disorders. Dermatol Clin 21:123-134
7. Menni S, Boccardi D, Crosti C (2004) Painful geographic tongue (benign migratory glossitis) in a child. JEADV 18:736-748
8. Marks R, Czarny D (1984) Geographic tongue: sensitivity to the environment. Oral Surg Oral Med Oral Pathol 58:156-159
9. Ullmann W (1981) Korrelation zwischen Exfoliatio linguae areata und atopie. Hautartz 32:629-631
10. Marks R, Simons MJ (1979) Geographic tongue- a manifestation of atopy. Br J Dermatol 101:159-162
11. Menni S, Saleh F, Bigardi A (1994) Geographic tongue. A possible manifestation of atopic dermatitis. Eur J Pediat Dermatol 4:149-152
12. Li FF, Li GG, Wu YZ et al (2005) Immunological mechanism of exfoliative tongue fur in children with asthma. Zhong Xi Jie He Xue Bao 3:446-449
13. Browcock AM, Cookson OCM (2004) The genetics of psoriasis, psoriatic arthritis and atopic dermatitis. Hum Mol Genet 13:43-55
14. Natah SS, Konttinen YT, Enattah NS et al (2004) Recent aphtous ulcers today: a review of the growing knowledge. Int J Oral Maxillofac Surg 33:221-234
15. Scully C (2005) Mucosal diseases series. Oral Diseases 11:57
16. Wilson CWM (1980) Food sensitivities, tast changes, aphtous ulcers and atopic symptoms in allergic disease. Ann Allergy Asthma Immunol 44:302-307
17. Wright A, Ryan FP, Willingam SE (1986) Food allergy or intolerance in severe recurrent aphtous ulceration of the mouth. Br Med J 292:1237-1238
18. Veller-Fornasa C, Bezze G, Rosin S et al (2003) Recurrent aphtous stomatitis and atopy. Acta Derm Venereol 83:469-470
19. Rogers SR, Bekic M (1997) Diseases of the lips. Sem Cut Med Surg 16:328-336
20. Kuffer R(1990) Chéilites et lésions des lèvres artificiellement provoquées. Ann Dermatol Venereol 117:477-486

21. Hanifin JM, Rajka G (1980) Diagnostic features of atopic dermatitis. Acta Derm Venereol 92:44-47
22. Nagaraja TG, Kanwar AJ, Dahr S, Singh S (1996) Frequency and significance of minor clinical features in various age-related subgroups of atopic dermatitis in children. Pediatr Dermatol 13:10-13
23. Feeman S, Stephens R (1999) Cheilitis: analysis of 75 cases referred to a contact dermatitis clinic. Am J Cont Dermatol 10:198-200
24. Whitaker SB, Krupa JJ, Singh BB (1996) Transient lingual papillitis. Med Oral Pathol Oral Radiol Endod 82:441-445
25. Menni S, Beretta D, Piccinno R, Ghio L (1991) Cutaneous and oral lesions in 32 children after oral transplantation. Pediatr Dermatol 8:194-198
26. Silverberg NB, Singh A, Echt AF, Laude TA (1996) Lingual fungiform papillae hypertrophy with cyclosporin A. Lancet 348:967
27. Stankler R, Kerr NW (1984) Prominent fungiform papillae in guttate psoriasis. Br J Oral Maxillofac Surg 22:123-128
28. Conklin HJ, Blasberg B (1991) Common inflammatory disease of the mouth. Int J Dermatol 30:323-335
29. Marks R, Scarff CE, Yap LM et al (2005) Fungiform papillary glossitis: atopic disease in the mouth? Br J Dermatol 153:740-745
30. Mari A, Ballmer-Weber BK, Vieths S (2005) The oral allergy syndrome: improved diagnostic and treatment methods. Curr Opin Allergy Clin Immunol 5:267-273
31. Egger M, Mustschlechner S, Wopfner N et al (2006) Pollen-food syndromes associated with weed pollinosis: an update from the molecular point of view. Allergy 61:461-476
32. White IR, Calnan CD (1983) Contact urticaria to fruit and birch sensitivity. Contact Dermatitis 9:164-165
33. Mattila M, Kilpelainen M, Terho EO et al (2003) Food hypersensitivity among Finnish university students: association with atopic diseases. Clin Exp Allergy 33:600-606
34. Breuer K, Wulf A, Constien A et al (2004) Birch pollen-related food as provocation factor of allergic symptoms in children with atopic eczema/dermatitis syndrome. Allergy 59:988-994

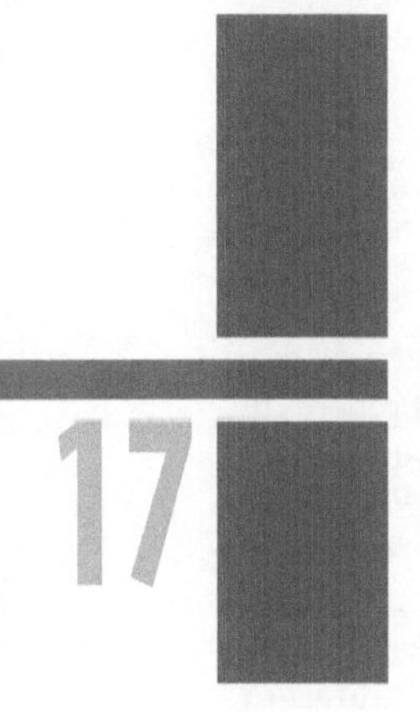

Dermatite atopica: patologie digestive

A. Fiocchi, M. Corvo, L. Terracciano,
T. Sarratud, A. Frasin, A. Martelli

Patologie mucose e intestinali nella dermatite atopica

La dermatite atopica (DA) è una malattia "sulla" pelle ma non è solo una malattia "della" pelle. Il presente capitolo si occuperà di tutti gli aspetti mucosi ed intestinali della malattia, che derivano dal fatto che – in una parte non trascurabile di casi – la DA ha una componente eziopatogenetica di allergia alimentare. Ci occuperemo pertanto dapprima dei processi fisiopatologici legati alla malattia, poi dei singoli quadri clinici che, potendo coesistere con la DA, vanno sospettati ed indagati.

L'immunità mucosale

L'immunità adattativa mucosale ha la duplice funzione di protezione contro i patogeni enterici e di mantenimento della tolleranza verso le proteine dietetiche ed i batteri commensali. L'ingestione di antigeni alimentari avviene in un contesto complesso, dove si deve creare un bilancio tra diverse forme di difesa dell'organismo come l'immunità sistemica e la tolleranza orale. Il sistema immune adattativo si è evoluto da una parte per stabilire e mantenere un equilibrio tra le potenziali aggressioni da parte dei patogeni enterici, dall'altra per regolare le risposte immuni contro gli allergeni presenti nel lume intestinale, cioè le proteine della dieta e quelle dei batteri commensali. Così microrganismi e particolati non digeribili vengono di norma trasportati nelle placche di Peyer attraverso le cellule M, che formano, con il sottostante epitelio, strutture complesse su tutto il piccolo intestino [1] e che hanno il compito di presentare l'antigene. Infatti, come in altri organi linfoidi secondari, le cellule dendritiche della placca di Peyer presentano gli antigeni alle cellule T CD4 e CD8 in essa residenti, nonchè a cellule CD4 presenti nella lamina propria ed in sede interepiteliale, innescando le risposte immuni [2]. Se il contatto avviene con dosi assai elevate di allergeni, in genere si sviluppa tolleranza; se viceversa il contatto avviene con piccole dosi, si generano risposte patologiche che sono di regola di tipo IgE. Questo fenomeno suggerisce che la reinduzione di tolleranza ad allergeni dietetici sia un approccio terapeutico possibile per il trattamento della allergia alimentare nel futuro, soprattutto alla luce degli effetti ottenuti con l'uso della via mucosa per l'induzione di tolleranza ad antigeni respiratori [3]. La soppressione di eventuali reazioni immunitarie "esagerate" sia locali che periferiche contro sostanze innocue venute a contatto con le mucose prende il nome di tolleranza orale [4]. Essa è affidata ad un complesso sistema difensivo che si avvale della immunoesclusione operata dalle IgA o di meccanismi di soppressione attiva (Fig. 1) e spiega la relativa rarità di comparsa di reazioni persistenti di ipersensibilità o allergia alle proteine contenute negli alimenti [5].

Il periodo neonatale è particolarmente critico nel perfezionamento di questi meccanismi di difesa a livello delle mucose e ciò ha ripercussioni sulla possibilità di sviluppo di infezioni ma anche di malattie allergiche [6]. Il periodo che segue la nascita è infatti caratterizzato, in misura variabile in termini di tempo da bambino a bambino, da uno stato di immaturità funzionale sia del sistema di barriera esercitato dalle mucose sia dei meccanismi immunoregolatori [7]. In questo contesto, i costituenti antigenici degli alimenti esercitano sicuramente un effetto di stimolazione sui linfociti B presenti a livello intestinale; ciò è suggerito anche dalla presenza di un numero inferiore di linfociti producenti IgA nella lamina propria dell'intestino sia di topi che hanno assunto idrolisati proteici sia di bambini alimentati per via parenterale [8].

Questo spiega tra l'altro come sia possibile mediante la dieta esercitare un effetto di immunomodulazione, ottenendo una prevenzione della allergia alimentare con l'adozione di misure pratiche relative a:

- età del bambino;
- quantità e scansione temporale degli alimenti introdotti;
- struttura antigenica e composizione delle proteine contenute nei cibi [9].

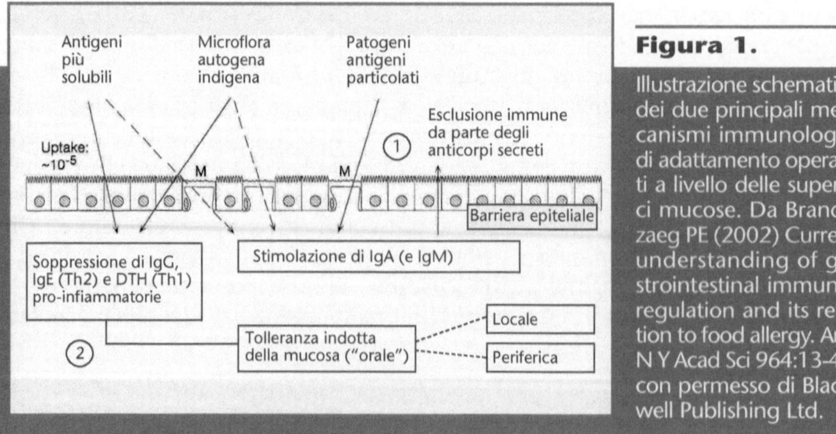

Figura 1.

Illustrazione schematica dei due principali meccanismi immunologici di adattamento operanti a livello delle superfici mucose. Da Brandtzaeg PE (2002) Current understanding of gastrointestinal immunoregulation and its relation to food allergy. Ann N Y Acad Sci 964:13-45, con permesso di Blackwell Publishing Ltd.

L'ostacolo rappresentato dal sistema immunitario limita la colonizzazione epiteliale da parte dei patogeni e inibisce la penetrazione di sostanze estranee dannose. Questa prima linea di difesa è mediata principalmente dalle IgA e IgM secretorie e da diversi meccanismi protettivi innati aspecifici. Gli antigeni innocui solubili contenuti negli alimenti o presenti nell'ambiente penetrati attraverso le mucose, così come la flora microbica autologa, hanno un minor effetto di stimolazione dell'immunità secretoria (risposta auto-limitantesi), ma inducono soppressione delle risposte immuni umorali proinfiammatorie (IgG e anticorpi di classe IgE dipendenti dalle citochine di tipo Th2) e reazioni di ipersensibilità ritardata legate alle citochine Th1 [4].

I fattori che regolano l'equilibrio immunitario gastrointestinale comprendendo la natura e la dose dell'antigene, l'ingestione orale di allergeni inalatori [10], l'immaturità dell'ospite, la predisposizione genetica, il grado di assorbimento delle proteine alimentari e le condizioni di presentazione dell'antigene.

Molti meccanismi di regolazione alla base del sottile equilibrio tra risposta immunitaria sistemica e tolleranza orale derivano da studi sui roditori [11]. Per esempio, la natura e la dose dell'antigene, l'immaturità dell'ospite, il grado di assorbimento delle proteine alimentari, attraverso l'induzione di una tolleranza T cellulare, la presentazione dell'antigene da parte delle cellule dendritiche con bassi livelli di molecole co-stimolatorie e l'azione immunosoppressiva delle placche di Peyer favoriscono l'induzione di tolleranza periferica alle proteine alimentari piuttosto che immunità sistemica [12-14]. Lo stato di tolleranza periferica viene determinato da cellule T antigene-specifiche funzionalmente inattive, da cellule T CD4+CD25+ *suppressor* o da linfociti produttori di citochine (es. TGF) e interleuchina 10 (IL-10) che inibiscono la risposta immune antigene-specifica, non attraverso sistemi di tolleranza immunologica locale [14]. In alcuni casi lo stesso antigene alimentare può indurre tanto immunità sistemica che tolleranza T cellulare [14]. Per esempio la somministrazione orale di KLH (emocianina della patella) a volontari non ancora immunizzati per questo antigene è in grado di abolire completamente l'ipersensibilità ritardata KLH con concomitante risposta umorale caratterizzata da anticorpi anti-KLH di tutti gli i soggetti e da IgA anti-KLH nella saliva e nelle secrezioni intestinali.

Perciò le proprietà innate delle proteine alimentari sembrano giocare un ruolo fondamentale nella patogenesi dell'allergia alimentare.

Gli allergeni

Gli allergeni alimentari sono generalmente glicoproteine con peso molecolare compreso tra 10 KDa e 70 KDa [15]. Queste glicoproteine vengono definite allergeni perché cross-reagiscono con anticorpi specifici IgE adese su mastcellule o basofili.

Sia nei bambini che negli adulti sono relativamente pochi gli alimenti che inducono reazioni allergiche IgE mediate. I più comuni allergeni alimentari sono rappresentati nell'infanzia da latte vaccino, uova, arachidi, noci, soia e grano e nell'età adulta da arachidi, noci, pesce, crostacei, molluschi, frutta e verdura [16].

Alcuni pan-allergeni comuni a numerosi alimenti sono aspecifici e possono complicare la diagnosi. Tra questi si annoverano proteine responsabili della sindrome orale allergica, inibitori delle proteasi e profiline leganti astina (astina, proteina citoplasmatica che compone il citoscheletro) [15, 17,18].

Per molti allergeni maggiori (e in particolar modo per quelli delle arachidi) è stata clonata la sequenza dei geni [19, 20].

L'allergenicità degli alimenti è determinata da una combinazione di fattori quali la solubilità, che facilita un rapido assorbimento, la resistenza a bassi livelli di pH, al calore e alla proteolisi da parte degli enzimi digestivi [19]. Da queste caratteristiche dipende la resistenza alla degradazione durante la preparazione dei cibi e durante la digestione nel tratto gastrointestinale.

La cross-reattività tra alimenti dipende dalla sequenza e dalla conformazione delle strutture aminoacidiche. La sequenza degli epitopi è particolarmente importante per la persistenza dell'allergenicità durante l'infanzia (es. nell'ipersensibilità alla caseina).

Due importanti aspetti clinici dell'allergia alimentare si basano sulle caratteristiche strutturali aminoacidiche degli allergeni maggiori. La cross-reattività è più probabile se le sequenze aminoacidiche omologhe superano il 70% o se due proteine mostrano 8 o più sequenze aminoacidiche analoghe [20]. La persistenza delle manifestazioni allergiche cliniche verso certi alimenti (ad es. caseina del latte vaccino) nel corso dell'infanzia può dipendere dalla sequenza piuttosto che dalla conformazione degli epitopi B cellulari [21]. Si è anche ipotizzato che l'allergenicità e la cross-reattività di molti allergeni alimentari vegetali dipendano dalla conservazione della struttura tridimensionale e dall'attività biologica [22].

I fattori specifici alla base dell'induzione di allergia piuttosto che di tolleranza sono misconosciuti. Probabilmente proteine gastrointestinali non identificate, citochine o la flora batterica possono agire come adiuvanti o induttori di tolleranza in soggetti geneticamente predisposti. Così l'induzione di tolleranza ad antigeni alimentari assunti per via orale può essere convertita in risposta immunitaria Th1 o Th2 con la contemporanea somministrazione di complessi immunostimolatori o di tossina colerica [23, 24].

La risposta immunitaria sistemica agli antigeni alimentari

Nell'anafilassi indotta da alimenti, nella sindrome orale allergica e nella DA sono in causa meccanismi IgE mediati [25, 26]. L'ipersensibilità alimentare è caratterizzata sia da reazioni avverse che possono essere dimostrate da challenge in doppio cieco sia da anormali risposte immunitarie ad alimenti. Una volta by-passata la tolleranza, possono essere sintetizzate, come conseguenza di induzione della risposta immune ("priming") sistemica da parte di allergeni alimentari, una, parte o tutte le classi di immunoglobuline. In aggiunta, la risposta immunitaria cibo-indotta da parte dei linfociti antigene-specifici può essere regolatrice, effettrice o entrambe [27].

Gli anticorpi IgE specifici possono essere dimostrati in vivo con test cutanei (prick test) o in vitro con test sierologici.

In generale, la sensibilità dei test in vivo e in vitro è diversa per la relativa instabilità di alcune proteine, soprattutto di frutta e verdura fresche.

Per confermare l'anafilassi indotta da alimenti [25, 28] è stato usato lo studio del rilascio dei mediatori (istamina, peptidoleucotrieni) da parte dei basofili IgE-sensibilizzati: i basofili degli individui affetti da allergia alimentare spesso rilasciano spontaneamente istamina [25].

Inoltre le cellule mononucleate circolanti dei pazienti affetti da allergia alimentare possono produrre fattori rilascianti istamina IgE-dipendenti [25].

Reazioni ad alimenti IgE-mediate possono presentarsi già in epoca neonatale in occasione della prima esposizione, presumibilmente per sensibilizzazione durante la vita intrauterina.

Poiché la sensibilizzazione agli allergeni alimentari può verificarsi nel periodo neonatale nel corso dell'allattamento al seno [29], le madri nutrici con famigliarità atopica potrebbero scegliere di evitare l'assunzione di alimenti altamente allergizzanti [30]. L'entità del beneficio di questa dieta di esclusione – se presente – rimane tuttavia da dimostrare e non tutti i ricercatori ne condividono l'indicazione [31, 32]. Se la sensibilizzazione ad alimenti IgE-mediata permane oltre il 1° anno, vi è alto rischio di successive manifestazioni allergiche a carico delle vie respiratorie [33]. La parassitosi intestinale da *Giardia lamblia* favorisce l'instaurarsi di ipersensibilità alimentare [34].

IgA sieriche e secretorie verso proteine alimentari possono essere prodotte sia in soggetti sani che allergici. In alcuni casi i livelli delle sottoclassi IgA2 locali possono essere aumentati in assenza di livelli determinabili di IgA seriche (IgA1) [35]. Si pensa che le IgA2 secretorie possano giocare un ruolo nell'escludere alcuni antigeni e patogeni potenzialmente nocivi [36].

L'ingestione orale di microparticelle contenenti proteine alimentari, piuttosto che di sole proteine solubili, conduce ad una maggior sintesi di IgA secretorie.

Il ruolo delle IgM, delle IgG e delle sottoclassi delle IgG (es. IgG4) nell'allergia alimentare non è ancora del tutto chiarito e rimane controverso. È stato dimostrato che gli anticorpi IgM e IgG specifici verso antigeni alimentari vengono prodotti, nei soggetti sani e negli allergici, sia dopo una singola che dopo ripetute assunzioni di dosi relativamente alte di proteine alimentari [14,37].

Nel caso dell'emocianina della patella, proteina con cui parecchi non sono mai venuti a contatto, si possono manifestare contemporaneamente sia risposte immunologiche IgM e IgG sia completa tolleranza immunologia cellulare. In un recente lavoro sulla sensibilizzazione al sesamo si è dimostrato che la risposta specifica IgG mediata è polimorfa rispetto al numero totale di epitopi peptidici di quella IgE specifica [38]. Non è ben definito il ruolo delle IgG specifiche e delle loro sottoclassi (IgG1, IgG2, IgG3, IgG4) come indicatore diagnostico o prognostico di manifestazioni allergiche [39, 40]. Ciò potrebbe essere attribuito in parte al fatto che i comuni metodi commerciali per la determinazione delle IgG e delle loro sottoclassi possono rilevare anche anticorpi diretti contro proteine aspecifiche (lecitine, proteine vegetali ubiquitarie) o carboidrati alimentari cross-reattivi di importanza irrilevante e presenti allo stesso modo nei soggetti sani che in quelli con reazioni avverse agli alimenti [41].

Gli anticorpi antigliadina e antiendomisio (transglutaminasi) sono stati a lungo studiati nell'enteropatia da glutine. Le IgA, sia seriche che secretorie, sono elevate mentre i livelli di IgG sono solo lievemente aumentati e i livelli di IgM spesso diminuiti [42].

L'immunità cellulo-mediata

Il ruolo dei test cellulari in vitro come indicatori diagnostici o prognostici di allergia alimentare non è chiaro. Indicatori di immunità cellulo-mediata quali la proliferazione linfocitaria possono essere espressione di ipersensibilità ad alimenti.

Tuttavia, negli studi effettuati a questo proposito, le risposte proliferative sono state marginali e sono stati esaminati relativamente pochi pazienti; inoltre la risposta delle cellule mononucleate circolanti può non riflettere lo stato funzionale delle cellule T nella placca di Peyer, nella lamina propria o nel tessuto interepiteliale [43-46]. Nei modelli animali le cellule T mostrano in queste sedi bassi livelli di proliferazione [25].

Nell'enteropatia glutine-sensibile, sebbene sia stato postulato un ruolo patogenetico dei meccanismi effettori, la risposta proliferativa PBMC è normale mentre è aumentata la proliferazione delle cellule T provenienti dai linfonodi mesenterici [42].

Citochine e chemochine

Allo stato attuale non esiste unanime consenso circa il ruolo in vivo di citochine e chemochine nell'allergia alimentare. Le informazioni disponibili derivano dalle colture in vitro delle cellule mononucleate circolanti stimolate con allergeni alimentari e dai livelli di citochine sieriche dopo challenge sperimentali nell'uomo e nei modelli animali. Né le citochine Th1 né le Th2 sembrano prevalere, come si evince da esperimenti condotti indipendentemente ed in tempi successivi da vari ricercatori. Le cellule mononucleate circolanti di pazienti affetti da allergia alimentare secernono significative quantità di IL-2, interferone, IL-4 e *tumor necrosis factor* (TNF) [43, 47]. In modelli animali si è riscontrato aumento di citochine regolatrici, quali TGF e IL-10 dopo alimentazione intragastrica [42]. Nelle forme severe di allergia gastrointestinale eosinofila sembrano giocare un ruolo critico IL-5 ed esotossina [48, 49].

Fattori locali

Alcuni prodotti batterici (ad es. la tossina colerica), virali (*Poliovirus*, *Rotavirus*), parassitari (*Giardia lamblia*) T-cell indipendenti stimolano la risposta immunitaria sistemica piuttosto che la tolleranza verso le proteine alimentari se somministrati insieme ad esse [50].

Il TNF stimola la degranulazione dei neutrofili, la sintesi di IL-1 e IL-6, la produzione di citochine che inducono la crescita della linea granulocitaria e macrofagica, meccanismi implicati nella patogenesi delle malattie infiammatorie intestinali [51]. Il fattore di crescita delle cellule staminali e le proteine della *Giardia lamblia* possono potenziare il rilascio di mediatori da parte delle mastcellule [34, 51]. È stato anche proposto che l'aumento di gastrina postprandiale possa stimolare e potenziare il rilascio di tali mediatori [52].

Fattori legati all'ospite

La sensibilizzazione ad alimenti è più frequente nella prima parte del periodo neonatale e tende a ridursi nelle epoche successive [27].

Il malassorbimento intestinale e/o la stasi e l'accelerato transito possono predisporre i bambini a problemi di allergia alimentare [25].

Un ruolo destinato ad acquisire importanza sempre maggiore con l'intensificarsi delle ricerche sul genoma, spetta, in diversi comuni fenotipi di allergia, alla predisposizione genetica, definita dal polimorfismo dei singoli nucleotidi o degli aplotipi specifici [53, 54].

Le manifestazioni cliniche

Le manifestazioni allergiche possono coinvolgere l'apparato digerente in vari segmenti del suo tratto, dal cavo orale fino alla mucosa del retto, con manifestazioni e sintomatologia assai differente a seconda della sede. Le manifestazioni possono essere sia IgE mediate sia, pur sempre immunomediate, con un meccanismo non IgE mediato. Le reazioni gastrointestinali IgE mediate possono presentarsi con sintomatologia gastrointestinale e non. Le reazioni gastrointestinali IgE mediate possono manifestarsi in un periodo di tempo compreso tra minuti e parecchie ore dopo l'ingestione degli allergeni alimentari e sono caratterizzate da nausea, dolori addominali, vomito e diarrea. I sintomi gastrointestinali possono anche essere parte di reazioni sistemiche IgE mediate quali l'anafilassi.

Sindrome orale allergica

La sindrome orale allergica (SOA) è caratterizzata da insorgenza acuta (generalmente entro pochi minuti dal contatto della mucosa orale con particolari tipi di frutta e verdura crudi) di prurito orofaringeo a volte associato ad angioedema delle labbra [55-57]. La sindrome è spesso dovuta a un'iniziale sensibilizzazione ai pollini [58].

I pazienti allergici all'ambrosia possono presentare questi sintomi assumendo la banana o il melone, mentre quelli allergici alla betulla possono avere manifestazioni analoghe mangiando carote crude, sedano, ciliegie, pere, noci, patate, mele, nocciole e altri vegetali meno frequentemente in causa [55, 58-61].

L'allergia alle graminacee può accompagnarsi a sintomi con l'assunzione di melone, pomodoro e arancia [62-64] mentre l'allergia all'artemisia può provocare sindrome orale allergica dopo assunzione di melone, mela, pesca e ciliegie [65-67]. Frutta e verdura crudi condividono proteine cross-reattive con particolari pollini che sono la fonte dell'iniziale sensibilizzazione. Alcuni di questi allergeni cross-reattivi (profiline) sono labili al calore, cosicché i bambini che presentano sintomi ingerendoli crudi possono assumerli cotti o conservati in scatola senza problemi [68-72].

La cottura può non solo aumentare ma anche diminuire la capacità di tollerare un alimento [72, 73].

Le reazioni possono progredire verso manifestazioni sistemiche, inclusa l'anafilassi, nell'1%-2% dei bambini che inizialmente avevano solo reazioni da contatto. L'anafilassi, che coinvolge contemporaneamente almeno 2 apparati sensibili, va distinta dalla sintomatologia di media entità della sindrome orale allergica. Quando le reazioni sistemiche si presentano con una certa frequenza sono in causa proteine stabili presenti nella stessa frutta (arachidi) e verdura o in altri alimenti.

Le seguenti sono caratteristiche della sindrome orale allergica [58, 74-76]:

- i sintomi possono essere più importanti durante la stagione del pollini;
- le proteine responsabili sono concentrate nella buccia di alcuni frutti;
- la sensibilizzazione a diversi alimenti vegetali è comune ma é improbabile la reazione clinica a tutti gli alimenti vegetali della stessa famiglia.

In aggiunta, le reazioni di maggior rilevanza clinica verso alcuni alimenti sono da attribuire alle proteine stabili presenti in questi alimenti. Questo a volte correla con la positività delle prove cutanee per gli estratti commerciali che contengono questi allergeni più stabili [74, 77-78].

L'esofagogastroenteropatia eosinofila

Può localizzarsi nell'esofago e in qualsiasi sede del tratto gastroenterico. A seconda delle sedi anatomiche in cui compare è variamente denominata: esofagite eosinofila allergica, gastroenterite eosinofila allergica, gastrite eosinofila, enterocolite eosinofila allergica, enterocolite o proctite da proteine alimentari.

La gastroenterite eosinofila allergica è caratterizzata da sintomatologia intestinale postprandiale accompagnata, nel bambino, da scarso accrescimento. Nei bambini con diagnosi di gastroenterite eosinofila spesso non è possibile dimostrare la presenza di allergia alimentare IgE mediata e pertanto prick test e RAST risultano negativi. Inoltre la sola presenza di eosinofilia non è patognomonica di allergia alimentare.

Tuttavia in alcuni bambini l'esofagogastroenteropatia eosinofila è dovuta ad una reazione IgE mediata ad alimenti e anche in questo caso si manifesta con nausea postprandiale e vomito, dolori addominali, diarrea (occasionalmente steatorrea) e scarso accrescimento [78]. I sintomi possono interessare tutto il tratto gastrointestinale dall'esofago fino al retto [79-82].

Le lesioni istopatologiche sono caratterizzate da infiltrazione eosinofila delle mucose esofagea, gastrica e intestinale, talora associata ad aumentato numero di eosinofili nel contesto del tessuto muscolare e della sierosa dello stomaco e dell'intestino, come dimostrato dai rilievi bioptici effettuati in ogni area del tratto intestinale dall'esofago al retto. Si associa inoltre eosinofilia periferica [83-86]. La patogenesi è stata associata a reazioni IgE mediate solo in un piccolo numero di pazienti.

I pazienti affetti da gastroenteropatia eosinofila che hanno sintomatologia scatenata dall'assunzione di alimenti generalmente hanno altri problemi allergici, IgE seriche elevate e possono avere *prick test* positivi per molti alimenti ed inalanti, eosinofilia nel sangue periferico, anemia sideropenica e ipoalbuminemia [86-88]. Raramente i bambini possono presentare addome acuto da ostruzione intestinale acuta, perforazione intestinale, masse duodenali o segni analoghi a quelli di un'appendicite acuta, di un tumore pancreatico o di un ulcera duodenale [89-98]. Il coinvolgimento dell'esofago [99] non è frequente nell'infanzia e solo raramente può coesistere reflusso gastroesofogeo, che peraltro non sempre si accompagna ad eosinofilia [100, 101].

L'enterocolite alimento-indotta, generalmente non IgE-mediata, è presente nei bambini da 1 settimana a 3 mesi di vita e tende a risolversi, nella maggior parte dei casi, entro il terzo anno di vita [102]. La sintomatologia è caratterizzata da vomito e diarrea, a volte fino alla disidratazione e all'ipotensione, che si manifestano molte ore dopo l'assunzione di proteine alimentari, come latte vaccino e soia, ma talora anche dopo l'assunzione di latte materno, presumibilmente a causa di allergeni ivi presenti [103, 104]. I test cutanei sono spesso negativi, ma è presente sangue occulto nelle feci e in un terzo dei pazienti acidosi e metemoglobinemia [105]. La biopsia intestinale rivela appiattimento dei villi con infiltrazione della parete intestinale da parte di linfociti, eosinofili e mastociti. L'esecuzione di challenge orale con alimenti sospetti determina vomito e diarrea entro 3 ore e nel 15% dei casi anche ipotensione grave. La dieta di eliminazione risolve la sintomatologia entro 72 ore [106]. In bambini più grandi e in adulti sono stati descritti sintomi simili dopo alimentazione con uovo, riso, grano, avena, noci, pollo, tacchino, pesce e arachidi [107, 108].

Bibliografia

1. Kato T, Owen RL (1994) Structure and function of intestinal mucosal epithelium. In: Ogra PL, McGhee JR, Mestecky J et al (eds) Handbook of mucosal immunology. Academic Press, San Diego, CA

2. Kelsall DL, Strober W (1996) Host defenses at mucosal surfaces. In: Rich RR (ed) Clinical Immunology. Mosby, St Louis, MO

3. Penagos M, Compalati E, Tarantini F et al (2006) Efficacy of sublingual immunotherapy in the treatment of allergic rhinitis in pediatric patients 3 to 18 years of age: a meta-analysis of randomized, placebo-controlled, double-blind trials. Ann Allergy Asthma Immunol 97:141-148

4. Brandtzaeg PE (2002) Current understanding of gastrointestinal immunoregulation and its relation to food allergy. Ann N Y Acad Sci 964:13-45

5. Bischoff SC, Mayer JH (2000) Allergy and the gut. Int Arch Allergy Immunol 121:270-283

6. Holt PG, Jones CA (2000) The development of the immune system during pregnancy and early life. Allergy 55:688-697

7. Holt PG (1995) Postnatal maturation of immune competence during infancy and childhood. Pediatr Allergy Immunol 6:59-70

8. Knox WF (1986) Restricted feeding and human intestinal plasma cell development. Arch Dis Child 61:744-749

9. Fiocchi A, Assa'ad A, Bahna SL (2006) The Adverse Reactions to Foods Committee, American College of Allergy, Asthma and Immunology. Food allergy and the introduction of solid foods to infants: a consensus document. Ann Allergy Asthma Immunol 97:10-20

10. Passalacqua G, Abano M, Riccio A et al (1999) Clinical and immunologic effects of a rush sublingual immunotherapy to Parietaria species; a double-blind, placebo controlled trial. J Allergy Clin Immunol 104:964-968

11. Strobel S, Ferguson A (1984) Immune responses to fed protein antigens in mice, 3: systemic tolerance or priming is related to age at which antigen is first encountered. Pediatr Res 18:588-594

12. Lamont AG, Mowat AMCI, Parrott DMV (1989) Priming of systemic and local delayed-type hypersensitivity responses by feeding low doses of ovalbumin to mice. Immunology 66:595-599

13. Kellermann SA, McEvoy LM (2001) The Peyer's patch microenvironment suppresses T cell responses to chemokines and other stimuli. J Immunol 167:682-690

14. Husby S, Mestecky J, Moldoveanu Z et al (1994) Oral tolerance in humans. T cell but not B cell tolerance after antigen feeding. J Immunol 152:4663-4670
15. Aalberse RC (2000) Structural biology of allergens. J Allergy Clin Immunol 106:228-238
16. Sampson HA, Burks AW (1996) Mechanisms of food allergy. Ann Rev Nutr 16:161-177
17. Valenta R, Steinberger P, Duchene M et al (1996) Immunological and structural similarities among allergens: prerequisite for aspecific and component-based therapy of allergy. Immunol Cell Biol 74:187-194
18. Izumi H, Adachi T, Fujii N et al (1992) Nucleotide sequence of a cDNA clone encoding a major allergenic protein in rice seeds: homology of the deduced amino acid sequence with members of alpha-amylase/trypsin inhibitor family. FEBS Lett 302:213-216
19. Metcalfe DD, Astwood JD, Townsend R et al (1996) Assessment of the allergenic potential of foods derived from genetically engineered crop plants. Crit Rev Food Sci Nutr 36(suppl):S165-S186
20. Burks AW, Shin D, Cockrell G et al (1997) Mapping and mutational analysis of the IgE-binding epitopes on Ara h 1, a legume vicilin protein and a major allergen in peanut hypersensitivity. Eur J Biochem 245:334-339
21. Stanley JS, Bannon GA (1999) Biochemistry of food allergens. Clin Rev Allergy Immunol 17:279-291
22. Gendel SM (1998) The use of amino acid sequence alignments to assess potential allergenicity of proteins used in genetically modified foods. Adv Food Nutr Res 42:45-62
23. Maloy KJ, Donachie AM, Mowat AM (1995) Induction of Th1 and Th2 CD4+ T cell responses by oral or parenteral immunization with ISCOMS. Eur J Immunol 25:2835-2841
24. Holmgren J, Lycke N, Czerkinsky C (1993) Cholera toxin and cholera B subunit as oral-mucosal adjuvant and antigen vector systems. Vaccine 11:1179-1184
25. Plaut M (1997) New directions in food allergy research. J Allergy Clin Immunol 100:7-10
26. Hill DJ, Sporik R, Thorburn J et al (2000) The association of atopic dermatitis in infancy with immunoglobulin E food sensitization. J Pediatr 137:475-479
27. Strobel S, Mowat AM (1998) Immune responses to dietary antigens: oral tolerance. Immunol Today 19:173-181
28. Moneret-Vautrin DA, Sainte-Laudy J, Kanny G et al (1999) Human basophil activation measured by CD63 expression and LTC4 release in IgE-mediated food allergy. Ann Allergy Asthma Immunol 82:33-40
29. Hide DW, Matthews S, Tariq S et al (1996) Allergen avoidance in infancy and allergy at 4 years of age. Allergy 51:89-93
30. Committee on Toxicity of Chemicals in Food, Consumer Products, and the Environment. Peanut Allergy (1998) Department of Health, London, England
31. Ewan PW (1998) Prevention of peanut allergy. Lancet 352:4-5
32. Muraro A, Dreborg S, Halken S et al (2004) Dietary prevention of allergic diseases in infants and small children, part III: critical review of published peer-reviewed observational and interventional studies and final recommendations. Pediatr Allergy Immunol 15:291-307
33. Kulig M, Bergmann R, Tacke U et al (1998) Long-lasting sensitization to food during the first two years precedes allergic airway disease. Pediatr Allergy Immunol 9:61-67
34. Di Prisco MC, Hagel I, Lynch NR et al (1998) Association between giardiasis and allergy. Ann Allergy Asthma Immunol 81:261-265
35. Challacombe SJ, Rahman D, O'Hagan DT (1997) Salivary, gut, vaginal and nasal antibody responses after oral immunization with biodegradable microparticles. Vaccine 15:169-175
36. Kelsall BL, Strober W (1996) Host defenses at mucosal surfaces. In: Rich RR (ed) Clinical Immunology. Mosby, St Louis, MO

37. Rothberg RM, Farr RS (1965) Anti-bovine serum albumin and antialpha lactalbumin in the serum of children and adults. Pediatrics 35:571-578

38. Kolopp-Sarda MN, Moneret-Vautrin DA, Gobert B et al (1997) Specific humoral immune responses in 12 cases of food sensitization to sesame seed. Clin Exp Allergy 27:1285-1291

39. Duchen K, Einarsson R, Grodzinsky E et al (1997) Development of IgG1 and IgG4 antibodies against betalactoglobulin and ovalbumin in healthy and atopic children. Ann Allergy Asthma Immunol 78:363-368

40. Morgan JE, Daul CB, Lehrer SB (1990) The relationships among shrimp-specific IgG subclass antibodies and immediate adverse reactions to shrimp challenge. J Allergy Clin Immunol 86:387-392

41. Aalberse RC, Koshte V, Clemens JGJ (1981) Cross-reactions between vegetable foods, pollen and bee venom due to IgE antibodies to a ubiquitous carbohydrate determinant. Int Arch Allergy Appl Immunol 66(suppl):1-259

42. Brown WR, Claman HN, Strober W (1988) Immunologic diseases of the gastrointestinal tract. In: Samter's Immunologic Diseases. 5th ed. Little Brown & Co, Boston, MA, pp 1160-1165

43. Kondo N, Fukutomi O, Agata H et al (1993) The role of T lymphocytes in patients with food-sensitive atopic dermatitis. J Allergy Clin Immunol 91:658-668

44. Kondo N, Agata H, Fukutomi O et al (1994) Effects of the antiallergic drug azelastine hydrochloride on proliferative responses of lymphocytes to food antigens in patients with food-sensitive atopic dermatitis. J Investig Allergol Clin Immunol 42:67-70

45. Eigenmann PA, Belli DC, Ludi F et al (1995) In vitro lymphocyte proliferation with milk and a casein-whey protein hydrolyzed formula in children with cow's milk allergy. J Allergy Clin Immunol 96:549-557

46. Miceli Sopo S, Pesaresi MA, Guerrini B et al (1999) Mononuclear cell reactivity to food allergens in neonates, children and adults. Pediatr Allergy Immunol 10:249-252

47. Jacobsen MB, Aukrust P, Kitttang E et al (2000) Relation between food provocation and systemic immune activation in patients with food intolerance. Lancet 356:400-401

48. Bae SJ, Tanaka Y, Hakugawa J et al (1999) Interleukin-5 involvement in ovalbumin-induced eosinophil infiltration in mouse food-allergy model. J Dermatol Sci 21:1-7

49. Hogan SP, Mishra A, Brandt EB et al (2000) A critical role for eotaxin in experimental oral antigen-induced eosinophilic gastrointestinal allergy. Proc Natl Acad Sci U S A 97:6681-6686

50. Strober W, Brown WR (1988) The mucosal immune system. In: Samter M, Talmage DW, Frank MM et al (eds) Immunological Diseases. Little Brown & Co, Boston, MA, p 111

51. Stenton GR, Vliagoftis H, Befus AD (1998). Role of intestinal mast cells in modulating gastrointestinal pathophysiology. Ann Allergy Asthma Immunol 81:1-12

52. Tharp MD, Thirlby R, Sullivan TJ (1984) Gastrin induces histamine release from human cutaneous mast cells. J Allergy Clin Immunol 74:159-165

53. Howell WM, Turner SJ, Hourihane JO et al (1998) HLA class II DRB1, DQB1 and DPB1 genotypic associations with peanut allergy: evidence from a family-based and casecontrol study. Clin Exp Allergy 28:156-162

54. Liu X, Beaty TH, Deindl P et al (2004) Associations between specific serum IgE response and 6 variants within the genes IL4, IL13, and IL4RA in German children: the German Multicenter Atopy Study. J Allergy Clin Immunol 113:489-495

55. Ortolani C, Ispano M, Pastorello E et al (1988) The oral allergy syndrome. Ann Allergy Asthma Immunol 61(6 pt 2):47-52

56. Sloane D, Sheffer AL (2001) Oral allergy syndrome. Allergy Asthma Proc 22:321-325

57. Amlot PL, Kemeny DM, Zachary C et al (1987) Oral allergy syndrome (OAS): symptoms of IgE-mediated hypersensitivity to foods. Clin Allergy 17:33-42
58. Kazemi-Shirazi L, Pauli G, Purhoit A et al (2000) Quantitative IgE inhibition experiments with purified recombinant allergens indicate pollen-derived allergens as the sensitizing agents responsible for many forms of plant food allergy. J Allergy Clin Immunol 105:116-125
59. Eriksson NE, Formgren H, Svenonius E (1982) Food hypersensitivity in patients with pollen allergy. Allergy 37:437-443
60. Andersen KE, Lowenstein H (1978) An investigation of the possible immunological relationship between allergen extracts from birch pollen, hazelnut, potato and apple. Contact Dermatitis 4:73-79
61. Lowenstein H, Eriksson NE (1983) Hypersensitivity to foods among birch pollen allergy patients. Immunochemical inhibition studies for evaluation of possible mechanisms. Allergy 38:577-587
62. Hourihane JO, Bedwani SJ, Dean TP et al (1997) Randomised, double blind, crossover challenge study of allergenicity of peanut oils in subjects allergic to peanuts. BMJ 314:1084-1088
63. Cuesta-Herranz J, Lazaro M, Figueredo E et al (2000) Allergy to plant-derived fresh foods in a birch and ragweed-free area. Clin Exp Allergy 30:1411-1416
64. Van Ree R, Fernandez-Rivas M, Cuevas M et al (1995) Pollen related allergy to peach and apple: an important role for profilin. J Allergy Clin Immunol 95:726-734
65. Diaz-Perales A, Lombardero M, Sanchez-Monge R et al (2000) Lipid-transfer proteins as potential plant panallergens: crossreactivity among proteins of Artemisia pollen, Castanea nut, and Rosacea fruits with different IgE-binding capacities. Clin Exp Allergy 30:1403-1410
66. Sanchez-Monge R, Lombardero M, Garcia-Selles FJ et al (1999) Lipid-transfer proteins are relevant allergens in fruit allergy. J Allergy Clin Immunol 103:514-519
67. Pastorello EA, Pravettoni V, Farioli L et al (2002) Hypersensitivity to mugwort (Artemisia vulgaris) in patients with peach allergy is due to a common lipid transfer protein allergen and is often without clinical expression. J Allergy Clin Immunol 110:310-317
68. Dreborg S, Foucard T (1983) Allergy to apple, carrot and potato in children with birch pollen allergy. Allergy 38:167-172
69. Valenta R, Kraft D (1996) Type 1 allergic reactions to plant-derived food: a consequence of primary sensitization to pollen allergens. J Allergy Clin Immunol 97:893-895
70. Fritsch R, Bohle B, Vollmann U et al (1998) Bet v 1, the major birch pollen allergen and Mal d 1, the major apple allergen, crossreact at the level of allergen-specific T helper cells. J Allergy Clin Immunol 102:679-686
71. Breiteneder H, Ebner C (2000) Molecular and biochemical classification of plant-derived food allergens. J Allergy Clin Immunol 106:27-36
72. Davis PJ, Williams SC (1998) Protein modification by thermal processing. Allergy 53:102-105
73. Alvarez-Alvarez J, Guillamon E, Crespo JF et al (2005) Effects of extrusion, boiling, autoclaving, and microwave heating on lupine allergenicity. J Agric Food Chem 53:1294-1298
74. Asero R (1999) Detection and clinical characterization of patients with oral allergy syndrome caused by stable allergens in Rosaceae and nuts. Ann Allergy Asthma Immunol 83:377-383
75. Ortolani C, Ispano M, Pastorello EA et al (1989) Comparison of results of skin prick tests (with fresh foods and commercial food extracts) and RAST in 100 patients with oral allergy syndrome. J Allergy Clin Immunol 83:683-690
76. Fernandez-Rivas M, Cuevas M (1999) Peels of Rosaceae fruits have a higher allergenicity than pulps. Clin Exp Allergy 29:1239-1247

77. Pastorello EA, Farioli L, Pravettoni V et al (1999) The major allergen of peach (Prunus persica) is a lipid transfer protein. J Allergy Clin Immunol 103:520-526
78. Cuesta-Herranz J, Lazaro M, Martinez A et al (1999) Pollen allergy in peach-allergic patients: sensitization and cross-reactivity to taxonomically unrelated pollens. J Allergy Clin Immunol 104:688-694
79. Ong GY, Hsu CC, Changchien CS et al (2002) Eosinophilic gastroenteritis involving the distal small intestine and proximal colon. Chang Gung Med J 25:56-61
80. Chaudhary R, Shrivastava RK, Mukhopadhyay HC et al (2001) Eosinophilic gastritis: an unusual cause of gastric outlet obstruction. Indian J Gastroenterol 20:110
81. Matsushita M, Hajiro K, Morita Y et al (1995) Eosinophilic gastroenteritis involving the entire digestive tract. Am J Gastroenterol 90:1868-1870
82. Blakenberg FG, Parker BR, Sibley E et al (1995) Evolving asymmetric hypertrophic pyloric stenosis associated with histologic evidence of eosinophilic gastroenteritis. Pediatr Radiol 25:310-311
83. Katz AJ, Goldman H, Grand RJ (1977) Gastric mucosal biopsy in eosinophilic (allergic) gastroenteritis. Gastroenterology 73:705-709
84. Lee CM, Changchien C, Chen PC et al (1993) Eosinophilic gastroenteritis: 10 years experience. Am J Gastroenterol 88:70-74
85. Min K, Metcalfe DD (1991) Eosinophilic gastroenteritis. Immunol Allergy Clin North Am 11:799-813
86. Moon A, Kleinman R (1995) Allergic gastroenteropathy in children. Ann Allergy Asthma Immunol 74:5-12
87. Scudamore HH, Phillips SF, Swedhund HA et al (1982) Food allergy manifested by eosinophilia, elevated IgE, and proteinlosing enteropathy: the syndrome of allergic gastroenteropathy. J Allergy Clin Immunol 70:129-138
88. Kay MH, Wylie R, Steffen RM (1995) The endoscopic appearance of eosinophilic gastroenteritis in infancy. Am J Gastroenterol 90:1361-1362
89. Redondo-Cerezo E, Cabello MJ, Gonzalez Y et al (2001) Eosinophilic gastroenteritis: our recent experience: one year experience of atypical onset of an uncommon disease. Scand J Gastroenterol 36:1358-1360
90. Wiesner W, Kocher T, Heim M et al (2002) CT findings in eosinophilic enterocolitis with predominantly serosal and muscular bowel wall infiltration. JBR-BTR 85:4-6
91. Tran D, Salloum L, Tshibaka C et al (2000) Eosinophilic gastroenteritis mimicking acute appendicitis. Am Surg 66:990-992
92. Madhotra R, Eloubeidi MA, Cunningham JT et al (2002) Eosinophilic gastroenteritis masquerading as ampullary adenoma. J Clin Gastroenterol 34:240-242
93. Huang FC, Ko SF, Huang SC et al (2001) Eosinophilic gastroenteritis with perforation mimicking intussception. J Pediatr Gastroenterol Nutr 33:613-615
94. Siahanidou T, Mandyla H, Dimitriadis D et al (2001) Eosinophilic gastroenteritis complicated with perforation and intussception in a neonate. J Pediatr Gastroenterol Nutr 32:335-337
95. Redondo-Cerezo F, Moreno-Platero JJ, Garcia-Dominguez E et al (2000) Comments to a report: eosinophilic gastroenteritis presenting as an obstructing cecal mass: review literature and our own experience. Am J Gastroenterol 95:3655-3657
96. Euscher E, Vaswani K, Frankel W (2000) Eosinophilic pancreatitis: a rare entity that can mimic a pancreatic neoplasm. Ann Diagn Pathol 4:379-385
97. Markowitz JE, Russo P, Liacouras CA (2000) Solitary duodenal ulcer: a new presentation of eosinophilic gastroenteritis. Gastrointest Endosc 52:673-676

A. Fiocchi et al.

98. Tsai MJ, Lai NS, Huang YF et al (2000) Allergic eosinophilic gastroenteritis in a boy with congenital duodenal obstruction. J Microbiol Immunol Infect 33:197-201
99. Kanny G, Moneret-Vautrin DA, Flabbee J et al (2001) Population study of food allergy in France. J Allergy Clin Immunol 108:133-140
100. D'Netto MA, Herson VC, Hussain N et al (2000) Allergic gastroenteropathy in preterm infants. J Pediatr 137:480-486
101. 101 Iacono G, Carroccio A, Cavataio F et al (1996) Gastroesophageal reflux and cow's milk allergy in infants: a prospective study. J Allergy Clin Immunol 97:822-827
102. Sicherer SH (2000) Food protein-induced enterocolitis syndrome: clinical perspectives. J Pediatr Gastroenterol Nutr 30:S45-S49
103. Powell GK (1978) Milk-and soy-induced enterocolitis of infancy. J Pediatr 93:553-560
104. Sicherer SH, Eigenmann PA, Sampson HA (1998) Clinical features of food protein-induced enterocolitis syndrome. J Pediatr 133:214-219
105. Murray K, Christie D (1993) Dietary protein intolerance in infants with transient methemoglobinemia and diarrhea. J Pediatr 122:90-92
106. Vandenplas Y, Edelman R, Sacre L (1994) Chicken-induced anaphylactoid reactions and colitis J Pediatr Gastroenterology Nutr 19:240-1
107. Lake AM (2001) Dietary protein enterocolitis. Curr Allergy Rep 1:76-79
108. Sampson IIA (1992) Adverse food reactions. J Pediatr Gastroenterol Nutr 15:319-320

Dermatite atopica: diagnostica in vitro

P. Fabbri, E. Antiga, M. Caproni

La dermatite atopica (DA) o eczema atopico viene abitualmente definita come una particolare forma di eczema ad evoluzione cronico-recidivante con caratteristiche clinico-morfologiche e di distribuzione topografica delle lesioni peculiari per ogni singola età, che si accompagna ad un intenso prurito e che interessa abitualmente pazienti con storia personale o familiare di atopia.

Sia i criteri diagnostici di Hanifin e Rajka del 1980 [1] sia gli innumerevoli altri che sono stati elaborati nei decenni successivi [2-5] sottolineano l'importanza, per la diagnosi della malattia, di una attenta valutazione delle manifestazioni cutanee (anche le più modeste), della sintomatologia soggettiva, dell'anamnesi personale e familiare, del decorso e quindi di criteri prevalentemente clinici.

Si è così venuto a configurare storicamente uno specifico "fenotipo" (e cioè una specifica modalità di presentazione) della DA che successive ricerche allergo-immunologiche [6] hanno suddiviso in una serie di subsets (Fig. 1).

Nonostante che nei criteri diagnostici diagnostici di Hanifin e Rajka [1], nei criteri di Bos et al. [7] ("millenium criteria for diagnosis of atopic dermatitis"), nei criteri della Japanese Dermatological Association [8] e nei criteri diagnostici di Lillehamer [4] si consideri l'aumento delle IgE (>100 KU/l) e/o la presenza di IgE allergene specifiche come condizioni indispensabili per formulare la diagnosi di DA, sembra ormai acquisita dalla letteratura l'esistenza di un subset di DA definito "intrinsic type" che si caratterizza: 1) per la negatività dei prick test e dei test intradermici ai più comuni aero- e trofo-allergeni, 2) per valori normali (<100 KU/l) delle IgE

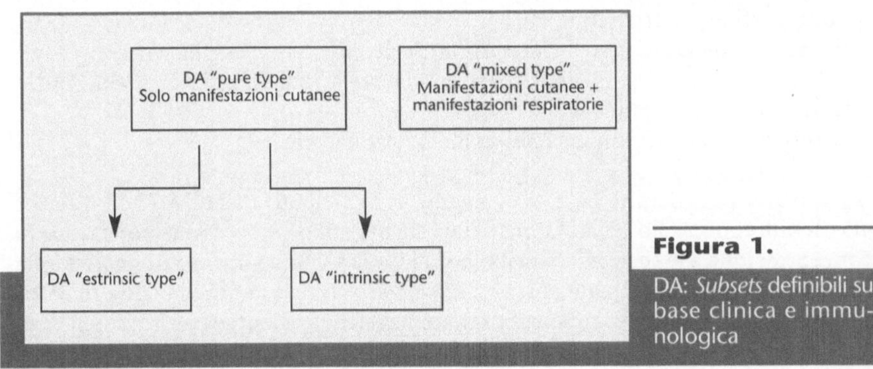

Figura 1.

DA: *Subsets* definibili su base clinica e immunologica

totali durante l'intero arco della vita, 3) per la negatività dei test in vitro per la dimostrazione di IgE specifiche nei confronti di comuni aero- e trofo-allergeni [6, 9-12].

Pertanto le alterazioni sierologiche (Tabella 1) ritenute tradizionalmente i "marcatori" di quella condizione geneticamente determinata e definita come "atopia" risultano sempre negativi in un subset di pazienti ("intrinsic type") con un fenotipo definibile come DA e che si caratterizzano inoltre per la mancata associazione con altre malattie atopiche (rinocongiuntivite, asma, orticaria acuta, allergie alimentari).

Tabella 1. DA: alterazioni sierologiche

- Dosaggio IgE totali
- Dosaggio IgE specifiche

La forma di DA definibile di tipo intrinseco non sarebbe quantitativamente trascurabile rappresentando dal 10% al 40% dei pazienti con DA a seconda dei criteri di selezione delle diverse casistiche e soprattutto dei metodi impiegati per precisare la presenza di una sensibilizzazione allergica (solo gli skin test oppure i test cutanei associati ai test sierologici) [13-15].

Risulta quindi che, sul piano della ricerca sierologica, i test in vitro comunemente ritenuti marcatori di atopia (aumento IgE totali, presenza di IgE specifiche nei confronti di aero- e trofo-allergeni) possono essere di un qualche aiuto per la diagnosi solo per quei pazienti che presentano una DA di tipo estrinseco. Inoltre, anche nei pazienti con DA di tipo estrinseco ma che presentano concomitanti allergie (respiratorie o di altro tipo) e definiti da Wutrich DA "mixed type" queste ricerche sierologiche non risultano significative e quindi sono sprovviste di significato diagnostico.

Il significato diagnostico di un'elevata concentrazione sierologica di IgE nei pazienti con DA viene ulteriormente limitato dalla possibilità che un'alta concentrazione di IgE possa essere documentata anche:
1. in altre patologie cutanee (linfoma a cellule T, pemfigoide bolloso, malattie del connettivo, scabbia);
2. nelle infestazioni da elminti (nella ascariasi, nella schistosomiasi, nella echinococcosi e nella malaria);
3. nelle infezioni (candidosi sistemica, lebbra, mononucleosi, pertosse, AIDS);
4. in alcune immunodeficienze (sindrome di Wiskott-Aldrich, sindrome di DiGeorge, deficit selettivo di IgA);
5. nelle malattie neoplastiche (carcinoma bronchiale, linfoma di Hodgkin, mieloma a IgE);
6. in altre malattie (affezioni epatiche, fibrosi cistica, malattia di Kawasaki, sindrome di Guillain-Barrè) [15-17];
7. nel 10% dei soggetti sani (specialmente nei fumatori) [18].

Alcuni studi degli anni '80 e '90 avevano documentato nella DA (non ulteriormente definita) non solo un aumento delle IgE, ma anche una correlazione tra la loro concentrazione e la severità della malattia [19-21]. Questa correlazione non è stata successivamente confermata [13, 22, 23] se, per valutare la gravità della malattia, venivano utilizzati sistemi di quantificazione oggettivi, validati e confrontabili come lo SCORAD [24] e se venivano utilizzate casistiche di AD definibili come "pure" secondo la citata clessificazione di Wutrich.

Inoltre, se in certe casistiche una generica associazione poteva essere dimostrata tra aumento delle IgE e DA di particolare gravità [19], la concentrazione di queste Ig non si modifica né con l'esposizione a fattori scatenanti capaci di riacutizzare la malattia, né a trattamenti capaci di migliorare o di risolvere le manifestazioni cutanee [25].

Se l'aumento sierico delle IgE non può essere considerato un attendibile marcatore diagnostico né di malattia né di gravità di malattia, né una utile guida per seguirne il decorso clinico, numerosi studi più recenti sembrano attribuire un ruolo significativo alla ricerca delle IgE specificamente rivolte nei confronti di alcuni allergeni, ed in particolare aero-allergeni, in soggetti con DA di tipo estrinseco di età superiore ai 7 anni e trofo-allergeni nei soggetti di età inferiore [26-31].

Il dosaggio delle IgE specifiche (rivolte cioè verso un determinato allergene) rappresenta una valida integrazione ai test cutanei ed è, come abbiamo già rilevato, maggiormente significativo rispetto al dosaggio delle IgE totali. Per eseguire questi dosaggi vengono utilizzate metodiche di dosaggio di tipo radioimmunologico (RIA=radio-immuno assay), di tipo immunoenzimatico (ELISA), oppure di radioallergoadsorbimento (RAST=radio-allergo sorbent test), che rappresenta il test attualmente più utilizzato per la determinazione delle IgE allergene-specifiche. È utile ricordare come questi accertamenti non siano influenzati dalla concomitante terapia farmacologica.

Per la valutazione dei risultati ottenuti mediante il dosaggio delle IgE specifiche ed in particolare del RAST, deve essere preso in considerazione il valore predittivo che questi test diagnostici posseggono. Non sempre, infatti, la determinazione quantitativa delle IgE specifiche è correlata al grado della sensibilizzazione e, tanto meno, alla gravità delle manifestazioni cliniche. In particolare è stato dimostrato che la percentuale dei falsi negativi sia del 5%-10%, mentre quella dei falsi positivi raggiunga addirittura il 50%, in quanto alcune delle positività possono essere dovute a cross-reattività o ad allergia preclinica. Per questo motivo, mentre un RAST negativo in generale può escludere la presenza di reattività nei confronti di un allergene (pur con le dovute eccezioni), il RAST positivo va confermato alla luce dei dati anamnestici, clinici e dei test cutanei in vivo [32].

Fondamentale appare anche la valutazione del cut-off oltre al quale attribuire un valore predittivo positivo del test eseguito: in letteratura esistono studi che hanno individuato per molti allergeni la concentrazione di IgE specifiche al di sopra della quale il risultato del test presenta un valore predittivo positivo superiore al 90% o al 95%.

Per tutti questi motivi, l'esecuzione del RAST andrebbe riservata a quei casi in cui l'esecuzione dei test in vivo risulta difficoltosa o di non sicura interpretazione che abbiamo sinteticamente riportato nella Tabella 2 [33].

Tabella 2. Quando è consigliabile eseguire un RAST della DA

1. Controllo dei test cutanei dubbi
2. Impossibilità a sospendere il trattamento con antistaminici
3. Rischio elevato di reazioni sistemiche a seguito del test cutaneo (allergeni "a rischio")
4. Dermografismo sintomatico
5. Dermatite atopica particolarmente severa che coinvolge le zone di esecuzione dei test cutanei
6. Età inferiore a 3 anni
7. Recente episodio di reazione sistemica
8. Cute iporeattiva (da uso prolungato di steroidi per via generale)

Tra gli aero-allergeni un ruolo determinante è stato di recente attribuito agli acari della polvere (*Dermatophagoides* sp) [34-39], mentre poco più che aneddotiche risultano le sensibilizzazioni IgE- mediate nei confronti di pollini, forfore animali, muffe (alternaria) e blatte [40-44] (Tabella 3).

Tabella 3. Aero-allergeni responsabili di sensibilizzazioni IgE mediate in pazienti con DA estrinseca

- *Dermatophagoides* sp [34-39]
- Pollini [40, 41]
- Forfore animali [42]
- Muffe (alternaria) [43]
- Blatte [44]

L'importanza e il ruolo eziologico degli aeroallergeni nella DA (specie nella forma "pura" estrinseca) è documentata non solo dalla particolare concentrazione di IgE specifiche rivolte contro i *Dermatophagoides* che risulta più elevata (odd's ratio>20) che in qualunque altra patologia respiratoria in cui questi stessi aeroallergeni sono coinvolti [43], ma anche dagli "atopy patch test" con allergeni purificati di *Dermatophagoides* (Der p 1 e Der p 2) che sono capaci di riprodurre sia sul piano istologico che immunoistochimico la malattia [37], nonché dai positivi risultati clinici ottenuti in seguito all'allontanamento degli aeroallergeni responsabili [34-36].

Evidenze sperimentali supportano definitivamente nella DA degli adulti il ruolo degli aeroallergeni (e in particolare degli aero-allergeni di *Dermatophagoides*) come agenti eziologici capaci di indurre la lesione cutanea sia per penetrazione transcutanea che per via respiratoria con induzione di una specifica risposta non solo di tipo Th2 ma anche IgE specifica [38, 39].

Nei bambini con DA alcuni trofo-allergeni sembrano significativamente correlati sul piano eziologico e la dimostrazione di IgE specifiche rappresenta un metodo di particolare utilità nell'iter diagnostico di questa patologia [29-31, 45-49].

Nella Tabella 4 abbiamo riportato i trofo-allergeni responsabili di una sensibilizzazione IgE mediata in bambini con DA [50], mentre nella Tabella 5 gli elementi clinici e sperimentali che supportano il loro ruolo nell'indurre una sensibilizzazione IgE-mediata [51].

Tabella 4. Trofo-allergeni responsabili di sensibilizzazioni IgE mediate nella DA infantile [45-49]

- Uovo
- Latte
- Noccioline
- Soia
- Merluzzo

Tabella 5. Elementi clinici e sperimentali che supportano il ruolo eziologico di alcuni trofo-allergeni nella DA [51]

Studi clinici

- L'eliminazione dalla dieta di alcuni specifici allergeni alimentari è in grado di determinare la risoluzione delle manifestazioni cutanee

- L'aggiunta o la reintroduzione di uno specifico allergene nella dieta provoca la ricomparsa o l'aggravamento della DA

- La ritardata introduzione nella dieta di alcuni allergeni alimentari ritarda la comparsa della DA

Studi sperimentali

- In seguito allo scatenamento con un allergene alimentare risultato eziologicamente correlato in bambini con DA si dimostra un'elevata concentrazione plasmatica di istamina

- Nei pazienti con DA che ingeriscono allergeni alimentari verso i quali sono sensibilizzati, si dimostra uno spontaneo aumento delle concentrazioni plasmatiche di istamina

- Nei soggetti con DA sensibilizzati al latte, la caseina è capace di stimolare in vitro l'espressione di CLA sulla membrana dei linfociti T CD4+

- In una elevata percentuale di bambini con DA si riscontrano elevate concentrazioni di IgE specifiche nei confronti di alcuni trofo-allergeni

- In seguito a test di scatenamento con trofo-allergeni in soggetti con DA si documenta un aumento di eosinofili attivati e di prodotti secreti da granuli degli eosinofili

- Attraverso una specifica sensibilizzazione orale con trofo-allergeni è stata riprodotto su un modello murino un quadro dermatologico del tutto sovrapponibile alla DA

È importante sottolineare che per i più comuni trofo-allergeni è stato stabilito il valore predittivo (al 90% o al 95%) della concentrazione delle IgE specifiche [50] (Tabella 6).

Tabella 6. Valori predittivi positivi per alcuni trofo-allergeni ottenuti con il metodo Pharmacia-CAP-RAST-FEIA [50]

	>95%	>90%
• Uovo	6	2
• Latte	32	23
• Noccioline	15	9
• Merluzzo	20	9,5

Accanto alle IgE specifiche rivolte contro aero- e trofo-allergeni nel siero di pazienti con DA (soprattutto adulti) possono essere documentate IgE specifiche rivolte contro alcune esotossine (funzionanti da superantigeni) dello stafilococco aureo come le enterotossine A, B, C, D, la "toxic shock syndrome toxin-1" (TSS-1) e la Exfoliative Toxine (ET). Queste IgE specifiche presentano frequentemente una concentrazione sierica che si correla con la gravità della patologia [52-54].

Si ritiene che la liberazione di queste tossine con funzione di superantigeni da parte dello stafilococco aureo possa rappresentare uno dei più importanti fattori ambientali scatenanti capaci di contribuire alla cronicizzazione della DA e che la presenza di queste specifiche IgE possa rappresentare un marcatore di cronicizzazione particolarmente rilevante [55].

Ricerca di molecole solubili espressione della reazione immunologica specifica mediata da linfociti Th2 e da granulociti eosinofili

Come abbiamo già rilevato la DA si caratterizza sul piano patogenetico per una reazione immunologica specifica che coinvolge, almeno nelle fasi acute, linfociti T CD4+ polarizzati in senso Th2, capaci di realizzare la caratteristica lesione cutanea attraverso la liberazione di specifiche citochine e chemochine capaci di coinvolgere nella reazione altre cellule (in particolare gli endoteliociti, i cheratinociti, i macrofagi) e soprattutto, come cellule effettrici del danno tissutale, gli eosinofili [56]. Ciascuna di queste popolazioni cellulari, una volta che è stata attivata, è capace di esprimere sulla sua membrana specifiche molecole (una parte delle quali in forma solubile può essere dimostrata nel plasma) e di liberare a sua volta citochine o chemochine che possono essere dosate e quindi valutate con metodiche come l'ELISA particolarmente sensibili e sofisticate ma ormai divenute di routine nei laboratori immunologici [57].

Nella Tabella 7 abbiamo riportato le molecole solubili che sono state documentate nel siero di pazienti con DA e le cellule che le producono in seguito alla loro attivazione.

Tabella 7. Citochine, chemochine, molecole solubili dimostrate nel siero di pazienti con DA: correlazioni con l'attività clinica di malattia

Interleuchine e fattori di crescita	Cellule produttrici	Correlazione
IL-4 [58]	Linfociti T CD4+ (Th2) (CLA+)	Non significativo aumento nella DA infantile
IL-5 [58]	Linfociti T CD4+ (Th2) (CLA+)	Aumenta nei pazienti con DA infantile
IL-13 [58]	Linfociti T CD4+ (Th2) (CLA+)	Aumenta nei pazienti con DA infantile
IL-12 [59]	Linfociti T (Th1)	Nessuna differenza rispetto ai controlli
IL-18 [59]	Linfociti T (Th1 e Th2)	Correlazione positiva con gravità clinica, concentrazione IgE, no eosinofili
IFN-γ [58, 59]	Linfociti T (Th1)	Nessuna differenza rispetto ai controlli
IL-16 [60, 61]	Linfociti T CD4+ e CD8+ (Th1 e Th2), mastociti, eosinofili, cell. dendritiche, ecc.	Correlazione positiva con SCORAD, diminuisce con la risoluzione delle lesioni in seguito a terapia
IL-10 [59]	NK cells; Linfociti T (attività soppressiva)	Livelli più bassi nelle forme più gravi
IL-2 [59]	Linfociti T	Correlazione inversa alla concentrazione IgE

segue

sIL-2R [59-63]	Linfociti T (attivati)	Aumento significativo
GM-CSF [62-65]	Linfociti T e altre cellule	Nessuna variazione nel siero di pazienti con DA
TNF-α [58]	Linfociti T CD4+ (CLA+)	Significativo aumento nei bambini con DA
sCD-30 [64, 65]	Linfociti T CD4+ Th2	Correlazione positiva con SCORAD
		Correlazione negativa: età, durata malattia, livello IgE totali

Chemochine ad attività chemotattica sui linfociti T	**Cellule produttrici**	**Correlazione**
TARC (reclutano Th2) [62, 66-69]	Cheratinociti, macrofagi, cell. dendritiche, endoteliociti	Correlazione positiva con la severità della DA (SCORAD) e con ↑ IgE
MDC (reclutano Th2) [60, 66, 67]	Cheratinociti, macrofagi, cell. dendritiche, endoteliociti	Correlazione positiva con la severità della DA (SCORAD) e con ↑ IgE
CTAK [68-70]	Cheratinociti	Correlazione positiva con la gravità e il trattamento

Molecole adesive endoteliali	**Cellule produttrici**	**Correlazione**
sE-selettina [60, 71-77]	Cellule endoteliali	Correlazione con la gravità della DA e con il trattamento
sICAM-1 [25, 71, 73, 76, 78, 79]	Cellule endoteliali	Nessuna significativa correlazione con la severità della DA
sVCAM-1 [76]	Cellule endoteliali	Nessuna significativa correlazione con la severità della DA

Chemochine ad attività chemotattica sui g. eosinofili	**Cellule produttrici**	**Correlazione**
Eotassina (CCL11) [67, 80-82]	Linfociti T e altre cellule	Aumentata nei pazienti con DA senza correlazione significativa con la gravità
Eotassina-2 (CCL24) [82]	Linfociti T e altre cellule	Nessuna correlazione significativa con la DA
Eotassina-3 (CCL26) [82]	Linfociti T e altre cellule	Correlazione significativa con la severità (SCORAD), con il trattamento, col numero di eosinofili circolanti, con ↑ TARC e ↑ MDC
ECP [77, 83, 84]	G. eosinofili	Aumento nei pazienti con DA (bambini e adulti)

Neuropeptidi	**Cellule produttrici**	**Correlazione**
VIP [85]	Fibre sensitive C, terminazioni nervose mieliniche A-δ	Nessuna correlazione col prurito nella DA degli adulti
β-endorfine [85]	Generate dalla stimolazione dell'asse ipotalamo-ipofisi-surrene in seguito ad eventi stressanti	Correlazione significativa col prurito nella DA degli adulti, con ↑ IgE, con ↑ TEWL

Nel complesso questa notevole mole di ricerche ha documentato che nel siero di pazienti con DA sono aumentate alcune molecole che giocano un ruolo essenziale nel richiamo nella cute lesionale di linfociti Th2 (TARC, MDC, CTACK) [62, 66, 70] e di eosinofili (eotassina/CCL11, eotassina3/CCL26) [67, 77, 80-83]; inoltre risulta particolarmente elevata la concentrazione sierica di una molecola adesiva endoteliale (E-selectina) capace di condizionare il passaggio dal torrente circolatorio nella cute di linfociti T CLA+ [60, 68, 71].

Alcune di queste molecole non solo risultano aumentate nel siero di pazienti con AD ma il loro incremento si correla positivamente con la gravità della malattia valutata attraverso il più accettato indice di severità (SCORAD) [24]; per alcune di esse la concentrazione sierica diminuisce in seguito alla regressione o alla risoluzione delle lesioni cutanee in conseguenza del trattamento (TARC, MDC, CTACK, E-selettina, Eotassina-3, sCD-30).

Tuttavia le metodiche impiegate per la determinazione di queste molecole solubili (ELISA) risultano indaginose, particolarmente costose, non malattia-specifiche e attualmente non validate in casistiche ampie di adulti e bambini.

Fino a quando l'attività di malattia può essere valutata attraverso un esame clinico (SCORAD) che richiede tempo per la sua determinazione ma continua a mostrare la sua validità su casistiche ampie raccolte anche in aree geografiche diverse, non riteniamo che lo studio dei marcatori sierici che abbiamo in precedenza rilevato possa ancora trovare una sua specifica collocazione nell'iter diagnostico di routine.

Per questa finalità si rende necessario uno studio randomizzato multicentrico su casistiche ampie che sia in grado di valutare quali dei markers sierici più promettenti, alla luce delle indagini preliminari precedentemente citate, sia effettivamente capace di valutare l'attività di malattia e mostri una particolare sensibilità nei confronti dei trattamenti topici e sistemici. Infine queste ricerche dovranno opportunamente distinguere i pazienti con DA intrinseca da pazienti con la forma estrinseca così da poter disporre (finalmente) per i primi di elementi di definizione non solo in negativo ma anche positivi.

Bibliografia

1. Hanifin JM, Rajka G (1980) Diagnostic features of atopic dermatitis. Acta Derm Venereol 92(suppl):44-47
2. Diepgen TL, Fartsch M, Hornstein OP (1989) Evaluation and relevance of atopic basic and minor features in patients with atopic dermatitis and in general population. Acta Derm Venerol 144:50-54
3. Williams HC, Pembrokle AC, Burney PGF et al (1996) Community validation of the UK Working Party's diagnostic criteria for atopic dermatitis. Br J Dermatol 135:12-17
4. Schultz Larsen F, Diepgen T, Svensonn A (1996) Clinical criteria in diagnosing AD. The Lillehammer criteria 1994. In: G. Rajka, ed. Contributions and discussion presented at the 5th International Symposium on Atopic Dermatitis. May 22-25, 1994, Lillehammer, Norway. Acta Derm Venerol 76(suppl 196):115-119
5. Williams HC (1999) Epidemiology of atopic dermatitis: recent advances and future predictions. In: Wüthrich B (ed) The atopy syndrome in the third millennium. S. Karger, Basel, pp 9-17

6. Wüthrich B, Schmid-Grendelmeier (2002) Definition and diagnosis of intrinsic versus extrinsic atopic dermatitis. In: Bierber T, Leung DY (eds) Atopic dermatitis. M. Dekker Inc, New York, Basel, pp 1-20

7. Bos JD, Leent EJM, Sillevis Smitt JH (1998) The millenium criteria for the diagnosis of atopic dermatitis. Exp Dermatol 7:132-138

8. Japanese Dermatological Association Criteria for the diagnosis of atopic dermatitis (1996) J Dermatol 24: opposite to page 561

9. Wüthrich B (1999) What is atopy? Condition, disease or a syndrome? In: Wüthrich B (ed) The atopy syndrome in the third millennium. S. Karger, Basel, pp 1-8

10. Imayama S, Hashizume T, Miyahara H et al (1992) Combination of patch test and IgE for dust mite antigens differentiates 130 patients with atopic dermatitis. J Am Acad Dermatol 27:531-538

11. Tanaka M, Aiba S, Matsumara N et al (1994) IgE-mediated hypersensitivity and contact sensitivity to multiple environmental allergens in atopic dermatitis. Arch Dermatol 130:1393-1401

12. Werfel T, Kapp A (1999) What do we know about the etiopathology of the intrinsic type of atopic dermatitis? Curr Probl Dermatol 28:29-36

13. Wüthrich B (1999) Clinical aspects, epidemiology, and prognosis of atopic dermatitis. Ann Allergy Asthma Immunol 83:464-470

14. Kagi MK, Wüthrich B, Montano E et al (1994) Differential cytokine profiles in peripheral blood lymphocyte supernatants and skin biopsies from patients with different forms of atopic dermatitis, psoriasis and normal individuals. Int Arch Allergy Immunol 103:332-340

15. Akdis CA, Akdis M, Simon D et al (1999) T cells and T cell-derived cytokines as pathogenic factors in the nonallergic form of atopic dermatitis. J Invest Dermatol 113:628-634

16. Guerevitch A, Heiner D, Reiner R (1973) IgE in atopic dermatitis and other common dermatoses. Arch Dermatol Forsch 2:712-715

17. Arlian LG, Geis DP, Vyszenski-Moher DL et al (1984) Crossed antigenic and allergenic properties of the house dust mite Dermatophagoides farinae and the storage mite Tyrophagus putrescentiae. J Allergy Clin Immunol 74:172-179

18. Mitsunobu F, Ashida K, Hosaki Y et al (2004) Influence of long-term sigarette smoking on immunoglobulin E-mediated allergy, pulmonary function, and high resolution computer tomography lung densitometry in elderly patients with asthma. Clin Exp Allergy 34:59-64

19. Wuthrich B, Benz A, Skvaril F (1983) IgE and IgG4 levels in children with atopic dermatitis. Dermatologica 166:229-235

20. Wolf R (1984) The role of IgE in atopic diseases. Med Hypotheses 14:353-355

21. Wuthrich B (1978) Serum IgE in atopic dermatitis: relationship to severity of cutaneous involvement and course of disease as well as coexistence of atopic respiratory diseases. Clin Allergy 8:241-248

22. Chiarelli F, Caanfora G, Verrotti A et al (1987) Humoral and cellular immunity in children with active and quiescent atopic dermatitis. Br J Dermatol 116:651-660

23. Juhlin L, Johansson GO, Bennich H et al (1969) Immunoglobulin E in dermatoses. Levels in atopic dermatitis and urticaria. Arch Dermatol 100:12-16

24. No author liste (1993) Severity scoring of atopic dermatitis: the SCORAD index. Consensus Report of the European Task Force on Atopic Dermatitis. Dermatology 186:23-31

25. Czech W, Krutmann J, Schöpf E, Kapp A (1992) Serum eosinophil cationic protein (ECP) is a sensitive measure for disease activity in atopic dermatitis. Br J Dermatol 126:351-355

26. Tuft LA (1949) Importance of inhalant allergen in atopic dermatitis. J Invest Dermatol 12:211-219

27. Chapman MD, Rowntree S, Mitchell EB et al (1983) Quantitative assessments of IgG and IgE an-

tibodies to inhalant allergens in patients with atopic dermatitis. J Allergy Clin Immunol 72:27-33

28. Adinoff AD, Clark RAE (1989) The allergic nature of atopic dermatitis. Immunol Allergy Prac xi:17-28

29. Burks AW, Mallory SB, Williams LW, Shirrell MA (1988) Atopic dermatitis: clinical relevance of food hypersensitivity reactions. J Pediatr 113:447-451

30. Eigenmann PA, Sicherer SH, Borkowski TA et al (1998) Prevalence of IgE-mediated food allergy among children with atopic dermatitis. Pediatrics 101:48

31. Eigenmann PA (2000) Diagnosis of IgE mediated food allergy among swiss children with atopic dermatitis. Pediatr Allergy Immunol 11:95-100

32. Giannetti A, Scarabello A (2002) Eczema atopico o dermatite atopica. In: Giannetti A (ed) Trattato di dermatologia. Piccin, Padova, pp 1-19

33. Apter AJ, Rothe MJ, Grant-Kels JM (1991) Allergy consultation in the management of atopic dermatitis. Pediatr Dermatol 8:341-347

34. Roberts DL (1994) House dust mite avoidance and atopic dermatitis. Br J Dermatol 110:735-736

35. Tan BB, Weald D, Strickland I, Friedman PS (1996) Double blind controlled trial of effect of house dust mite allergen avoidance on atopic dermatitis. Lancet 347:15-18

36. Platts-Mills TAE, Vaughan JW, Carter MC, Woodfolk JA (2000) The role of intervention in established allergy: avoidance of indoor allergens in the treatment of chronic allergic disease. J Allergy Clin Immunol 106:787-804

37. Deleuran M, Ellingsen AR, Paludan K et al (1998) Purified Der p1 and p2 patch tests in patients with atopic dermatitis: evidence for both allergenicity and proteolytic irritancy. Acta Derm Venereol 798:241-243

38. Carswell F, Thompson S (1986) Does natural sensitization in eczema occur through the skin? Lancet 2:13-15

39. Tupker RA, De Monchy JGR, Coenraads PJ et al (1996) Induction of atopic dermatitis by inhalation of house dust mite. J Allergy Clin Immunol 97:1064-1070

40. Tuft L, Heck V (1952) Studies in atopic dermatitis. IV. Importance of seasonal inhalant allergens, especially ragweed. J Allergy 23:528-540

41. Adinoff AD, Tellez P, Clark RAF (1988) Atopic dermatitis and aeroallergen contact sensitivity. J Allergy Clin Immunol 81:736-742

42. Haatela T, Jaakonmaki I (1981) Relationship of allergen-specific IgE antibodies, skin prick tests and allergic disorders in unselected adolescents. Allergy 36:251-256

43. Scalabrin DMF, Baubek S, Perzanowski MS et al (1999) Use of specific IgE in assessing the relevance of fungal and dust mite allergens to atopic dermatitis: a comparison with asthmatic and nonasthmatic control subjects. J Allergy Clin Immunol 104:1273-1279

44. Wananukul S, Huiprasert P, Pongprasit P (1993) Eczematous skin reaction from patch testing with aeroallergens in atopic children with and without atopic dermatitis. Pediatric Dermatol 10:209-213

45. Sampson HA (2001) Utility of food-specific IgE concentrations in predicting symptomatic food allergy. J Allergy Clin Immunol 107:891-896

46. Schloss OM (1915) Allergy to common foods. Trans Am Pediatr Soc 27:62-68

47. Talbot FB (1918) Eczema in childhood. Med Clin North Am 1:985-996

48. Sampson HA (1983) Role of immediate food hypersensitivity in the pathogenesis of atopic dermatitis. J Allergy Clin Immunol 71:473-480

49. Guillet MH, Guillet G (1996) Allergologic survey in 251 patients with moderate or severe dermatitis: incidence and value of the detection of contact eczema and food allergy sensitization to airborne allergens. Ann Dermatol Venereol 123:157-164

50. Sampson H, Ho D (1997) Relationship between food-specific IgE concentration and the risk of positive food challenges in children and adolescents. J Allergy Clin Immun 100:444-451
51. Ellman-Gunter L, Sampson HA (2002) Atopic dermatitis and foods. In: Bierber T, Leung DY (eds) Atopic dermatitis. M Dekker Inc, New York, Basel, pp 375-400
52. Leung DYM, Harbeck R, Bina P et al (1993) Presence of IgE antibodies to staphylococcal exotoxins on the skin of patients with atopic dermatitis. Evidence for a new group of allergens. J Clin Invest 92:1374-1380
53. Bunikowski R, Mielke M, Skarabis H et al (1999) Prevalence and role of serum IgE antibodies to the Staphylococcus aureus-derived superantigens SEA and SEB in children with atopic dermatitis. J Allergy Clin Immunol 103:119-124
54. Nomura I, Tanaka K, Tomita H et al (1999) Evaluation of the staphylococcal exotoxins and their specific IgE in childhood atopic dermatitis. J Allergy Clin Immunol 104:441-446
55. Leung DYM (2000) Atopic dermatitis: new insights and opportunities for therapeutic intervention. J Allergy Clin Immunol 105:860-876
56. Leung DYM (1999) Pathogenesis of atopic dermatitis. J Allergy Clin Immunol 104:99-108
57. Leung DYM, Bieber T (2003) Atopic dermatitis. Lancet 361:151-160
58. Antunez C, Torres MJ, Mayorga C (2006) Cytokine production activation markers and skin homing receptor in children with atopic dermatitis and bronchial asthma. Ped Allergy Immunol 17:166-175
59. Yoshizawa Y, Nomaguchi H, Izaki S, Kitamura K (2002) Serum cytokine levels in atopic dermatitis. Clin Exp Dermatol 27:225-229
60. Angelova-Fisher I, Hipler UC, Bawer A (2006) Significance of interleukin 16, MDC, ECP and s-E-selectin in reflecting disease activity of atopic dermatitis: from laboratory parameters to clinical scores. Br J Dermatol 154:112-117
61. Frezzolini A, Paradisi M, Zafiro A et al (2002) Circulating interleukin 16 in children with atopic eczema: a novel serological marker of disease activity. Allergy 57:815-820
62. Kakinuma T, Nakamura K, Wakugawa M (2001) Thimus and activation-regulated chemokine in atopic dermatitis. J Allergy Clin Immunol 107:535-541
63. Furne M, Sugiyama H, Tsukamoto K (1994) Serum soluble IL2 receptor and ECP levels in atopic dermatitis. J Dermatol Sci 7:89-95
64. Caproni M, Bianchi B, D'Elios M, Fabbri P (1997) In vitro relevance of CD30s in atopic dermatitis. Allergy 52:1063-1070
65. Heshmet NM, El Hadid ES (2000) Soluble CD30 serum levels in atopic dermatiits and bronchial asthma, its relationship with disease severity in pediatric age. Ped. Allergy Immunol 17:297-303
66. Fujisawa T, Fujisawa R, Kato Y, Nakayama T (2002) Presence of high contents of TARC chemokine in platelets and elevated TARC and MDC in patients with atopic dermatitis. J Allergy Clin Immunol 110:139-146
67. Jahnz-Rozyk K, Targowski T, Paluchowska E (2005) Serum thimus and activation-regulated chemokine MDC and eotaxin as a marker of severity of atopic dermatitis. Allergy 60:685-688
68. Song TW, Sohn MH, Kim ES, Kim KE (2006) Increased serum TARC chemokine and cutaneous T cell actracting chemokine levels in children with atopic dermatitis. Clin Exp Allergy 36:346-351
69. Hijnan D, De Bruin-Weller M, Oosting B (2004) Serum TARC and CTACK levels in allergic diseases: TARC and CTACK are disease specific markers for atopic dermatitis. J Allergy Clin Immunol 115:335-340
70. Hon KLE, Leung TF, Ma KC, Li AM (2004) Serum levels of cutaneous T-cell attracting chemokine as laboratory marker of the severity of atopic dermatitis in children. Clin Exp Dermatol 29:293-296

71. Hirai S, Kagheshita T, Kimura T et al (1996) Soluble intercellular adhesion molecule-1 and soluble E-selectine levels in atopic dermatitis. Br J Dermatol 134:657-661
72. Czech W, Schopf E, Kapp A (1996) Soluble E-selectin in sera of patients with atopic dermatitis and psoriasis-correlation with disease activity. Br J Dermatol 134:17-21
73. Laan MP, Koning H, Baert MRM et al (1998) Levels of soluble ICAM-1, E-selectin, TNF-α, TNF-R55 and TNF-R75 in atopic children. Allergy 53:51-58
74. Wolkerstorfer A, Laan MP, Savelkoul HFJ et al (1998) Disease severity and soluble E-selectine and other markers of inflammation in children with atopic dematitis. Br J Dermatol 138:431-435
75. Kagi MK, Joller-Jemelka H, Wuthrich B (1999) Soluble E-selectine correlates with disease activity in cyclosporin A-treated patients with atopic dermatitis. Allergy 54:57-63
76. Wolkerstorfer A, Savelkoul HFJ, Dewaard FB (2003) Soluble E-selectin and soluble ICAM-1 levels as marker of the activity of atopic dermatitis in children. Pediatr Allergy Immunol 14:302-306
77. Gutgesell C, Heise S, Seubert A (2002) Comparison of different activity parameters in atopic dermatitis: correlation with clinical scores. Br J Dermatol 147:914-915
78. Williams H (2003) Objective measures of atopic dermatitis severity. Arch Dermatol 139:1490-1492
79. Kunz B, Oranje A, Labreze L et al (1997) Clinical validation and guidelines for the SCORAD index: consensus report of the European Task Force on Atopic Dermatitis. Dermatology 195:10-19
80. Kaburagi Y, Shimada Y, Nagaoka T (2001) Enhanced production of C-C chemokines (RANTES, MCP1, MIP-1-alpha, MIP-1-beta and eotaxin) in patients with atopic dermatitis. Arch Dermatol Res 293:350-355
81. Yawalkar N, Uguccioni M, Scharer J et al (1999) Enhanced expression of eotaxin and CCR3 in atopic dermatitis. J Invest Dermatol 113:43-48
82. Kagami S, Kakinuma T, Saeki H et al (2003) Significant elevation of serum levels of eotaxin 3/CCL26 but not of eotaxin 2/CCL24 in patients with atopic dermatitis. Clin Exp Immunol 134:309-313
83. Gebhardt M, Wenzel HC, Hipler UC et al (1997) Monitoring serologic immune parameters in inflammatory skin diseases. Allergy 52:1087-1094
84. Pucci N, Novembre E, Cammarata MG et al (2005) Scoring atopic dermatitis in infants and young children: distinctive features of the SCORAD index. Allergy 60:113-116
85. Lee CH, Chuang HY, Shih CC, Jong SB (2006) Transepidermal water loss, serum IgE and β-endorphin as important and independent biological markers for development of itch intensity in atopic dermatitis. Br J Dermatol 154:1100-1107

Dermatite atopica: diagnostica in vivo

19

F. Giusti, S. Seidenari

Test in vivo

La dermatite atopica (DA) è una malattia ad eziopatogenesi complessa, in cui, accanto ad un'alterata funzione di barriera che determina una diminuzione delle difese cutanee, gli allergeni giocano un ruolo fondamentale [1, 2]. Allergeni, sia alimentari che inalatori, quali pollini, acari, micofiti, forfore ed epiteli animali, oltre che sensibilizzanti inorganici responsabili di reazioni da contatto, sono i fattori immunologici che intervengono nell'eziopatogenesi della DA.

Gli allergeni possono dar luogo sia a risposte immediate, attraverso un meccanismo IgE mediato, sia a risposte ritardate con intervento dell'immunità cellulomediata. Le prime si caratterizzano per la comparsa di *flare up* cutanei di tipo orticarioide, a breve distanza dall'esposizione all'allergene, mentre le seconde si manifestano dopo circa 6-48 ore con un quadro di tipo eczematoso. Occorrono dunque metodiche diagnostiche che riproducano queste due forme di reazioni cutanee, pronte e tardive, con valutazioni sia di tipo immediato, a 5-30 minuti, che di tipo ritardato, a 48-72 ore.

Nei pazienti con DA la reattività agli allergeni può essere indagata mediante diversi test in vivo.

Allergeni inalatori

Osservazioni sia cliniche che sperimentali hanno provato che l'inalazione o il contatto con aeroallergeni gioca un ruolo significativo nello scatenamento e nell'esacerbazione della DA [1, 2]. L'utilizzo di misure preventive, quali interventi di pulizia, uso di acaricidi, permanenza in ambienti idonei, e l'immunoterapia determinano un miglioramento clinico dell'eczema [1-3].

I *Dermatophagoides* sono certamente gli aeroallergeni più frequentemente in causa nell'influenzare il decorso dell'eczema nei pazienti atopici; d'altra parte l'esposizione agli acari è inevitabile, prolungata, intensa e a contatto diretto con la cute nelle ore notturne, quando un'ampia superficie corporea viene esposta agli antigeni degli acari presenti negli effetti letterecci [4]. Numerosi pazienti atopici, inoltre, presentano IgE specifiche per *Dermatophagoides*, evidenziabili sia attraverso test in vivo, che prove in vitro.

Il prick test si esegue pungendo, attraverso una goccia di soluzione allergenica e con apposita lancetta, la cute a livello della superficie volare dell'avambraccio o del dorso. Il test risulta positivo se, dopo circa 5-30 minuti, compaiono eritema e edema caratterizzanti una reazione pomfoide. La positività dei *prick test* nei confronti dei *Dermatophagoides* si accompagna ad una maggiore frequenza di associazione con la patologia respiratoria e rappresenta, nelle prime fasi della malattia, un fattore prognostico negativo. Infatti il 47% di pazienti con DA con *prick test* positivi per *Dermatophagoides* ha sviluppato asma o rinite allergica entro 10 anni dall'inizio del periodo di osservazione, rispetto al 26% dei soggetti con *prick* negativi per tali allergeni [5].

Circa 30 anni fa, Mitchell et al. [6] hanno sottoposto a *patch test* con aeroallergeni pazienti con DA per riprodurre sperimentalmente la normale via di esposizione della cute atopica agli allergeni ambientali. Questa metodica, denominata *atopy patch test* da Ring et al. [7], è stata studiata con diversi allergeni inalatori, acari, pollini, muffe ed epiteli animali nei pazienti atopici da numerosi autori, ottenendo diverse percentuali di positività (15%-100%), a seconda delle varie modalità di testificazione e del materiale antigenico usato [8, 9]. Negli individui atopici con dermatite, sia in atto che pregressa, si è osservato che l'*atopy patch test* può indurre una risposta eczematosa di tipo ritardato nel cui sviluppo le IgE giocano un ruolo di rilievo [9,10]. Per giustificare, infatti, come individui con IgE specifiche e quindi con risposte di tipo immediato agli allergeni possano reagire anche con risposte ritardate agli stessi, si è ipotizzato che gli aeroallergeni, una volta penetrati nella cute, si leghino alle IgE presenti sulla superficie delle cellule di Langerhans. Queste ultime presentano efficacemente tali antigeni a cellule T helper, attivandole a produrre citochine proinfiammatorie di derivazione Th2 nella prima fase della risposta al *patch test* e, in seguito, prevalentemente di tipo Th1. Il fatto che anche i pazienti negativi al *prick test* possano rispondere al *patch test* con aeroallergeni suggerisce, tuttavia, che nello sviluppo dell'ipersensibilità ritardata possa intervenire anche un meccanismo non IgE-mediato [9-12].

L'*atopy patch test* consiste nell'applicazione del materiale antigenico sulla cute del dorso, per mezzo di un adeguato apparato di supporto capace di garantire una perfetta adesione. L'apparato testante viene rimosso dopo 48-72 ore; la positività del test si basa sulla comparsa di una reazione cutanea di tipo eczematoso in corrispondenza dell'area testata. La lettura viene eseguita secondo le linee guida ETFAD (*European Task Force on Atopic Dermatitis*). In un recente studio multicentrico europeo, l'*atopy patch test* con aeroallergeni è risultato un test diagnostico utile per identificare quei soggetti atopici che sviluppano eczema per esposizione a tali allergeni, mostrando rispetto al *prick test* un'elevata specificità sulla base dell'anamnesi [11]. Tale metodica presenta inoltre una buona riproducibilità [13]. Tuttavia, risposte positive agli *atopy patch test* si osservano anche in individui sani, ma con intensità e frequenza significativamente inferiori ai pazienti con dermatite atopica [14]. Occorre, peraltro, considerare che le risposte immunitarie della cute sono modulate da molteplici fattori [12-14], quali la soglia di sensibilizzazione, la penetrazione percutanea e l'efficacia dei meccanismi effettori specifici e aspecifici, che scatenano e intensificano la risposta infiammatoria. Pertanto, indipendentemente dalla soglia di sensibilizzazione, nei soggetti con "cute atopica", iperreattiva e con barriera deficitaria, una risposta cutanea si verifica con maggiore frequenza e intensità.

Allergeni alimentari

È noto che l'allergia alimentare nei pazienti con DA è frequente, in particolare in età pediatrica. IgE specifiche per uno o più alimenti si osservano in circa il 51%-85% dei soggetti affetti da eczema atopico. Tuttavia, fra questi pazienti con *prick test* positivi, solo il 25% risponde positivamente anche al challenge, cioè manifesta sintomi cutanei, respiratori o gastroenterici quando viene esposto, in modo controllato, agli alimenti [15]. I *prick test* con alimenti possono essere eseguiti a partire dai 9-12 mesi. In tale fascia d'età, i test possono comunque risultare negativi anche in presenza di IgE specifiche.

Nella nostra casistica gli alimenti che più frequentemente danno luogo a reazioni positive sono rappresentati da mais, pisello, fagiolo, albume, mandorla, soia, arachide, patata, tuorlo e sedano (Tabella 1). Questi alimenti non corrispondono per frequenza a quelli che sono effettivamente responsabili di reazioni avverse. Infatti, queste ultime si possono osservare sia in soggetti con *prick test* positivi che negativi. I *prick test*, inoltre, possono permanere positivi anche dopo l'acquisizione di tolleranza. Da questi dati si evince quanto sia importante verificare il risultato dei *prick test* con dati anamnestici e test di esposizione prima di sottoporre il paziente a diete che possono rappresentare un rischio nutrizionale e un danno psicologico inutile.

Nei bambini atopici con alti livelli di IgE specifiche il contatto con gli alimenti può indurre in pochi minuti lo sviluppo di una reazione orticarioide [16]. Su questo meccanismo si basa il test cutaneo SAFT (*Skin Application Food Test*), consistente nell'applicazione dell'alimento, nella forma in cui è consumato, sul dorso dei pazienti, mediante dispositivi capaci di garantirne l'adesione alla cute. La lettura si effettua a 10, 20 e 30 minuti; la positività del test si basa sulla comparsa di edema ed eritema nella sede testata.

Altra metodica in vivo utilizzabile per valutare la reattività cutanea agli allergeni alimentari è quella del *prick by prick* [17]. Questo test consiste nel pungere prima l'alimento e poi la cute del paziente, per portare a contatto del derma il materiale in esame. La lettura si esegue come per il *prick test*.

Tabella 1. *Prick test* con alimenti in 526 pazienti con dermatite atopica (40% positivi)

Allergene % pos	Tot (526)	0-1 (43)	1-2 (71)	2-6 (165)	6-12 (122)	12-18 (42)	>18 (83)
Fagiolo	10,8	4,6	5,6	7,3	10,6	23,8	19,3
Pisello	9,5	6,7	1,4	7,3	9,0	23,8	15,7
Albume	9,3	30,2	11,3	10,9	4,1	0	6,0
Mais	8,9	0	2,8	6,1	13,1	21,4	12,0
Latte vaccino	8,9	18,6	9,8	10,3	3,3	2,4	12,0
Tuorlo	8,4	25,6	12,7	10,9	0,8	0	6,0
Arachide	8,4	2,3	5,6	4,8	8,2	28,5	10,8
Sedano	5,9	4,6	2,8	0	4,9	16,7	10,8
Nocciola	5,9	0	1,4	3,0	9,0	9,5	12,0
Pomodoro	4,9	6,7	2,8	3,6	3,3	9,5	8,4

La possibile assenza di molecole allergeniche rilevanti negli estratti diagnostici del commercio, dovuta alle modalità di preparazione e all'inevitabile mancanza di standardizzazione per quanto riguarda la composizione o, infine, l'assenza tra gli estratti allergenici dell'alimento sospettato può rendere preferibile l'utilizzo dell'alimento come tale e quindi del prick by prick e del SAFT rispetto al *prick test*.

L'esecuzione degli *atopy patch test* con materiale alimentare, è stata proposta da numerosi autori per testare la reattività ritardata al consumo di cibo nei pazienti atopici [18-23]. Nel caso degli alimenti il materiale antigenico applicato sulla cute del dorso viene quotidianamente preparato dal personale addetto alla testificazione utilizzando alimenti freschi o in polvere, con conseguente ridotta standardizzazione della metodica e ampia variabilità dei risultati a seconda delle diverse casistiche. Solo recentemente sono stati introdotti sul mercato alcuni preparati alimentari commerciali per patch test, che si propongono oltre che di semplificare l'esecuzione dei test anche di garantire un'adeguata standardizzazione della metodica. Anche la positività degli *atopy patch test*, analogamente a quella dei prick, deve sempre essere confermata dai test di esposizione [24]. Questi possono essere condotti con diverse metodiche: in cieco, sia singolo che doppio, e in aperto con somministrazione ogni ora di quantità crescenti di alimento fino al raggiungimento, in 3 ore, della dose giornaliera. Il challenge in aperto ripetuto viene eseguito (dopo un periodo di dieta "ipoallergenica" di 4 settimane) esponendo il paziente a dosi crescenti di alimento il primo giorno, poi, nei giorni successivi a "dosi adeguate" dello stesso per la durata complessiva di una settimana. Nel caso compaiano sintomi cutanei, respiratori o gastrointestinali, il test di esposizione viene immediatamente sospeso e considerato positivo. Isolauri et al. hanno dimostrato che esiste una correlazione tra tipo di reattività cutanea al *prick* e *patch test* e intervallo intercorrente fra il challenge con latte vaccino e la comparsa dei sintomi [18]. In particolare, la positività dei *prick test* correla con la comparsa di reazioni immediate, mentre il test epicutaneo presenta elevata specificità e sensibilità per le risposte a comparsa tardiva. Tali risultati sono stati confermati da diversi autori anche con altri allergeni, oltre al latte, quali uovo, soia, grano, arachidi [19-23]. Il *patch test* con allergeni alimentari rappresenta un utile strumento per identificare quei pazienti con dermatite atopica che mostrano risposte di tipo eczematoso all'ingestione di alimenti (Fig. 1).

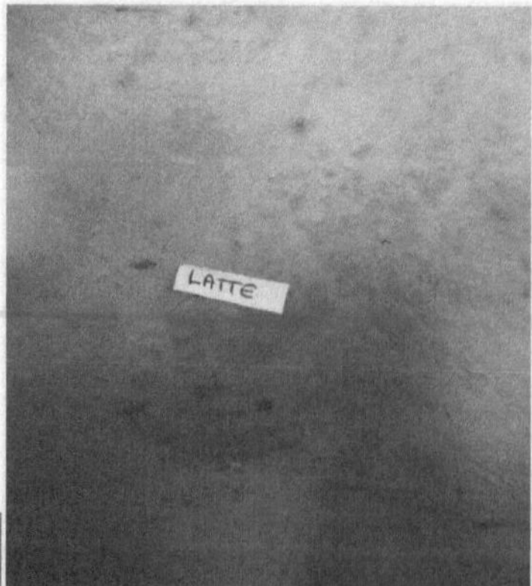

Figura 1.

Esempio di *atopy patch test* positivo con latte vaccino

Allergeni da contatto

Nei soggetti con DA si rivela, inoltre, utile eseguire test epicutanei con sostanze chimiche. Dai dati più recenti della letteratura emerge, infatti, che la sensibilizzazione da contatto è un fenomeno comune nei soggetti atopici, con frequenza variabile tra il 41% e il 64% a seconda delle diverse casistiche [25-28]. Le sostanze più frequentemente coinvolte nell'allergia da contatto, in particolare nell'età pediatrica, sono la neomicina, il nichel, la lanolina, il thimerosal, le essenze profumate, i conservanti [25-30].

Reazioni eczematose da contatto possono interessare le sedi di esposizione e suggerire quindi una sostanza esogena come agente eziologico, ma possono anche sovrapporsi alle lesioni tipiche del paziente atopico, rendendo così difficoltosa la diagnosi e riducendo l'efficacia della terapia in atto. Si consiglia quindi di eseguire i test epicutanei in tutti i soggetti affetti da dermatite atopica. Nel caso in cui questi siano positivi, provvedimento indispensabile è evitare l'esposizione alle sostanze verso le quali il paziente atopico risulta sensibilizzato. Inoltre nei pazienti atopici è utile introdurre sin dai primi anni di vita misure preventive volte a ridurre l'esposizione a oggetti metallici, cosmetici profumati e farmaci topici contenenti lanolina o neomicina.

Conclusioni

Test in vivo da eseguirsi nei pazienti con dermatite atopica

Allergeni inalatori: 1. *Prick test*
                         2. *Atopy patch test*

Allergeni alimentari: 1. *Prick test*
                         3. *Prick by prick*
                         3. SAFT
                         4. Dieta di eliminazione e test di provocazione orale

Allergeni da contatto: 3. *Patch test*

Il numero indica la priorità di esecuzione (che peraltro può variare in funzione della gravità della dermatite).

Bibliografia

1. Darsow U, Lübbe J, Taieb A et al (2005) Position paper on diagnosis and treatment of atopic dermatitis. JEADV 19:286-295
2. Akdis CA, Akdis M, Bieber T et al (2006) Diagnosis and treatment of atopic dermatitis in children and adults: European Academy of Allergology and Clinical Immunology/American Academy of Allergy, Asthma and Immunology/PRACTALL Consensus Report. Allergy 61:969-987
3. Friedmann PS, Tan BB (1998) Mite elimination-clinical effect on eczema. Allergy 53(Suppl 48):97-100
4. Friedmann P (1999) The role of dust mite antigen sensitization and atopic dermatitis. Clin Exp Allergy 29:869-872
5. Seidenari S, Ubezio A, Di Nardo A et al (1990) Eczema costituzionale e patologia respiratoria atopica. Chronica Dermatologica 2:161-167

6. Mitchell EB, Crow J, Chapman MD et al (1982) Basophils in allergen induced patch test sites in atopic dermatitis. Lancet 1:127-130
7. Ring J, Kunz B, Bieber T et al (1989) The "atopy patch test" with aeroallergens in atopic eczema. J Allergy Clin Immunol 82:195
8. Darsow U, Ring J (2000) Airborne and dietary allergens in atopic eczema: a comprehensive review of diagnostic tests. Clin Exp Dermatol 25:544-551
9. Turjanmaa K (2005) The role of atopy patch tests in the diagnosis of allergy in atopic dermatitis. Curr Opin Allergy Clin Immunol 5:425-428
10. Wistokat-Wülfing A, Schmidt P, Darsow U et al (1999) Atopy patch test reactions are associated with T lymphocyte-mediated allergen-specific immune responses in atopic dermatitis. Clin Exp Allergy 29:513-521
11. Darsow U, Laifaoui J, Kerschenlohr K et al (2004) The prevalence of positive reactions in the atopy patch test with aeroallergens and food allergens in subjects with atopic eczema: a European multicenter study. Allergy 59:1318-1325
12. Langeveld-Wildschut EG, van Marion AMW, Thepen T et al (1995) Evaluation of variables influencing the outcome of the atopy patch test. J Allergy Clin Immunol 96:66-73
13. Giusti F, Seidenari S (2004) Reproducibility of atopy patch tests with Dermatophagoides: a study on 85 patients with atopic dermatitis. Contact Dermatitis 50:18-21
14. Giusti F, Seidenari S (2003) Atopy patch tests with house dust mites in patients without atopic dermatitis. J Invest Dermatol 121:1258
15. Burks AW, James JM, Hiegel A et al (1998) Atopic dermatitis and food hypersensitivity reactions. J Pediatr 132:132-136
16. De Waard-van der Spek FB, Elst EF, Mulder PGH et al (1998) Diagnostic tests in children with atopic dermatitis and food allergy. Allergy 53:1087-1091
17. Cantani A, Micera M (2006) The prick by prick test is safe and reliable in 58 children with atopic dermatitis and food allergy. Eur Rev Med Pharmacol Sci 10:115-120
18. Isolauri E, Turjanmaa K (1996) Combined skin prick and patch testing enhances identification of food allergy in infants with atopic dermatitis. J Allergy Clin Immunol 97:9-15
19. Niggemann B, Reibel S, Wahn U (2000) The atopy patch test (APT)-a useful tool for the diagnosis of food allergy in children with atopic dermatitis. Allergy 55:281-285
20. Majamaa H, Moisio P, Holm K, Turjanmaa K (1999) Wheat allergy: diagnostic accuracy of skin prick and patch tests and specific IgE. Allergy 54:851-856
21. Kekki OM, Turjanmaa K, Isolauri E (1997) Differences in skin-prick and patch-test reactivity are related to the heterogeneity of atopic eczema in infants. Allergy 52:755-759
22. Seidenari S, Giusti F, Bertoni L, Mantovani L (2003) Combined skin and patch testing enhances identification of peanut-allergic patients with atopic dermatitis. Allergy 58:495-499
23. Giusti F, Seidenari S (2003) Patch testing with egg represents a useful integration to diagnosis of egg allergy in adolescents and adults with atopic dermatitis. J Invest Dermatol 121:1262
24. Niggemann B, Sielaff B, Beyer K et al (1999) Outcome of double bind, placebo-controlled food challenge tests in 107 children with atopic dermatitis. Clin Exp Allergy 29:91-96
25. Giordano-Labadie F, Rance F, Pellegrin F et al (1999) Frequency of contact allergy in children with atopic dermatitis: results of a prospective study of 137 cases. Contact Dermatitis 40:192-195
26. Mortz CG, Andersen KE (1999) Allergic contact dermatitis in children and adolescents. Contact Dermatitis 41:121-130
27. Manzini BM, Ferdani G, Simonetti V et al (1998) Contact sensitization in children. Contact Dermatitis 15:12-17
28. Giusti F, Seidenari S, Pepe P, Mantovani L (2005) Contact sensitization in 1094 children undergoing patch testing over a 7 year period. Pediatr Dermatol 1:1-5
29. Romaguera C, Vilaplana J (1998) Contact dermatitis in children: 6 years experience (1992-1997). Contact Dermatitis 39:277-280
30. Roul S, Ducombs G, Taieb A (1999) Usefulness of the European standard series for patch testing in children. A 3-year single-centre study of 337 patients. Contact Dermatitis 40:232-235

Dermatite atopica: test non comprovati o "alternativi"

A. Vierucci, C. Massai

Introduzione

Nei paesi occidentali, l'allergia alimentare è la manifestazione più comune di allergia, interessando circa il 6%-8% dei bambini ed il 2%-3% degli adulti. Tuttavia, la percezione di tale patologia è molto più diffusa, tanto che la percentuale di persone convinte di essere affette da allergia alimentare varia nei diversi studi dal 20% al 40% [1, 2]. Inoltre, spesso, nel parlare comune si definisce allergia ogni reazione avversa a cibo, incluse tutte le numerose reazioni che si verificano con altri meccanismi (tossico o metabolico).

Per tale motivo, oltre ai test scientificamente validati, sono molto diffusi test alternativi per la diagnosi di allergia alimentare, e sono sempre più numerose le persone che vi ricorrono per cercare di diagnosticare tutte quelle forme di "allergia che i test della medicina tradizionale non riescono a diagnosticare". È necessario pertanto che ogni medico, ed in particolare chi si occupa di patologie allergiche, conosca quali sono questi metodi con cui si dovrà confrontare spesso. Proprio a causa dell'estrema diffusione di tali test e del numero sempre maggiore di persone che vi ricorrono, infatti, potrà capitare più volte nella pratica clinica di ciascuno di noi di vedere pazienti che si siano sottoposti a tali metodiche diagnostiche, ed è necessario conoscere il meccanismo con cui sono eseguiti, i principi su cui si fondano, e se vi sono o meno lavori scientifici in letteratura a riguardo.

Test citotossici

Appartengono a questo gruppo vari test che hanno in comune lo studio dei cambiamenti della morfologia dei globuli bianchi in seguito al contatto con sostanze per essi dannose o tossiche: uno dei nomi dei test più diffusi è *Cytotest*.

Tale tecnica, utilizzata per la prima volta nel 1956, nasce dall'osservazione che i globuli bianchi, messi in contatto con una sostanza alla quale l'organismo è intollerante, subiscono distruzione o modificazioni analizzabili al microscopio. Viene eseguito un prelievo del sangue al paziente; il sangue intero o, in alcune varianti del test, i globuli bianchi separati dagli altri componenti ematici, sono divisi in varie aliquote. Una di queste viene utilizzata come riferimento mentre le altre sono poste a contatto con le diverse sostanze ritenute allergizzanti. Il tecnico di laboratorio, al microscopio, conta i globuli bianchi, valutandone forma e volume per verificare i possibili cambiamenti. Recentemente si è diffusa una versione computerizzata del test, che si basa sulla misurazione elettronica delle modificazioni di volume cellulare e sull'analisi degli istogrammi risultanti (*test ALCAT*) .

In realtà, gli studi pubblicati in letteratura non mostrano alcuna correlazione tra i risultati di tali test e la sintomatologia clinica manifestata (ad esempio emicrania, diarrea, astenia) [3] e più di uno studio, già fin dai primi anni di diffusione del test, ha dimostrato che in soggetti allergici non vi sono sostanziali differenze di volume nei globuli bianchi posti a contatto con gli allergeni [4]. Ad oggi pertanto tali test sono considerati dalla letteratura internazionale non riproducibili e non evidence-based [5].

Kinesiologia applicata

La kinesiologia è la branca della medicina che studia e misura il tono muscolare nelle varie condizioni fisiologiche e patologiche. Nasce all'inizio degli anni '60, con la teoria del chiropratico George Goodheart secondo la quale i muscoli possiedono la funzione di essere "indicatori" di eventuali squilibri e disfunzioni. Esistono numerose varianti di esecuzione di tale test applicato alla diagnosi di allergia alimentare; in alcune il paziente mastica senza ingoiare l'alimento da testare, in altre l'alimento è contenuto in una bottiglia che il paziente tiene in mano. Esiste inoltre una variante utilizzabile per i pazienti pediatrici, in cui il genitore tiene in braccio il bambino, con o senza l'alimento implicato. Viene quindi misurata la variazione della forza muscolare durante il contatto con i diversi alimenti. Attualmente questo test viene riconosciuto dalla letteratura internazionale come una metodica non comprovata e non riproducibile. Sono stati pubblicati in letteratura vari studi che cercano di dimostrarne l'affidabilità, ma ad oggi gli studi controllati presenti non hanno dimostrato nessuna differenza tra i risultati ottenuti con la sostanza specifica da testare e quelli con placebo [6].

Nella variante più diffusa il paziente viene fatto sedere su un seggiolone e viene applicata alla caviglia una cinghia collegata ad una cella di carico e ad un computer; viene quindi richiesto di eseguire uno sforzo pari a circa il 50% dello sforzo possibile del quadricipite femorale. Mentre il paziente mantiene contratto il muscolo, gli viene posta in bocca una soluzione di un particolare alimento.

Una variante nata in Italia di tale metodica è il *DRIA test*, in cui il contatto con la sostanza da testare avviene per via sublinguale. Alcune varianti di tale test uniscono i principi della kinesiologia con quelli della provocazione e neutralizzazione (vedi paragrafi successivi).

Queste metodiche attualmente sono considerate non validate e non raccomandate per la diagnosi di allergia alimentare [7, 8].

Test di provocazione e neutralizzazione, intradermico e sublinguale

Il test consiste nel somministrare l'alimento sospetto al paziente, per via sottocutanea o sublinguale, e poi attendere per 10-12 minuti l'eventuale comparsa di qualsiasi tipo di sintomatologia. Se ciò accade l'alimento viene somministrato nuovamente per la stessa via a dosi molto inferiori, allo scopo di neutralizzare i sintomi. La dose a cui i sintomi scompaiano è detta di neutralizzazione.

In studi controllati il test non si è dimostrato in grado di discriminare tra estratto alimentare e placebo [9, 10] ed esistono persino segnalazioni in letteratura di reazioni quasi fatali [11].

L'iniezione intradermica di sostanze alimentari può provocare inoltre la sensibilizzazione verso la stessa sostanza: in pratica, iniettando sottocute sostanze alimentari, la persona potrà sviluppare nelle settimane successive una vera e propria allergia alla sostanza iniettata; sono possibili quindi, anche se rare, reazioni avverse gravi a seguito di questa metodica. La procedura può essere penalmente perseguibile su denuncia dell'interessato.

Determinazione di IgG e IgG$_4$ specifiche per il cibo

Consiste nella determinazione, con varie metodiche di laboratorio (CAP/RAST IgG, ELISA, immunoprecipitazione, emoagglutinazione), di IgG o IgG$_4$ specifiche per un determinato alimento. Tali test sono utilizzati soprattutto per evidenziare le "reazioni da ipersensibilità ritardata", caratterizzate da sintomi che si sviluppano dopo un intervallo di tempo di ore o giorni dall'assunzione del cibo (cefalea, affaticabilità, congestione nasale, sinusiti).

Vari studi in letteratura dimostrano che sia adulti che bambini possono presentare in varie situazioni fisiologiche e patologiche IgG allergene-specifiche [12, 13] in modo non correlato alla presenza di allergia alimentare.

La determinazione di IgG o di IgG$_4$ specifiche è invece risultata importante non tanto per la diagnosi di allergia alimentare, ma nella diagnosi e cura dei pazienti affetti da intestino irritabile [14, 15].

Test elettrodermico (EAV, Vega test, Sarm test, Biostrenght test)

Si basa sul presupposto che il contatto con alimenti non tollerati provochi variazioni del potenziale elettrico cutaneo. Si ipotizza di riuscire a misurare le differenze dei potenziali elettrici delle diverse cellule, in vari organi, e di avere così una misurazione indiretta del metabolismo cellulare. Ci sono numerose varianti di tali tecniche, classificate in base all'apparecchiatura bioelettronica in grado di misurare la corrente fatta passare attraverso al soggetto.

Il paziente si viene a trovare in un circuito attraverso il quale passano correnti elettriche a basso voltaggio. Nel circuito è inserita anche una fiala contenente l'alimento sospetto. Il test si effettua toccando con una punta metallica i vari punti di repere dell'agopuntura, e misurando in tali punti le resistenze elettriche, utilizzate come spia del corretto metabolismo dei vari tessuti. In uno studio pubblicato in letteratura, condotto in doppio cieco, il test tuttavia non è riuscito a distinguere gli atopici (testando gli allergeni di acari e gatto) dai non atopici [16]. Uno studio successivo, sempre in doppio cieco, ha evidenziato mancanza di riproducibilità del test con lo stesso stimolo nello stesso paziente e l'incapacità di differenziare gli allergici dai controlli. Gli stessi autori di un lavoro che proponeva l'applicazione di questa indagine per la diagnosi di allergia, hanno riconosciuto, dopo pochi anni, tale test come non validato a tale utilizzo [17].

Biorisonanza

Si basa sulla convinzione che l'essere umano emetta onde elettromagnetiche che possono essere "positive" o "negative", indicando uno stato di benessere o di malessere. La terapia con biorisonanza usa un apparecchio che è in grado di filtrare le onde emesse dall'organismo e rimandarle "riabilitate" al paziente. È stato supposto che questo processo potesse essere utile nella diagnosi e nel trattamento delle allergopatie. Esistono due studi controllati che hanno valutato il valore diagnostico-terapeutico di questa metodica, sia in adulti affetti da rinite allergica da pollini che su bambini con dermatite atopica [18]: entrambi dimostrano la non attendibilità scientifica della biorisonanza per tali scopi.

Test del capello o mineralogramma del capello

Si basa sul principio che la struttura del capello possa essere modificata dall'assunzione di tossici o dalla carenza di oligoelementi. Sebbene questa metodica sia utile e validata in medicina legale per la diagnosi di avvelenamento da metalli pesanti, essa non trova applicazione validata scientificamente nella diagnosi delle allergie alimentari. In uno studio pubblicato su Lancet per valutare la riproducibilità della metodica applicata alla diagnosi di allergie alimentari sono stati analizzati in 5 diversi laboratori i capelli di soggetti allergici al pesce e di controlli negativi. Nessun laboratorio ha diagnosticato l'allergia al pesce nei soggetti allergici, mentre sia in essi che nei controlli sono state diagnosticate allergie ad altri alimenti, non confermate dalle metodiche diagnostiche di riferimento [19].

Iridologia

Sfrutta l'osservazione delle variazioni del diametro pupillare (pupillometria) in base alla prevalenza del tono dei sistemi simpatico o parasimpatico, che controllano i due muscoli lisci intrinseci dell'iride: il muscolo sfintere e il muscolo dilatatore, stimolati rispettivamente dal parasimpatico e dal simpatico.

Essendo i due sistemi influenzabili da numerosi stimoli che possono colpire il nostro organismo, misurando le variazioni del diametro pupillare si ipotizza di avere informazioni sulla reattività del soggetto a eventi sia psichici, che biologici. Ad oggi non vi sono lavori scientifici in letteratura che supportino l'applicazione di questa tecnica alla diagnosi di allergia alimentare [20].

Conclusioni

Come succede per altre branche della medicina, in cui le medicine alternative stanno prendendo sempre più campo, anche nell'ambito delle patologie allergiche trovano sempre più diffusione metodiche alternative di diagnosi. Seppure alcune di esse trovino applicazione supportata scientificamente in alcuni settori di diagnostica medica, nessuna di esse è applicabile ad oggi alla diagnosi di allergia alimentare. Il "proliferare" di tali metodiche, tutte tra l'altro molto costose, deve far porre l'attenzione del medico sulla necessità, ogni giorno più grande, dell'importanza di un buon dialogo con i propri pazienti, e del peso fondamentale che il rapporto medico-paziente ha nell'adesione alle cure e nell'accettazione dell'indicazione di un test diagnostico o di una diagnosi.

Spesso in medicina le scoperte più grandi sono inizialmente non accettate dal mondo scientifico; le metodiche sopraccitate sono tuttavia presenti già da moltissimi anni, e tutti gli studi eseguiti fino ad oggi ne sconsigliano l'utilizzo per la diagnosi di allergia alimentare [21-23].

Bibliografia

1. Altman DR, Chiaramonte LT (1996) Public perception of food allergy. Allergy Clin Immunol 97:1247-1251
2. Roehr CC, Edenharter G, Reimann S Ehlers et al (2004) Food allergy and non-allergic food hypersensitivity in children and adolescents. Clin Exp Allergy 34:1534-1541
3. Lieberman P, Crawford L, Bjelland J et al (1974) Controlled study of cytotoxic test. JAMA 231:128
4. Chambers VV, Hudon BH, Glaser J (1958) A study of the reaction of human polymorphonuclear leucocytes to various antigens. J Allergy 29:93
5. Beyer K, Teuber SS (2005) Food allergy diagnostics: scientific and unproven procedures. Curr Opin Allergy Clin Immunol 5:261-266
6. Ludke R, Knuz B, Seeber N, Ring J (2001) Test-retest-reability and validity of the kinesiology muscle test. Complement Ther Med 9:141-145
7. Garrow JS (1988) Kinesiology and food allergy. Br Med J (Clin Res Ed) 296:1573-1574
8. Pothmann R, von Frankenberg S, Hoicke C et al (2001) Evaluation of applied kinesiology in nutritional intolerance of childhood. Forsch Komplementarmed Klass Naturheilkd 8:336-344
9. Jewett DL, Fein G, Greenberg MH (1990) A double-blind study of symptom provocation to determine food sensitivity. N Engl J Med 323:429-433
10. Fox RA, Dabo BMT, Williams TPW, Joffres MR (1999) Intradermal testing for food and chemical sensitivities. A double blind controlled study. J Allergy Clin Immunol 103:907-911

11. Teuber SS, Porch-Curren C (2003) Unproved diagnostic and therapeutic approaches to food allergy and intolerance. Curr Opin Allergy Clin Immunol 3:217-222
12. Ortolani C, Bruijnzeel-koomen C, Bengston U et al (1999) Controversial aspects of adverse reaction to food. Allergy 54:27-34
13. Chandra RK (1997) Food hypersensitivity and allergic disease: a selective review. Am J Clin Nutr 66:526S-529S
14. Zar S, Mincher L, Benson MJ, Kumar D (2005) Food-specific IgG4 antibody-guided exclusion diet improves symptoms and rectal compliance in irritable bowel syndrome. Scand J Gastroenterol 40:800-807
15. Atkinson W, Sheldon TA, Shaath N, Whorwell PJ (2004) Food elimination based on IgG antibodies in irritable bowel syndrome: a randomised controlled trial Gut. 53:1459-1464
16. Lewith GT, Kenyon JN, Broomfield J et al (2001) Is electrodermaltesting as effective as skin prick tests for diagnosing allergies? A double blind, randomised block design study. Br Med J 322:131-134
17. Semizzi M, Senna G, Crivellaro M et al (2002) A double-blind, placebo-controlled study on the diagnostic accuracy of an electrodermal test in allergic subjects. Clin Exp Allergy 32:928-932
18. Schoni MH, Nikolaizik WH, Schoni-Affolter F (1997) Efficacy trial of bioresonance in children with atopic dermatitis. Int Arch Allergy Immunol 112:238-246
19. Sethi TJ, Lessof MH, Kemeny DF et al (1987) How reliable are commercial allergy tests? Lancet 1:92-94
20. Niggemann B, Gruber C (2004) Unproven diagnostic procedures in IgE-mediated allergic diseases. Allergy 59:806-808
21. Kirsten B, Teuber SS (2005) Food allergy: scientific and unproven procedures. Curr Opin All Clin Immunol 5:261-266
22. Senna G, Passalacqua G, Lombardi C, Antonicelli L (2004) Position paper: controversial and unproven diagnostic procedures for food allergy. Allerg Immunol 36:139-145
23. Wuthrich B (2005) Unproven techniques in allergy diagnosis. J Investig Allergol Clin Immunol 15:86-90

Dermatite atopica: i trattamenti sistemici

M. Paradisi

Premessa

Poiché nella dermatite atopica (DA) la terapia topica consente di gestire la grande maggioranza dei casi, con lo scopo di ridurre l'infiammazione cutanea ed il prurito, ricostituire l'integrità della barriera cutanea, prevenire e curare le infezioni soprapposte, il ricorso alla terapia sistemica sarà dettata dalla gravità della dermatite stessa e dalla impossibilità o dalla inefficacia della terapia topica. Si dovranno tenere in considerazione l'età e le ripercussioni psicologiche del soggetto, il rapporto costo/beneficio, la compliance del paziente o della famiglia, e tutte le misure atte ad evitare le poussées della malattia (bonifica ambientale ecc.).

I farmaci universalmente impiegati per via sistemica nella dermatite atopica sono gli antistaminici, gli antinfettivi e gli immunosoppressori. Di questi, gli antistaminici sono impiegati comunemente in tutte le fasi della malattia, gli antinfettivi solo nel caso di complicanze, mentre gli immunosoppressori sono riservati ai casi severi e selezionati di DA. Ancora soggetti a verifica gli inibitori dei leucotrieni, mentre non più (o mai) entrati nell'uso risultano l'interferone gamma (INF-γ) e le gammaglobuline endovena. Dell'impiego degli acidi grassi essenziali, dei probiotici e delle erbe cinesi sarà trattato in altro capitolo. Utili in casi ben selezionati la fototerapia, le cure termali ed il supporto psicologico, di cui verrà discusso in altri capitoli. Qui saranno considerati concetti espressi da un classico manuale sulla DA [1] o emersi da alcune valide review sull'argomento pubblicate negli ultimi anni [2, 3].

Gli antistaminici

L'istamina

L'istamina è una amina prodotta per azione della istidina-decarbossilasi dall'aminoacido L-istidina ed immagazzinata prevalentemente nei mastociti e basofili; il suo catabolismo si attua per metilazione ed ossidazione. Ben conosciuto è il suo ruolo nelle reazioni infiammatorie mastocito-dipendenti e soprattutto nelle malattie IgE di-

pendenti, come orticaria, rinite e congiuntivite allergica, ove è responsabile di vasodilatazione, aumentata permeabilità vascolare e ipersecrezione mucosa. Ha poi un ruolo rilevante, anche se non esclusivo, nell'induzione del prurito associato a varie dermatosi, compresa la dermatite atopica. Recenti lavori sembrano ampliare il suo ruolo nelle reazioni infiammatorie ed immunitarie, in quanto può essere prodotta da
varie popolazioni leucocitarie e dai cheratinociti, in cui l'enzima istidina decarbos-
silasi è rapidamente indotto dopo attivazione con citochine come IL-1 e TNF-α o
prodotti batterici. In queste cellule però, a differenza dei mastociti e dei basofili, l'i-
stamina è rapidamente secreta dopo la sintesi e non viene accumulata. Si conoscono quattro classi di recettori per l'istamina [4]. Sono molecole eptaeliche accoppia-
te al sistema delle proteine G, classificate da H_1 a H_4. Una volta attivate, le proteine G
si servono di secondi messaggeri intracellulari (ioni Ca, inositoltrifosfato, DAG). I
recettori H_1 sono i più importanti e mediano gli effetti dell'istamina sulla contrazione dei muscoli lisci, sulla permeabilità vascolare, sulla vasodilatazione, sulla ipersecrezione delle mucose e sul prurito. Gli H_2 mediano quelli sulla secrezione acida gastrica, sul tono della muscolatura delle vie aeree e sulla vasodilatazione. I recettori H_3
sembrano avere effetti, ancora in studio, sul SNC e agiscono con meccanismo inibitore a feedback sulla sintesi di istamina e sull'omeostasi del peso corporeo. Un recettore
H_4, sembra giocare un ruolo sull'ematopoiesi e sulla regolazione delle risposte infiammatorie ed immuni. I recettori per l'istamina sono espressi da molte cellule che
partecipano alle reazioni infiammatorie ed immunitarie come le cellule dendritiche, i monociti, i linfociti T e i cheratinociti. Le cellule dendritiche esposte all'istamina
hanno una ridotta capacità di indurre la differenziazione dei linfociti Th1, ed una maggiore attività promovente lo sviluppo di linfociti Th2. Questa funzione può essere
particolarmente rilevante nelle malattie atopiche, dove un rilascio maggiore di istamina da parte dei mastociti può innescare circuiti che amplificano le risposte immunitarie Th2 e IgE mediate [5].

Gli antistaminici anti H_1

Gli antistaminici anti H_1, introdotti nell'uso clinico dagli anni '40, si distinguono ancora in antistaminici di prima e seconda generazione, anche se per quelli più recenti
si parla di terza generazione. I primi, lipofili, come la difenidramina e l'idrossizina,
sono maggiormente gravati da effetti sedativi ed anticolinergici. Quelli di seconda generazione, poco o nulla lipofili, presentano minime proprietà sedative ed anticoli-
nergiche ed azione più prolungata, ma alcuni di essi come l'astemizolo e la terbina-
fina furono ritirati dal commercio per i loro pericolosi effetti cardiotossici. Essi presentavano un metabolismo epatico attraverso il citocromo P450, notevole interferenza con altri farmaci e ripercussioni sui cànali lenti del potassio ed allungamento del tempo Q-T. Gli antistaminici di ultima generazione, lipofobi, come la desloro-
tadina e la levocetirizina, sono considerati farmaci più sicuri ed efficaci e sembrano
dotati di varie azioni antinfiammatorie in vitro. Esse sono l'inibizione di mediatori
(p.e. TNF-α, IL-6, GM-CSF, RANTES, IL-8, PAF, LTB4, istamina) rilasciati dai mastociti, eosinofili, neutrofili, monociti o cellule epiteliali, l'inibizione della espressione di
molecole di adesione (P-selectin, ICAM-1) e molecole di istocompatibilità (MHC)
sulle cellule endoteliali ed epiteliali e sulla chemiotassi di eosinofili e monociti ed
infine la soppressione della produzione di IL-8 indotta dall'istamina sulle cellule

dendritiche di derivazione monocitaria. Alcuni inibiscono inoltre la sintesi ed il rilascio di IL-4 e IL-13 da basofili stimolati da anti IgE e da cellule T attivate. Recenti studi [6] indicano che i recettori H_1 sono in equilibrio dinamico tra forme attive ed inattive e vi è una attività costitutiva di base, che si definisce come la capacità di funzionamento indipendente dall'agonista. Essa contribuisce fisiologicamente alla trascrizione di numerosi geni deputati alla risposta immune, come l'NF-kB, e può contribuire, in condizioni di infiammazione allergica, al perpetuarsi dei sintomi. Pertanto i nuovi antistaminici vanno considerati anche come agonisti inversi e dotati di una certa attività antinfiammatoria e di ruolo sulla funzione barriera in modelli sperimentali, ma non ancora provata in studi clinici controllati.

È noto come gli antistaminici H_1 costituiscano un cardine nella terapia delle malattie IgE dipendenti, come l'orticaria, la rinite e la congiuntivite allergica, e siano impiegati in associazione con altri farmaci, nella terapia dell'asma. Hanno anche un ruolo nel trattamento del prurito associato a varie dermatosi (eczemi, lichen ruber planus, mastocitosi, ecc.).

Gli antistaminici e la dermatite atopica

Da sempre gli antistaminici orali che bloccano i recettori H_1 nel derma fanno parte dell'armamentario terapeutico nella DA. La loro utilità effettiva però è stata contestata ed oggetto di controversie, ed i lavori in letteratura non portano a conclusioni definitive e sono contraddittori. Molti autori [7, 8] infatti hanno negato una vera utilità di questi farmaci, mentre altri [9] affermano che sono in grado di ridurre il prurito, perlomeno nel breve termine, fino a due settimane dall'inizio del trattamento. In effetti la fisiopatogenesi del prurito nella DA appare molto complessa [10] e non facilmente riconducibile alla sola azione dell'istamina, i cui livelli furono trovati aumentati in alcuni lontani lavori, ma il cui ruolo attualmente è molto ridimensionato. Nel prurito atopico giocano certamente un ruolo i neuropeptidi come la sostanza P e la calcitonin gene-related peptide, i peptidi oppioidi e soprattutto le citochine infiammatorie, tra le quali soprattutto la IL-31, come dimostrano lavori sperimentali condotti sul topo transgenico NC/Nga con dermatite atopica-like [11].

Klein e Clark nel 1999 [2] pubblicarono una meta analisi condotta su studi randomizzati dal 1966 al 1999 sulla efficacia degli antistaminici nella DA, concludendo che non vi erano prove sufficienti per raccomandarne l'uso. Anche gli ultimi dati della letteratura non sembrano conclusivi, soprattutto in ambito pediatrico. Se da una parte viene segnalata la mancanza di efficacia sul prurito notturno anche di un antistaminico antico come la clorfeniramina [13], dall'altra viene segnalata l'efficacia della fexofenadina soprattutto nei primi giorni di cura e sul risparmio di steroidi topici [14]. Anche nello studio ETAC, che si proponeva di valutare se la somministrazione continua di cetirizina poteva contrastare la comparsa di asma in una popolazione di atopici della prima infanzia, si fa riferimento al diminuito consumo di steroidi nei bambini con SCORAD > 25 e con sensibilizzazione allergica [15].

Si può concludere, anche sulla base di recenti lavori sull'argomento [16, 17], che i dati scientifici finora disponibili non consentono conclusioni definitive sulla loro reale utilità, ma che sembra difficile rinunciare a priori all'uso degli antistaminici, il cui utilizzo è consolidato dalla prassi corrente per contribuire a limitare il circolo vizioso prurito-grattamento-peggioramento dell'eczema-aumento del prurito, che è uno dei tanti circoli viziosi della DA, e appare sostanzialmente privo di rischi. Gli antistaminici con effetto sedativo come quelli di prima generazione e marcatamente l'idrossizina cloridrato, sembrano utili nel controllo del prurito del bambino, facilitandone il sonno, se somministrati un'ora prima di andare a letto. Non vi è una indicazione per il loro uso costante (perdita di efficacia col tempo, rischio di abuso) e sono da tenere presente, per l'idrossizina cloridrato, la possibità di una reazione di eccitazione per effetto paradosso e, per gli antistaminici di tipo fenotiazinico, la necessità di evitarne l'uso in estate per il rischio di fotosensibilizzazione.

Quelli di nuova generazione sembrano dotati di effetti collaterali minimi ed in particolare privi dell'effetto sedativo. Possono pertanto essere impiegati nei pazienti con vita di relazione attiva (ragazzi di età scolare, adolescenti, adulti), ma sembrano meno efficaci nella prima infanzia. Per alcuni di loro, oltre all'azione semplicemente antistaminica, si è parlato di una azione antiinfiammatoria a lungo termine, suggerita da alcuni studi in vitro e in vivo, ma non ancora dimostrata in studi clinici controllati. È invece ovvia l'utilità nei casi, non infrequenti, in cui la DA appare associata ad altri disturbi IgE mediati come orticaria e rinocongiuntivite allergica.

Chetotifene

Il chetotifene, assunto oralmente due volte al dì, inibisce, con meccanismo d'azione non completamente chiarito, il rilascio di istamina. La sonnolenza è il principale effetto collaterale. Ha destato interesse per la prevenzione dell'asma nella somministrazione a lungo termine in bambini atopici [18] e vi sono alcuni lavori datati che indicano una sua utilità nella DA, specie se associata ad allergia alimentare[19, 20], ma tale molecola non è sicuramente di attualità.

Disodiocromoglicato

Più che un vero antistaminico è uno stabilizzatore di membrana di mastociti e basofili, efficace nella prevenzione della rinite primaverile e nell'asma bronchiale per aerosol, ed è stato impiegato anche per via topica nella DA, con risultati talvolta discreti [21].Vi sono dati che indicano che somministrato oralmente possa agire inibendo la degranulazione dei mastociti nel tubo digerente, riducendo così la permeabilità intestinale per i trofoallergeni. È stato oggetto di alcune pubblicazioni negli anni '80, principalmente in soggetti, adulti e bambini, con DA e/o allergia alimentare. Businco e Cantani [22] hanno rivisto nel 1991 i 12 studi usciti fino ad allora (5 in aperto, 1 in singolo e 6 in doppio cieco) e hanno attribuito i risultati conflittuali (p.e. dei 6 studi in doppio cieco 3 davano risultati positivi e 3 negativi) ai diversi criteri di selezione e di disegno degli studi, alla difficoltà di ottenere una compliance nei bambini più piccoli ed ai diversi dosaggi, quello ottimale situandosi tra 30 e 50 mg/Kg/die. Nel 1996 uno studio multicentrico su 1085 bambini con DA per 4 settimane ha mostrato risultati positivi con il DSCG pressocché equivalenti ad una dieta ristretta [23]. Sebbene da allora non vi siano quasi più lavori sull'argomento, ancora oggi viene, sia pur raramente, usato in bambini con DA associata a comprovata allergia alimentare se l'allergene è difficile da evitare perché ubiquitario.

Doxepina

In realtà si tratta di un antidepressivo triciclico, qui menzionato perché potente inibitore dei recettori H_1 e H_2 dell'istamina, ed utilizzato anche per via topica nella DA. Le dosi usate per l'effetto sedativo sono minori di quelle necessarie per quello antidepressivo e la doxepina trova indicazione per i disturbi del sonno negli atopici adulti [24]. Il farmaco tuttavia non è in commercio in Italia.

Gli antinfettivi

Lo stafilococco aureo si trova in modo pressoché costante (93%-100%) nella cute lesionale dei pazienti atopici, ed anche in modo significativamente maggiore (75%-80%) rispetto alla norma, nella cute non lesionale. La colonizzazione da parte dello stafilococco aureo è ritenuta essere un importante fattore di aggravamento della malattia e la riduzione della sua concentrazione nella cute si è dimostrata utile come misura terapeutica e profilattica. Essa può essere ottenuta sia attraverso l'uso topico degli steroidi e degli inibitori della calcineurina, sia attraverso l'impiego degli antisettici, che dell'antibioticoterapia locale e generale. L'antibioticoterapia orale va riservata ai casi clinicamente evidenti di impetiginizzazione severa, di follicoliti profuse, delle rare complicanze infettive extracutanee, per contiguità della DA, come le osteomieliti delle falangi distali. Inoltre può essere proposta in caso di resistenza alla corticoterapia locale, mentre al di fuori di tali indicazioni non risulta essere in grado di migliorare il decorso della DA. Si utilizzano in genere, dato l'incremento di ceppi resistenti alla eritromicina [25], i macrolidi di ultima generazione, l'associazione amoxicillina-acido clavulanico o le cefalosporine di prima e seconda generazione. La terapia va proseguita per 7-14 giorni, a seconda dei casi. Terapie di durata maggiore non impediscono la ricolonizzazione batterica [26] e possono portare a resistenze batteriche.

La prima infezione da virus erpetico assume nell'atopico particolare gravità fino al quadro dell'eruzione varicelliforme di Kaposi-Juliusberg [27] e va trattata con acyclovir per via sistemica, orale o endovena (15 mg/Kg/die) o valacyclovir per almeno una settimana, mentre il trattamento con acyclovir topico espone ad alcuni rischi di sensibilizzazione. Bisogna pensare anche alla sovrapposizione erpetica silente nelle lesioni torpide resistenti alle terapie. Negli atopici adolescenti o adulti con aggravamento delle lesioni nelle zone seborroiche (cuoio capelluto, viso, collo) per la comprovata presenza di Malassezia furfur, la prescrizione di una terapia antimicotica locale o generale può dare risultati, specie nei soggetti con sensibilizzazione allergica al fungo [28]. Sebbene vi sia letteratura sul ketoconazolo orale, peraltro non soddisfacentemente conclusiva [29], il peso dei suoi possibili effetti collaterali non ne giustifica l'impiego e rende auspicabili nuovi studi con i più moderni preparati antifungini fluconazolo ed imidazolo.

I cortisonici

L'uso dei corticosteroidi per via orale nelle riacutizzazioni estese della DA data da molti anni, ma tale terapia sembra attualmente riscuotere poche simpatie. Pochi studi sono stati condotti sulla loro effettiva utilità [30] ed è costante il fenomeno di rebound alla loro sospensione. Andrebbero in linea di principio evitati nei bambini e per periodi prolungati, ma sono eccezionalmente usati per gravi recidive e per pochi giorni, meglio se in bolo in pazienti ospedalizzati [31].

Gli immunosoppressori

Come definire la severità della dermatite atopica?

Parliamo qui del problema della definizione della gravità della DA perché certamente il proporre una terapia con immunosoppressori sistemici, sia pure per breve periodo, specialmente in età pediatrica, non può non responsabilizzare in modo particolare il terapeuta e porre alcuni problemi fondamentali. In primis la definizione del livello di gravità della malattia e la verifica della appropriatezza e la compliance della terapia topica, oltre alla messa in atto di tutte le misure di profilassi ambientale occorrenti [32]. I sistemi a punteggio sono utili per la determinazione della gravità della malattia: un indice SCORAD superiore a 40-50, così come un Rajka & Langeland's Score superiore a 8 e un Investigator's global assessment (IGA) di 4 o 5, tanto per citare quelli più comunemente usati, definiscono una DA severa. Oltre a questo dato obiettivo però, come è stato sottolineato [33], vi sono da considerare le ripercussioni fisiche, come la diminuzione o l'arresto della curva di crescita e la presenza di importanti adenopatie, e psicologiche come i disordini del sonno, lo scarso rendimento scolastico e la compromissione della qualità della vita del paziente e della famiglia. In questa ottica, una breve ospedalizzazione appare come il mezzo di verifica e di scelta terapeutica più idoneo. Sarà solo dopo aver definito il livello di gravità, ed aver verificato che il trattamento topico svolto fino a quel momento sia stato idoneo e ben eseguito, che si individueranno quei casi severi di DA che si aggirano sul 5%-10% suscettibili di un trattamento sistemico, quasi sempre basato sugli immunosoppressori sistemici [34, 35].

Ciclosporina

La ciclosporina A (CyA), agente immunosoppressore inizialmente impiegato nei trapianti di rene e nella GVHD, è attualmente indicato nei casi severi e resistenti di psoriasi e di dermatite atopica, sia nell'adulto che nel bambino. La CyA interferisce con la maturazione e la proliferazione dei T-linfociti e con la produzione delle citochine infiammatorie da questi ultimi, legandosi alla proteina ciclofillina nelle fasi pretrascrizionali. Il complesso così formato inibisce la calcineurina, un enzima necessario per l'inizio della trascrizione dei geni delle citochine, soprattutto IL-2 e INF-γ. Non tutto è conosciuto circa i meccanismi alla base dell'efficacia della CyA nella DA. Sappiamo che la CyA è in grado di diminuire la percentuale di cellule T CLA+ e il livello di CD30 e di E-selectina solubile, ma ulteriori ricerche sono necessarie al riguardo.

L'efficacia della CyA si esplica sui sintomi oggettivi e soggettivi, compreso il prurito della DA, e conseguentemente sulla qualità della vita. Tale efficacia è dimostrata da numerosi lavori, inclusi studi randomizzati ed in doppio cieco, effettuati dal 1991, dapprima su adulti [36-38], poi su bambini [39, 40]. Varie sono le modalità di trattamento, a breve termine (3-6 mesi) o a lungo termine (1-2 anni), con alte dosi (4-5 mg/Kg/die) o con dosi basse (2-3 mg/Kg/die) [41-43].

La maggior parte degli autori preferisce un trattamento a breve termine ad alte dosi. In questo caso, il dosaggio di attacco generalmente impiegato è di 4-5 mg/Kg/die e generalmente una buona risposta clinica si ottiene rapidamente, entro le prime due settimane. Dopo le prime 4-8 settimane, consolidato il miglioramento della DA, la dose può essere progressivamente diminuita fino alla dose minima efficace, generalmente

2,5-3 mg/Kg/die fino ad un periodo complessivo di 3-6 mesi. Questo schema di trattamento può essere ripetuto dopo un intervallo ragionevole, qualora sia stato ben tollerato e le condizioni del paziente lo richiedano. Altri autori hanno impiegato con vantaggio dosi minori [44], sovrapponibili a quelli del mantenimento con la prima modalità, e per tempi uguali o maggiori. Le percentuali di risultati soddisfacenti sono elevate, ma sono stati segnalati anche pazienti "non responders". Negli adulti sono stati provati due schemi di terapia con 150 mg o 300 mg indipendentemente dal peso del paziente in uno studio in doppio cieco a breve termine, con risultati lievemente migliori nel secondo gruppo, ma con tolleranza ottima nel primo [45]. Recidive dopo terapia a breve termine in genere si verificano dopo un intervallo molto variabile; in uno studio [46] circa la metà dei pazienti sperimentava una recidiva dopo una settimana e un sesto era ancora in remissione dopo un anno. Sono anche state descritte remissioni prolungate in alcuni casi [47], ed in ogni caso la dose di CyA idonea a controllare la malattia è minore di quella necessaria per indurre la remissione [48]. Studi a lungo termine ne hanno anche dimostrato una buona tollerabilità, con intensità delle recidive in genere inferiori al livello di gravità prima del trattamento, specie se la diminuzione del dosaggio avviene molto lentamente. Non è segnalato il fenomeno di rebound, che costituisce quasi la regola per i corticosteroidi orali. Il farmaco, oltre che in capsule da 50 e 100 mg, è disponibile anche nella formulazione in sospensione orale che è generalmente ben tollerata, ma talvolta è causa di nausea, dolori addominali e vomito. Come è noto il succo di pompelmo aumenta la ciclosporinemia. Certamente il trattamento con CyA deve essere riservato ai casi di DA severa e resistente ad una terapia topica ben condotta, meglio se prescritto in età infantile da una equipe esperta in dermatologia pediatrica [33]. Devono essere considerati anche la compliance e la possibilità per il paziente di essere sottoposto a periodici esami di laboratorio e ben controllato clinicamente. La preoccupazione per l'insorgenza di possibili effetti collaterali maggiori, in primis nefrotossicità, ipertensione arteriosa, ipertricosi e cancerogenicità nel lungo termine deve essere sempre tenuta presente. Gli effetti sulla funzionalità renale, in particolare, dose e tempo dipendenti, vanno adeguatamente monitorizzati. Oltre a verificare in fase pretrattamento i valori della azotemia, creatitinemia ed elettroliti, è bene eseguire un controllo di questi parametri ogni 2-4 settimane e, in caso di trattamento molto prolungato, una creatinina clearance ogni 6 mesi. In caso di una elevazione saltuaria della creatininemia non è necessario modificare subito la terapia, ma bisogna sottoporre il paziente a controlli ravvicinati. In caso di elevazione persistente però, con almeno due consecutive alterazioni di tali parametri, la terapia con CyA andrà sospesa, anche se il danno renale è facilmente regredibile, in quanto la patologia di base non giustifica in tal caso il rischio. Non è necessaria la determinazione routinaria della ciclosporinemia. Bisogna anche ricordare che la vaccinazione di bambini sotto tale terapia può non essere efficace, ed il rischio di interferenze farmacologiche [49] per gli adulti (p.e. la somministrazione contemporanea di statine espone al rischio di rabdomiolisi).

Azatioprina

Questo farmaco è un analogo delle purine, rapidamente convertito in vivo a 6-mercaptopurina ed agisce bloccando la sintesi dei nucleotidi purinici, con effetto immunosoppressivio ed antinfiammatorio. Già usato in dermatologia soprattutto per il LES e le patologie bollose autoimmuni, viene usato da tempo con successo per le forme refrattarie di DA [50, 51]. Gli effetti collaterali consistono soprattutto in mielotossicità, epatossicità, turbe gastrointestinali, facilità alle infezioni e, come tutti gli immunosoppressori, inclusa la CyA, maggiore suscettibilità alle neoplasie. Il principale enzima coinvolto nel suo metabolismo è la tiopurina-metiltransferasi (TPMT), per cui soggetti carenti di esso, circa 0,3% della popolazione, sono a rischio per gli effetti mielotossici, mentre soggetti con alti livelli di TPMT necessitano di maggiori dosi. Viene somministrata generalmente alle dosi di 2-2,5 mg/Kg/die, ma il suo dosaggio può variare da 0,5 a 3 mg/Kg/die e dovrebbe essere stabilito individualmente per ogni paziente sulla base della TPMT [52-54], e necessita di monitoraggio dei parametri ematologici, epatici e renali ogni settimana per un mese, poi ogni mese per tutto il tempo del trattamento. Sebbene i benefici compaiano tardivamente, in genere dopo otto settimane, e manchino ancora studi di ampio respiro, la Cya è molto apprezzata dai dermatologi inglesi, la cui maggioranza la usa correntemente [55]. Con l'utilizzo di azatioprina è stato anche notato un miglioramento dell'asma concomitante [56].

Metotressato

Il metotressato è un antimetabolita, strutturalmente vicino all'acido folico capace di interferire con la sintesi del DNA e con la proliferazione dei linfociti, mediante il legame con la diidrofosfato-reduttasi. A causa di tali proprietà è usato da anni nella terapia della psoriasi e della malattie reumatiche, in genere con somministrazione una volta alla settimana. Vi sono segnalazioni del suo possibile ruolo in casi di DA refrattarie alle terapie convenzionali, alle dosi di 2,5 mg/die 4 volte a settimana [57] o a dosi variabili tra 7,5 e 25 mg a settimana in soggetti adulti [58, 59], ma non vi sono studi controllati. Necessita di sorveglianza clinico-laboratoristica per i suoi possibili effetti mielo- ed epatotossici e per le interferenze farmacologiche.

Mofetil micofenolato

Questo farmaco (MMF) è un precursore biologico dell'acido micofenolico ed agisce sulla sintesi delle purine inibendo in modo non competitivo l'enzima inosina monofosfato deidrogenasi; in via secondaria blocca le risposte linfocitarie poiché sia i B che i T linfociti utilizzano questa via metabolica quale fonte di purine, con una azione che compare dopo alcune settimane. Utilizzato nei trapianti di organo, il MMF in ambito dermatologico ha trovato impiego nella psoriasi, nelle malattie bollose autoimmuni, ed in alcune connettivopatie. Rispetto alla CyA non presenta nefrotossicità ed il rischio carcinogenetico, pur presente, è minore rispetto all'azatioprina. Gli effetti collaterali consistono in disturbi gastrointestinali, anemia e leucopenia, suscettibilità alle infezioni e disturbi urinari. È controindicato in gravidanza. Alcuni hanno segnalato, con il MMF, successi in singoli casi o in piccole serie di pazienti nella DA refrattaria ad altri trattamenti dell'adulto [60-63] alle dosi di 1-2 g 2 volte al dì come attacco e di 0,5-1 g 2 volte al dì come mantenimento vantando buoni risultati in circa i 3/4 dei casi. Pur essendo considerato un farmaco molto promettente [64, 65], necessita ancora di studi ulteriori per valutarne appieno il suo coefficiente terapeutico.

Trattamenti alternativi

Inibitori dei leucotrieni

Questa classe di farmaci, di cui fanno parte il montelukast, il zafirlukast e lo zileuton, interferiscono con la chemiotassi indotta dai leucotrieni, la permeabilità vascolare ed il broncospasmo e per questo sono usati con successo nel trattamento dell'asma bronchiale. La scarsità degli effetti collaterali, soprattutto cefalea e faringiti, e il fondato razionale del loro uso hanno spinto molti autori a saggiarne l'efficacia nella DA. Vi sono aneddotici riferimenti di esperienze positive nella DA [66, 67], ma anche voci contrarie [68, 69]. Il montelukast, un antagonista del recettore del cisteinil leucotriene 1, le cui dosi variano da 4-5 mg/die nel bambino e 10 mg/die nell'adulto, vanta uno studio pediatrico in doppio cieco contro placebo in 15 soggetti con DA da moderata a severa con risposta favorevole [70] e studi su adulti [71, 72] con modesto, ma significativo vantaggio. Sono considerati farmaci interessanti soprattutto nella DA estrinseca, ma la loro reale validità nella DA è in corso di valutazione.

Interferon γ

Il razionale dell'impiego dell'interferon γ (IFN-γ), citochina prodotta dalle cellule T con profilo Th1 e Th2-inibente, è forse legato ad una concezione della fisiopatogenesi della DA legata a schematismi oggi superati. Alcuni autori lo hanno impiegato per via sottocutanea alle dosi di 50 mg/m² al giorno o a giorni alterni con risultati favorevoli nella maggior parte dei casi per periodi anche prolungati [73, 74]. I risultati migliori sono stati riscontrati nei pazienti con una percentuale di eosinofili minore del 9% e valori di IgE non superiori a 1500 IU/ml [75]. L'alto costo, la non facile reperibilità, gli effetti collaterali frequenti (sintomi simil-influenzali, artralgie, granulocitopenia, dolore in sede di iniezione, ipertransaminasemia ecc.) e la percentuale apprezzabile di pazienti non responders ne sconsigliano l'impiego routinario [35].

Immunoglobuline endovena

L'interesse per le immunoglobuline endovena è nato da segnalazioni aneddotiche di miglioramento della concomitante DA in pazienti con sindrome di Kawasaki, immunodeficienze o trombocitopenia trattati con questa terapia [76]. I risultati di queste osservazioni riguardano soprattutto adulti e vi è un solo studio controllato [77], peraltro con esito negativo. Vengono somministrate generalmente per cicli di 5 giorni alle dosi di 2 g/die negli adulti e 400 mg/die nei bambini. Non si conosce bene con quale meccanismo possano agire, ed è stato ipotizzato soprattutto un blocco dei recettori Fc sui macrofagi splenici. Il numero limitato di casi, l'alto costo e la necessità di ospedalizzazione, le recidive, il rischio di trasmissione di agenti infettivi devono indurre alla massima prudenza con l'impiego di questa terapia.

Conclusioni

Una dermatite atopica si può definire grave sulla base degli indici di severità della malattia, per esempio uno SCORAD superiore a 40, ma soprattutto se è resistente ad una terapia topica ben condotta e ha ripercussioni notevoli sulla QoL del paziente e della sua famiglia. Sotto questo profilo sia una dermatite moderata ma diffusa o una con limitate lesioni ma intrattabili devono essere considerate suscettibili di una terapia sistemica. L'ospedalizzazione in questi casi offre un'indubbia opportunità sia per allontanare il paziente dagli stimoli ambientali abituali, sia per compiere opera di educazione sanitaria, particolarmente nei riguardi della famiglia, sia per una rivalutazione globale che tenga conto anche dell'opportunità di una indagine allergologica e psicologica mirata.

Paradossalmente, i farmaci più impiegati per via sistemica nella DA, gli antistaminici, non offrono prove veramente convincenti della loro efficacia secondo i dettami della EDM, ma il loro impiego è radicato nell'uso e sembra assurdo privarsi del loro apporto. Nella pratica clinica, gli antistaminici con effetto sedativo come quelli di prima generazione sembrano utili nel controllo del prurito serale del bambino, facilitandone il sonno, mentre quelli di nuova generazione, privi dell'effetto sedativo, sono utili nei pazienti con vita di relazione attiva, specie nei casi di associazione con orticaria, asma e rinocongiuntivite allergica. Gli antibiotici, come i macrolidi di ultima generazione, l'amoxicillina-acido clavulanico o le cefalosporine di I e II generazione hanno indicazione nei casi di impetiginizzazione severa. L'acyclovir orale o endovena è il farmaco più usato per le infezioni da virus erpetico, mentre discutibile è il ricorso alla terapia antimicotica orale negli adolescenti con lesioni suggestive per Malassezia furfur. Sempre meno consensi riscuote la terapia steroidea orale, a cui viene talvolta preferita quella in bolo.

Gli immunosoppressori in Italia sono in pratica rappresentati dalla ciclosporina (CyA), poiché il metotressato e l'azatioprina, cari ai dermatologi inglesi, vengono impiegati molto raramente, e scarsi lavori vanta ancora il mofetil micofenolato. Un accurato screening iniziale, la sorveglianza mensile degli indici di funzionalità renale ed epatica e il controllo della PA sono indispensabili. La CyA è l'unico farmaco della sua classe ad avere come indicazione la DA severa. La prescrizione dovrebbe essere effettuata da un'equipe esperta in dermatologia pediatrica. Il dosaggio di attacco è di 4-5 mg/Kg/die con una buona risposta clinica entro le prime due settimane; dopo le prime 4-8 settimane, la dose può essere progressivamente diminuita fino alla dose minima efficace di 2,5-3 mg/Kg/die. Ogni ciclo dovrebbe essere di 3-6 mesi, per minimizzare gli effetti collaterali maggiori come ipertensione, nefrotossicità, ipertricosi, e deve essere seguito da terapia stabilizzante idonea con altri farmaci o, se l'età lo consente, con fototerapia.

Bibliografia

1. Ruzicka T, Ring J, Przybilla B (1991) Handbook of atopic eczema. Spinger-Verlag, Berlin
2. Hoare C, Li Wan Po A, Williams H (2000) Systematic review of treatments for atopic eczema. Health Technol Assess. 4:1-191
3. Akdi CA, Akdis M, Bieber T et al (2006) Diagnosis and treatment of atopic dermatitis in children and adults: European Academy of Allergology and Clinical Immunology/ American Academy of Allergy, Asthma and Immunology/PRACTALL Consensus report. J Allergy Clin Immunol 118:152-169
4. Jutel M, Watanabe T, Akdis M et al (2002) Immune regulation by istamine. Curr Opinion in Immunol 14:734-740
5. Schneider E, Rolli-Derkinderen M, Arok M, Dy M (2002) Trends in istamine research: new functions during immune responses and hematopoiesis. Trends Immunol 23:255-263
6. Leurs R, Churh MK, Tagliatatela M (2002) H_1-antihistamines, inverse agonism, anti-inflammatory actions and cardiac effects. Clin Exp Allergy 32:489-498
7. Hägermark O, Wahlgren CF (1996) Icth in atopic dermatitis: the role of histamine and the failure of antihistamine therapy. Dermatologic Therapy I 75-82
8. Beth-Jones J, Graham-Brown RAC (1989) Failure of terfenadine in relieving the pruritus of atopic dermatitis. Br J Dermatol 121:635-637
9. La Rosa M, Ranno C, Musarra F et al (1994) Double-blind study of cetirizine in atopic dermatitis in children. Ann Allergy 73:117-122
10. Reitamo S, Ansel JC, Luger T (2001) Icth in atopic dermatitis. J Am Acad Dermatol 458:1522-1525
11. Sonkoly E, Muller A, Lauerma AI et al (2006) IL-31: a new link between T cells and pruritus in atopic skin infection. J Allergy Clin Immunol 117: 411-417
12. Klein PA, Clark RAF (1999) Evidence-based review of efficacy of antihistamines in relieving pruritus in atopic dermatitis. Arch Dermatol 135:1522-1525
13. Munday J, Bloomfield R, Goldman M et al (2002) Chlorpheniramine is no more effective than placebo in relieving the symptoms of childhood atopic dermatitis with a nocturnal itching and scratching component. Dermatology. 205:40-45
14. Kawashima M, Tango T, Noguchi T et al (2003) Addition of fexofenadine to a topical corticosteroid reduces the pruritus associated with atopic dermatitis in a 1-week randomized, multicentre, double-blind, placebo-controlled, parallel-group study. Br J Dermatol 148:1212-1221
15. Diepgen TI on behalf of the ETAC study group (2002) Long term treatment with cetirizine of infants with atopic dermatitis: a multi-country, double-blind, randomised, placebo-controlled trial (the ETAC trial) over 18 months. Pediatr Allergy Immunol 13:278-286
16. Herman SM, Vender RB (2003) Antihistamines in the treatment of atopic dermatitis. J Cutan Med Surg 7:467-473
17. Plantin P (2005) Place des thérapeutiques non immunosuppressives dans le traitement de la DA. Ann Dermatol Venereol 132(1 Suppl):73-78
18. Iikura Y, Naspitz CK, Mikawa H et al (1992) Prevention of asthma by ketotifen in infants with atopic dermatitis. Ann Allergy 68:233-236
19. Fiocchi A, Riva E, Borella E et al (1985) Ketotifen treatment of atopic dermatitis in children. Curr Ther Res 37:1113-1123
20. Molkhous P, Dupont C (1989) Ketotifen treatment of atopic dermatitis and other food allergy diseases. Allergy 68:233-236

21. Steiner R, Matthews S, Arshad SH et al (2005) Efficacy and acceptability of a new topical skin lotion of sodium cromoglicate (Altoderm) in atopic dermatitis in children aged 2-12 years: a double-blind, randomized, placebo-controlled trial. Br J Dermatol 152:334-341

22. Businco L, Cantani A (1991) Mast cell blockers and atopic eczema. In: Ruzicka T, Ring J, Przybilla B (eds) Handbook of atopic eczema. Springer-Verlag, Berlin Heidelberg, pp 407-414

23. Businco L, Meglio P, Amato G et al (1996) Evaluation of the efficacy of oral cromolyn sodium or an oligoantigenic diet in children with atopic dermatitis: a multicentric study of 1085 patients. J Investig Allergol Clin Immunol 6:103-109

24. Kelsay K (2006) Management of sleep disturbance associated with atopic dermatitis. J Allergy Clin Immunol 118:198-201

25. Hoeger PH (2004) Antimicrobial susceptibility of skin-colonizing S. Aureus in children with atopic dermatitis. Pediatr Allergy Immunol 15:474-477

26. Ewing CI, Ashcroft C, Gibbs ACC et al (1998) Flucloxacin in the treatment of atopic dermatitis. Br J Dermatol 138:1022-1029

27. Wollemberg A, Zoch C, Wetzel S et al (2003) Predisposing factors and clinical features of eczema erpeticum: a retroactive analysis of 100 cases. J Am Acad Dermatol 49:198-205

28. Lintu P, Savolainen J, Kortekangas-Savolainen O, Kalimo K (2001) Sistemic ketokonazole is an effective treatment of atopic dermatitis with IgE mediated hypersensibility to yeast. Allergy 56:512-517

29. Back O, Bartosik J (2001) Sistemic ketokonazole for yeast allergic patients with atopic dermatitis. J Eur Acad Dermatol Venereol 15:34-38

30. Aylett SE, Atherton DJ, Preece MA (1992) The treatment of difficult atopic dermatitis in childhood with oral beclomethasone dipropionato. Acta Derm Venereol Suppl 176:123-125

31. Galli E, Chini L, Moschee V et al (1994) Methylprednisolone bolus: a novel therapy for severe atopic dermatitis. Acta Paediatr 83:315-317

32. Cavagni G (2005) Trattamento globale e sistemico della dermatite atopica. In: Ugazio A (ed) La dermatite atopica nella pratica quotidiana. Editeam, Cento (FE), pp 46-68

33. Bodemer C (2005) Quelle prise en charge pour les dermatites atopiques sévères et chroniques de l'enfant ? Ann Dermatol Venereol 132:1S121-30

34. Sidbury R, Hanifin J (2000) Old, new and emerging therapies for atopic dermatitis. Dermatologic Clinics 18:1-11

35. Akhavan A, Rudikoff D (2003) The treatment of atopic dermatitis with systemic immunosuppressive agents. Clin Dermatol 21:225-240

36. Sowden JM, Berth-Jones J, Ross JS et al (1991) Doudle-blind, controlled, crossover study of cyclosporin in adults with severe refractory atopic dermatitis. Lancet 338:137-140

37. Salek MS, Finlay AY, Luscombe DK et al (1993) Cyclosporin greatly improves the quality of life of adults with severe atopic dermatitis. A randomized, double-blind, placebo-controlled trial. Br J Dermatol 129:422-430

38. Stephens RB, Lee ML, Cooper A (1994) Cyclosporin treatment of atopic dermatitis: five case studies and literature review. Australas J Dermatol 35:55-59

39. Gonzales-Otero F (1997) Cyclosporin in children with severe atopic dermatitis. J Am Acad Dermatol 36:1029-1030

40. Bunikowski R, Staab D, Kussebi F et al (2001) Low-dose cyclosporin A microemulsion in children with severe atopic dermatitis: clinical and immunological effects. Pediatr Allergy Immunol 12:216-223

41. Zonneveld IM, De Rie MA, Beljaards RC et al (1996) The long-term safety and efficacy of cyclo-

sporin in severe refractory atopic dermatitis: a comparison of two dosage regimens. Br J Dermatol 135(Suppl 48):15-20

42. Berth-Jones J, Graham-Brown RA, Marks R et al (1997) Long-term efficacy and safety of cyclosporin in severe adult atopic dermatitis. Br J Dermatol 136:76-81

43. Harper JI, Ahmed I, Barclay G et al (2000) Cyclosporin for severe childhood atopic dermatitis: short course versus continuous therapy. Br J Dermatol 142:52-58

44. Lee SS, Tan AWH, Giam YC (2004) Cyclosporin in the treatment of severe atopic dermatitis: a retrospective study. Ann Acad Medic 33:311-313

45. Czech W, Brautigam M, Weidinger G, Schopf E (2000) A body-weight-independent dosing regimen of cyclosporine microemulsion is effective in severe atopic dermatitis and improves the quality of life. J Am Acad Dermatol 42:653-659

46. Grandlung H, Erkko P, Sinisalo M, Reitamo S (1995) Cyclosporin in atopic dermatitis: time to relapse and effect of intermittent therapy. Br J Dermatol 132:106-112

47. Wong SS (1995) Permanent remission of severe atopic dermatitis in a Chinese patient after cyclosporine A therapy. Acta Derm Venereol 75:168

48. Munro CS, Levell NJ, Shuster S, Friedmann PS (1994) Maintenance treatment with cyclosporin in atopic eczema. Br J Dermatol 130:376-380

49. Katz HI (1997) Potential drug intereactions with cyclosporine. Int J Dermatol 36(Suppl 1):18-24

50. Buckey DA, Baldwin P, Rogers S (1998) The use of azathioprine in severe adult atopic eczema. J Eur Acad Dermat Venereol 11:137-140

51. Berth-Jones J, Takwale A, Tan E et al (2002) Azathioprine in severe adult atopic dermatitis: a double-blind, placebo-controlled, crossover trial. Br J Dermatol 147:324-330

52. Murphy LA, Atherton DJ (2002) A retrospective evaluation of azathioprine in severe childhood atopic eczema, using thiopurine methyltransferase levels to exclude patients at high risk of myelosuppression. Br J Dermatol 147:308-315

53. Murphy LA, Atherton DJ (2003) Azathioprine as a treatment for severe atopic eczema in children with a partial thiopurine methyl transferase (TPMT) deficiency. Pediatr Dermatol 20:531-534

54. Meggitt SJ, Gray JC, Reynolds NJ (2006) Azathioprine dosed by thiopurine methyltransferase activity for moderate-to-severe atopic eczema: a double-blind, randomised controlled trial. Lancet 367:839-846

55. Tan BB, Lear JT, Gwakrodger DJ et al (1997) Azathioprine in dermatology: a survey of current practice in the U.K. Br J Dermatol 136:351-352

56. Malthieu F, Guillet G, Larregue M (2005) Azathioprine dans la dermatite atopique grave: 24 cas. Ann Dermatol Venereol 132:168-170

57. Sidbury R, Hanifin J (2000) Systemic terapy of atopic dermatitis. Clin Exp Dermatol 25:559-566

58. Goujon C, Berard F, Dahel K et al (2006) Methotrexate for the treatment of adult atopic dermatitis. Eur J Dermatol 16:155-158

59. Balasubramaniam P, Ilchyshyn A (2005) Successful treatment of severe atopic dermatitis with methotrexate. Clin Exp Dermatol 30:436-437

60. Grundmann-Kollmann M, Korting HC, Behrens S et al (1999) Successful treatment of severe refractory atopic dermatitis with mycophenolate mofetil. Br J Dermatol 141:175-176

61. Neuber K, Schwartz I, G. Itschert G, Dieck AT (2000) Treatment of atopic eczema with oral mycophenolate mofetil. Br J Dermatol 143:385-391

62. Grundmann-Kollmann M, Podda M, Ochsendorf F et al (2001) Mycophenolate mofetil is effective in the treatment of atopic dermatitis. Arch Dermatol 137:870-873

63. Benez A, Fierlbeck G (2001) Successful long-term treatment of severe atopic dermatitis with mycophenolate mofetil. Br J Dermatol 144: 638-639
64. Liu V, Mackool BT (2003) Mycophenolate in dermatology. J Dermatolog Treatment 14:203-211
65. Hartmann M, Enk A (2005) Mycophenolate mofetil and skin diseases. Lupus 14(Suppl s):58-63
66. Carrucci JA, Washenik K, Weinstein A et al (1998) The leukotriene antagonist zafirlukast as a therapeutic agent for atopic dermatitis. Arch Dermatol 134:785-786
67. Zabawski EJ Jr, Kahn MA, Gregg LJ (1999) Treatment of atopic dermatitis with zarfirlukast. Dermatol Online J 5:10
68. Silverberg NB, Paller AS (2004) Leukotriene receptor antagonists are ineffective for severe atopic dermatitis. J Am Acad Dermatol 50:485-486
69. Veien NK, Busch-Sorensen M, Stausbol-Grol B (2005) Montelukast treatment of moderate to severe atopic dermatitis in adults: a randomized, double-blind, placebo-controlled trial. J Am Acad Dermatol 53:147-149
70. Pei AYS, Chan HHL, Leung TF (2001) Montelukast in the treatment of children with moderate to severe atopic dermatitis: a pilot study. Pediatr Allergy Immunol 12:154-158
71. Cappella GL, Frigerio E, Altomare G (2001) A randomized trial of leukotriene receptor antagonist montelukast in moderate-to-severe atopic dermatitis of adults. Eur J Dermatol 11:209-213
72. Yanase DJ, David-Bajar K (2001) The leukotriene antagonist montelukast as a therapeutic agent for atopic dermatitis. J Am Acad Dermatol 44:89-93
73. Schneider LC, Baz Z, Zarcone C, Zurakowski D (1998) Long-term therapy with recombinant interferon-gamma (rIFN-gamma) for atopic dermatitis. Ann Allergy Asthma Immunol 80:263-268
74. Chang TT, Stevens SR (2002) Atopic dermatitis: the role of recombinant interferon-gamma therapy. Am J Clin Dermatol 3:175-183
75. Noh GW, Lee KY (1998) Blood eosinophils and serum IgE as predictors for prognosis of interferon-gamma therapy in atopic dermatitis. Allergy 53:1202-1207
76. Kimata H (1994) High dose gammaglobulin treatment for atopic dermatitis. Arch Dis Child 70:335-336
77. Paul C, Dubertret L (2003) A randomized controlled evaluator-blinded trial of intravenous immunoglobulin in adults with severe atopic dermatitis. Br J Dermatol 148:1284-1285

Gli antistaminici

G.L. Marseglia, A. Licari, M. Leone,
A. Marseglia, S. Barberi, G. Ciprandi

Il principale campo di impiego degli antistaminici è rappresentato dalle malattie allergiche; l'efficacia degli antistaminici è tuttavia variabile nelle diverse patologie in funzione del ruolo più o meno preminente svolto dall'istamina nel determinismo della sintomatologia clinica.

L'istamina è un mediatore chimico contenuto principalmente nei mastociti tessutali (presenti a livello della cute e delle mucose gastrointestinali e respiratorie), nei basofili circolanti e nei neuroni; in tali sedi viene liberata a seguito di eterogenei stimoli immunologici e non immunologici: soprattutto allergenici, ma anche flogistici, tossici, chimici, e iatrogenici. L'istamina deriva dalla decarbossilazione dell'istidina per opera di una istidina-decarbossilasi presente nel citoplasma cellulare, essa ha azione di breve durata (1-10 minuti) venendo rapidamente degradata ad acido imidazolacetico.

L'istamina svolge la sua azione legandosi a recettori specifici posti sulla membrana cellulare, con effetti diversi a seconda del sito e del tipo di recettore con cui interagisce. Si riconoscono 4 tipi di recettori definiti rispettivamente: H1, H2, H3 e H4. Esistono diversi classi di antagonisti recettoriali, i più noti ed impiegati sono sicuramente gli anti-H1 [1].

Il recettore per l'istamina si trova in equilibrio dinamico fra due isoforme, attiva e passiva. Gli anti-H1 determinano uno sbilanciamento a favore della isoforma caratterizzata da inattività; si comportano in pratica come agonisti inversi, in grado cioè di spostare l'equilibrio del recettore dalla forma biochimicamente attiva ad una forma inattiva. In tal modo down-regolano l'espressione del fattore di trascrizione NF-kB e quindi anche la sintesi di citochine proinfiammatorie e di molecole di adesione. Gli effetti clinici degli antistaminici sono soprattutto recettore-dipendenti, per quanto essi siano in grado di esplicare la propria attività anche con meccanismi indipendenti dai recettori [1].

I recettori H1 sono distribuiti soprattutto a livello del SNC e degli apparati cardiovascolare, respiratorio e gastroenterico, dei surreni e dell'apparato genitale, e sono presenti su numerosi elementi cellulari (muscolo liscio, endotelio, epitelio, mastociti, eosinofili, basofili). La loro stimolazione causa dilatazione dei vasi arteriosi di piccolo calibro, costrizione dei grossi tronchi arteriosi, aumento della permeabilità capillare e delle venule post-capillari, ipersecrezione di muco e contrattura della muscolatura liscia bronchiale ed intestinale, favorisce inoltre la stimolazione funzionale dei neuroni. A livello surrenalico inducono un'aumentata increzione di catecolamine, in particolare di adrenalina [1].

I recettori H2 sono presenti in prevalenza sulla mucosa gastrica e a livello cardiaco, ma sono stati rilevati anche nel microcircolo cutaneo, sui leucociti e sulle piastrine: la loro attivazione stimola la secrezione gastrica, esercita un effetto inotropo e cronotropo positivo a livello cardiaco e di vasodilatazione, a carico delle arterie di piccolo calibro, e di regolazione delle cellule del sistema immunitario (proliferazione, chemiotassi e adesione dei leucociti) [1].

I recettori H3 sono stati rilevati soprattutto a livello cerebrale, nelle terminazioni nervose e in alcune cellule quali i basofili. La loro esatta funzione è ancora oggetto di studio [1].

I recettori H4, secondo le più recenti acquisizioni, sono espressi sia ad elevati livelli da cellule ematopoietiche midollari e periferiche, da eosinofili, neutrofili, cellule dendritiche, linfociti T, basofili, mast-cellule, sia a livelli più bassi da cellule nervose, da cellule presenti a livello epatico, splenico, timico, polmonare, intestinale e cardiaco [1].

La conoscenza del ruolo svolto dall'istamina in varie patologie e l'importanza dei recettori nell'estrinsecazione clinica dei suoi effetti hanno rilevanti implicazioni sotto il profilo terapeutico. I farmaci antistaminici sono infatti in grado di bloccare in maniera reversibile tali recettori, almeno in parte per un'affinità strutturale con l'istamina di molti di essi, antagonizzandone in maniera specifica l'azione. Essi costituiscono pertanto un ausilio importante nel trattamento delle malattie istamino-mediate.

Cenni di fisiopatologia della reazione allergica

Le mastcellule, presenti in gran numero nell'apparato respiratorio, gastrointestinale e cutaneo, sono provviste di recettori ad alta affinità per il frammento Fc delle IgE (FceRI) e contengono granuli ripieni di numerose sostanze che fungono da mediatori delle reazioni allergiche. L'interazione allergene/IgE determina la formazione di microaggregati sulla membrana dei mastociti e l'attivazione di una serina-esterasi citoplasmatica che dà inizio alla catena di eventi che conducono alla degranulazione [2].

È opportuno qui rammentare che altri stimoli non allergene-specifici possono determinare degranulazione, quali: anafilotossine, neurormoni (sostanza P, neurotensina), farmaci (morfina), ipossia, mezzi di contrasto iodati, agenti fisici (freddo, calore, luce solare), mediatori rilasciati dai linfociti T, dai macrofagi e dagli eosinofili.

Per effetto dell'apertura dei canali del Ca^{2+} si determina esocitosi dei granuli dei mastociti e per rottura di questi liberazione dei mediatori. Anche i basofili circolanti possiedono recettori ad alta affinità per le IgE, ma rilasciano meno mediatori (soprattutto istamina e LTC4) [2].

L'istamina liberata si lega ai recettori H1, evocando una reazione nell'organo bersaglio (vasodilatazione, aumento della permeabilità capillare, contrazione della muscolatura liscia quando presente) che dà inizio alla fase precoce (early phase reaction, EPR) della reazione allergica, che compare entro pochi minuti e si esaurisce entro 1-2 ore; a essa concorrono anche altri mediatori, fra cui le prostaglandine D2 (PGD2), i leucotrieni C4, D4, E4 (LTC4, D4, E4) e il PAF. Segue, a distanza di 4-5 ore dallo stimolo allergenico, una fase tardiva (late phase reaction, LFR), più prolungata, legata all'azione di leucotrieni (LTB4), PAF, fattori chemiotattici, caratterizzata dall'afflusso di cellule infiammatorie (eosinofili, PMN, basofili e successivamente monociti e linfociti T) e piastrine: i mediatori liberati da tali elementi cellulari inducono una flogosi tessutale allergica e insieme (mediante gli histamine releasing factors e la proteina basica maggiore degli eosinofili) un'ulteriore degranulazione delle mastcellule e dei basofili che amplifica ulteriormente la reazione. Varie citochine (IL3, IL4, IL5, IL6, IL13, GM-CSF), prodotte da macrofagi, linfociti, mastociti, cellule epiteliali ed endoteliali concorrono a tale processo [2].

L'importanza dell'istamina è certamente fondamentale nel determinismo della fase precoce della reazione, ma mantiene un ruolo significativo anche nella fase tardiva, contribuendo all'amplificazione della reazione allergica e alla flogosi tissutale.

L'istamina sembra inoltre aumentare la produzione di IL-5 da parte del linfociti Th2 stimolati dall'allergene: tale interleuchina favorisce la crescita, la differenziazione, la sopravvivenza e soprattutto l'attivazione degli eosinofili, le cui proteine ECP e MBP inducono l'espressione di ICAM-1 sulle cellule dell'epitelio respiratorio. L'aumentata espressione di tali molecole contribuisce al *rolling* e all'adesione leucocitaria, fenomeni cruciali nella comprensione del meccanismo dell'infiltrazione mucosale, ed inoltre amplificano e fanno persistere la flogosi tissutale [2].

Poiché l'azione dei farmaci antistaminici si esplica agendo sul legame dell'istamina con il suo recettore, senza alcuna influenza sull'istamina già legata, l'effetto terapeutico ottimale è ottenuto quando il farmaco è somministrato prima ancora che l'istamina venga liberata, cioè prima del contatto con l'allergene. Inoltre l'esposizione ripetuta ad un allergene può provocare una sintomatologia marcata con dosi progressivamente minori di allergene (effetto *priming*). Tali considerazioni costituiscono elementi a favore di un trattamento preventivo precoce.

Il rilascio di istamina si verifica anche nella fase tardiva della reazione allergica, ciò rappresenta un ulteriore elemento a favore dell'uso preventivo degli antistaminici a lunga emivita, possibilmente dotati anche di attività antinfiammatoria, quali alcuni antistaminici di più recente sintesi [1, 2].

Rispetto alle prostaglandine e ai leucotrieni l'istamina possiede un effetto vasodilatatore e pro-essudativo più potente; per tale motivo gli antistaminici risultano particolarmente efficaci nel trattamento dei disturbi a prevalente componente vascolare piuttosto che sulla bronco-ostruzione.

Gli antistaminici vengono classificati in anti-H1 e anti-H2 in funzione della loro specificità di legame con i due principali recettori. Gli anti-H1 sono a loro volta ulteriormente distinti in molecole di prima e di seconda generazione, di sintesi più recente.

Antistaminici anti-H1 di prima generazione

Sulla base della struttura chimica sono suddivisi in sei sottogruppi principali (Tabella 1).

Tabella 1. Principali antistaminici anti-H1 di prima generazione

Classe chimica	Composti principali
• Alchilamine	Bromferinamina Clorfeniramina Dexclorfeniramina Dimetindene Feniramina Triprolidina
• Etanolamine	Carbinoxamina Clemastina Difenidramina Doxilamina
• Etilendiamine	Tonzilamina Tripelenamina
• Fenotiazine	Dimetotiazina Isotependile Mequetazina Prometazina
• Piperazine	Idrossizina Cinnarizina
• Piperidine	Azatadina Ciproeptadina

Farmacocinetica

Dopo somministrazione orale sono ben assorbiti dal tratto gastroenterico; si legano in circolo alle proteine plasmatiche in percentuale variabile dal 70% al 97% , per poi essere metabolizzati dal fegato ed escreti in gran parte con le urine entro 24 ore dall'assunzione. L'effetto terapeutico inizia a manifestarsi dopo 30-60 minuti, diviene massimo entro 1-3 ore e persiste solitamente per 4-6 ore. Alcuni preparati hanno invece un effetto più prolungato, con un emivita di oltre 20 ore nell'adulto, minore nel bambino, che ha un metabolismo più rapido. L'entità della risposta clinica è anche in rapporto con la quota di istamina liberata individualmente. Quando quest'ultima è elevata, la capacità di blocco competitivo recettoriale di questi antistaminici è più limitata [2].

Effetti indesiderati

Ricorrono in circa il 20% dei pazienti, e sono dovuti, oltre che all'interazione primaria con i recettori H1, anche alla stimolazione collaterale di altri recettori (colinergici, a-adrenergici, serotoninici), più evidente con questi antistaminici di prima generazione. Tali effetti sono diversi a seconda del composto utilizzato, pur con ampie variazioni legate a differenze di sensibilità individuale.

Gli effetti collaterali *neurologici* sono legati alla liposolubilità di tali composti, che facilita il loro passaggio attraverso la barriera emato-encefalica. L'effetto più frequente è la sedazione, soprattutto con le etanolamine e le fenotiazine; solitamente transitoria, essa può regredire dopo le prime settimane di trattamento, e può essere parzialmente prevenuta, per i preparati a lunga emivita, dalla somministrazione serale.

L'effetto sedativo è potenziato dalla contemporanea assunzione di alcool o di farmaci attivi sul SNC. Altri effetti segnalati più raramente sono: vertigini, tinnito, incoordinazione motoria, diplopia.

In alcuni casi in età pediatrica si può osservare un effetto paradosso, con eccitazione, irritabilità, tremori, soprattutto con le alchilamine.

Vi possono essere effetti *gastrointestinali* quali nausea, vomito, diarrea, stipsi, anoressia, secchezza delle fauci; osservabili soprattutto con le etilendiamine, possono essere in parte limitati dall'assunzione del farmaco a stomaco pieno.

Tra gli effetti *urinari* ricordiamo pollachiuria, disuria, ritenzione urinaria.

Effetti *cutanei* sono rappresentati da esantema fisso da farmaci, petecchie, fotosensibilizzazione.

In presenza di una sensibilizzazione, particolare attenzione va posta non solo nell'evitare la somministrazione del farmaco in causa, ma anche di composti ad esso correlati (per esempio aminofillina, che contiene la frazione etilendiaminica).

Si riscontra un *aumento dell'appetito* soprattutto da ciproeptadina e doxilamina.

La *tachifilassi* consiste nella riduzione, fino alla perdita dell'effetto terapeutico, dopo l'uso prolungato dello stesso preparato.

Il fenomeno è transitorio e scompare con la sospensione del farmaco per un breve periodo. Per ovviare a questo problema, è sufficiente utilizzare a rotazione, per periodi limitati, farmaci diversi [2].

Antistaminici anti-H1 di seconda generazione e nuovi antistaminari

Di sintesi più recente, rappresentano un'evoluzione rispetto agli antistaminici di prima generazione (Tabella 2).

Tabella 2. Antistaminici anti-H1 di seconda generazione

Seconda generazione	Nuovi antistaminici
• Cetirizina	• Desloratadina
• Loratadina	• Levocetirizina
• Ebastina	
• Chetotifene	
• Oxatomide	
• Acrivastina	
• Astemizolo	
• Terfenadina	
• Mizolastina	
• Fexofenadina	
• Azelastina	
• Levocabastina	
• Azelastina e levocabastina per uso topico	

Farmacocinetica

Dopo somministrazione orale si ha un picco plasmatico più precoce con la cetirizina (30-60 minuti), mentre più tardivo con la loratadina (60-45 minuti), la terfenadina (1-2 ore) e l'astemizolo (1-3 ore). L'emivita di eliminazione è estremamente variabile dalle 24 ore della loratadina e della cetirizina ai 18 giorni dell'astemizolo; la durata dell'effetto farmacologico presenta una spiccata variabilità, ed è ovviamente molto più lunga dell'emivita plasmatica, essendo legata al volume di distribuzione del farmaco nonché all'azione dei metaboliti che rimangono anch'essi in forma attiva per molto tempo; il legame con le proteine plasmatiche è generalmente elevato (88%-98%) [3].

Sul piano clinico l'effetto terapeutico è prolungato. L'inibizione della risposta cutanea all'istamina (pomfo istaminico) persiste per 12-24 ore dopo una singola dose di cetirizina, loratadina, oxatomide e terfenadina. L'effetto soppressivo è massimo per la cetirizina (derivato della idrossizina, solo in minima parte metabolizzato) per la sua rapida biodisponibilità, e più prolungato per l'astemizolo, per la sua maggiore affinità con i recettori anti-H1 periferici, superiore a quella di tutti gli altri antistaminici [3].

La maggior parte degli antistaminici di seconda generazione viene metabolizzata a livello epatico ad opera del sistema citocromo P450. L'assunzione di alcuni antistaminici, come ad esempio la terfenadina o l'astemizolo, contemporaneamente a farmaci in grado di inibire questo sistema (es. ketoconazolo, macrolidi, ecc.) può causare un abnorme accumulo di questi agenti e dei loro metaboliti nell'organismo con conseguente rischio di insorgenza di reazioni secondarie anche gravi, soprattutto a livello cardiaco (eventi tachiaritmici, torsione di punta). È per tale motivo che la terfenadina è stata ritirata dal commercio, ed è stata sostituita dal suo metabolita fexofenadina. Altri nuovi antistaminici come l'oxatomide, la loratadina e la cetirizina, non hanno invece tali effetti. In particolare la cetirizina viene eliminata per almeno il 60%-70% attraverso la via urinaria e solo per il 10% attraversa la via epatica. L'eliminazione è prevalentemente fecale per l'astemizolo, fecale e urinaria per la loratadina e la terfenadina [4].

Recentemente sono state approvate in alcuni paesi due nuove molecole antistaminiche: la desloratidina (metabolita della loratadina) e la levocetirizina (enantiomero della cetirizina). Entrambe queste molecole hanno scarsi effetti sul SNC e non interferiscono con la conduzione cardiaca. Inoltre consentono un controllo dei sintomi con dosaggi di soli 5 mg (rispetto ai 10 mg della loratadina e della cetirizina) e hanno una dimostrata attività antiallergica [5, 6].

La desloratadina presenta un aumento di circa 10 volte dell'affinità per il recettore H1, con maggiore stabilità del legame con esso e una affinità molto bassa per i recettori H2 e muscarinici. Oltre agli effetti antistaminici recettore-dipendenti, la desloratadina possiede anche proprietà antiallergiche che si esplicano attraverso un'azione diretta sui mediatori dell'infiammazione. È infatti in grado di inibire in vitro la produzione di IL-4 e IL-13 dai basofili umani e di ridurre il rilascio di PGD2, leucotriene C4 e triptasi, oltre che di numerose altre chemochine a carattere proinfiammatorio, e di ridurre l'espressione di molecole di adesione (in particolare della molecola ICAM 1 e della P-selectina indotta dall'istamina) [6, 7].

Queste azioni interferiscono sia sulla sintesi delle IgE che dei linfociti B, modulando quindi la genesi dell'infiammazione allergica.

Non si apprezzano poi dal punto di vista clinico effetti sedativi [7].

Ciò è legato ad una maggiore idrofilia di questi composti, che riduce il loro passaggio attraverso la barriera emato-encefalica, e a un'interazione selettiva con i recettori cerebrali di tipo H1 non coinvolgente quelli colinergici, a-adrenergici, serotoninici, anch'essi coinvolti nella regolazione del sonno. La somministrazione contemporanea di alcool, benzodiazepine e altri composti attivi sul SNC determina effetti simili a quelli provocati dal prodotto quando assunto da solo [8, 9].

Tutti gli studi di cardiotossicità hanno dimostrato un elevato profilo di sicurezza sia sui canali del potassio *in vitro* che a livello elettrocardiografico, *in vivo* sull'uomo. Le reazioni avverse documentate nei trials clinici sono praticamente sovrapponibili a quelle indotte dal placebo. Non si sono evidenziate negli studi alterazioni significative dei test di laboratorio né, come detto, variazioni elettrocardiografiche nei pazienti sottoposti a trattamento. Le associazioni con i macrolidi appaiono ben tollerate e, anche in tal caso, non sono state dimostrate modificazioni dei parametri elettrocardiografici [8].

Va da ultimo segnalato lo scarso o assente effetto di tachifilassi, anche per un impiego prolungato nel tempo.

Come i vecchi anti-H1, anche gli antistaminici di seconda generazione antagonizzano l'azione dell'istamina a livello dei recettori H1, presentando tuttavia rispetto ai composti precedenti alcune significative differenze.

Il legame dei nuovi antagonisti con il recettore è più lento ad instaurarsi ma molto più stabile nel tempo e meno facilmente reversibile. Queste caratteristiche sono particolarmente vantaggiose nella pratica clinica, dal momento che consentono di ridurre il numero giornaliero di somministrazioni del farmaco, con conseguente migliorata tollerabilità da parte dei pazienti, garantendo altresì un'azione di blocco dei recettori molto efficace e prolungata nel tempo [7].

Attività antiallergica

Sebbene vengano comunemente chiamati "antistaminici" alcune di queste molecole possiedono effetti farmacologici che vanno al di là della semplice azione competitiva recettoriale. Numerosi studi sperimentali hanno infatti dimostrato che alcuni antistaminici di seconda generazione, in particolare la cetirizina, la loratadina, la levocetirizina e la levoloratadina sono in grado di inibire o ridurre la liberazione di mediatori della flogosi (istamina, leucotrieni, PGD2, PAF) dalle mastcellule e dai basofili, dopo stimolo allergenico, e di antagonizzare l'azione di mediatori come il PAF e i leucotrieni. La cetirizina é inoltre in grado di inibire la chemiotassi degli eosinofili e l'espressione delle molecole di adesione ICAM-1 a livello cellulare, così come la loratadina. Proprio questa aggiuntiva attività antiallergica permette di comprendere come alcuni antistaminici di seconda generazione siano in grado di controllare anche il sintomo dell'ostruzione nasale. Infatti, l'ostruzione nasale è un sintomo generalmente refrattario agli anti-H1, proprio perché maggiormente espressione di flogosi allergica. Pertanto, l'efficacia sul controllo dell'ostruzione nasale è la dimostrazione indiretta della loro attività antiallergica [9].

Effetti indesiderati

Sono meno frequenti e meno rilevanti rispetto ai vecchi anti-H1, soprattutto in età pediatrica.

Essi sono prevalentemente:

- *Cutanei*: rash, alopecia, fotosensibilizzazione (soprattutto con la terfenadina).
- *Neurologici*: lieve sedazione, cefalea.
- *Gastrointestinali*: molto rari.
- *Cardiaci*: alterazioni della ripolarizzazione cardiaca, allungamento dell'intervallo QT, extra-sistolia, tachicardia, torsione di punta. Tali effetti segnalati in caso di sovradosaggio di astemizolo o terfenadina, sono in realtà, molto rari e sembrano legati ad un blocco dei canali del potassio. Fattori di rischio sono considerati la presenza di una cardiopatia, disordini elettrolitici, insufficienza epatica grave, insufficienza renale grave o la concomitante assunzione di macrolidi, chetoconazolo o itraconazolo, come spiegato in precedenza.
- *Aumento del peso corporeo*: conseguente ad una stimolazione dell'appetito, dopo trattamenti prolungati con astemizolo.
- *Irritazione locale, bruciore, disgeusia*: da uso topico di azelastina e levocabastina [8, 9].

Indicazioni terapeutiche

Le principali indicazioni degli antistaminici anti-H1 sono costituite dalle manifestazioni allergiche a prevalente carattere essudativo ed irritativo neurogeno. Nella scelta del farmaco vengono di solito preferiti gli antistaminici di seconda generazione per gli scarsi effetti sedativi, che non comportano disturbi nell'apprendimento scolastico. Tali composti hanno inoltre il vantaggio di poter essere utilizzati, per le loro caratteristiche farmacologiche, non solo nel trattamento dell'episodio acuto, ma anche nella profilassi a lungo termine delle malattie allergiche [3, 10].

In casi particolari, in cui coesista intenso prurito e/o insonnia, come per esempio nella dermatite atopica (DA), i vecchi antistaminici rivestono ancora un ruolo di indubbia utilità, proprio per la presenza dell'effetto sedativo [10, 11].

La principale via di somministrazione è quella orale, mentre quella parenterale, possibile solo con alcune molecole di prima generazione, è riservata alla prevenzione o al trattamento di gravi e rare evenienze (episodi di anafilassi correlati con terapie iposensibilizzanti, emotrasfusioni, reazioni avverse a farmaci). La via topica è riservata alla patologia oculo-rinitica o cutanea (collirio, crema, gel); la via topica cutanea va utilizzata con molta cautela, in quanto può indurre abbastanza comunemente sensibilizzazione [11].

Oculorinite allergica

La rinite allergica costituisce un utile modello *in vivo* per lo studio degli effetti terapeutici degli antistaminici perché è un esempio classico di manifestazione clinica IgE-mediata ed è un'affezione che risponde generalmente bene a tali prodotti. Il mediatore che per primo si evidenzia nelle vie nasali di un soggetto sensibilizzato dopo l'incontro con l'allergene è infatti proprio l'istamina ed è noto che ci sono recettori sia di tipo H1 che H2 sui vasi e recettori H1 sulle terminazioni nervose del trigemino. L'attivazione di questi recettori H1 sulle terminazioni sensitive determina l'insorgenza di prurito, starnuti ed ipersecrezione mucosa. L'attivazione riflessa del parasimpatico determina invece soprattutto dilatazione dei vasi e conseguente ostruzione nasale. Tutto ciò spiega perché l'efficacia clinica degli antistaminici anti-H1, soprattutto quelli di prima generazione, sia più spiccata su sintomi quali prurito, starnutazioni e rinorrea piuttosto che sull'ostruzione [11].

Gli antistaminici risultano particolarmente efficaci nelle forme di rinite stagionale (pollinosi) o legate ad esposizione occasionale all'allergene (epiteli animali) in cui prevalgono i sintomi cosiddetti irritativi (rinorrea, prurito e starnutazioni), forme frequentemente associate a congiuntivite. Gli anti-H1 sono invece meno attivi nelle riniti da allergeni perenni (soprattutto da acari), caratterizzate da congestione e ostruzione nasale marcate, espressione di una flogosi cronica: tali forme richiedono spesso l'associazione con steroidi topici, a più spiccata azione antiflogistica [11, 12].

È noto infatti che la maggioranza dei pazienti con rinite allergica sottoposti a test di provocazione nasale allergene-specifica sviluppa una risposta "ritardata" caratterizzata dalla ricomparsa dei sintomi abituali 6-9 ore dopo l'effettuazione del test. Questa risposta è innescata dall'afflusso, nella sede della flogosi, di cellule infiammatorie (in prevalenza eosinofili) che liberano nel microambiente mediatori quali MBP, ECP, LTC4, PAF, ecc. che rendono ragione della cronicizzazione della flogosi [12].

A questo proposito gli antistaminici di seconda generazione rappresentano i preparati più idonei nel trattamento della rinite allergica anche in virtù della loro già citata attività "antiallergica-antinfiammatoria", inoltre richiedono un numero di somministrazioni più ridotto in funzione della più lunga emivita plasmatica e sono meglio tollerati dai pazienti [11].

In caso di rino-congiuntivite perenne dovrebbero essere utilizzati per lunghi cicli, soprattutto nei mesi invernali. Anche perché è stato dimostrato che grazie alla loro attività antinfiammatoria possono ridurre anche il numero e la durata degli episodi infettivi respiratori [11].

Nelle forme stagionali è consigliato il loro utilizzo per tutto il periodo in cui i pollini sono presenti, iniziando magari la loro assunzione prima dell'inizio della pollinazione.

I preparati topici, nasali e oculari soprattutto, sembrano avere una buona efficacia sotto il profilo clinico e della tollerabilità, l'azione rapida e prolungata ne consente la somministrazione due volte al giorno [11].

Asma bronchiale

L'utilizzo degli antistaminici nel trattamento dell'asma bronchiale è stato materia di controversie già dalla fine degli anni '40. Per molto tempo questi farmaci sono stati considerati addirittura controindicati nella terapia di questa malattia. Una Position Paper dell'Accademia Americana di Allergologia ed Immunologia Clinica nel 1988 ha riabilitato definitivamente il ruolo degli ani-H1 nel trattamento dell'asma. Nel 1995 veniva, infine, ribadito che gli antistaminici potevano essere utilizzati con sicurezza nell'asma bronchiale [11].

La base teoretica dell'impiego di tali prodotti nell'asma consiste nel riconoscimento di un ruolo di cofattore dell'istamina nella patogenesi di questa malattia (es. contrazione della muscolatura liscia bronchiale, incremento della produzione di muco e della permeabilità vascolare, stimolazione delle fibre parasimpatiche, ecc.). Negli ultimi anni diversi studi hanno dimostrato come alcuni antistaminici di seconda generazione possano avere anche il già citato effetto "antinfiammatorio-antiallergico" e possano quindi trovare impiego nel trattamento dell'asma bronchiale, soprattutto in quella a substrato prevalentemente allergico-atopico [10].

Il chetotifene in virtù dell'azione inibente la degranulazione dei basofili e quindi il rilascio dei mediatori da queste cellule viene considerato come un possibile trattamento aggiuntivo soprattutto in pazienti sotto i 6 anni di età.

L'astemizolo ha dimostrato in studi clinici qualche effetto preventivo nell'asma da sforzo e nella protezione del broncospasmo indotto dall'istamina [3, 10, 11].

Desloratadina ha evidenziato una significativa riduzione del consumo di beta 2 agonisti e un progressivo miglioramento tempo-dipendente dei parametri respiratori in pazienti con rinite allergica stagionale associata ad asma persistente moderato.

In conclusione, i dati riportati dalla letteratura suggeriscono che gli antistaminici di II generazione possono costituire un trattamento addizionale nella terapia dell'asma bronchiale soprattutto in particolari condizioni cliniche come ad esempio la presenza associata di una rino-sinusopatia allergica con il conseguente drenaggio retronasale di muco che induce frequentemente un aumento della tosse, configurando in età pediatrica soprattutto un quadro di equivalente asmatico [11].

Ciò in considerazione di una elevata specificità per i recettori H1, lo scarso o nullo effetto sedativo e la possibilità di utilizzare con successo le posologie abitualmente consigliate senza necessità di alti dosaggi.

In un recente studio prospettico bambini non asmatici, ma a elevato rischio di sviluppare asma (in quanto affetti da DA, familiarità positiva per atopia, presenza di alti livelli di IgE specifiche verso pollini, epiteli animali, gatto, polvere di casa) sono stati trattati preventivamente con cetirizina o placebo, per un periodo di 18 mesi (Studio ETAC). I risultati di tale studio hanno evidenziato come il trattamento preventivo con cetirizina rispetto al placebo, nel gruppo di bambini affetti da DA, con storia familiare di atopia, sensibilizzazione alle graminacee e/o agli acari della polvere, sarebbe in grado di ridurre in modo significativo il rischio di sviluppare asma bronchiale. Tali dati, se confermati, anche sotto il profilo di un effetto preventivo a lungo termine, potrebbero aprire un importante campo di impiego degli antistaminici nella prevenzione primaria dell'asma bronchiale [11].

Orticaria-angioedema

Tra le varie forme l'orticaria acuta e ricorrente, su base idiopatica o allergica (da alimenti, farmaci, punture di insetto) rappresenta la principale indicazione all'uso di antistaminici sia di prima sia di seconda generazione. Per una soddisfacente saturazione recettoriale sono necessari almeno tre giorni di terapia. Se la risposta clinica all'antistaminico utilizzato è insoddisfacente, è consigliata la sua sostituzione con un prodotto analogo di classe chimica diversa [12].

Gli antistaminici di seconda generazione vengono invece preferiti nel trattamento a lungo termine dell'orticaria cronica idiopatica, per gli scarsi effetti sedativi. Nelle forme refrattarie può essere provata l'associazione di un antistaminico anti-H1 con un anti-H2 per sfruttare anche un'attività sui vasi sanguigni [13, 14].

La risposta agli antistaminici dell'orticaria fisica è invece di grado variabile, in rapporto con il fattore scatenante (traumatismo, pressione, acqua, luce solare, esercizio fisico, freddo, calore) [13, 14].

L'orticaria meccanica trae solitamente beneficio dagli antistaminici anti-H1 anche se l'effetto terapeutico è molto potenziato dall'associazione, al bisogno, con antistaminici anti-H2 [13, 14].

L'orticaria acquagenica risponde scarsamente agli antistaminici, fra i quali si privilegiano comunque la cetirizina, la levocetirizina, la loratadina e la desloratadina.

Nell'orticaria solare il trattamento con anti-H1 è spesso di modesta efficacia sintomatica, limitandosi ad elevare la soglia di sensibilità alla luce solare [13, 14].

L'orticaria colinergica (da bagno o doccia calda, stress emotivi, spezie, esercizio fisico) presenta una risposta variabile all'antistaminico, potendosi avere un'elevazione della soglia dello stimolo, senza significativo miglioramento clinico. Tale forma può trarre giovamento dall'idrossizina eventualmente associata con un antistaminico anti-H2. Buoni risultati sono stati conseguiti, nell'orticaria da freddo, con la ciproeptadina e l'idrossizina, che possono indurre tuttavia sedazione ed aumento ponderale, e con la cetirizina e la levocetirizina, che presenta indubbiamente minori effetti collaterali [14].

Dermatite atopica

La presenza di istamina nelle lesioni cutanee della DA rappresenta il razionale principale per l'utilizzo degli antistaminici. Tali composti determinano un controllo parziale e variabile del prurito cutaneo, la cui intensità è soprattutto in funzione dello stato di attività della dermatite. Il controllo di tale disturbo è importante al fine di ridurre lo stato di agitazione del bambino e di evitare lesioni da grattamento con conseguente rischio di impetiginizzazione. Possono essere utilizzati anche gli antistaminici di prima generazione sfruttando la loro azione sedativa e antiserotoninica come effetto terapeutico, possono essere somministrati solo la sera prima di coricarsi, per alleviare il prurito notturno o l'insonnia. Quando si renda necessario un impiego prolungato nel tempo è opportuno il ricorso agli antistaminici di seconda generazione, per gli scarsi effetti indesiderati e il possibile effetto "antinfiammatorio-antiallergico" [11].

Anafilassi, mastocitosi e altre applicabilità cliniche

Nell'anafilassi gli antistaminici hanno un ruolo nel controllo dell'orticaria e del prurito ad essa correlate anche se chiaramente non è pensabile utilizzare in caso di anafilassi solo tali farmaci in quanto indispensabile è associare adrenalina (farmaco di prima scelta nella terapia di questo quadro clinico potenzialmente mortale) oltre agli altri provvedimenti già specificati nella parte di questo libro riguardante tale problematica [1].

In caso di mastocitosi si possono evidenziare livelli elevati di istamina nel plasma ed inoltre gli antistaminici si sono dimostrati efficaci nel trattare questo quadro clinico. Gli antistaminici si sono dimostrati inoltre utili per diminuire il prurito in corso di varicella e di reazioni a punture di insetto (ad esempio da zanzara) oppure per determinare nel bambino una sedazione o una azione antiemetica in particolari condizioni che lo richiedano. Comunque è sempre utile ricordare che l'uso di tali farmaci al di fuori di situazioni cliniche attualmente non approvate andrebbe sempre confermato da studi randomizzati in doppio cieco contro placebo [1, 3].

Bibliografia

1. Parsons ME, Ganellin CR (2006) Histamine and its receptors. Br J Pharmacol 147:S127-S135
2. de Vries JF, Carballido JEJM, Aversa G (1999) Recetors and cytokines involved in Th2 cell responses. J Allergy Clin Immunol 103:492-496
3. Bachert C (2002) Therapeutic points of intervention and clinical implication: a role of desloratadine. Allergy 57:13
4. Geha RS, Meltzer EO (2001) Desloratadine: a new, nonsedating, oral antihistamine. J Allergy Clin Immunol 107:751-762
5. Henz BM (2001) The pharmacologic prophile of desloratadine: a review. Allergy 56:7-13
6. Kreutmer HJA, Chiu P, Barnett A (2000) Preclinical pharmacology of desloratadina, a selective and non-sedating histamine H1 receptor antagonist. 2nd communication: lack of central nervous system and cardiovascular effects. Arzneimittelforschung 50:441-448
7. Horak F, Stubner UP, Zieglmayer R, Harris AG (1997) Effect of desloratadine versus placebo on nasal airflow and subjective measures of nasal obstruction in subjects with grass pollen-induced allergic rhinitis in an allergen-exposure unit. J Allergy Clin Immunol 100:781-788
8. Banfield C, Hunt T, Reyderman L et al (2002) Lack of clinically relevant interaction between desloratadine and erythromycin. Clin Pharmacokinet 1(Suppl 1):29-35
9. Schroeder JT, Schleimer RP, Lichteinstein LM, Kreutner W (2001) Inhibition of cytokine generation and mediator release by human basophils treated with desloratadine. Clin Exp Allergy 31:1369-1377
10. Blaiss MS (2005) Rhinitis-asthma connection: epidemiologic and pathophysiologic basis. Allergy Asthma Proc 26:35-40
11. Bousquet J, Van Cauwenberge P, Khaltaev N et al (2001) Allergic rhinitis and its impact on asthma. J Allergy Clin Immunol 109:33-35
12. Morgan MM, Khan DA, Nathan RA (2005) Treatment for allergic rhinitis and chronic idiopathic urticaria: focus on oral antihistamines. Ann Pharmacother 39:2056-2064
13. Zuberbier T, Bindslev-Jensen C, Canonica W et al (2006) EAACI/GA²LEN/EDF guideline: definition, classification and diagnosis of urticaria. Allergy 61:316-320
14. Zuberbier T, Bindslev-Jensen C, Canonica W et al (2006) EAACI/GA²LEN/EDF guideline: management of urticaria. Allergy 61:321-331

Dermatite atopica: terapia topica

G.A. Vena, N. Cassano

Introduzione

La terapia della dermatite atopica (DA) si propone come obiettivi principali la gestione e la prevenzione delle riacutizzazioni ('flares') e delle eventuali complicanze, il miglioramento della qualità della vita dei pazienti e, nel caso di bambini, anche di quella dei loro genitori.

L'approccio topico è quello più frequente nella DA e si rivela efficace nella maggioranza dei casi; si fonda sull'uso di due fondamentali classi di farmaci topici, i corticosteroidi e gli inibitori della calcineurina. Tuttavia, la terapia farmacologica della DA non può prescindere da regole generiche fondamentali, che comprendono la prevenzione nei confronti dei fattori scatenanti/aggravanti, ed il controllo della secchezza cutanea, che si attua mediante una detersione congrua e l'uso regolare di emollienti/idratanti.

Emollienti/idratanti

Sono di solito usati in combinazione a farmaci nella fase di riacutizzazione e da soli negli intervalli liberi da malattia. Essi permettono di riparare il danno di barriera, limitando la perdita di acqua transepidermica e la penetrazione di sostanze irritanti, e pertanto, se usati in maniera corretta, possono ridurre il consumo di farmaci nel lungo periodo [1, 2]. L'effetto emolliente è ovviamente condizionato dall'applicazione di sufficienti quantità di prodotto ed è proporzionale alla lipofilia della formulazione, ma nella pratica clinica la formulazione viene scelta anche in base all'accettabilità cosmetica e soprattutto alla fase della DA: crema o emulsione olio in acqua nella fase acuta, unguento o emulsione acqua in olio nella fase cronica. Sono opportunamente da evitare prodotti contenenti sostanze irritanti o potenzialmente sensibilizzanti, tenuto conto della particolare suscettibilità della cute atopica. Un'influenza positiva sulla barriera cutanea dell'atopico è stata osservata con emollienti a base di urea a bassa concentrazione, con prodotti ricchi di ceramidi o a base di sostanze capaci di stimolarne la sintesi, come la nicotinamide. Particolarmente utili sono i prodotti dotati di addizionale attività lenitiva che possono avere un vero ruolo terapeutico in forme di gravità contenuta [3-6]. L'uso di idratanti ed emollienti è consolidato nella pratica clinica ed è generalmente raccomandato, sebbene gli studi clinici abbiano fornito finora risultati contrastanti [7].

Corticosteroidi topici (CT)

I CT costituiscono ancora oggi, a distanza di oltre 50 anni dall'introduzione della prima molecola, la terapia di prima scelta nella DA. Il loro meccanismo d'azione risulta ad ampio spettro e quindi non selettivo, avvalendosi di effetti antinfiammatori, antiproliferativi ed immunosoppressivi, che coinvolgono vari stipiti cellulari: leucociti, cheratinociti, mastociti/basofili, cellule di Langerhans (CL), cellule dendritiche e fibroblasti. Considerando più nel dettaglio gli effetti sul sistema immune, i CT sopprimono la sintesi e il rilascio di citochine, bloccando la via trascrizionale dipendente dal nuclear factor kB. Anche con l'uso topico di CT a bassa potenza, si evidenzia una riduzione drastica con apparente scomparsa delle CL per apoptosi; la cute si ripopola di CL solo a distanza di settimane dalla sospensione del trattamento [8]. L'entità e quindi la rilevanza dell'effetto dei CT sulle cellule presentanti l'antigene sembra essere più pronunciata nei bambini. Esistono numerose molecole, disponibili in varie formulazioni, e distinte in base alla potenza (Tabella 1), sulla scorta dei risultati del test di vasocostrizione. Per dare un'idea della potenza relativa stimata, si deve pensare che clobetasolo propionato è circa 1800 volte più potente di idrocortisone [9].

Tabella 1. Corticosteroidi topici (non associati) per uso dermatologico disponibili in Italia: classificazione in base alla potenza riportata nel Prontuario Farmaceutico Nazionale 2005

Gruppo I: deboli

Idrocortisone	Idrocortisone acetato

Gruppo II: moderatamente attivi

Alclometasone dipropionato	Desonide
Clobetasone butirrato	Fluocortinbutilestere
Desametasone sodio fosfato	Idrocortisone butirrato
Desametasone valerato	

Gruppo III: attivi

Beclometasone 17,21-dipropionato	Fluocinolone acetonide
Betametasone 17-benzoato	Fluocinonide
Betametasone 17,21-dipropionato	Fluocortolone
Betametasone 17-valerato	Fluocortolone caproato
Betametasone 17-valerato 21-acetato	Fluticasone propionato
Budesonide	Metilprednisolone aceponato
Desossimetazone	Mometasone furoato
Diflucortolone valerato	Prednicarbato
Diflucortolone valerianato	

Gruppo IV: molto attivi

Alcinonide	Clobetasolo propionato

La classificazione adottata nel nostro Prontuario è simile, salvo lieve eccezioni, a quella inglese, che suddivide anch'essa gli steroidi topici in 4 gruppi di potenza. Il sistema americano invece prevede una suddivisione in 7 classi, da I (molto potente) a VII (molto debole).

Il grado di potenza è proporzionale all'efficacia e alla rapidità d'azione ma purtroppo condiziona anche il rischio di effetti collaterali [9-11], che a sua volta appare correlato alla durata del trattamento e ad un insieme di altri fattori (Tabella 2), di cui si deve tenere debito conto. L'effetto collaterale più frequentemente osservato in corso di terapie prolungate con CT è l'assottigliamento cutaneo. Esso comincia a livello dell'epidermide e può evidenziarsi istologicamente già dopo 3-14 giorni di terapia continua. L'assottigliamento epidermico è reversibile entro 4 settimane dalla sospensione del trattamento; invece, la comparsa di *striae distensae*, legata ad alterazioni del supporto connettivale dermico, è un danno permanente [11].

Tabella 2. Reazioni avverse da corticosteroidi topici e principali fattori di rischio

Reazioni indesiderate

Cutanee
- Assottigliamento fino a vera e propria atrofia, strie atrofiche, pseudocicatrici stellate, ritardo nella riparazione delle ferite, ulcerazioni, telangectasie, porpora
- Ipertricosi/irsutismo
- Follicoliti, dermatite acneiforme, dermatite rosaceiforme, dermatite periorale
- Ipopigmentazione, iperpigmentazione
- Aggravamento e mascheramento di infezioni cutanee, granuloma gluteale infantum
- Allergia da contatto

Oculari
- Ipertensione oculare, glaucoma, cataratta

Sistemiche
- Soppressione dell'asse ipotalamo-ipofisi-surrene, sindrome di Cushing, pseudo-aldosteronismo
- Incremento ponderale, ritardo nella crescita, squilibrio elettrolitico, iperglicemia, glicosuria, turbe del ritmo cardiaco, ipertensione arteriosa, ipertensione endocranica
- Riduzione della densità ossea, osteonecrosi

Farmacologiche
- Resistenza, tachifilassi, effetto "rebound" dopo sospensione brusca

Fattori condizionanti il rischio di effetti collaterali cutanei e/o sistemici

Potenza intrinseca della molecola steroidea

Capacità di penetrazione percutanea, a sua volta dipendente da:
- lipofilia della molecola steroidea
- formulazione e presenza di eccipienti con effetto 'absorption-enhancing'
- medicazioni occlusive (incluse quelle del tipo 'wet-wrap dressings')
- uso concomitante di solventi o sostanze cheratolitiche
- alterazioni della barriera cutanea
- sede di applicazione (assorbimento maggiore per: scroto, angolo mandibolare, cuoio capelluto, volto e pieghe)
- età (assorbimento sistemico maggiore nei bambini a causa del maggiore rapporto superficie/volume corporeo)

Uso di quantità eccessive

Applicazione su vaste aree della superficie corporea

Utilizzo per tempi prolungati

L'allergia da contatto ai CT non è un'evenienza comune, considerando la diffusione del loro utilizzo, con stime di frequenza variabili dallo 0,2% al 6% [10]. Più sensibilizzanti sembrano essere le molecole non fluorurate, come tixocortolo pivalato, budesonide, idrocortisone o idrocortisone butirrato. Possibile, seppur più rara, l'insorgenza di effetti sistemici, secondari ad assorbimento in circolo. I CT più potenti hanno una maggiore probabilità di indurre depressione dell'asse ipotalamo-ipofisi-surrene (IIS), un effetto che tende ad autocontenersi se interviene il ripristino della barriera cutanea. Vari studi hanno confermato la maggiore innocuità sull'asse IIS di CT di potenza lieve o moderata, usati in bambini per 3-4 settimane [11]. È importante sottolineare che una disamina del problema da parte di una commissione di esperti con la Food and Drug Administration (FDA) ha evidenziato che le metodiche atte allo studio dell'asse IIS hanno una sensibilità soltanto pari al 70% [8].

Prima di prescrivere i CT, devono essere fornite accurate informazioni sul corretto uso e sui possibili rischi dell'autogestione, rassicurando allo stesso tempo sulla relativa sicurezza di una terapia congrua per scongiurare la dilagante steroidofobia, responsabile di mancata compliance e quindi di inefficacia [9]. Il profilo di tollerabilità e sicurezza di un trattamento a breve termine con CT nella DA è generalmente positivo, soprattutto per i CT meno potenti, quando usati in maniera corretta. Tra le molecole più recenti, prednicarbato, mometasone furoato, fluticasone e metilprednisolone aceponato vengono considerati CT con un rapporto rischio/beneficio più favorevole e con minore potenziale atrofogenico [2]. Per questi CT, la frequenza di applicazione consigliata nella DA è di una volta al giorno. D'altra parte, una revisione sistematica non ha riscontrato differenze sostanziali in termini di efficacia tra l'uso dei CT una volta al dì ed applicazioni giornaliere più frequenti [12]. Nella pratica clinica, si dovrebbe scegliere la molecola meno potente che sia verosimilmente in grado di apportare un beneficio, passando ad una molecola più potente se necessario. Di fronte a lesioni molto infiammate e pruriginose o lichenificate, si può optare per la scelta *ab initio* di una molecola potente. Una volta ottenuto il controllo del 'flare' e del prurito associato, si può procedere al 'tapering' graduale (cioè alla progressiva riduzione della dose), da attuare o con la stessa molecola, riducendo la frequenza di applicazione, o passando ad una molecola meno potente. Nei bambini molto piccoli o per aree molto permeabili, come il volto e le pieghe cutanee, vanno utilizzati steroidi di potenza lieve o al massimo moderata che risultano anche appropriati in adulti con DA lieve.

Vari studi randomizzati controllati (SRC) hanno dimostrato l'efficacia dei CT rispetto al placebo nel breve termine: la durata di questi studi era infatti piuttosto limitata (fino ad un massimo di 6 settimane) [9]. Uno SRC in bambini con DA lieve-moderata ha mostrato che la terapia intermittente al bisogno con betametasone valerato per 3 giorni seguita dall'applicazione di una pomata base per altri 4 giorni ha un'efficacia simile alla terapia per 7 giorni con un CT meno potente, quale idrocortisone [13]. Alcuni SRC hanno valutato l'uso intermittente di CT nel mantenimento dei risultati, che potrebbe essere utile nel prevenire anche l'insorgenza di tachifilassi. Uno schema di questo tipo è ad esempio rappresentato dall'uso di fluticasone propionato per 2 giorni a settimana [14].

Inibitori della calcineurina topici (TCI)

Sono rappresentati da pimecrolimus (PIM), un derivato macrolattamico dell'ascomicina, e tacrolimus (TAC), un macrolide lattone estratto dallo *Streptomyces tsukubaensis*. Il primo è disponibile nella formulazione in crema all'1% per il trattamento della DA lieve o moderata del bambino ($\geq$ 2 anni) e dell'adulto, il secondo in unguento per il trattamento della DA moderata o grave, alla concentrazione dello 0,03% nei bambini dai 2 ai 15 anni di età e dello 0,1% dai 16 anni in poi. Entrambi sono registrati per il trattamento di casi resistenti o intolleranti ai CT. Il trattamento viene effettuato in maniera intermittente (al bisogno) con due applicazioni al dì sull'area affetta fino alla guarigione delle singole lesioni. PIM possiede anche un'indicazione specifica per aree delicate, come il volto ed il collo, in cui l'uso dei CT non risulta essere appropriato.

Meccanismo d'azione ed efficacia

I TCI sono molecole non steroidee con un meccanismo d'azione più selettivo rispetto ai CT, che si estrinseca attraverso il legame alla proteina citoplasmatica macrofilina-12 e l'inibizione della fosfatasi calcio-dipendente calcineurina, con conseguente blocco del fattore di trascrizione NF-AT [8]. Viene in questo modo bloccata la sintesi di numerose citochine effettrici, *in primis* di interleuchina (IL)-2, responsabile dell'abnorme attivazione linfocitaria nella DA. Con un meccanismo analogo, i TCI inibiscono anche l'attivazione dopo challenge immunologico ed il rilascio di citochine e mediatori proinfiammatori nelle mastcellule. PIM induce apoptosi selettiva delle cellule T antigene-specifiche attivate e riduce il numero delle cellule dendritiche plasmacitoidi ma non provoca apoptosi né altera la densità o le funzioni delle CL [15, 16]. TAC riduce la densità delle cellule dendritiche epidermiche CD1a+ e la capacità stimolatoria delle CL, pur non alterandone il numero [17]. In modelli animali, PIM e TAC somministrati per via sistemica sono entrambi efficaci nel bloccare la fase di elicitazione dell'infiammazione cutanea, ma PIM non blocca la fase di sensibilizzazione dell'ipersensibilità ritardata ed è molto meno potente nell'indurre immunosoppressione rispetto a ciclosporina e TAC sistemici [8], che non a caso sono farmaci anti-rigetto molto efficaci.

Numerosi SRC (un elenco parziale è mostrato nelle Tabelle 3 e 4) hanno dimostrato l'efficacia e la tollerabilità dei TCI nella DA [18-26]. In sintesi, gran parte di questi studi si riferisce all'indicazione per la quale i farmaci sono stati registrati; tuttavia, alcuni studi hanno valutato l'attività dei TCI in situazioni 'off-label'. Gli SRC a breve termine hanno documentato la netta superiorità dei TCI rispetto a placebo [18]; questi ed altri studi ancora hanno evidenziato un rapido effetto sul prurito e sull'infiammazione ed un significativo miglioramento della qualità della vita. In studi di confronto con CT di 3 settimane, TAC ad entrambe le concentrazioni è risultato più efficace di idrocortisone acetato 1% in bambini con DA mentre alla concentrazione dello 0,1% ha mostrato un'efficacia comparabile a quella di idrocortisone butirrato 0,1% in pazienti adulti [18].

Tabella 3. Principali studi randomizzati controllati con pimecrolimus crema nella DA [18-24]

N pazienti (età)	Gravità della DA	Trattamento	Disegno e durata
198 adulti	Da lieve a moderata (con prurito moderato-intenso)	Pimecrolimus 1% BID *vs* veicolo	1 settimana DC
195 (3-23 mesi)	Da lieve a grave	Pimecrolimus 1% BID *vs* veicolo	4 settimane DC seguite da 12 settimane OL
403 (2-16 anni)	Da lieve a moderata	Pimecrolimus 1% BID *vs* veicolo	6 settimane DC seguite da 20 settimane OL
186 (3-23 mesi)	Da lieve a moderata	Pimecrolimus 1% BID *vs* veicolo	6 settimane DC seguite da 20 settimane OL
192 adulti	Da moderata a grave	Pimecrolimus 1% BID *vs* veicolo	6 mesi DC
130 adulti	Moderata	Pimecrolimus 1% BID *vs* veicolo	6 mesi DC
251 (3-23 mesi)	Da lieve a grave	Pimecrolimus 1% BID *vs* veicolo	12 mesi DC
713 (2-17 anni)	Da lieve a grave	Pimecrolimus 1% BID *vs* veicolo	12 mesi DC
49 (>10 anni)	Da moderata a grave	Pimecrolimus 1% BID *vs* pimecrolimus 1% 4 volte al giorno	3 settimane DC
260 adulti	Da moderata a grave	Pimecrolimus 0,05%, 0,2%, 0,6%, e 1% *vs* veicolo o betametasone-17-valerato 0,1% BID	3 settimane DC
658 adulti	Da moderata a grave	Pimecrolimus 1% *vs* triamcinolone acetonide 0,1% (tronco, arti) ed idrocortisone acetato 1% (volto, collo, pieghe) BID	12 mesi DC
141 (2-17 anni)	Moderata	Pimecrolimus 1% *vs* tacrolimus 0,03% BID	6 settimane SC
425 (2-15 anni)	Lieve	Pimecrolimus 1% *vs* tacrolimus 0,03% BID	6 settimane SC
225 (2-15 anni)	Da moderata a grave	Pimecrolimus 1% *vs* tacrolimus 0,1% BID	
413 adulti	Da lieve a grave	Pimecrolimus 1% *vs* tacrolimus 0,1% BID	

DA = dermatite atopica; BID = due volte al giorno; DC = in doppio cieco; OL = in aperto; SC = singolo cieco ("investigator-blinded")

Tabella 4. Principali studi randomizzati controllati con tacrolimus unguento nella DA [18, 25, 26]

N. pazienti (età)	Gravità della DA	Trattamento	Disegno
213 (13-60 anni)	Da moderata a grave	Tacrolimus 0,03%, 0,1% e 0.3% BID *vs* veicolo	3 settimane DC
180 (7-16 anni)	Da moderata a grave	Tacrolimus 0,03%, 0,1% e 0,3% BID *vs* veicolo	3 settimane DC
317 (2-15 anni) e 300 adulti	Da lieve a moderata	Tacrolimus 0,03% BID *vs* veicolo	6 settimane DC
351 (2-15 anni)	Da moderata a grave	Tacrolimus 0,03% e 0,1% BID *vs* veicolo	12 settimane DC
632 adulti	Da moderata a grave	Tacrolimus 0,03% e 0,1% BID *vs* veicolo	12 settimane DC
570 adulti	Da moderata a grave	Tacrolimus 0,03% e 0,1% *vs* idrocortisone butirrato 0,1% BID	3 settimane DC
560 (2-15 anni)	Da moderata a grave	Tacrolimus 0,03% e 0,1% *vs* idrocortisone acetato 1% BID	3 settimane DC
624 (2-15 anni)	Da moderata a grave	Tacrolimus 0,03% BID ed una volta al dì *vs* idrocortisone acetato 1% BID	3 settimane DC
962 adulti	Da moderata a grave	Tacrolimus 0,1% *vs* idrocortisone butirrato 0,1% (tronco, arti) + idrocortisone acetato 1% (testa, collo) BID	24 settimane DC
30 (13-45 anni)	Da moderata a grave	Tacrolimus 0,1% BID *vs* ciclosporina orale 3 mg/kg una volta al dì	6 settimane DC

Gli studi di confronto con pimecrolimus sono riportati nella Tabella 3 - DA = dermatite atopica; BID = due volte al dì; DC = in doppio cieco

Nella DA dell'adulto, il trattamento intermittente con TAC 0,1% per 24 settimane è risultato invece più efficace di una terapia combinata con idrocortisone butirrato sul corpo ed idrocortisone acetato su testa e collo [26]. Per quanto riguarda PIM, gli unici due studi comparativi con CT riguardavano pazienti adulti con DA moderata/grave e prevedevano come controllo rispettivamente betametasone valerato per 3 settimane ed una terapia con idrocortisone acetato su volto, collo e pieghe e triamcinolone acetonide in altre aree del corpo per 12 mesi [18]. In entrambe le situazioni, PIM è risultato meno efficace dei CT, anche se nello studio a lungo termine la risposta a 12 mesi non presentava differenze significative tra i due gruppi. In quest'ultimo studio, si registrava inoltre una maggiore frequenza di infezioni cutanee nei pazienti con superficie cutanea (BSA) affetta > 30% trattati con CT. Mancano al momento studi di confronto tra PIM e CT in forme lievi-moderate di DA così come tra PIM e CT poco potenti.

La comparazione tra i due TCI è stata oggetto di due pubblicazioni. Nella prima [23], in bambini ed adolescenti con DA moderata, l'efficacia di PIM era sovrapponibile a quella di TAC 0,03% a 6 settimane; migliori sono risultate l'accettabilità cosmetica e la tollerabilità di PIM, con eventi avversi in sede di applicazione meno frequenti e di durata inferiore. La seconda pubblicazione [24] fa riferimento a tre studi che hanno valutato l'effetto in pazienti di tutte le età e con gravità variabile della DA. I risultati a 6 settimane depongono per la superiorità di TAC in adulti e bambini con DA moderata/grave. Nei bambini con DA lieve si evidenziava una risposta a favore di TAC 0,03% soltanto alla prima settimana, con una differenza al limite della significatività statistica, mentre non esistevano differenze sostanziali tra i due trattamenti alle settimane 3 e 6. Bisogna sottolineare, comunque, che in questi studi PIM è stato usato in forme anche gravi, e che TAC è stato usato allo 0,1% nei bambini con DA moderata/grave e negli adulti. In un altro SRC, il confronto tra TAC 0,1% e ciclosporina orale ha mostrato una risposta pressoché simile, se non più rapida con TAC, anche se va considerato che lo studio ha incluso un piccolo numero di pazienti, di cui alcuni pediatrici, e la dose di ciclosporina usata era in realtà nei limiti inferiori del range terapeutico. Gli SRC a lungo termine (6 o 12 mesi) con PIM ne hanno esaminato l'attività in numerosi pazienti pediatrici ed adulti, prevedendo l'uso di CT nella gestione dei 'flares'. Questi studi dimostrano che l'applicazione di PIM ai primi segni di infiammazione riduce in maniera significativa la frequenza dei 'flares' ed il consumo di CT. Inoltre, la capacità di controllo da parte di PIM perdura nel tempo, come testimonia la riduzione progressiva della BSA affetta e dell'uso dello stesso PIM [27], anche nell'arco di 2 anni [28]. L'analisi farmacoeconomica dei TCI indica un rapporto costo/efficacia ottimale, con un costo annuale sovrapponibile al costo diretto totale della DA trattata secondo altre modalità [29]. Un altro rilievo clinico importante che emerge dai dati finora disponibili sui TCI riguarda l'assenza di sviluppo di tachifilassi e di 'rebound' [30].

Tollerabilità e sicurezza

L'evento avverso più spesso segnalato con i TCI è il bruciore in sede di applicazione, che è in genere lieve-moderato e transitorio, risolvendosi quasi sempre entro la prima settimana di trattamento e non comportando un incremento di interruzioni premature. La frequenza di tale reazione non è sostanzialmente differente tra placebo e PIM, che invece induce bruciore più frequentemente rispetto ai CT. Con entrambe le concentrazioni di TAC si registra un aumento di questa reazione rispetto sia ai CT sia al veicolo [18]. Uno studio più recente, che ha valutato TAC 0,03% nei confronti del placebo in bambini ed adulti con DA lieve/moderata [25], ha rilevato una frequenza simile di bruciore nei due gruppi, suggerendo che le reazioni in sede di applicazione correlino con la gravità basale della DA. Con TAC è possibile la comparsa di flushing associata ad ingestione di quantità anche modiche di alcol. I TCI non interagiscono con la sintesi di collagene e, pertanto, a differenza dei CT, non causano assottigliamento o atrofia della cute, nemmeno dopo uso prolungato [29], cosa che li rende particolarmente idonei al trattamento di aree 'delicate', come il volto, che risulta tra l'altro una sede rapidamente responsiva.

Nel considerare il profilo di sicurezza di un farmaco topico, è importante esaminare la capacità di assorbimento in circolo. Ebbene, i risultati degli studi di farmacocinetica indicano che le concentrazioni plasmatiche dopo uso topico dei due TCI sono al di sotto del limite di rilevazione nella maggior parte dei casi o al più sono molto basse, tali perciò da non giustificare un rischio di immunosoppressione [8]. Studi a lungo termine hanno confermato questi dati e testimoniato l'assenza di accumulo e di alterazione dei parametri ematochimici [31, 32]. Per quanto concerne TAC, esiste la possibilità che una parte del farmaco sia assorbita in circolo, in maniera direttamente proporzionale alla concentrazione applicata e all'estensione della sede di applicazione. Nei casi in cui i livelli plasmatici siano determinabili, l'assorbimento declina dopo alcuni giorni di trattamento a seguito della normalizzazione della barriera cutanea [8]. L'assorbimento percutaneo di PIM è invece minimo, grazie anche alla sua notevole lipofilia, e risulta indipendente dalla durata della terapia e dalla superficie di applicazione. Uno studio farmacocinetico in adulti con DA moderata-grave e BSA affetta di almeno il 30% ha evidenziato un'esposizione sistemica globalmente bassa per i due TCI ma nettamente minore per PIM [33]. La penetrazione nella cute dei due TCI è simile, ma la permeazione di PIM dalla cute al circolo è di circa 70-110 volte inferiore a quella dei CT e di circa 9-10 volte più bassa rispetto a TAC [34]. Un assorbimento significativo di TAC è stato descritto in bambini affetti da sindrome di Netherton, in cui si sono rinvenuti livelli plasmatici sovrapponibili alle concentrazioni terapeutiche nei trapiantati d'organo e pertanto potenziale spia di un reale rischio di immunosoppressione sistemica [8]. Questo rilievo è imputabile al notevole danno di barriera che si associa alla sindrome e verosimilmente all'area di applicazione. L'uso dei due TCI è sconsigliato in scheda tecnica nella sindrome di Netherton, sebbene ci siano segnalazioni aneddotiche suggestive di uno scarso assorbimento sistemico di PIM persino dopo applicazione su una vasta BSA in pazienti affetti da questa sindrome [8]. Inoltre, la presenza di infiammazione o l'uso concomitante di CT non modifica l'assorbimento di PIM [35].

A dimostrazione dell'assenza di interferenza dei TCI con una normale risposta immune, anche nell'età evolutiva, il trattamento con PIM non influenza lo sviluppo di anticorpi in risposta alle vaccinazioni tradizionali nei bambini [28], né quello con TAC altera la sieroconversione in risposta al vaccino anti-pneumococco [36]. Altri studi hanno mostrato che l'uso dei TCI nel lungo periodo non ha alcun effetto sulle risposte di ipersensibilità ritardata evocate con i comuni antigeni [8]. L'incidenza delle infezioni cutanee e di altri eventi avversi negli SRC non sembra aumentare tra i pazienti trattati con TCI rispetto ai gruppi di controllo (veicolo o 'active comparator') [8, 28, 37]. Il profilo di sicurezza dei TCI è supportato anche da osservazioni su ampie casistiche nel lungo periodo, fino a 2 anni per PIM e fino a 4 con TAC [38-40]. In totale gli studi clinici, inclusi quelli post-marketing, hanno coinvolto per ciascun TCI circa 20000 pazienti, dei quali oltre un terzo era rappresentato da pazienti pediatrici (e circa 3000 infanti per PIM). Si stima che circa 5 milioni di pazienti abbiano fatto uso di PIM nella pratica clinica e che TAC sia stato usato da circa 1,7 milioni di soggetti.

Malgrado le rassicuranti informazioni desunte dagli studi clinici [8], nel marzo 2005 la FDA, ha inserito nei foglietti illustrativi dei due TCI un 'black box warning' circa il potenziale rischio di cancro [41]. Il 'black box warning' rappresenta la modalità di avvertimento più importante, posizionata infatti in modo ben visibile sul foglietto illustrativo, che è prevista dalla FDA ogni qual volta vi siano informazioni circa reazioni avverse serie a farmaci, o altri particolari problemi, anche in termini di rischio potenziale. Il 'box warning' solitamente è relativo a dati clinici, senza che sia stata necessariamente provata una relazione causale, ma può anche derivare da studi di tossicologia sugli animali in assenza di dati clinici. Qualora vi sia un sospetto su alcuni farmaci, soprattutto se essi sono rappresentativi di una classe terapeutica o i primi per una determinata indicazione, l'FDA può chiedere il consulto di una commissione di esperti esterni, che nel caso dei TCI erano pediatri ('Pediatric Advisory Board'). L'FDA ha rimarcato l'uso dei TCI come seconda scelta nella terapia a breve termine o intermittente, su aree limitate e nella minore quantità possibile, e ha sconsigliato l'uso in pazienti con immunità compromessa e in bambini con meno di 2 anni, sottolineando altresì di usare solo TAC 0,03% nella fascia d'età compresa tra 2 e 15 anni [42]. Le ditte produttrici hanno ottemperato a quanto richiesto dalla FDA e stanno continuando a raccogliere dati sulla sicurezza. D'altro canto, in scheda tecnica, hanno sempre consigliato misure cautelative, quali la fotoprotezione, in attesa di maggiori informazioni e malgrado l'assenza di evidenze suggestive di mutagenesi e fotocarcinogenesi. Si ritiene che uno dei fattori che ha condotto l'FDA a questo atteggiamento, pur in assenza di una correlazione causale, è forse stato l'alto tasso di prescrizione dei TCI fuori indicazione nei bambini con meno di 2 anni (circa 500000 pezzi su 2 milioni di prescrizioni in un anno) [37]. Le raccomandazioni della FDA sono derivate da una serie di considerazioni circa il meccanismo d'azione di questi farmaci, da segnalazioni di cancro in pazienti trattati con TCI, peraltro in numero limitato ed assolutamente in linea, se non inferiore, con la stima attesa, e da dati tossicologici in modelli animali, in cui il rischio di linfoma si associava a dosi orali molto alte dei farmaci (nel topo, ad esempio, eccedenti la massima dose raccomandata nell'uomo di circa 47 volte per PIM e 26 volte per TAC), che pertanto esitavano in livelli plasmatici non riscontrabili nella pratica dermatologica [8]. Gli inibitori orali della calcineurina possono aumentare il rischio di tumori cutanei epiteliali (NMSC) e linfoma nei pazienti trapiantati. Questa situazione non riproduce quella della pratica dermatologica con ciclosporina orale, in cui essa è usata per brevi cicli di trattamento, a dosi relativamente basse e senza altri immunosoppressori. Infatti, a distanza di 20 anni, non è emerso il rischio di aumento di cancro o linfoma in soggetti con psoriasi trattati con ciclosporina, eccezion fatta per l'incremento di NMSC soltanto nei soggetti precedentemente sottoposti a numerosi cicli di PUVA-terapia. Ancor di più questa situazione non si applica ai TCI, in cui l'assorbimento sistemico è minimo e, anche nei casi con livelli rilevabili, così trascurabile da non comportare alcun rischio di immunosoppressione sistemica. Il report stilato nel dicembre 2004 dalla FDA che è servito poi per il 'warning' riferiva di 10 casi di neoplasia segnalati nell'esperienza post-marketing con PIM - 6 tumori cutanei e 4 linfomi in 6 adulti e 4 bambini, diagnosticati dopo 7-300 giorni dall'inizio della terapia (mediana: 90 giorni), e 19 con TAC, di cui 9 linfomi e 10 tumori cutanei in 16 adulti e 3 bambini, con un tempo alla diagnosi dall'inizio della terapia di 21-790 giorni (mediana: 150 giorni). L'atteggiamento della FDA ha suscitato molto scalpore nella comunità scientifica che da più parti del mondo ha redatto 'position papers' riguardo al profilo di 'safety' dei TCI, riportando i dati finora disponibili, cui si è già accennato in precedenza, indicativi di un rapporto rischio/beneficio favorevole [37, 42-44]. Altri aspetti che sono stati presi in considerazione in questi documenti riguardano il fatto che i linfomi segnalati non avevano le caratteristiche clinico-istologiche di quelli tipicamente indotti da immunosoppressione e che alcuni casi di linfoma, tenuto anche conto del breve tempo intercorso dall'inizio della terapia con TCI e la diagnosi, potevano essere linfomi *ab initio* non diagnosticati. Una pubblicazione dello 'European Dermatology Forum' sul potenziale fotocarcinogenetico dei TCI ha anche analizzato criticamente la reale utilità ed affidabilità dei modelli murini, che hanno una cute molto diversa da quella dell'uomo e più permeabile, nella quale la risposta tumorale si esprime in maniera aspecifica con la comparsa di papillomi. In modo ancora più interessante, gli autorevoli membri del Forum ricordano che molte sostanze risultate carcinogeniche nel topo non lo sono nell'uomo, citando a titolo d'esempio l'acido retinoico [44]. La 'Task Force' degli immuno-allergologi americani ritiene che il rapporto rischio/beneficio dei TCI, sulla base dei dati raccolti, è simile a quello di molti trattamenti considerati convenzionali nella DA, sottolineando, tra l'altro, che questi trattamenti, inclusi i CT, sono usati 'off-label' nei bambini con meno di 2 anni e sono stati poco studiati in questa fascia di età [37]. Va ricordato, a titolo d'esempio, che gli steroidi sistemici possono sopprimere la sintesi anticorpale e la risposta umorale protettiva ai vaccini [8]. È piuttosto curioso notare che non esistono studi a questo riguardo con i CT, che usiamo nella pratica clinica senza che destino particolari preoccupazioni. Viene comunque ribadita la necessità di approfondire gli studi nei bambini con meno di 2 anni e le valutazioni di 'safety' a lungo termine anche con CT ed altre terapie. Nel contesto europeo, l'EMEA nel marzo 2006 ha revisionato i dati di sicurezza sui TCI nella DA, concludendo che il beneficio di questi prodotti supera i potenziali rischi, ma ha richiamato ad un uso più cauto in attesa di ulteriori dati [45]. Per inciso, alcune osservazioni preliminari depongono per un aumento del rischio di neoplasie solide e linfomi in pazienti con DA [46, 47]. Sembra esserci, più in particolare, un'associazione tra linfoma e DA grave e tra linfoma ed uso di steroidi orali ma non di CT e di TCI [47]. Uno studio di coorte condotto in soggetti trattati con steroidi sistemici ha suggerito un aumento del rischio di NMSC e di linfoma non-Hodgkin, soprattutto nei pazienti con prescrizioni multiple [48]. Un altro studio caso-controllo indica persino una frequenza inferiore di NMSC nei soggetti trattati con TCI rispetto ai controlli [49].

Altri trattamenti

Le preparazioni a base di catrame vegetale possono essere usate su lesioni croniche lichenificate, ma sono scarsamente accettate perché macchiano e hanno un odore sgradevole [7]. Le sovrainfezioni batteriche devono essere trattate tempestivamente in quanto possono indurre un peggioramento del quadro clinico. Per forme localizzate si può considerare l'uso di antibiotici topici, come mupirocina ed acido fusidico, da utilizzare per un breve periodo al fine di evitare lo sviluppo di antibiotico-resistenza [50]. Al fine di evitare sovrainfezioni, possono essere usati impacchi con soluzioni debolmente antisettiche, particolarmente utili su lesioni essudanti. Per l'eradicazione di *S. aureus* meticillino-resistente, efficace è risultata la mupirocina intranasale [2]. In assenza di segni di infezione, non è raccomandato l'uso di antibiotici topici, né sembra apportare benefici ulteriori rispetto alla sola terapia sintomatica [7, 50].

Bibliografia

1. Loden M (2003) Role of topical emollients and moisturizers in the treatment of dry skin barrier disorders. Am J Clin Dermatol 4:771-788
2. Akdis CA, Akdis M, Bieber T et al (2006) Diagnosis and treatment of atopic dermatitis in children and adults: European Academy of Allergology and Clinical Immunology/American Academy of Allergy, Asthma and Immunology/PRACTALL Consensus Report. J Allergy Clin Immunol 118:152-169
3. Vena GA, Cassano N, Mastrolonardo M et al (1998) Management of some inflammatory dermatoses with a cosmetic preparation containing antioxidant/antiinflammatory agents. G Ital Dermatol Venereol 133:373-380
4. Peris K, Valeri P, Altobelli E et al (2002) Efficacy evaluation of an oil-in-water emulsion (Dermoflan) in atopic dermatitis. Acta Derm Venereol 82:465-466
5. Panin G, Strumia R, Ursini F (2004) Topical alpha-tocopherol acetate in the bulk phase: eight years of experience in skin treatment. Ann N Y Acad Sci 1031:443-447
6. Abramovits W, Boguniewicz M (2006) A multicenter, randomized, vehicle-controlled clinical study to examine the efficacy and safety of MAS063DP (Atopiclair) in the management of mild to moderate atopic dermatitis in adults. J Drugs Dermatol 5:236-244
7. Hoare C, Li Wan Po A, Williams H (2000) Systematic review of treatments for atopic eczema. Health Technol Assess 4:1-191
8. Hultsch T, Kapp A, Spergel J (2005) Immunomodulation and safety of topical calcineurin inhibitors for the treatment of atopic dermatitis. Dermatology 211:174-187
9. Charman C, Williams H (2003) The use of corticosteroids and corticosteroid phobia in atopic dermatitis. Clin Dermatol 21:193-200
10. Hengge UR, Ruzicka T, Schwartz RA et al (2006) Adverse effects of topical glucocorticosteroids. J Am Acad Dermatol 54:1-15
11. Del Rosso J, Friedlander SF (2005) Corticosteroids: options in the era of steroid-sparing therapy. J Am Acad Dermatol 53(1 Suppl 1): S50-S58
12. Green C, Colquitt JL, Kirby J et al (2005) Topical corticosteroids for atopic eczema: clinical and cost effectiveness of once-daily vs. more frequent use. Br J Dermatol 152:130-141
13. Thomas KS, Armstrong S, Avery A et al (2002) Randomised controlled trial of short bursts of a potent topical corticosteroid versus prolonged use of a mild preparation for children with mild or moderate atopic eczema. BMJ 324:768
14. Hanifin J, Gupta AK, Rajagopalan R (2002) Intermittent dosing of fluticasone propionate cream for reducing the risk of relapse in atopic dermatitis patients. Br J Dermatol 147:528-537
15. Hoetzenecker W, Ecker R, Kopp T et al (2005) Pimecrolimus leads to an apoptosis-induced depletion of T cells but not Langerhans cells in patients with atopic dermatitis. J Allergy Clin Immunol 115:1276-1283
16. Hoetzenecker W, Meindl S, Stuetz A et al (2006) Both pimecrolimus and corticosteroids deplete plasmacytoid dendritic cells in patients with atopic dermatitis. J Invest Dermatol 126:2141-2144
17. Schuller E, Oppel T, Bornhovd E et al (2004) Tacrolimus ointment causes inflammatory dendritic epidermal cell depletion but no Langerhans cell apoptosis in patients with atopic dermatitis. J Allergy Clin Immunol 114:137-143
18. Ashcroft DM, Dimmock P, Garside R et al (2005) Efficacy and tolerability of topical pimecrolimus and tacrolimus in the treatment of atopic dermatitis: meta-analysis of randomised controlled trials. BMJ 330:516-522

19. Kaufmann R, Bieber T, Helgesen AL et al (2006) Onset of pruritus relief with pimecrolimus cream 1% in adult patients with atopic dermatitis: a randomized trial. Allergy 61:375-381
20. Kaufmann R, Folster-Holst R, Hoger P et al (2004) Onset of action of pimecrolimus cream 1% in the treatment of atopic eczema in infants. J Allergy Clin Immunol 114:1183-1188
21. Meurer M, Fartasch M, Albrecht G et al (2004) Long-term efficacy and safety of pimecrolimus cream 1% in adults with moderate atopic dermatitis. Dermatology 208:365-372
22. Ling M, Gottlieb A, Pariser D et al (2005) A randomized study of the safety, absorption and efficacy of pimecrolimus cream 1% applied twice or four times daily in patients with atopic dermatitis. J Dermatolog Treat 16:142-148
23. Kempers S, Boguniewicz M, Carter E et al (2004) A randomized investigator-blinded study comparing pimecrolimus cream 1% with tacrolimus ointment 0.03% in the treatment of pediatric patients with moderate atopic dermatitis. J Am Acad Dermatol 51:515-525
24. Paller AS, Lebwohl M, Fleischer AB Jr et al (2005) Tacrolimus ointment is more effective than pimecrolimus cream with a similar safety profile in the treatment of atopic dermatitis: results from 3 randomized, comparative studies. J Am Acad Dermatol 52:810-822
25. Chapman MS, Schachner LA, Breneman D et al (2005) Tacrolimus ointment 0.03% shows efficacy and safety in pediatric and adult patients with mild to moderate atopic dermatitis. J Am Acad Dermatol 53(2 Suppl 2): S177-S185
26. Reitamo S, Ortonne JP, Sand C et al (2005) A multicentre, randomized, double-blind, controlled study of long-term treatment with 0.1% tacrolimus ointment in adults with moderate to severe atopic dermatitis. Br J Dermatol 152:1282-1289
27. Papp K, Staab D, Harper J et al (2004) Effect of pimecrolimus cream 1% on the long-term course of pediatric atopic dermatitis. Int J Dermatol 43:978-983
28. Papp KA, Werfel T, Folster-Holst R et al (2005) Long-term control of atopic dermatitis with pimecrolimus cream 1% in infants and young children: a two-year study. J Am Acad Dermatol 52:240-246
29. Abramovits W, Hung P, Tong KB (2006) Efficacy and economics of topical calcineurin inhibitors for the treatment of atopic dermatitis. Am J Clin Dermatol 7:213-222
30. Breuer K, Werfel T, Kapp A (2005) Safety and efficacy of topical calcineurin inhibitors in the treatment of childhood atopic dermatitis. Am J Clin Dermatol 6:65-77
31. Beck LA (2005) The efficacy and safety of tacrolimus ointment: a clinical review. J Am Acad Dermatol 53(2 Suppl 2): S165-S170
32. Lakhanpaul M, Davies T, Allen BR (2006) Low systemic exposure in infants with atopic dermatitis in a 1-year pharmacokinetic study with pimecrolimus cream 1%. Exp Dermatol 15:138-141
33. Draelos Z, Nayak A, Pariser D et al (2005) Pharmacokinetics of topical calcineurin inhibitors in adult atopic dermatitis: a randomized, investigator-blind comparison. J Am Acad Dermatol 53:602-609
34. Billich A, Aschauer H, Aszodi A et al (2004) Percutaneous absorption of drugs used in atopic eczema: pimecrolimus permeates less through skin than corticosteroids and tacrolimus. Int J Pharm 269:29-35
35. Meingassner JG, Aschauer H, Stuetz A et al (2005) Pimecrolimus permeates less than tacrolimus through normal, inflamed, or corticosteroid-pretreated skin. Exp Dermatol 14:752-757
36. Stiehm ER, Roberts RL, Kaplan MS et al (2005) Pneumococcal seroconversion after vaccination for children with atopic dermatitis treated with tacrolimus ointment. J Am Acad Dermatol 53(2 Suppl 2): S206-S213
37. Fonacier L, Spergel J, Charlesworth EN et al (2005) Report of the Topical Calcineurin Inhibi-

tor Task Force of the American College of Allergy, Asthma and Immunology and the American Academy of Allergy, Asthma and Immunology. J Allergy Clin Immunol 115:1249-1253
38. Paul C, Cork M, Rossi AB et al (2006) Safety and tolerability of 1% pimecrolimus cream among infants: experience with 1133 patients treated for up to 2 years. Pediatrics 117:118-128
39. Hanifin JM, Paller AS, Eichenfield L et al (2005) Efficacy and safety of tacrolimus ointment treatment for up to 4 years in patients with atopic dermatitis. J Am Acad Dermatol 53(2 Suppl 2): S186-S194.
40. Koo JY, Fleischer AB Jr, Abramovits W et al (2005) Tacrolimus ointment is safe and effective in the treatment of atopic dermatitis: results in 8000 patients. J Am Acad Dermatol 53(2 Suppl 2): S195-S205
41. Aaronson DW (2006) The "black box" warning and allergy drugs. J Allergy Clin Immunol 117:40-44
42. Berger TG, Duvic M, Van Voorhees AS et al (2006) The use of topical calcineurin inhibitors in dermatology: safety concerns. Report of the American Academy of Dermatology Association Task Force. J Am Acad Dermatol 54:818-823
43. Bieber T, Cork M, Ellis C et al (2005) Consensus statement on the safety profile of topical calcineurin inhibitors. Dermatology 211:77-78
44. Ring J, Barker J, Behrendt H et al (2005) Review of the potential photo-cocarcinogenicity of topical calcineurin inhibitors: position statement of the European Dermatology Forum. J Eur Acad Dermatol Venereol 19:663-671
45. *www.emea.eu.int/pdfs/general/direct/pr/8027006en.pdf*
46. Hagstromer L, Ye W, Nyren O, Emtestam L (2005) Incidence of cancer among patients with atopic dermatitis. Arch Dermatol 141:1123-1127
47. Arrelano F, Wentworth CM, Arana A et al (2006) Risk of lymphoma following exposure to calcineurin inhibitors and topical steroids in patients with atopic dermatitis. J Invest Dermatol 126:1682
48. Sørensen HT, Mellemkjaer L, Nielsen GL et al (2004) Skin cancers and non-hodgkin lymphoma among users of systemic glucocorticoids:a population-based cohort study. J Natl Cancer Inst 96:709-711
49. Margolis D, Hoffstad O, Bilker W (2006) Is there an association between the use of topical calcineurin inhibitors and skin cancer? J Invest Dermatol 126:48
50. Hanifin JM, Cooper KD, Ho VC et al (2004) Guidelines of care for atopic dermatitis, developed in accordance with the American Academy of Dermatology (AAD)/American Academy of Dermatology Association "Administrative Regulations for Evidence-Based Clinical Practice Guidelines". J Am Acad Dermatol 50:391-404

Dermatite atopica:i corticosteroidi topici

C. Pelfini

Introduzione

Fino a pochi anni or sono si poteva affermare che non vi fossero alternative all'uso dei corticosteroidi topici (TC) nel trattamento della dermatite atopica del bambino (nell'adulto esistevano già alternative legate all'impiego di terapie sistemiche). Oggi l'uso degli inibitori topici della calcineurina si va diffondendo e ci corre l'obbligo di considerare se e quanto i TC debbano esserne sostituiti o, ancora, se un loro uso combinato possa rappresentare il meglio per affrontare una dermatite atopica (DA).

Dobbiamo tener conto del fatto che, da un uso entusiastico ed indiscriminato dei TC, si è passati, nel corso degli anni, ad una corticofobia [1] diffusa e di indubbia importanza. A questo ha certamente contribuito, all'inizio dell'impiego dei TC, la non conoscenza dei loro effetti collaterali e, successivamente, l'assenza di precisi schemi terapeutici; ma oggi si sa che, impiegandoli al meglio e rispettando le regole prescrittive, gli effetti collaterali indesiderati possono essere evitati nella stragrande maggioranza dei casi. Questo va spiegato ai pazienti ed alle loro famiglie, liberando il campo da ogni errore o pregiudizio, quale ad esempio lo scambiare i rischi della terapia locale con quelli della terapia sistemica. Inoltre, va verificata l'adesione al programma d'impiego del TC proposto: la cattiva osservanza della prescrizione può essere sia la causa di un insuccesso terapeutico che l'erronea ed immeritata conferma della cattiva fama degli steroidi.

La DA ha costituito da sempre una delle patologie ove l'uso dello steroide era ed è privilegiato [2, 3]: l'esser dovuta ad uno stato infiammatorio, risultato di una risposta immunitaria inappropriata ed eccessiva ad allergeni (su particolare base genetica), che condiziona un'importante sensibilità e reattività cutanea [4], la rendeva a priori un target decisamente appropriato. Bisogna però tener conto del fatto che, dei tre obiettivi sui quali si basa usualmente la terapia della DA [5], l'effetto dei TC è ottimale per quanto riguarda appunto il controllo dell'infiammazione, discreto l'effetto sul prurito, pressoché nullo il potere di reintegrazione cutanea, perché contrastato dal noto effetto atrofizzante. Logica conseguenza è che una monoterapia con TC, utilizzata lungo tutto il decorso della DA, non ha i presupposti per essere ottimale, ma va integrata oltre che sorvegliata, per il rischio di indurre effetti collaterali indesiderati.

Un altro problema è costituito dalla storia naturale della DA, caratterizzata dall'andamento protratto nel tempo e decisamente recidivante. Questo rende problematica la valutazione di una terapia come quella con i TC, proposta, in genere, per tempi brevi (il che la rende adatta prevalentemente al solo controllo delle fasi di attacco e di acuzie di ogni recidiva) mentre, nonostante i cinquant'anni di impiego, sono tuttora abbastanza limitate le nostre conoscenze su come e quanto usarli nel controllo a lungo termine della DA.

Classificazione

I TC sono collocati in una scala che considera i diversi livelli di potenza (dal debole al molto potente) calcolati in base a test di vasocostrizione e all'esperienza clinica. Numerose sono le formulazioni e diverse le suddivisioni in livelli, dai quattro in potenza crescente della dermatologia francese (classificazione dichiarata da superarsi nella Conference de Consensus del 2005 [3]) a quella in 7 classi decrescenti di Pelfini et al. [6] o di Del Rosso e Friedlander [7], a sua volta adattata da quella della National Psoraisis Fundation (Portland) del 1998. Nella Tabella 1 viene illustrata una versione aggiornata dei prodotti commercializzati in Italia e di più diffusa prescrizione.

Tabella 1. Classificazione dei corticosteroidi topici

I superpotenti		
Clobetasol propionato	0,05% p. u. s. sch.	Clobesol; Olux sch.

II molto potenti		
Alcinonide	0,1% c.	Halciderm
Amcinonide	0,1% p.	Amcinil
Betametasone dipropionato	0,05% u. e.	Diprosone; Betamesol; Betamesone dipropionato C&RF
Diflucortolone valerato	0,3% c. p. u.	Nerisona forte; Temetex forte; Cortical; Dervin
Fluocinonide	0,05% p. g. l.	Topsyn; Flu21

III potenti A		
Betametasone dipropionato	0,05% c. u. s.	Diprosone; Betamesol; Betamesone dipropionato Sandoz
Betametasone valerato	0,1% c. u. e. s.	Ecoval 70; Bettamousse; Betesil cerotti
Desossimetasone	0,025% e.	Flubason
Diflucortolone valerato	0,1% c. u. s.	Nerisona; Temetex; Dermaval; Cortical 0.2; Flu-cortanest
Fluticasone propionato	0,05% c.; 0,005%u.	Flixoderm crema e unguento
Metilprednisolone aceponato	0,1% c. u. e.	Advantan; Avancort
Mometasone furoato	0,1% c. u. s.	Altosone; Elocon

segue

IV potenti B

Alclometasone dipropionato	0,1% c. u. l.	Legederm
Beclometasone dipropionato	0,025% c.	Menaderm Simplex; Beclometasone Doc
Betametasone benzoato	0,1% c. l. g.	Beben
Budesonide	0,025% c. u.	Bidien; Preferid

V potenza media

Betametasone benzoato	0,025% c.	Beben crema dermica
Betametasone valeroacetato	0,05% p. u. l.	Beta 21
Desonide	0,05 c. e. l.	Sterades; Reticus
Idrocortisone butirrato	0,1% c. p. l. e.	Locoidon
Fluocinolone acetonide	0,025% p.l. c.	Localyn; Fluocit; Fluovitef; Omniderm; Sterolone; Ultraderm; Boniderma; Dermolin; Fluvean
Fluocortolone	0,25% c.	Ultralan
Prednicarbato	0,25% c. u.	Dermatop
Triamcinolone acetonide	0,1% c.	Ledercort A10

Potenza minima A

Clobetasone butirrato	0,05% c.	Eumovate
Fluocinolone acetonide	0,01% glicole	Localyn glicole
Fluocortin butilestere	0,02% c. p.	Vaspit

Potenza minima B

Topici con:		
Idrocortisone	Da 0,05 a 1% c. p.	Lenirit; Dermocortal; Cortidro
Desametasone	0,2% c. u.	Dermadex; Soldesam
Flumetasone	Solo in associazione	
Metiprednisolone	Solo in associazione	

Abbreviazioni: c. = crema, p. = pomata, u. = unguento, lp. = lipocrema, l. = lozione, e. = emulsione, s. = soluzione, sch. = schiuma, g. = gel. Per ciascuna molecola si sono indicati i marchi commerciali più diffusi.

La Tabella 2 espone i costi dei TC in crema: non vi è alcuna proporzione tra costi e livelli d'efficacia, al contrario, i prodotti a bassa potenza per automedicazione hanno prezzi elevati. I TC con un miglior profilo di sicurezza hanno costi più elevati, pur con delle eccezioni; i TC in veicoli più sofisticati, tranne le schiume hanno costi maggiori dei corrispondenti TC in altri veicoli. In generale vi è una notevole variabilità di prezzi, spesso anche nell'ambito di una stessa molecola.

Una delle utilizzazioni pratiche di una scala di potenza è quella di individuare il TC più consigliabile in funzione delle diverse necessità di utilizzazione, per esempio la sede o l'età [8] o il tempo di applicazione previsto. Alcuni concetti, più avvalorati dalla tradizione che dai dati sperimentali, suggeriscono di scegliere il corticosteroide "più debole" tra quelli che si ritengano sufficientemente adatti al trattamento di quella specifica dermatosi, e di ridurre i livelli di potenza a miglioramento acquisito [9, 10]. Altri mantengono la loro validità, come quelli di impiegare i TC ad elevata potenza sul tronco ed arti e quelli di potenza media sul viso ed alle pieghe, o di usare cautela con i molto potenti, ritenendoli controindicati per trattamenti protratti dell'adulto e sempre nel bambino [3]. Non ci si aspetti risposte efficaci nel controllo dell'infiammazione con gli steroidi deboli e da banco.

Tabella 2. Costi in euro dei più usati corticosteroidi topici (riferiti a 30 grammi di crema)

I superpotenti

Clobetasol propionato	0,05% p. u. sch.	Clobesol p. € 4,85; Olux sch. € 13,01 (per 100 g)

II molto potenti

Alcinonide	0,1% c.	Halciderm € 4,44
Amcinonide	0,1% p.	Amcinil € 5,25
Betametasone dipropionato	0,05% u. e.	Diprosone € 12,80; Betametasone dipropionato C&RF € 10,90
Diflucortolone valerato	0,3% c. p. u.	Nerisona forte; Temetex forte; Cortical p. € 8,08; Dervin € 8,60
Fluocinonide	0,05% p. g. l.	Topsyn € 6,00

III potenti A

Betametasone dipropionato	0,05% c. u. s.	Diprosone € 12,80; Betamesol € 8,26; Betamesone dipropionato Sandoz € 9,00
Betametasone valerato	0,1% c. u. e. s	Ecoval 70 € 4,49; Bettamousse sch. € 13,69 (per 100 g)
Desossimetasone	0,025% e.	Flubason € 4,13 (15 bustine da 2 g)
Diflucortolone valerato	0,1% c. u. s.	Nerisona € 8,15; Temetex € 7,90; Dermaval € 6,46; Cortical 0.2 € 6,15; Flu-cortanest € 6,71
Fluticasone propionato	0,05% c.; 0,005% u.	Flixoderm c. € 6,51 u. € 6,89
Metilprednisolone aceponato	0,1% c. u. e.	Advantan; Avancort € 7,44
Mometasone furoato	0,1% c. u. s.	Altosone; Elocon € 8,08

IV potenti B

Alclometasone dipropionato	0,1% c. u. l.	Legederm € 6,97
Beclometasone dipropionato	0,025% c.	Menaderm Simplex € 2,58; Beclometasone Doc € 5,00
Betametasone benzoato	0,1% c. l. g.	Beben € 7,75
Budesonide	0,025% c. u.	Bidien € 4,39; Preferid € 4,90

V potenza media

Betametasone benzoato	0,025% c.	Beben crema dermica € 7,39
Betametasone valeroacetato	0,05% p. u. l.	Beta 21 € 3,20
Desonide	0,05 c. e. l.	Sterades € 10,20; Reticus € 7,00
Idrocortisone butirrato	0,1% c. p. l. e.	Locoidon € 3,41
Fluocinolone acetonide	0,025% p. l. c.	Localyn p. € 4,35; Fluocit p. € 5,00; Fluovitef € 2,45; Omniderm c. € 2,22; Ultraderm p. € 4,00
Fluocortolone	0,25% c.	Ultralan € 4,99
Prednicarbato	0,25% c. u.	Dermatop € 6,29
Triamcinolone acetonide	0,1% c.	Ledercort € 2,85

Potenza minima A		
Clobetasone butirrato	0,05% c.	Eumovate € 3,93
Fluocinolone acetonide	0,01% glicole	Localyn glicole € 3,85 (per 20 cc)
Fluocortin butilestere	0,02% c. p.	Vaspit € 5,39

Potenza minima B		
Topici con:		
Idrocortisone	Da 0,05 a 1% c. p.	Lenirit € 11,25; Dermocortal € 10,50; Cortidro € 11,25
Desametasone	0,2% c. u.	Dermadex € 2,22; Soldesam € 4,39
Flumetasone	Solo in associazione	
Metiprednisolone	Solo in associazione	

Abbreviazioni: c. = crema, p. = pomata, u. = unguento, lp. = lipocrema, l. = lozione, e. = emulsione, s. = soluzione, sch. = schiuma, g. = gel. Per ciascuna molecola si sono indicati i marchi commerciali più diffusi.

Valutazione dell'efficacia

I TC sono tra i farmaci più studiati in letteratura, ed è altrettanto elevato il numero di ricerche riguardanti la dermatite atopica, in particolare del bambino. La precisa ed estesa revisione sistematica effettuata da Hoare et al. [11] individua 83 ricerche farmacologiche cliniche controllate (dal 1967 al 1999) riguardanti il trattamento della DA e non ne ritiene valutabili un'ulteriore sessantina per vari motivi (presentazione di casistiche riguardanti cumulativamente dermatosi diverse, mancata quantificazione degli effetti, ecc.) La maggior parte esaminano, per poche settimane (in genere quattro), la risposta al trattamento delle fasi di esacerbazione della DA: sono numerosi i confronti d'efficacia tra le diverse molecole di TC, ma limitati quelli col placebo o il confronto tra una o più applicazioni al giorno; modesto è anche il numero di ricerche che valutano l'efficacia del trattamento intermittente nel controllo delle recidive e assai poche quelle che riguardano specificamente gli effetti collaterali.

Evidenza dell'efficacia degli steroidi topici nella dermatite atopica contro placebo

L'efficacia dei TC nella DA è pienamente stabilita, anche se il numero di studi controllati e randomizzati versus placebo è curiosamente limitato, specie per le molecole meno recenti (non ne esistono per il betametasone valerato!). Hoare et al. [11] espongono i risultati di 13 studi (4 dei quali riguardanti il bambino); Nicolie [12], esaminando le ricerche dal 1990 al 2004 riguardanti specificamente il trattamento della DA infantile, ne aggiunge altri due. Quando si tenga conto di un'estesa ricerca riguardante l'adulto [13] il totale assomma a 16 studi, riguardanti solo 8 steroidi: ben pochi considerando la trentina di molecole in commercio.

In genere il confronto è effettuato per periodi limitati da due a sei settimane, quattro nella maggior parte delle sperimentazioni cliniche. Gli studi sono spesso criticabili, eterogenei, con criteri di valutazione e di analisi frequentemente non comparabili. Malgrado questo, la risposta di una dermatite a media sensibilità, come la dermatite atopica, alla terapia coi i TC avviene in modo decisamente rapido e può essere calcolata e definita come buona od eccellente in una percentuale compresa tra il 65% e l'85% dei casi; la risposta dei soggetti trattati col solo veicolo oscilla tra il 15% e il 48% [9]. Accanto a questo giudizio conclusivo decisamente favorevole vi è un discreto numero di DA che poco rispondono ai TC. Difficile dedurne il numero dalle ricerche cliniche, ma ci si può riferire ai dati dell'analisi multicentrica retrospettiva di Furue et al. [14], riguardante una casistica di pazienti seguiti per almeno sei mesi: al termine di questo trattamento protratto con vari TC, dal 7% al 10% dei bambini (0-12 anni) e il 19% di adolescenti ed adulti rimanevano in condizioni gravi o molto gravi o subivano recidive.

I confronti tra i diversi steroidi topici

Ben più numerosi (oltre la quarantina) sono gli studi comparativi tra due steroidi, nella maggior parte dei casi condotti valutando l'azione delle nuove molecole verso steroidi deboli di più vecchia sintesi, spesso confrontandone la loro duplice applicazione con quella singola del nuovo. Non abbiamo rinvenuto nessuna comparazione tra l'impiego singolo e il duplice di questi steroidi "deboli" e questo rende impreciso anche il confronto tra questi stessi e i più potenti.

Complessivamente questi confronti non aggiungono molto ai fini pratici, se non di precisarne la loro collocazione nelle scale di efficacia; comunque, Hoare et al. [11], Green et al. [15] e Nicolie [12], nelle loro complete revisioni bibliografiche riguardanti l'infanzia, espongono, riassumendola, l'efficacia comparativa.

Il *reservoir* ed il confronto tra le applicazioni multiple e la singola

Il problema se sia sufficiente una sola applicazione di un TC o se le applicazioni duplici o multiple garantiscano una migliore efficacia, è stato oggetto di numerose ricerche, anche in considerazione dell'enorme importanza a livello economico; in Inghilterra è stata recentemente pubblicata una delle più approfondite e complete analisi su questo tema ad opera del National Istitute for Clinical Eccellence (NICE) [16].

Sappiamo che i TC hanno la capacità di accumularsi nello strato corneo: dopo l'applicazione, si forma rapidamente una "riserva" (*reservoir*) di steroide dalla quale avviene il passaggio continuativo e costante verso gli stati profondi dell'epidermide e verso il derma. Naturalmente, ove lo strato corneo sia ispessito come nelle zone palmoplantari e nelle lichenificazioni, l'effetto è più marcato, al contrario lo è meno nelle mucose o nella cute assottigliata delle fasi acute della dermatite atopica. Questo effetto, individuato da Vickers sin dal 1969 [17] e misurato, allora, con metodi radioattivi, evidenzia come un TC applicato alla cute possa essere individuato in tracce per più settimane. È però in dubbio la presenza di un effetto farmacologico oltre i quattro giorni e, verosimilmente, una reale influenza nel determinare una risposta alla terapia è ancora più breve; tuttavia, lo studio offre un valido elemento per limitare ad una il numero di applicazioni giornaliere.

L'applicazione singola riduce il rischio di indurre effetti collaterali, aumenta la compliance dei pazienti, ma sopratutto riduce la spesa: questi motivi hanno indotto a compiere quella che può essere considerata la più vasta ricerca comparativa nel campo dei TC, la già citata pubblicazione del NICE [16], da cui vengono tratte utili indicazioni e pratiche linee guida di tipo sanitario ed economico. Questa pubblicazione si basa, per quanto riguarda l'approccio strettamente dermatologico, sul lavoro compiuto da Green et al. [15] che hanno rivisto e valutato le pubblicazioni (sino al 2003) relative alle comparazioni effettuate tra applicazioni multiple e singole giornaliere, considerando i confronti riguardanti gli steroidi divisi per classi di potenza. Secondo Green et al. non risultano studi significativi per quanto riguarda i TC deboli ed il solo studio riguardante uno steroide di media potenza non ha rilevato differenze. Anche le considerazioni deducibili dagli studi sui TC ad elevata potenza sono limitate: ad esempio, la superiorità constatata dagli autori in relazione al duplice impiego giornaliero del fluticasone unguento, rispetto alla singola applicazione, viene smentita dal giudizio dei pazienti. La superiorità della duplice applicazione di idrocortisone butirrato 0,1%, riscontrata a due settimane, non si mantiene proseguendo la terapia ed è comunque constatabile solo in relazione al sintomo eritema e non agli altri. Due studi comparativi (considerati dai revisori di non grande qualità) hanno risultati discordanti: uno asserisce migliore la singola applicazione del mometasone furoato 0,1% rispetto alla duplice, un altro non rileva differenze. Un unico studio riguarda gli steroidi molto potenti: la triplice applicazione dell'alcinonide 1% unguento, su parti simmetriche, risulta superiore rispetto all'applicazione singola nella risposta clinica, ma non nel numero di pazienti che conseguivano una risposta almeno buona.

Per quanto riguarda gli effetti collaterali nel periodo considerato, in genere breve, le differenze rilevate risultano minime e non significative.

Concludendo: non viene identificata nessuna chiara differenza tra la singola e le multiple applicazioni dei TC; anche gli studi di lingua francese [3] concordano sulla sufficienza dell'unica applicazione giornaliera con conseguente maggiore compliance e semplicità d'uso; grazie alla diminuzione della dose cumulativa, si riducono gli effetti collaterali ed i costi.

Formulazioni: da quelle tradizionali alla schiuma

Una delle caratteristiche positive dei TC è quella di essere disponibili in una serie di formulazioni: crema, unguento, pomata, lozione, gel e, più recentemente, schiuma. La formulazione può condizionare l'assorbimento e l'efficacia del TC veicolato, nonché la compliance del paziente. Tradizionalmente l'unguento è ritenuto più efficace rispetto alla crema per l'azione simil-occlusiva e adatto soprattutto in caso di lichenificazione o cute xerotica, ma il suo gradimento da parte dei pazienti è basso; le creme sono particolarmente indicate nelle fasi acute ed essudative di DA, mentre lozioni, gel e schiume sono adatte all'applicazione in aree pelose e rappresentano le formulazioni più accettate da un punto di vista cosmetico. A proposito di quest'ultime va rilevato come non sia nuova la loro introduzione in dermatologia [18], ma la tecnologia odierna (Connectis) condiziona un'ottima biodisponibiltà, dimostrata sia in vivo sia in vitro [19], superiore a quella dei veicoli tradizionali, per cui l'assorbimento più elevato ne determina una superiore efficacia. Anche se inizialmente proposte per il solo impiego nella psoriasi del cuoio capelluto [20, 21] e non nel bambino, ci sembra logico attenderne l'estensione delle indicazioni o l'impiego al di fuori di esse. I TC veicolati ovviamente mantengono le loro positive caratteristiche d'efficacia, come pure il rischio di indurre effetti collaterali indesiderati [22].

Le medicazioni occlusive

Anche il semplice bendaggio aumenta l'assorbimento dei TC e la medicazione occlusiva realizzata con film plastici sigillati lo aumenta da 10 a 100 volte; ricordiamo l'effetto occlusivo realizzato da pannolini e pannoloni in una zona di elevato assorbimento come quella anogenitale. La terapia umida occlusiva o *wrep wrap* è ritenuta generalmente superiore alla terapia tradizionale [23] ma non tutte le voci sono concordi [24]; tutti invece convengono sulle difficoltà tecniche di metterla in atto.

Quale cortisonico scegliere, per quanto tempo utilizzarlo, quando e come applicarlo

Quali TC usare nel bambino e in che dosi

Dagli Stati Uniti ci provengono i dati relativi alla commercializzazione dei TC, ammessa per uso pediatrico, e riferiti all'età: clobetasone dipropionato e betametasone dipropionato per bambini di età superiore a 12 anni; fluocinolone acetonide per bambini di età superiore a 6 anni (e non oltre quattro settimane di impiego); mometasone furoato per bambini di età superiore a 2 anni; alclometasone dipropionato e prednicarbato per bambini di età superiore a 1 anno; fluticasone propionato crema per bambini di età superiore a 3 mesi (e non oltre quattro settimane di impiego) [25].

Le dosi settimanali da non superare sono decisamente legate alla potenza (ma non solo); possiamo dedurle dalle indicazioni provenienti dalla letteratura, essendoci note quelle che inducono una diminuzione delle cortisolemie e un'inibizione dell'asse ipotalamo-ipofisi-surrene (HPA). Sappiamo che dosi di soli 2 grammi al giorno, per pochi giorni, di clobetasolo propionato sono sufficienti per indurre un decremento delle cortisolemie [26] e basse dosi possono essere sufficienti ad indurre un'inibizione (in genere transitoria) dell'asse HPA nel bambino. Dalla letteratura vengono indicati, sempre nel caso del clobetasolo propionato che, essendo il più potente dei TC, è anche il più studiato da questo punto di vista, come dose limite i 50 grammi settimanali nell'adulto [27] e una proporzionale riduzione nel bambino [28]: questa è la stessa dose settimanale che, prudenzialmente, viene consigliata da molti per tutti i TC, anche per quelli di media potenza.

In caso di utilizzo di TC di potenza elevata si consiglia l'uso di guanti agli infermieri o ai familiari che effettuano la medicazione.

Come misurare la quantità da applicare nel bambino e nell'adulto

Il suggerire ed il verificare quanto steroide sia stato usato è ottima norma per evitare i dosaggi eccessivi e i conseguenti effetti collaterali. Consigliare ad una madre un metodo preciso per dosarlo applicandolo al bambino, può aumentare la compliance ed evitare la corticofobia. Si può spiegarle, rassicurandola, la "dose falangetta" [29] (l'inglese FTU [30]): la quantità di TC spremuta dal tubo (il cui diametro dell'orificio sia di 5 mm) che ricopra la falangetta dell'indice di un adulto, equivale a 0,5 grammi di crema, con la quale deve essere ricoperta una superficie pari a quella di due mani. Questo non vale ovviamente per lozioni e schiume (una massa di schiuma delle dimensioni di una pallina da golf contiene 3,5 milligrammi di betametasone valerato).

Per gli adulti è più immediato valutare il numero di tubi settimanali, tenendo conto che, per coprire l'intera superficie cutanea di un adulto, occorrono da 12,2 a 26,6 grammi di prodotto [31].

Per quanto tempo possiamo usare i TC

Le indicazioni dell'Informatore Farmaceutico Italiano [32] dovrebbero essere vincolanti per la prescrizione; alcune sono comuni a tutti i TC, quali quella di sconsigliarne l'uso durante l'allattamento o di valutarne il rischio/beneficio in gravidanza, altre in genere variano secondo la potenza dello steroide. Il richiamo ai problemi della medicazione occlusiva, talvolta esplicitamente sconsigliata nella DA, è costante; addirittura ricche le avvertenze relative ad assorbimento ed effetti collaterali, ma solo per i nuovi e più potenti steroidi topici. Tuttavia il tempo di impiego, nel caso degli steroidi potenti, è usualmente indicato in maniera poco chiara. Ad esempio si legge: "dopo aver conseguito il miglioramento passare ad uno steroide meno potente" oppure "diminuire il numero di applicazioni" (per molti TC vengono consigliate 2-3 applicazioni al giorno).

Le indicazioni riguardanti gli steroidi di più recente immissione in commercio sono più dettagliate e restrittive rispetto a quanto riportato in relazione ai TC di più vecchia registrazione. Ad esempio, la schiuma contenente betametasone 17-valerato 0,1% (Bettamousse) e che ha come indicazione d'uso la psoriasi del capo ha un limite di utilizzo pari a 7 giorni, oltre i quali, se non sia avvenuto un miglioramento, il TC va sospeso; l'impiego è limitato ai bambini di età superiore ai sei anni e per periodi non superiori a 5-7 giorni. Tutte queste avvertenze non sono rilevabili nelle indicazioni del corrispondente TC (Ecoval 70), che contiene la stessa molecola attivo con identica concentrazione, anche se in eccipienti diversi. Analogamente per la schiuma contenente clobetasolo propionato 0,05% (Olux), nelle cui indicazioni viene sconsigliato l'uso a bambini e adolescenti, viene suggerito di limitarne il trattamento nell'adulto a non più di 2 settimane consecutive e di non superare il dosaggio di 50 grammi/settimana. Nel corrispondente clobetasolo p. (Clobesol) ci si limita a controindicarlo nelle dermatosi nei bambini di età inferiore ad 1 anno. Il Compendium Medicum Suisse contiene indicazioni più restrittive, ad esempio: per il betametasone dipropionato e per il mometasone furoato si definisce prudente il non impiegarli per oltre 2-3 settimane, e per quest'ultimo di non superare la settimana quando sia applicato al viso o ai genitali. Le edizioni tascabili dell'Informatore Farmaceutico spesso non riportano le controindicazioni in misura completa.

A che ora della giornata medicare

La prima ricerca sulla risposta farmacologica di un TC applicato in relazione al ritmo circadiano è stata eseguita una decina d'anni or sono da Pershing et al. [33] ed ha riguardato l'attività del betametasone dipropionato, applicato a differenti ore della giornata, valutata come vasocostrizione indotta (per mezzo di cromometro): se ne deduce come ottimale l'applicazione pomeridiana. Le ricerche condotte da Yosipovitch et al. sulle funzioni di barriera della cute avvalorano questo dato, confermando la maggior permeabilità nel pomeriggio o di notte [34, 35]. Anche se gli studi sono limitati e sino ad ora hanno riguardato un solo TC, non vi è ragione di preferire il mattino come momento per la medicazione.

Sconsigliata la diluizione

Sembra strano che, a fronte di una trentina di molecole di TC di diversi livelli di potenza, alcune delle quali commercializzate a diversa concentrazione, si ricorra tuttora alla diluizione, ritenendo in tal modo di diminuire gli effetti collaterali locali e sistemici del TC scelto. La stabilizzazione di un TC e il calcolo della sua ottimale concentrazione è uno degli elementi di una sofisticata ricerca farmacologica. La diluizione può indurre problemi di compatibilità (chimiche e fisiche) e di contaminazione, e la diminuzione d'efficacia non è prevedibile a priori. La diluizione è pertanto sconsigliabile, mentre il ricorrere a prodotti a concentrazione o di potenza inferiore e il diradare le applicazioni alternandole ad idratanti-emollienti sono alternative corrette.

Quando un TC non funziona più: dalla tachifilassi alla *sindrome addiction-rebound*. Trattamenti continui o intermittenti?

Nei trattamenti protratti il paziente avverte spesso (e il medico constata) come il TC non funzioni come all'inizio e non consenta più la risoluzione della dermatosi; a questo punto lo applica più frequentemente od opta per l'impiego di un TC di più elevata potenza. Il risultato è il manifestarsi di effetti collaterali, non solo atrofia e teleangectasie ma, quando sia applicato al viso, i noti quadri di acne e rosacea iatrogena. Nel caso il paziente opti per la sospensione del trattamento, il re-estrinsecarsi della dermatosi, spesso con acuzie maggiori rispetto al suo inizio (rebound), lo induce a riapplicarlo. Farmaco-dipendenza, tachifilassi e sindrome da sospensione costituiscono per l'appunto quello che gli autori anglosassoni hanno denominato *addiction-rebound phenomenon*. Non esiste nessuno studio clinico che misuri per i TC la diminuzione di efficacia nel tempo ma è verosimile che atrofia e tachifilassi la determinino.

Nel 1975 Du Vivier e Stoughton pubblicarono i primi dati di un fenomeno sino allora ignorato: il manifestarsi di "una tolleranza acuta" (evento noto in farmacologia nel caso di simpaticomimetici come l'efedrina) all'azione vasocostrittrice di un TC, quando applicato ripetutamente nel tempo. In pratica questo effetto, che raggiungeva il suo massimo in 48 ore, diminuiva, pur continuando l'applicazione del TC, venendo ad esaurirsi in 72-96 ore, per poi riprendere se lo si sospendeva per 3 o 4 giorni. La tachifilassi non riguarda solo la vasocostrizione, che peraltro è un ottimo indice della potenza di un TC, ma anche l'inibizione delle mitosi in cute normale e patologica [36]. Questi risultati sono stati confermati per molti steroidi topici del commercio [37], compreso il betametasone dipropionato [38]. Se ne deduceva la possibilità di studiare dei ritmi di articolazione posologica basati su questi dati, al fine di sfruttare al meglio l'efficacia di un TC [39] e, nel contempo, di ridurre il rischio degli effetti collaterali ed ovviamente i consumi.

Anni fa nella psoriasi si è valutata l'efficacia di un trattamento intermittente [40]; recentemente sono stati ripresi nella DA tre studi [41-43] sul fluticasone propionato e la sua possibilità di diminuire le recidive della DA, applicandolo ad intermittenza. Dopo aver ottenuto la risoluzione della dermatosi, in genere con l'impiego del fluticasone topico per 4 settimane, adulti con DA nello studio di Van Der Meer et al. [41] venivano posti in una fase di mantenimento che ne prevedeva l'impiego due volte la settimana per 16 settimane, a fronte del placebo. Analoghe le modalità d'impiego nel più esteso studio di Berth-Jones et al. [42] che, su 295 pazienti, hanno valutato il numero di recidive sia con l'applicazione dell'unguento che della crema, a fronte del placebo: i pazienti che applicavano il TC in crema avevano una probabilità 5,8 volte inferiore (1,9 quelli col TC unguento) di incorrere in una recidiva, rispetto a quelli che usavano il solo emolliente. Differente lo studio di Hanifin et al. [43], che include pazienti per due terzi pediatrici (231 bambini e 125 adulti): dopo un'analoga fase di attacco-stabilizzazione, prevedeva due successive fasi di mantenimento, la prima con 4 giorni di applicazione alla settimana per 4 settimane, la seconda con 2 giorni di applicazione alla settimana per 16 settimane. I soggetti sottoposti a mantenimento con TC avevano un tasso di recidiva 7,7 volte minore rispetto a quelli che usavano il placebo.

I dati appaiono sufficienti per poter concludere [44] che i TC impiegati per un limitato numero di volte la settimana (2-3) sono in grado di indurre una netta diminuzione delle recidive.

Meglio una terapia breve con uno steroide potente o una terapia più protratta con uno debole?

Per ora non è possibile dare una risposta definitiva al problema, anche perché il giudizio di efficacia è deducibile da un solo lavoro [45], che riporta come l'impiego sino a 18 settimane in 207 bambini affetti da DA lieve o moderata, di una duplice applicazione tre soli giorni la settimana di un TC potente (betametasone valerato 0,1%, alternato ad emollienti per 4 giorni), non risulti differente né nell'efficacia terapeutica né nel numero di recidive rispetto all'impiego continuativo di un TC debole (acetato di idrocortisone 0,1%). Il numero dei drop-out, anche se più elevato nei soggetti utilizzanti il trattamento continuativo, non risulta differente in modo statisticamente significativo, ma il numero dei casi persi per inefficacia del trattamento continuativo è il doppio di quelli trattati ad intermittenza. Quest'ultimo dato, come pure quelli sperimentali, ci inducono a ritenere, tra le due, preferibile la terapia intermittente con un TC più potente.

Le infezioni e l'associazione TC-antibiotico

Molto usate in passato, nella supposizione di compensare l'eventuale azione proinfettiva dei TC, oggi hanno una prescrizione limitata, anche perché si è rilevato che il reintegro della barriera cutanea conseguente all'azione indiretta dei TC diminuisce lo Stafilococco aureo meglio di quanto facciano gli emollienti [46]; inoltre i confronti tra TC e l'associazione TC-antibiotico non dimostrano la superiorità di quest'ultima, che viene anche sconsigliata per la possibilità di indurre una sensibilizzazione [47]. Se l'eczema è impetiginizzato si preferisca ricorrere ad un'antibioticoterapia sistemica. Tinea incognita ed herpes simplex, compreso il grave eczema herpeticatum, vanno sempre tenuti presente come possibili complicanze dell'uso dei TC.

Effetti collaterali locali e sistemici

Gli effetti collaterali locali sono illustrati nella Figura 1 (da un'indagine in ambito pediatrico [6]), gli effetti sistemici e nella Tabella 3, rispettivamente.

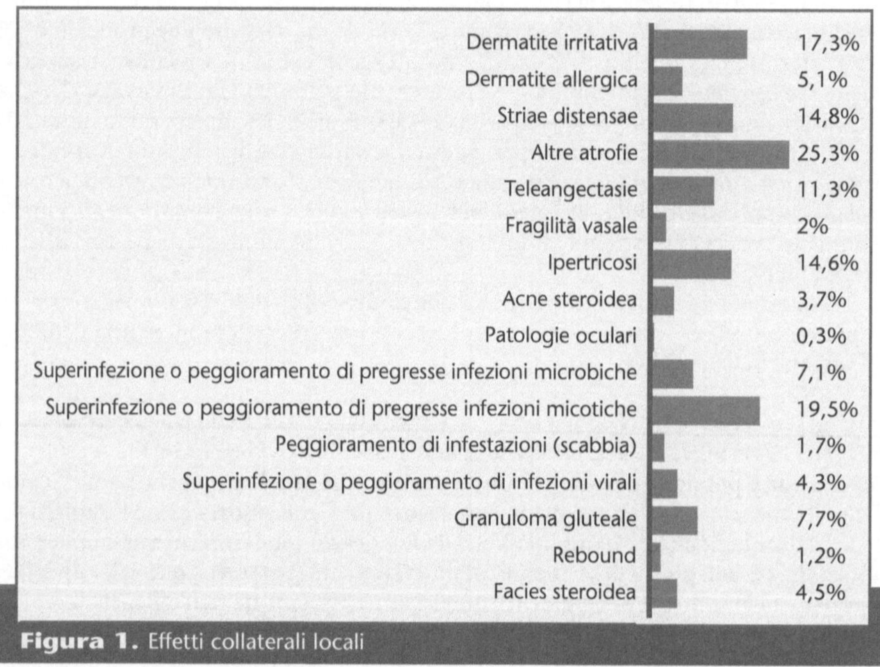

Figura 1. Effetti collaterali locali

Tabella 3. Effetti collaterali sistemici da iperdosaggio o brusca sospensione di steroide

IPERDOSAGGIO	SOSPENSIONE
a livello sistemico	
Sindrome di Cushing	Crisi addisoniana (diminuita reazione allo stress, insufficienza surrenalica acuta)
Ritardo di crescita *	Ipertensione benigna endocranica *
	Atrofia sottocutanea e muscolare
Edema generalizzato Glaucoma Necrosi asettica della testa del femore ** Isolata alterazione del metabolismo glucidico	
a livello cutaneo	
Striae distensae Acne steroidea Atrofia cutanea estesa o generalizzata	Rebound

(*) rilevate solo nel bambino   (**) rilevata solo nell'adulto

Effetti collaterali locali

Poche cose da aggiungere in merito agli effetti collaterali locali: sono quelli noti ed anche la recente rassegna di Hengge et al. [25] non reca sostanziali novità.

Quanto sono riscontrabili oggi gli effetti collaterali locali nell'impiego pratico dei TC? Cominciamo col dire come, in genere, le sperimentazioni farmacologiche prevedano tempi d'impiego ridotti a 4 settimane in media, certamente troppo poco, perché si evidenzi atrofia e anche forse insufficiente per una sensibilizzazione.

Un'indagine della FDA [25] che analizza gli effetti collaterali legati all'impiego dei 24 TC più prescritti in bambini ed adolescenti da 0 a 18 anni, ci consente di avere un'immagine sia della relativa sicurezza dei TC, visto l'esiguo numero di segnalazioni, che della prevalenza di ciascun effetto collaterale: più frequenti le dermatiti irritative (66%), seguite dalle depigmentazioni e dalle atrofie (30% ciascuna); gli altri effetti quali sovrainfezioni, acne, rosacea, ipertricosi sono al disotto del 5% ciascuna.

Per quanto riguarda gli effetti irritativi possiamo commentare come siano controbilanciati dall'azione anti-infiammatoria dei TC che ne fanno i topici più tollerati in assoluto; la depigmentazione è altrettanto legata agli esiti della DA come all'impiego dei TC, l'atrofia merita una trattazione specifica.

Induzione di atrofia, teleangectasie e striae distensae in relazione all'uso dei TC

L'induzione di atrofia è fatto ben noto: vecchi e nuovi metodi [48] sono perfettamente in grado di evidenziarla, come pure può essere utile, per rilevarla precocemente, l'uso del dermatoscopio [49].

L'induzione con i "vecchi" steroidi è decisamente proporzionale alla loro potenza. Il fenomeno inizia probabilmente a manifestarsi subito dopo l'applicazione del TC: sappiamo, infatti, che a livello sperimentale è sufficiente una sola applicazione del "superpotente" clobetasolo perché l'atrofia si manifesti e che la stessa persiste ed è rilevabile per tre giorni [50]. Anche per un TC "potente" occorrono pochi giorni, specie se in medicazione occlusiva; la sua induzione è proporzionale anche al numero di applicazioni giornaliere e soprattutto al tempo di impiego. L'atrofia può regredire in tempi accettabili (7-10 giorni) come pure, seppure molto raramente, progredire verso le irreversibili striae distensae (più frequenti nell'età puberale e nelle zone delle pieghe).

Le strategie per evitare quello che è forse l'effetto più comune dopo le dermatiti irritative, hanno riguardato da un lato lo studio di un ritmo di applicazione intermittente, che bilanci nel modo più idoneo induzione e regressione spontanea, dall'altro la ricerca di molecole che a parità di efficacia inducano un'atrofia minore. È stato così calcolato sperimentalmente l'intervallo necessario tra due successive applicazioni che consenta di evitarla o almeno ne impedisca la progressione: ovviamente più lo steroide è potente e più viene a prolungarsi l'intervallo tra due serie successive di applicazioni o anche di due singole applicazioni. Per esempio, per il triamcinolone unguento 0,1% il ritmo calcolato per non indurre atrofia è di 3 giorni di applicazione giornaliera su 7 [51]; nel caso del clobetasolo propionato è stato calcolato come idoneo un intervallo di 3 giorni tra due applicazioni successive; inoltre, una volta indotta l'atrofia, occorrono intervalli da 10 a 14 giorni tra due successive applicazioni perché essa regredisca [52]. Questi studi sulle atrofie come quelli sulla tachifilassi costituiscono un valido supporto all'indicazione per l'impiego dei TC in una terapia intermittente.

L'altra linea di ricerca ha riguardato la sintesi di molecole volte a separare l'efficacia dall'induzione di effetti collaterali. Sono espressione di un'attenta ricerca farmacologica che non ha certamente conseguito il proposito di annullare atrofia ed effetti sistemici, ma che certamente li ha ridotti rendendo disponibili prodotti migliori. Brazzini e Pimpinelli nella loro rassegna [53] li elencano, indicandone le diverse caratteristiche ed i limiti: prednicarbato, metilprednisolone e idrocortisone aceponato, mometasone furoato, alclometasone e fluticasone propionato e budesonide. Lebrun-Vignes e Chosidow [9] ritengono indubbiamente comprovato un miglior rapporto rischio/beneficio solo per quattro di loro: fluticasone, prednicarbato, metilprednisolone aceponato e mometasone.

Il rinvenimento di atrofia nelle sperimentazioni cliniche dei TC

Accanto ai dati sperimentali di induzione di atrofia su volontari sopraccitati, disponiamo di dati che in parte rassicurano sull'impiego di numerosi TC, quando questo non superi le 3-6 settimane, vale a dire un tempo di impiego usualmente adottato nella routinaria pratica clinica. Dallo studio di Nicolie [12] vengono riportati i dati relativi all'uso nella dermatite atopica dell'infanzia di quei TC che sono stati specificamente testati: dalle sperimentazioni cliniche non vengono segnalate atrofie obiettivamente rilevabili con l'uso del mometasone furoato crema per periodi da 3 a 6 settimane, del fluticasone propionato crema in ragione di due applicazioni al giorno per 4 settimane, dell'idrocortisone valerato 0,2% per 3 settimane, e dell'idrocortisone butirrato 0,1% per periodi da 2 a 4 settimane. Vengono riportati anche i dati riferiti come negativi della ricerca effettuata da Maloney et al. [52]: nessuna atrofia, neppure con il clobetasolo propionato 0,05% applicato per 4 settimane.

Quando però si passi da una constatazione puramente visiva alla misurazione strumentale della cute, i dati non sono troppo diversi da quelli sperimentali. Tra gli affetti da DA partecipanti allo studio di Thomas et al. [45], 11 dei 106 valutati presentavano una riduzione dello spessore della cute (misurato mediante ultrasuoni) superiore al 25%, senza differenze tra il gruppo che usava un trattamento intermittente con betametasone valerato 0,1% (3 giorni su 7) e quello che utilizzava l'idrocortisone in modo continuativo. Al quesito se il mancato riscontro di fenomeni atrofici nelle ricerche limitate a 3-6 settimane sia verosimilmente dovuto a un troppo breve tempo d'impiego, risponde affermativamente la ricerca già citata di Furue et al. [15]: trattasi di un'analisi multicentrica retrospettiva riguardante 1271 pazienti affetti da DA e che considerava la quantità utilizzata (massimo 50 grammi al mese nei pazienti di età superiore a 13 anni), l'efficacia e gli effetti collaterali indotti da TC, impiegati per non meno di 6 mesi. I pazienti erano suddivisi in tre gruppi d'età (da 0 a 1 anno; da 2 a 12 anni; maggiori di 13 anni) e in quattro livelli di gravità della DA. Per quanto riguarda la presenza di atrofia (rilevata alla piega poplitea ed anticubitale), questa era correlata direttamente ai tre gruppi d'età con percentuali rispettivamente di 1,5%, 5,2% e 15,8%. Per quanto riguarda le teleangectasie, rilevate alle guance, esse risultano assenti nel primo gruppo, presenti nel 2,5% del secondo e nel 13,3% del terzo e direttamente correlate alla quantità totale di steroide applicato al viso in 6 mesi (non meno di 20 grammi). Emerge anche il dato che, durante il perdurare della DA, si constata un parallelo incremento dell'incidenza di teleangectasie e atrofia per 6-9 anni, un plateau, e poi un'analoga regressione dopo tempi corrispondenti. Per quanto riguarda le striae distensae, esse vengono rilevate solo nell'1% dei maggiori di 13 anni.

In conclusione, anche se i dati sperimentali sono incontrovertibili, il rischio di indurre effetti atrofici clinicamente rilevanti sono limitati, qualora i TC vengano impiegati correttamente e con particolare riguardo nelle zone a rischio, per tempi limitati a 3-4 settimane; divengono invece reali in DA cronicizzate trattate per oltre 6 mesi. La loro reversibilità è confermata, come la rarità delle striae distensae. Convalidiamo il parere professionale riportato dalla Conference de Consensus francese del 2005 [3] di non limitare una corretta prescrizione per il timore degli effetti collaterali.

L'assorbimento e gli effetti collaterali sistemici

L'assorbimento sistemico, che riguarda tutti gli steroidi tra i quali anche quelli deboli e "da banco", dipende da almeno quattro parametri:
- la superficie da trattare e la sede topografica: posto uguale ad 1 l'assorbimento in corrispondenza dell'avambraccio, le sedi palmoplantari e le aree lichenificate hanno assorbimento minore; è invece 13 volte superiore quello in regione centro-facciale e 42 volte superiore quello dello scroto; abitualmente l'assorbimento è più elevato nelle regioni delle pieghe a causa dell'ambiente caldo-umido e naturalmente occlusivo;
- lo stato della cute: se lesa ed assottigliata la penetrazione aumenta, come pure a livello delle mucose;
- l'idratazione della cute: il bendaggio, specie se in occlusiva e in medicazione umida, ne aumenta l'assorbimento;
- l'età: il prematuro e l'anziano hanno rischi maggiori; il minor rapporto tra peso e superficie cutanea dei bambini ci spiega come incorrano più facilmente degli adulti in effetti iatrogeni sistemici. La Figura 2 presenta un calcolo nell'adulto e nel bambino che consente, applicando la semplice regola del nove (in uso routinario nel caso degli ustionati), di valutare il fabbisogno di TC da applicare e il rischio di assorbimento nelle diverse zone della superficie cutanea.

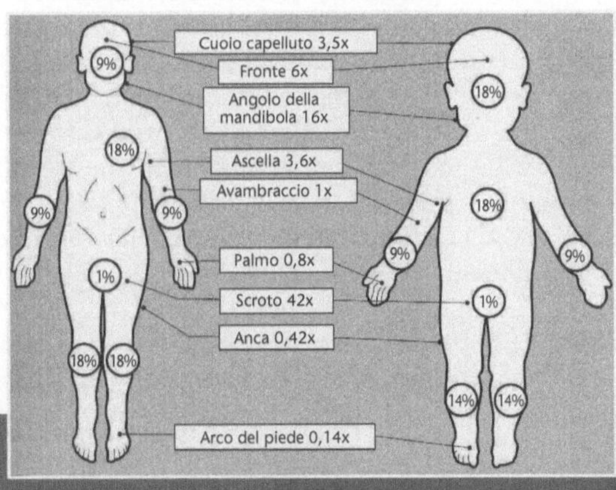

Figura 2.

Assorbimento del TC nelle diverse zone

Cominciamo con l'affermare che tutti gli steroidi sono assorbiti e, conseguentemente, inibiscono l'asse ipotalamo-ipofisi-surrene (HPA); non sfuggono neppure i deboli anche se, ovviamente, l'inibizione è legata in primo luogo alla potenza. Si assorbono anche i nuovi TC, anche se sono stati sintetizzati proprio al fine di ridurre gli effetti sistemici: il problema è legato all'entità ed alla durata dell'inibizione indotta. Dalle conoscenze relative all'uso degli steroidi per via sistemica sappiamo che il blocco ipofisario è più lento a regredire che quello surrenalico e che vi è una gradualità: si passa da una transitoria diminuzione di una cortisolemia basale, a un'inibizione dell'asse HPA transitoria o perdurante, sino al palesarsi di una sindrome di Cushing da iperdosaggio o sindrome di Addison da brusca sospensione, con atrofia surrenalica ed incapacità di reagire ad uno shock. Questi eventi non sono rari nel caso di una terapia corticosteroidea sistemica, qualora si determini l'assoluta necessità di mantenere dosi elevate per tempi protratti. Il modello, nell'impiego dei TC topici, è il medesimo, con la fondamentale differenza che le dosi assorbite sono quantitativamente assai diverse e minori. Dalle sperimentazioni coi TC topici sappiamo che la transitorietà delle diminuzioni delle cortisolemie o dell'inibizione dell'asse HPA è la regola, il loro perdurare e l'indurre una sintomatologia clinicamente rilevabile è un'eccezione dovuta ad un uso erroneo del TC. Oltre alle sperimentazioni su volontari, non mancano in letteratura valutazioni di TC che affiancano alla risposta farmacologica clinica di efficacia il dato biuomorale della determinazione delle cortisolemie. Questo lo si riscontra principalmente in occasione delle valutazioni comparative di molecole sintetizzate e proposte allo scopo di ridurre od evitare gli effetti dell'assorbimento sistemico, come pure nello studio di TC con elevato assorbimento, allo scopo di valutarne i massimi dosaggi ed i tempi d'uso consentiti. Le tecniche di valutazione sono migliorate (ad esempio le determinazioni del cortisolo nella saliva) ed il ricorso ai test di stimolazione è necessario per evidenziare deficit non altrimenti accertabili.

Nella già citata rassegna di Nicolie [13] riguardante la dermatite atopica dell'infanzia, vengono esposti i risultati di nove studi che valutano le cortisolemie come indice dell'assenza o dell'entità dell'inibizione indotta da un TC. Sperimentazioni rassicuranti riguardano le cortisolemie determinate durante l'uso di mometasone, desonide, clobetasone butirrato, idrocortisone 1 e 2,5% e fluticasone, in condizioni standard di impiego (anche se protratto). Qualora però, nel caso del fluticasone, si passi a particolari condizioni quale l'impiego della medicazione umida (wet wrap), come pure alle valutazioni con i test di stimolazione, i rilievi in parte si modificano. Infatti, secondo la ricerca di Wolkerstorfer et al. [54], una diminuzione della cortisolemia veniva riscontrata in 3 dei 18 bambini per i quali nella medicazione umida (applicata per due settimane) si impiegava la diluizione minore (50% del fluticasone propionato 0,05%), mentre non si verificava nessun problema con le diluizioni maggiori. Dalla ricerca di Friedlander et al. [55], condotta su 51 bambini affetti da DA di notevole gravità (in media con una compromissione del 65% della superficie cutanea), e trattati con due applicazioni al giorno per quattro settimane di fluticasone dipropionato, si evince una sicura un'inibizione dell'asse HPA (valutata con test di stimolazione) in due bambini (dubbia in altri 3), con una regressione spontanea due settimane dopo la sospensione del trattamento.

Diversa la concezione di due studi volti a valutare l'influenza sull'asse HPA, in soggetti tratti con TC per anni. La ricerca di Patel et al. [56] valuta, a fronte di un gruppo di controllo, 14 pazienti da 3 ad 11 anni, che avevano ricevuto un trattamento con TC per 3-10 anni: si evidenzia una significativa correlazione inversa tra TC (potenza, entità della superficie trattata e tempo d'uso) e inibizione dell'asse HPA, valutata mediante stimolazione con ACTH, e si conclude per una leggera ma dimostrabile inibizione senza alcun significato clinico. Nella seconda ricerca Ellison et al. [57] suddividono in 4 gruppi, secondo la gravità, 35 pazienti dai 7 ai 19 anni: nei gruppi costituiti da pazienti con DA più grave, pertanto trattati con TC di elevata potenza, è riscontrabile frequentemente un'inibizione dell'asse HPA, eccezionale invece il riscontro nelle forme meno gravi trattate con TC di potenza medio-bassa. In nessuna delle ricerche esaminate è citato alcun sintomo clinicamente ed obiettivamente rilevabile. A fronte di questi inequivocabili dati sperimentali (sono state citate solo le sperimentazioni che riportano un'alterazione dei parametri), che possibilità abbiamo di imbatterci nell'espressione clinica di uno degli effetti collaterali sistemici da assorbimento di un TC (Tabella 3)? Praticamente nessuna [58], a fronte di un utilizzo corretto dei TC, che però tuttora, seppur raramente, non sempre avviene: in letteratura, infatti, non mancano comunicazioni riguardanti casi di morbo di Cushing e di morbo di Addison, anche conseguenti all'uso di steroidi leggeri, o in schiuma [59]. La già citata analisi dei dati condotta dalla FDA [25] indica che nel 6% delle 201 segnalazioni si trattava di pazienti con sindrome di Cushing, nel 5% di diabete, nel 5% di ritardo della crescita e nel 2% di insufficienza surrenalica. I rari casi aneddotici che si rinvengono in letteratura negli ultimi cinque anni [59-64] riguardano, pressoché esclusivamente, l'impiego nella prima infanzia e in casi con estesa compromissione della superficie cutanea di dosi eccessive e protratte di diversi TC (tra i più usati il clobetasolo proprionato), evidenziando un uso decisamente improprio di TC di potenza elevata e per di più controindicati nell'infanzia [65]. Vanno aggiunti a questi i non pochi casi indotti dall'uso eccessivo di spray inalanti nella terapia dell'asma allergica.

Influenza sulla crescita dei TC

Difficile valutare se i TC incidano sulla crescita del bambino, anche perché la DA grave, di per sé, la rallenta. Esistono pochi studi con risultati non univoci [65, 66] e, supposto che un rallentamento avvenga, questo viene recuperato con un trattamento adeguato e l'avanzare dell'età. In conclusione, si rende assolutamente indispensabile sorvegliare la crescita del bambino affetto da DA, come per tutte la patologie croniche.

Altri effetti collaterali

Allergia ai TC

La frequenza del riscontro di eczema da contatto causato dai TC è in aumento e, secondo le varie ricerche, ammonta al 3%-5% dei soggetti eczematosi [67]. In un recente studio, specificamente dedicato all'individuazione dell'allergia ai TC nella DA dell'infanzia [68], questo fenomeno viene però definito raro. I test epicutanei sono stati effettuati in 71 bambini (da 5 a 12 anni), 18 dei quali riferivano la stazionarietà o il peggioramento della loro dermatosi: questo, con l'aumento del prurito, costituiscono i classici segni per sospettare una dermatite da contatto da TC. La DA risultava trattata con TC per un periodo da 6 mesi a 2 anni, il che lasciava ritenere possibile una sensibilizzazione. È stata utilizzata sia la serie standard che i 3 classici markers della sensibilizzazione ai TC (tixocortolo piu., budesonide, idrocortisone 17-butirrato), oltre ai TC usati dai pazienti. A fronte della negatività nell'85,9% dei pazienti e della positività di 9 di loro per altre sostanze, uno solo presentava positività ai TC.

Una miglior comprensione dell'allergia ai TC, e dei metodi per riconoscerla, ci consentono i lavori di Goossens et al. [69] che li hanno classificati in 4 gruppi allergenici (Tabella 4), identificando alcuni marker di riferimento per un cospicuo numero di molecole di TC. Il gruppo A si riferisce ai derivati tipo idrocortisone, il B tipo triamcinolone acetonide, il C tipo betametasone; il D è stato diviso in due sottoclassi in funzione della struttura della molecola e dei gruppi sostituiti. Le reazioni crociate ai TC, salvo qualche eccezione, avvengono entro ciascuno di questi gruppi.

I condivisibili rilievi di Isaksson [70] segnalano come sia difficile sospettare un'allergia, considerata l'azione anti-infiammatoria di un TC, e come questa stessa attività possa influire sui test epicutanei, la cui lettura va estesa dai tradizionali 3-4 giorni a 7 giorni. L'autore ribadisce la necessità della presenza dei marker dei TC nella serie standard degli allergeni e, a fronte di una loro positività, suggerisce l'opportunità di effettuare i test con una specifica serie, al fine di indicare al paziente quali siano da utilizzarsi e quali da escludere. Si ricorda che la serie standard SIDAPA 2006 comprende un Mix Corticosteroidi al 2,01%, contenente idrocortisone 21 acetato 1%, idrocortisone 17 butirrato 1%, budesonide 0,01%, e uno steroide singolo (desossimetasone 1%). La serie standard ICDRG (International Contact Dermatitis Research Group) non comprende steroidi.

Tabella 4. Classificazione dei TC in relazione alle allergie indotte. Modificato da [69]

Gruppo	Marker	Altre molecole del gruppo
A	Tixocortolo pivalato	Cloprednolo Fludrocortisone acetato Metilprednisolone Prednisolone Idrocortisone
B	Budesonide	S&R isomeri del Budesonide Amcinonide desonide Fluocinolone acetonide Triamcinolone acetonide
C	Betametasone	Desametasone Flumetasone pivalato Alometasone
D1	Budesonide Betametasone 17-valerato	Betametasone dipropionato Betametasone 17-valerato Clobetasol propionato Fluticasone propinato Mometasone furoato
D2	Idrocortisone 17-butirrato	Idrocortisone aceponato Idrocortisone buteprato Metilprednisone aceponato Prednicarbato

Glaucoma e cataratta

In aumento le segnalazioni di danni oculari: l'elevato assorbimento a livello delle palpebre e della zona circostante ed il fatto che queste zone siano facilmente interessate dalla DA, ne è la spiegazione [71].

La corticofobia

La corticofobia è nata abbastanza recentemente [1], frutto d'informazioni errate da parte di congiunti o di altri pazienti, più raramente di farmacisti e qualche medico, e dal fraintendimento tra terapia sistemica e locale: se alcune erronee opinioni possono essere corrette in base a serie conoscenze scientifiche, è talvolta impossibile contrastare idee preconcette ostinatamente difese. Non è un fenomeno limitato: secondo le inchieste condotte nel Regno Unito e in Giappone, tra il 73% e l'84% dei pazienti o dei loro familiari esprimono perplessità in relazione all'uso dei TC [72,73].

Diviene pertanto imperativo consentire che i dubbi emergano, discuterli e fornire le necessarie informazioni: il momento educativo è indispensabile.

Tacrolimus e pimecrolimus versus TC

A fronte dei meccanismi multipli d'azione degli steroidi, questi due topici, approssimativamente chiamati "immunomodulatori", ne hanno uno solo, ma ben definito e di nota e comprovata efficacia: sono inibitori della calcineurina (INC), determinando l'interruzione della sintesi di citochina pro-infiammatoria da parte del T linfocita, ancora, diminuiscono istamina e altri mediatori liberati da basofili e mastociti, inibendo di conseguenza il processo infiammatorio [74].

Possiamo pertanto effettuare, a priori, un primo confronto teorico: non potremo confidare nell'impiego degli inibitori della calcineurina sull'azione vasocostrittiva, anti-edemigena, anti-eritemigena, per cui non vedremo clinicamente quel rapido "sbiancamento" tipico dello steroide; ma nemmeno dovremo temere l'effetto su fibroblasti, fibre collagene ed elastiche, alla base dell'atrofia dermica, che lo steroide può indurre (al contrario il tacrolimus migliorerebbe lo stato del collagene anche in presenza di un'atrofia da TC [75]). Ancora, a differenza dei TC, non inciderebbero sulle cellule di Langerhans, elemento chiave della risposta immunitaria [76]. Non è in discussione la loro accertata efficacia a breve o a lungo termine [77-79], né l'altrettanto accertata capacità di dilazionare le recidive della DA [80], ma il confronto con TC di differente potenza. L'immagine che se ne ricava, ad esempio, dalla metanalisi di Aschroft et al. [81], che esamina 25 studi selezionati con oltre 4000 affetti da DA utilizzanti i due inibitori della calcineurina, è la seguente: il betametasone valerato 1% è più efficace del pimecrolimus 1% (valutato nella dermatite seborroica [82]), come lo è un trattamento combinato di triamcinolone acetonide 0,1% (applicato a tronco ed arti) e idrocortisone acetato 1% (applicato a viso, collo, pieghe). L'idrocortisone acetato 1% risulta invece di efficacia inferiore al pimecrolimus ed anche al tacrolimus in entrambe le concentrazioni (0,03% e 0,1%) [83]. L'efficacia dell'idrocortisone butirrato 1% viene a collocarsi tra le due diverse concentrazioni del tacrolimus [84]; quella del betametasone valerato 1% è pari a quella del tacrolimus 0,1% [85], quella dell'alclometasone dipropionato 0,1% gli è inferiore [86].

In conclusione, l'efficacia è pari a quella di uno steroide di bassa potenza per il pimecrolimus o di media potenza per il tacrolimus. Gli INC hanno, ovviamente, un impiego elettivo quando i TC siano a rischio o controindicati.

Terapia combinata TC-INC

Si stanno effettuando ricerche sulla compatibilità in vitro tra TC e tacrolimus [87]. Due sole per ora le ricerche cliniche (e con un piccolo numero di pazienti) che ne considerano l'uso combinato: lo studio di Torok et al. [88] indica come più efficace nella DA l'uso di clocortolone pivalato e tacrolimus, rispetto ai singoli farmaci in monoterapia. La ricerca di Nakahara et al. [89] analizza l'efficacia, in terapia intermittente, della combinazione di betametasone butirrato-tacrolimus a fronte dell'uso combinato del TC con un emolliente: netta la superiore efficacia della prima associazione nel trattamento di dermatiti croniche lichenificate.

Indicazioni di pimecrolimus e di tacrolimus 0,03% e 0,1%

Le indicazioni, riguardanti le prescrizioni di entrambi gli INC nella DA, prevedono di utilizzarli in terapia breve od intermittente, di non usarli nei minori di due anni e negli immunocompromessi; per il solo tacrolimus, di usarli in seconda intenzione, in pazienti non rispondenti od intolleranti ad altri trattamenti, riservando la concentrazione maggiore ai pazienti maggiori di 15 anni. Diversamente che negli USA, in Europa il pimecrolimus può essere usato anche in prima intenzione.

Gli effetti collaterali nel confronto TC versus INC

Tra gli effetti locali, il bruciore incide pesantemente interessando sino ad oltre il 50% degli utilizzatori del tacrolimus e il 20% di quelli del pimecrolimus; quest'effetto si attenua nel tempo ma, seppur raramente, può determinare la sospensione del farmaco. Ci sono voluti 20 anni per scoprire l'ultimo degli effetti collaterali da steroidi topici (il granuloma gluteale infantile); la raccolta di quelli da INC è, per ora, rassicurante e vede un contenuto rischio di insorgenza di lesioni erpetiche sulle parti trattate e casi aneddotici di ipertricosi, molluschi contagiosi, rush al volto (interferenza con l'alcool?). Abbiamo dati sperimentali secondo i quali i due INC non determinerebbero diminuzione della sintesi di collagene, ma ci mancano comparazioni con i nuovi steroidi, meno atrofizzanti; sappiamo inoltre come l'utilizzo dei TC per breve tempo, come pure in uso sequenziale, renda possibile l'evitare il rischio di un'atrofia obiettivamente rilevabile.

Abbiamo già considerato gli effetti sistemici dei TC. Per quanto riguarda gli INC è in atto un dibattuto problema: la FDA il 19/02/06 ha rinnovato la speciale avvertenza (*"black-box" warning*) da apporre sulla confezione dei farmaci, riguardo il potenziale rischio di sviluppo di neoplasie (specialmente linfomi e tumori cutanei) nei pazienti pediatrici affetti da dermatite atopica, sottoposti a terapia con gli inibitori della calcineurina. Wooltorton [90] espone le ragioni sulle quali la FDA si è basata, ma le varie associazioni dermatologiche si sono pronunciate negando il possibile legame tra impiego e neoplasie. Si vedano a tal proposito le considerazioni ed i dati riportati da De Prost [91] e Girolomoni [92]; viene contestata anche la limitazione dell'impiego ai soli pazienti con età superiore a 2 anni.

Conclusioni

L'efficacia dei TC nella terapia della DA è assolutamente dimostrata, l'attività anti-infiammatoria di un TC di potenza elevata non ha eguali, come pure appare superiore la velocità d'azione: questo li rende tuttora indispensabili nei primissimi giorni della terapia d'attacco e ad ogni recidiva di DA.

Nella quasi totalità dei casi una sola applicazione giornaliera si dimostra sufficiente, meglio se al pomeriggio.

Nella fase successiva di stabilizzazione, l'efficacia dei TC è controbilanciata dai fenomeni di tachifilassi e di atrofia che, seppure non clinicamente evidenti, ne condizionano la risposta terapeutica; l'uso di una terapia intermittente riduce questo rischio. Vi è qualche indicazione che depone per la superiorità di una terapia intermittente con uno steroide potente, rispetto ad una continuativa con uno steroide debole. Appare dimostrato che l'uso di una terapia intermittente con un TC nella fase di mantenimento diminuisce il numero di recidive della DA.

Una corretta terapia esclude la possibilità di effetti sistemici, va però valutato il rischio di quelli locali.

Acquistano consistenza i dati favorevoli all'impiego degli INC, di dimostrata efficacia nella DA e la loro utilità nel ridurre l'uso dei TC nel periodo di stabilizzazione e ad accorciarne il periodo d'uso continuo nelle fasi di acuzie, appare indubbia. La terapia intermittente con i TC viene pertanto a giovarsi dell'impiego degli INC e non solo degli emollienti-idratanti, tradizionalmente in uso. Diviene pertanto sempre più consistente la possibilità che l'uso combinato di TC e INC sia esteso a tutte le fasi della DA per un migliore sfruttamento dell'efficacia di entrambi, associato ad una riduzione degli effetti collaterali indesiderati

Bibliografia

1. Charman CR, Morris AD, Williams HC (2000) Topical corticosteroid phobia in patients with atopic eczema. Br J Dermatol 142:931-936
2. Ellis C, Luger T, Abeck D et al (2003) International Consensus Conference on Atopic Dermatitis II: clinical update and current treatment strategies. Br J Dermatol 148:3-10
3. Societe Francaise de Dermatologie (2005) Management of atopic dermatitis in children. Reccomendations text. Ann Dermatol Venereol 132 Spec No 1:1S19-S33
4. Tofte SJ, Hanifin JM (2001) Current management and therapy of atopic dermatitis. J Am Acad Dermatol 44:S13-S16
5. Descamps V (2003) Les traitements actuels de la dermatite atopique chez l'adulte. Ann Dermatol Venereol 130:266-274
6. Pelfini C, Ferguglia G, Gatti S et al (1995) Della dermatologia rivistata bene o male usando il corticosteroide topico. Il Punto, Milano
7. Del Rosso J, Friedlander SF (2005) Corticosteroids: options in the era of steroid-sparing therapy. J Am Acad Dermatol 53(1 Suppl 1): S50-S58
8. Turpeinen M (1998) Influence of age and severity of dermatitis on the percutaneous absorption of hydrocortisone in children. Br J Dermatol 118:517-522
9. Lebrun-Vignes B, Chosidow D (2004) Dermocorticoides. Ann Dermatol Venereol 131:39-48

10. Cambazard F (2005) Utilisation des dermocorticoides au cours de la dermatite atopique de l'enfant. Ann Dermatol Venereol 132 Spec No 1:1S64-1S67

11. Hoare C, Li Wan Po A, Williams H (2000) Systematic review of treatments for atopic eczema. Health Technol Assess 4:1-191

12. Nicolie B (2005) Quel est le traitement des poussées de dermatite atopique de l'enfant? Ann Dermatol Venereol 132:1S193-1S224

13. Van Der Meer JB, Glazenburg EJ, Mulder PG et al (1999) The management of moderate to severe atopic dermatitis in adults with topical fluticasone propionate. The Netherlands Adult Atopic Dermatitis Study Group. Br J Dermatol 140:1114-1121

14. Furue M, Terao H, Rikihisa W et al (2003) Clinical dose and adverse effects of topical steroids in daily management of atopic dermatitis. Br J Dermatol 148:128-133

15. Green C, Colquitt JL, Kirby J, Davidson P (2005) Topical corticosteroids for atopic eczema: clinical and cost effectiveness of once-daily vs. more frequent use. Br J Dermatol 152:130-141

16. AA vari (2004) Frequency of application of topical corticosteroids for atopic eczema. Technology Appraisal Guidance 81. National Institute for Clinical Excellence (NICE), London. Web: *www.nice.org.uk*

17. Vickers C (1969) Corticosteroids. Practitioner 202:43-51

18. Sobye P (1966) Treatment of skin disorders with 'locacorten' foam spray. Br J Clin Pract 20:659-662

19. Huang X, Tanojo H, Lenn J et al (2005) A novel foam vehicle for delivery of topical corticosteroids. J Am Acad Dermatol 53(1 Suppl 1): S26-S38

20. Reid DC, Kimball AB (2005) Clobetasol propionate foam in the treatment of psoriasis. Expert Opin Pharmacother 6:1735-1740

21. Andreassi L, Giannetti A, Milani M; Scale Investigators Group (2003) Efficacy of betamethasone valerate mousse in comparison with standard therapies on scalp psoriasis: an open, multicentre, randomized, controlled, cross-over study on 241 patients. Br J Dermatol 148:134-138

22. Melian EB, Spencer CM, Jarvis B (2001) Clobetasol propionate foam, 0.05%. Am J Clin Dermatol 2:89-92

23. Devillers AC, Oranje AP (2006) Efficacy and safety of 'wet-wrap' dressings as an intervention treatment in children with severe and/or refractory atopic dermatitis: a critical review of the literature. Br J Dermatol 154:579-585

24. Hindley D, Galloway G, Murray J, Gardener L (2006) A randomised study of "wet wraps" versus conventional treatment for atopic eczema. Arch Dis Child 91:164-168

25. Hengge UR, Ruzicka T, Schwartz RA, Cork MJ (2006) Adverse effects of topical glucocorticosteroids. J Am Acad Dermatol 54:1-15

26. Ohman EM, Rogers S, Meenan FO, McKenna TJ (1987) Adrenal suppression following low-dose topical clobetasol propionate. J R Soc Med 80: 422-424

27. Carruthers JA, August PJ, Staughton RC (1975) Observations on the systemic effect of topical clobetasol propionate (Dermovate). Br Med J 4:203-204

28. Queille C, Pommarede R, Saurat JH (1984) Efficacy versus systemic effects of six topical steroids in the treatment of atopic dermatitis of childhood. Pediatr Dermatol 1:246-253

29. Crickx B (1999) Question du mois. Comment prescrivez-vous la quantité de dermocorticoïdes à appliquer? Ann Dermatol Venereol 126:547-552

30. Long CC, Finlay AY, Averill RW (1992) The rule of hand: 4 hand areas = 2 FTU = 1 g. Arch Dermatol 128:1129-1130

31. Schlagel CA, Sanborn EC (1964) The weights of topical preparation required for total and partial body inunction. J Invest Dermatol 42:253-625

32. L'Informatore Farmaceutico Italiano OEMF (2006) Masson, Milano

33. Pershing LK, Corlett JL, Lambert LD, Poncelet CE (1994) Circadian activity of topical 0.05% betamethasone dipropionate in human skin in vivo. J Invest Dermatol 102:734-739

34. Yosipovitch G, Xiong GL, Haus E et al (1998) Time-dependent variations of the skin barrier function in humans: transepidermal water loss, stratum corneum hydration, skin surface pH, and skin temperature. J Invest Dermatol 110:20-23

35. Yosipovitch G, Sackett-Lundeen L, Goon A et al (2004) Circadian and ultradian (12 h) variations of skin blood flow and barrier function in non-irritated and irritated skin-effect of topical corticosteroids. J Invest Dermatol 122:824-829

36. Du Vivier A, Stoughton RB (1975) Tachyphylaxis to the action of topically applied corticosteroid. Arch Dermatol 111:581-583

37. Barry BW, Woodford R (1977) Vasoconstrictor activities and bio-availabilities of seven proprietary corticosteroid creams assessed using a non-occluded multiple dosage regimen; clinical implications. Br J Dermatol 97:555-560

38. Pelfini C (1981) Corticosteroidi topici in dermatologia. Monografia. Atti XX Congresso ADOI

39. Marghescu S (1983) External corticoid therapy: continuous versus discontinuous use. Hautarzt 34:114-117

40. Katz HI, Prawer SE, Medansky RS et al (1991) Intermittent corticosteroid maintenance treatment of psoriasis: a double-blind multicenter trial of augmented betamethasone dipropionate ointment in a pulse dose treatment regimen. Dermatologica 183:269-274

41. Van Der Meer JB, Glazenburg EJ, Mulder PG et al (1999) The management of moderate to severe atopic dermatitis in adults with topical fluticasone propionate. The Netherlands Adult Atopic Dermatitis Study Group. Br J Dermatol 140:1114-1121

42. Berth-Jones J, Damstra RJ, Golsch S et al; Multinational Study Group (2003) Twice weekly fluticasone propionate added to emollient maintenance treatment to reduce risk of relapse in atopic dermatitis: randomised, double blind, parallel group study. Br Med J 326:1367-

43. Hanifin J, Gupta AK, Rajagopalan R (2002) Intermittent dosing of fluticasone propionate cream for reducing the risk of relapse in atopic dermatitis patients. Br J Dermatol 147:528-537

44. Williams HC (2004) Twice-weekly topical corticosteroid therapy may reduce atopic dermatitis relapses. Arch Dermatol 140:1151-1152

45. Thomas KS, Armstrong S, Avery A et al (2002) Randomised controlled trial of short bursts of potent topical corticosteroid versus prolonged use of a mild preparation for children with mild or moderate atopic eczema. Br Med J 324:768

46. Stalder JF, Fleury M, Sourisse M et al (1994) Local steroid therapy and bacterial skin flora in atopic dermatitis. Br J Dermatol 131:536-540

47. Revuz J, Duterque M, Escande JP (1983) Role of corticoid-antibiotic combinations in local treatments. Critical study. Ann Dermatol Venereol 110:1007-1010

48. Kolbe L, Kligman AM, Schreiner V, Stoudemayer T (2001) Corticosteroid-induced atrophy and barrier impairment measured by non-invasive methods in human skin. Skin Res Technol 7:73-77

49. Vazquez-Lopez F, Marghoob AA (2004) Dermoscopic assessment of long-term topical therapies with potent steroids in chronic psoriasis. J Am Acad Dermatol 51: 811-813

50. Lubach D, Rath J, Kietzmann M (1995) Skin atrophy induced by initial continuous topical application of clobetasol followed by intermittent application. Dermatology 190:51-55

51. Bensmann A, Lubach D (1987) Development and regression of dermal corticosteroid atrophy. 3. Results of discontinuous topical corticosteroid administration. Derm Beruf Umwelt 35:20-23

52. Maloney JM, Morman MR, Stewart DM et al (1998) Clobetasol propionate emollient 0.05% in the treatment of atopic dermatitis. Int J Dermatol 37:142-144

53. Brazzini B, Pimpinelli N (2002) New and established topical corticosteroids in dermatology: clinical pharmacology and therapeutic use. Am J Clin Dermatol 3:47-58

54. Wolkerstorfer A, Visser RL, De Waard van der Spek FB et al (2000) Efficacy and safety of wet-wrap dressings in children with severe atopic dermatitis: influence of corticosteroid dilution. Br J Dermatol 143:999-1004

55. Friedlander SF, Hebert AA, Allen DB; Fluticasone Pediatrics Safety Study Group (2002) Safety of fluticasone propionate cream 0.05% for the treatment of severe and extensive atopic dermatitis in children as young as 3 months. J Am Acad Dermatol 46:387-393

56. Patel L, Clayton PE, Addison GM et al (1995) Adrenal function following topical steroid treatment in children with atopic dermatitis. Br J Dermatol 132:950-955

57. Ellison JA, Patel L, Ray DW et al (2000) Hypothalamic-pituitary-adrenal function and glucocorticoid sensitivity in atopic dermatitis. Pediatrics 105:794-799

58. Levin C, Maibach HI (2002) Topical corticosteroid-induced adrenocortical insufficiency: clinical implications. Am J Clin Dermatol 3:141-147

59. Gold-von Simson G, Kohn B, Axelrod FB (2006) Cushing syndrome from topical foam steroid use in an adolescent male. Clin Pediatr (Phila) 45:97-100

60. Guven A, Karadeniz S, Aydin O et al (2005) Fatal disseminated cytomegalovirus infection in an infant with Cushing's syndrome caused by topical steroid. Horm Res 64:35-38

61. Siklar Z, Bostanci I, Atli O, Dallar Y (2004) An infantile Cushing syndrome due to misuse of topical steroid. Pediatr Dermatol 21:561-563

62. Joe EK (2003) Cushing syndrome secondary to topical glucocorticoids. Dermatol Online J 9:16

63. Ermis B, Ors R, Tastekin A, Ozkan B (2003) Cushing's syndrome secondary to topical corticosteroids abuse. Clin Endocrinol (Oxf) 58:795-796

64. Cherian MP, AbdulJabbar M (2001) Cushing's syndrome and adrenal suppression from percutaneous absorption of clobetasol propionate in infants. Saudi Med J 22:1139-1141

65. Patel L, Clayton PE, Addison GM et al (1998) Linear growth in prepubertal children with atopic dermatitis. Arch Dis Child 79:169-172

66. Massarano AA, Hollis S, Devlin J, David TJ (1993) Growth in atopic eczema. Arch Dis Child 68:677-679

67. Almond-Roesler B, Blume-Peytavi U, Orfanos CE (1995) Contact allergies to corticosteroids. Prevalence, cross-reactions and methods of detection. Hautarzt 46:228-233

68. Foti C, Bonifazi E, Casulli C et al (2005) Contact allergy to topical corticosteroids in children with atopic dermatitis. Contact Dermatitis 52:162-163

69. Milpied-Homsi B, Goossens A (2001) Allergie aux dermocorticoïdes. Mise au point des réactions croisées. Ann Dermatol Venereol 128:935-937

70. Isaksson M (2004) Corticosteroids. Dermatol Ther 17:314-320

71. Aggarwal RK, Potamitis T, Chong NH et al (1993) Extensive visual loss with topical facial steroids. Eye 7:664-666

72. Charman C, Williams H (2003) The use of corticosteroids and corticosteroid phobia in atopic dermatitis. Clin Dermatol 21:193-200

73. Chavigny JM (2005) The role of therapeutic education in the treatment of atopic dermatitis in children Ann Dermatol Venereol 132 Spec No 1:1S116-1S120

74. De Prost Y (2005) The value of topical immunosuppressors in the treatment of atopic dermatitis in children. Ann Dermatol Veneorol 132:1S68-1S72

75. Kyllonen H, Remitz A, Mandelin JM et al (2004) Effects of 1-year intermittent treatment with topical tacrolimus monotherapy on skin collagen synthesis in patients with atopic dermatitis. Br J Dermatol 150:1174-1181
76. Hoetzenecker W, Meingassner JG, Ecker R et al (2004) Corticosteroids but not pimecrolimus affect viability, maturation and immune function of murine epidermal Langerhans cells. J Invest Dermatol 122:673-684
77. Alomar A, Berth-Jones J, Bos JD et al; European Working Group on Atopic Dermatitis (2004) The role of topical calcineurin inhibitors in atopic dermatitis. Br J Dermatol 151 Suppl 70:3-27
78. Luger TA, Lahfa M, Folster-Holst R et al (2004) Long-term safety and tolerability of pimecrolimus cream 1% and topical corticosteroids in adults with moderate to severe atopic dermatitis. J Dermatolog Treat 15:169-178
79. Hanifin JM, Ling MR, Langley R et al (2001) Tacrolimus ointment for the treatment of atopic dermatitis in adult patients: part I, efficacy. J Am Acad Dermatol 44:S28-S38
80. Siegfried E, Korman N, Molina C et al (2006) Safety and efficacy of early intervention with pimecrolimus cream 1% combined with corticosteroids for major flares in infants and children with atopic dermatitis. J Dermatolog Treat 17:143-150
81. Ashcroft DM Dimmock P Garside R et al (2005) Efficacy and tolerability of topical pimecrolimus and tacrolimus in the treatment of atopic dermatitis: meta-analysis of randomised controlled trials. Br Med J 330:516
82. Rigopoulos D, Ioannides D, Kalogeromitros D et al (2004) Pimecrolimus cream 1% vs. betamethasone 17-valerate 0.1% cream in the treatment of seborrhoeic dermatitis. A randomized open-label clinical trial. Br J Dermatol 151:1071-1075
83. Reitamo S, Harper J, Bos JD et al (2004) 0.03% tacrolimus ointment applied once or twice daily is more efficacious than 1% hydrocortisone acetate in children with moderate to severe atopic dermatitis: results of a randomized double-blind controlled trial. Br J Dermatol 150:554-562
84. Reitamo S, Rustin M, Ruzicka T et al (2002) Efficacy and safety of tacrolimus ointment compared with that of hydrocortisone butyrate ointment in adult patients with atopic dermatitis. J Allergy Clin Immunol 109:547-555
85. FK506 Ointment Study Group (1997) Phase III comparative study of FK506 ointment vs betamethasone valerate ointment in atopic dermatitis (trunk/extremities) Nishinihon J Dermatol 59:870-879
86. Nakagawa H (1998) Comparative study of FK506 (tacrolimus) ointment vs alclometasone dipropionate ointment in atopic dermatitis (face and neck lesions) (abstract 1266). J Invest Dermatol 110:683
87. Lenn J, Tanojo H, Huang X (2004) Effects of co-application of betamethasone 17-valerate, from different formulations, with tacrolimus ointment on in vitro skin permeation. Poster presented at the 62nd Annual Meeting of the American Academy of Dermatology, Washington DC
88. Torok HM, Maas-Irslinger R, Slayton RM (2003) Clocortolone pivalate cream 0.1% used concomitantly with tacrolimus ointment 0.1% in atopic dermatitis. Cutis 72:161-166
89. Nakahara T, Koga T, Fukagawa S et al (2004) Intermittent topical corticosteroid/tacrolimus sequential therapy improves lichenification and chronic papules more efficiently than intermittent topical corticosteroid/emollient sequential therapy in patients with atopic dermatitis. J Dermatol 31:524-528
90. Wooltorton E (2005) Eczema drugs tacrolimus (Protopic) and pimecrolimus (Elidel): cancer concerns. CMAJ 172:1179-1180

91. De Prost Y (2005) Le principe de précaution peut-il nuire au progrès thérapeutique? Ann Dermatologie et de Vénéréologie 132:633-634
92. Girolomoni G, Gelmetti C, Vierucci A (2005) Il profilo di sicurezza del pimecrolimus topico nella terapia della dermatite atopica. G Ital Dermatol Venereol 140:456

Dermatite atopica: gli emollienti

A. Frasin, C. Gelmetti

Col termine emolliente s'intende comunemente una sostanza che, applicata sulla nostra pelle, la rende più morbida e più malleabile. Poiché queste caratteristiche di morbidezza e plasticità sono conferite alla pelle dalla quantità di acqua che essa contiene ed in particolare dalla quota di acqua dell'epidermide ed ancora di più dello strato corneo che ne è lo strato più superficiale, è proprio sull'epidermide che si deve agire per ottenere una maggiore idratazione e quindi una maggiore emollienza. In questo senso i termini di "emolliente" e di "idratante" hanno il medesimo significato.

Lo strato corneo della nostra epidermide può essere immaginato come un "muro a mattoni cementati" (Fig. 1), costituito da un sistema a 2 compartimenti: i mattoni e il cemento o la malta che dir si voglia. I mattoni sono rappresentati dalle cellule cutanee che possiamo immaginare sovrapposte in più file come a formare un muro; alla base del muro i mattoni hanno forma poliedrica, mentre negli strati soprastanti divengono progressivamente sempre più piatti poiché perdono l'acqua che fino a divenire come delle piastrelle che si staccano spontaneamente (la cosiddetta "forfora"). La malta che tiene attaccate le cellule tra loro è in realtà una sostanza che viene prodotta dalle stesse cellule epidermiche e che viene riversata da esse negli spazi intercellulari. Questa sostanza è costituita da una miscela di sostanze grasse (ceramidi, colesterolo ed acidi grassi liberi) organizzate a formare dei doppi strati.

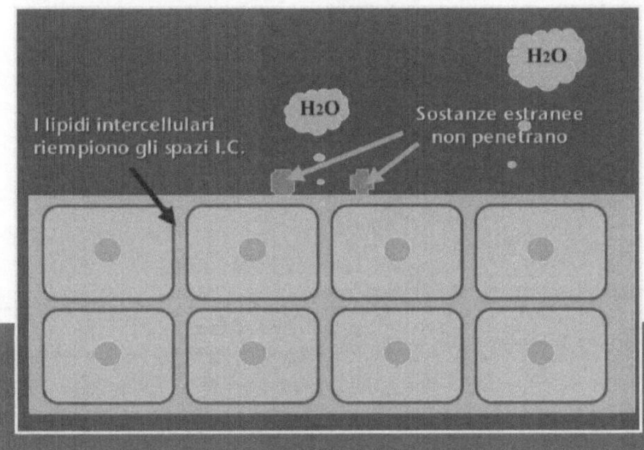

Figura 1.

Cute normale: struttura "muro a mattoni cementati" del epidermide. La TEWL è normale

Questa struttura di mattoni e cemento è ricca di acqua che risulta essere presente sia nelle cellule sia tra le cellule. In maniera più specifica nell'epidermide l'acqua è presente parte in legata alle proteine (come le proteine di membrana: cheratina, filaggrina, involucrina e loricrina) ed ai lipidi, parte in forma libera. Una quota importante di acqua si trova in forma libera: questa, sotto forma di vapore acqueo dalla cute, va verso l'ambiente esterno contribuendo al mantenimento dell'omeostasi termica vale a dire della temperatura corporea che si mantiene costante sui 36,5 gradi centigradi circa, proprio grazie all'evaporazione di acqua attraverso la pelle. Questo flusso di acqua che in italiano è detto "perspiratio insensibilis" e in inglese "Trans Epidermal Water Loss" (TEWL), viene regolato dalla funzione barriera dello strato corneo e risulta pertanto legato alla sua integrità. Nello strato corneo, una diminuzione del contenuto d'acqua inferiore al 20% può essere dovuta a cause esterne come un clima particolarmente freddo oppure una bassa percentuale di umidità o ancora il contatto con sostanze chimiche, o essere legata alla presenza di malattie come la dermatite atopica che è caratterizzata da un'alterazione dei lipidi interlamellari porta ad un'aumentata TEWL (Fig. 2).

Grossolanamente, un emolliente funziona riempiendo gli spazi liberi tra le cellule di superficie della nostra pelle fornendo quindi un'immediata protezione e dando un immediato senso di benessere: quando la pelle è molto secca, le sostanze nocive che provengono dall'esterno riescono a raggiungere gli strati più profondi dell'epidermide ed ad irritare le terminazioni nervose libere provocando sensazioni spiacevoli di bruciore e di prurito. Per ripristinare o mantenere la giusta quota di acqua occorre utilizzare sostanze capaci di diminuire l'evaporazione d'acqua attraverso la pelle oppure applicare sostanze capaci di assorbire o di trattenere acqua dall'ambiente esterno. Quali sono allora le sostanze emollienti? Esistono due tipi principali di emollienti: passivi ed attivi. Gli emollienti passivi sono rappresentati dagli unguenti, come la lanolina, la vaselina, gli oli minerali, gli oli vegetali e il silicone, che agiscono occludendo la superficie cutanea ed impedendo pertanto la perdita di acqua transcutanea. Gli emollienti attivi si dividono invece in due sottoclassi. I primi sono quelli ad azione igroscopica, come la glicerina, il sorbitolo ed il propilen gli-

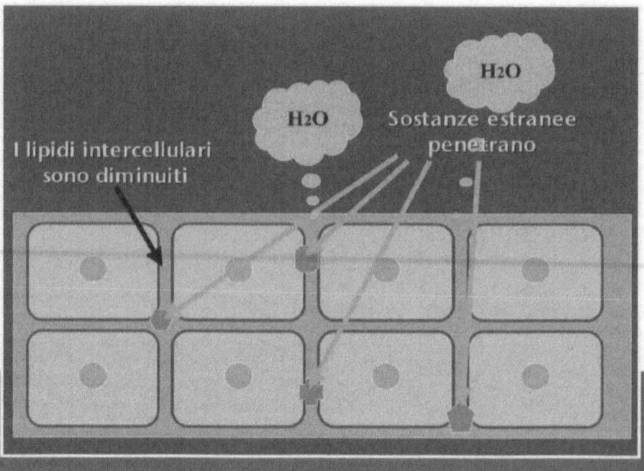

Figura 2.

Cute atopica: alterazioni dei lipidi interlamellari. La TEWL è aumentata

cole, che sanno catturare l'acqua dall'ambiente esterno oltre che trattenere quella cutanea e la quota di acqua contenuta in un'emulsione. I secondi, la classe dei cosiddetti emollienti attivi, come l'urea e gli alfa-idrossi-acidi, agiscono invece mediante l'interazione chimica tra l'acqua e le proteine di membrana (Tabella 1).

Tabella 1. Classificazione degli emollienti

Emollienti passivi	Emollienti attivi
Unguenti	Ad azione igroscopica
• lanolina	• glicerina
• vaselina	• sorbitolo
• oli minerali	• propilen
• oli vegetali	• glicole
Silicone	Urea e alfa-idrossi-acidi

Emollienti nella pratica clinica

Gli emollienti sono usati moltissimo soprattutto nell'età pediatrica e geriatria anche in assenza di cute patologica. In pediatria si sa che la pelle del neonato e del bambino è delicata per definizione e va protetta e quindi le madri, anche senza il consiglio di un professionista della salute come il pediatra, di loro iniziativa, fin dalla nascita usano, vari emollienti (creme, oli) nella normale pratica igienica.

In mancanza di un parere dermatologico specialistico, il medico di medicina generale ed il pediatra non sono, di regola, abbastanza preparati per indicare il prodotto emolliente più adatto. Le "creme", infatti, non sono tutte uguali ed il medico dovrebbe essere maggiormente aiutato per essere in grado di orientarsi fra i vari prodotti che gli vengono, direttamente o indirettamente proposti.

Senza entrare nei dettagli, anche gli emollienti da usare dovrebbero rispettare il più possibile il decalogo dei criteri di scelta dei topici indicati da uno degli autori (Tabella 2).

Tabella 2. Criteri per la scelta dei topici in età pediatrica (Gelmetti C. In: Ursini F, Caputo R (eds) (2001) La vitamina E in dermatologia. CLEUP University Publisher)

1. Le materie prime usate dovrebbero essere di elevata purezza
2. Le materie prime ed il prodotto finito non dovrebbero essere allergizzanti
3. Le materie prime ed il prodotto finito dovrebbero essere sicuri, sotto il profilo tossicologico, in caso d'uso improprio (ad es. applicazione prolungata, ingestione, ecc.)
4. Il prodotto finito dovrebbe essere stabile
5. Il prodotto finito non dovrebbe avere un odore sgradevole
6. Il prodotto finito dovrebbe essere di facile applicabilità
7. I profumi dovrebbero essere evitati
8. I coloranti dovrebbero essere evitati
9. I conservanti dovrebbero essere evitati
10. In ogni caso sarebbe meglio usare topici i più semplici possibili

Gli emollienti comprendono una enorme varietà di formulazioni diverse. Nella pratica comune si distinguono gli emollienti in unguenti, pomate, creme e paste, intendendo con unguenti le preparazioni grasse anidre al 100%; con pomate le preparazioni con una preponderanza di lipidi ("creme grasse"; 60%-70% olio, 40%-30% acqua); con creme le preparazioni con una preponderanza di acqua ("creme magre"; 40%-30% olio, 60%-70% acqua) e con paste le preparazioni con una buona concentrazione di polveri (sono i prodotti "bianchi").

Questa classificazione logica non corrisponde però a quanto previsto dalla Farmacopea Ufficiale (F.U.) Italiana, che complica un po' le cose dal punto di vista classificativo e che citiamo per completezza.

Secondo la definizione della F.U. Italiana le "pomate" sono "preparazioni di consistenza semisolida destinate ad essere applicate sulla pelle" (quindi tutti i topici sono in effetti pomate). Le pomate si suddividono, in relazione alla loro formulazione, in: unguenti, creme, gel, paste. La Tabella 3 riassume i diversi tipi di pomate.

Tabella 3. Pomate della F.U. Italiana, 1985 (Caputo R, Monti M (1995) Manuale di cosmetologia medica. Raffaello Cortina Editore)

Categoria	Tipo	Sistema fisico
Unguenti	Idrofobi	Monofasi lipofile che possono assorbire solo piccole quantità di acqua
	Assorbenti l'acqua	Monofasi lipofile + emulsionante A/O; possono assorbire rilevanti quantità di acqua
	Idrofili	Monofasi idrofile
Creme	Idrofobe	Emulsioni A/O (fase esterna oleosa)
	Idrofile	Emulsioni O/A (fase esterna acquosa)
Gel	Idrofobi (lipogel)	Liquido lipofilo addensato
	Idrofili (idrogel)	Liquido idrofilo (acquoso) addensato
Paste		Monofasi lipofile o idrofile contenenti un'elevata quantità di sostanze solide (20%-50%)

Gli unguenti sono prodotti che, in generale, hanno queste caratteristiche:
- sono cosmeticamente "pesanti" perché sono miscele di grassi e quindi poco gradite (dalla maggior parte degli adulti);
- hanno consistenza viscoso-filante e difficile spalmabilità;
- sono privi di acqua e perciò non necessitano in genere di conservanti (dato che, senza acqua i germi non si possono moltiplicare);
- hanno formulazioni semplici;
- hanno azione idratante marcata e di lunga durata (possono bastare 2-3 applicazioni al giorno) legata alla capacità occlusiva con riduzione della TEWL.

Sono particolarmente impiegati per l'azione protettiva e di barriera. Sono inoltre indicati in tutti i casi di secchezza cutanea marcata, in epoca neonatale, specie nei neonati prematuri. Nei casi di infiammazione cutanea marcata e nelle pieghe cutanee, invece, possono favorire, mediante l'azione occlusiva, un aumento di temperatura cutanea e quindi la flogosi. In tali sedi sono quindi da preferire le creme o le paste a secondo della sede e della condizione cutanea.

Le creme sono prodotti che, in generale, hanno queste caratteristiche:
- sono prodotti cosmeticamente "leggeri": sono emulsioni di grassi in una fase continua acquosa, resi miscibili grazie alla presenza di sostanze emulsionanti; sono quindi gradite dalla maggior parte dei pazienti;
- hanno consistenza cremosa e facile spalmabilità;
- contengono acqua e necessitano di conservanti;
- hanno formulazioni complesse;
- hanno azione idratante di breve durata e devono essere applicate più volte al giorno.

Negli ultimi anni sono comparsi sul mercato molti emollienti "funzionali" intendendo con ciò prodotti contenenti, oltre alle note sostanze con azione emolliente, sostanze dotate di effetti ulteriori: lenitiva, eutrofica, cheratoplastica, ammorbidente, sebonormalizzante.

Molte di queste sostanze derivano dal mondo vegetale (fitocosmesi): spesso però si tratta di estratti da piante composti da decine di molecole, fra cui è presente il presunto principio attivo dotato di attività, ma non isolato chimicamente, non pu rificato o addirittura non ben identificato. A volte invece il principio attivo è stato isolato e purificato.

Queste "funzioni" comunque, ricordando la definizione di cosmetico, non possono identificarsi con un'azione terapeutica e infatti i termini usati per queste attività sono vaghi ed imprecisi. Si ricorda che, l'allegato C del D.L. n. 126 elenca una serie di termini ritenuti inaccettabili per prodotti cosmetici perché privi di significato pertinente al campo cosmetico o perché riferentesi ad effetti terapeutici o medicamentosi o tali, comunque, da generare equivoci nel consumatore (ad es.: anallergico, antiacne, antiallergico, anticouperose, antiefelidi, antimicotico, antimacchie, antiragadi, antiseborroico, antisettico, cicatrizzante, contro il prurito, decongestionante, disinfettante, evita la caduta dei capelli, "fa crescere i capelli", ipoallergico, medicato, ossigenante della pelle, riepitelizzante, vasoprotettore).

Premesso che un buon emolliente già di per sé aiuta la pelle e che l'applicazione costante di emollienti porta ad un risparmio di cortisonici topici, un buon medico dovrebbe essere in grado di distinguere, fra le molte proposte di nuovi emollienti che gli vengono fatte, quelle che meritano di essere provate. In realtà, in mancanza di un'azione farmacologia riconosciuta (per lo meno a livello ufficiale) è la risposta clinica del singolo paziente che ci dirà se il prodotto cosmetico consigliato è quello utile allo scopo. Una importante precisazione è quella di indicare chiaramente la quantità di emolliente (come quella di ogni altro farmaco topico) da usare. In linea di principio si può dire che la *fingertip unit* (lett. unità del polpastrello=quantità di crema che sta su un polpastrello di un adulto=0,5 grammi circa) deve servire per medicare un'area cutanea pari a due palmi. Da questo ne deriva che per coprire l'intera cute di un bambino di 3 mesi, 12 anni e di un adulto ci vogliono rispettivamente circa 8, 36 e 50 grammi di crema al giorno che vuol dire 26, 256 e 350 grammi alla settimana!

Nella pratica quotidiana i prodotti emollienti più usati sono le emulsioni. Nella loro forma più semplice si tratta di miscele di due componenti che sono l'acqua e i grassi in diversa proporzione. L'emulsione olio in acqua (emulsione O/A) è come quella che si ottiene versando dell'olio in un recipiente pieno d'acqua: vi saranno delle gocce d'olio sospese (=disperse) nell'acqua (che in questo caso è la fase continua). L'emulsione O/A è quindi più ricca di acqua che di olio, dà una maggiore idratazione immediata, maggior senso di freschezza ed è più facilmente spalmabile; in altre parole è più "leggera" e "cremosa" e cosmeticamente bene accettata. Per contro la veloce evaporazione dell'acqua ed il minimo effetto barriera del poco olio in essa contenuto rendono ragione del rapido estinguersi dell'effetto emolliente, in genere nel giro di 2-3 ore o anche meno (Fig. 3).

L'emulsione acqua in olio (emulsione A/O) è come quella che si ottiene versando dell'acqua in un recipiente pieno d'olio: vi saranno delle gocce d'acqua sospese (=disperse) nell'olio (che in questo caso è la fase continua). L'emulsione A/O è quindi più ricca di olio che di acqua, dà una maggiore idratazione nel tempo, sino a 6-8 ore a causa del maggiore effetto occlusivo della sua fase continua. Per contro da uno scarso senso di freschezza ed è più difficilmente spalmabile; in altre parole è più "pesante" e "untuosa" e cosmeticamente meno bene accettata. In linea di massima l'emulsione A/O è più stabile, protegge meglio gli eventuali principi attivi in essa contenuti e richiede meno conservanti o stabilizzanti dell'emulsione O/A (Fig. 4).

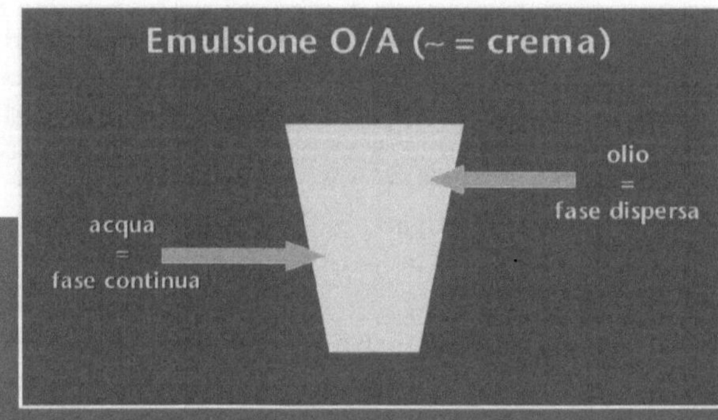

Figura 3.

Le emulsioni olio in acqua, più ricche di acqua, danno maggiore idratazione immediata, ma l'effetto emolliente svanisce in poco tempo (2 o 3 ore)

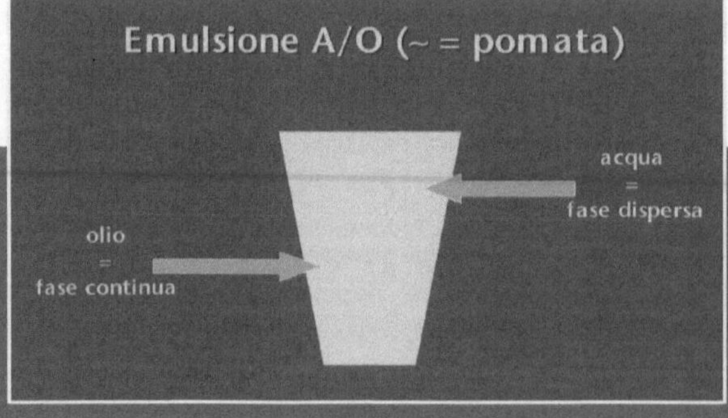

Figura 4.

Le emulsioni acqua in olio, più ricche di olio, danno maggiore idratazione nel tempo (fino a 6-8 ore) ed un maggiore effetto occlusivo ma sono cosmeticamente meno accettate

Tuttavia l'azione di tutte queste sostanze emollienti non risulta paragonabile a quella delle proteine e dei lipidi dello strato corneo deputati a legare acqua per tempi più lunghi. Indipendentemente dalla piacevolezza cosmetica soggettiva degli emollienti, che, come accennato, è migliore per quelli molto leggeri (più acquosi), essi devono essere prescritti in base al disturbo della pelle da trattare e cioè bisogna prescrivere un emolliente grasso come una vaselina o un'emulsione A/O nei casi in cui la pelle sia molto secca e poco o nulla infiammata mentre bisogna consigliare un emolliente leggero come una glicerina o un'emulsione O/A nei casi in cui la pelle sia discretamente infiammata e moderatamente secca. Infatti su una pelle molto secca ed ispessita una crema leggera come un'emulsione O/A evaporerà in fretta procurando un beneficio trascurabile e, al contrario, su una pelle infiammata un'emolliente grasso come un'emulsione A/O sarà facilmente mal tollerato perché l'occlusione importante provocata dalla componente oleosa farà aumentare ulteriormente la temperatura della pelle già infiammata, e di conseguenza i sintomi soggettivi di prurito o di bruciore. In conclusione, l'emulsione a basso contenuto di lipidi è particolarmente indicata nel trattamento emolliente non occlusivo nella fase di minima infiammazione, specialmente nel bambino, sul viso e sulle pieghe cutanee mentre quella ad alto contenuto lipidico, durante la fase cronica e xerotica per il controllo della sintomatologia conseguente alla xerosi (prurito e pelle che tira). Probabilmente il futuro degli emollienti è proprio quella di riuscire ad imitare la natura sempre meglio per ottenere un emolliente non untuoso, facilmente spalmabile e che si assorba rapidamente (come le emulsioni O/A) ma capace di dare un'idratazione prolungata (come le emulsioni A/O). In altre parole l'emolliente del futuro dovrà funzionare oggettivamente come un unguento ma essere percepito soggettivamente come una crema e quindi cosmeticamente bene accetto.

Perché usare gli emollienti nella dermatite atopica?

1. Perché la dermatite atopica (DA) è una condizione cronica di cute secca. Sia dal punto di vista clinico che strumentale si è visto che nella DA è sempre presente secchezza cutanea correlata ad un difetto di barriera. Inoltre il decorso della DA è solitamente caratterizzato da brevi episodi di eczema acuto (essudante) e lunghi periodi di eczema subacuto o cronico (cute secca e/o lichenificata).
2. Perché la gente non vuole usare farmaci. Uno studio recente ha notato che 73% dei pazienti atopici è preoccupato sul fatto di usare dermocorticoidi e le preoccupazioni più frequenti riguardano: atrofia cutanea (34,5%) e arresto della crescita e dello sviluppo a causa dell'assorbimento sistemico (9,5%) con conseguente corticofobia.
3. Perché l'ambiente può seccare la cute. L'acqua domestica, in alcune aree geografiche, è molto dura cioè un pH superiore a 7,5 che può aumentare l'alterazione dello strato corneo e dunque della funzione protettiva della pelle.
4. Perché alcuni trattamenti possono seccare la cute. Recentemente è stato dimostrato che un dermocorticoide potente (clobetasolo), applicato sulla cute umana,

ha prodotto un deterioramento della omeostasi di barriera con rallentato ripristino della barriera e alterazioni nell'integrità dello strato corneo quindi ha peggiorato uno dei maggior fattori nell'eziopatogenesi della DA e cioè il deficit dei ceramidi incrementando il difetto di barriera.

5. Perché gli emollienti possono trattare la DA in alcuni casi. I difetti di barriera della DA possono essere corretti con gli emollienti dato che l'uso frequente durante la giornata e per lunghi periodi di tempo portano alla riduzione della TEWL ed aumentata idratazione.

Nella dermatite atopica dove la pelle è particolarmente secca e facilmente irritabile, l'uso degli emollienti deve essere visto come parte integrante e fondamentale della cura di questa malattia e non come un semplice complemento di un trattamento.

Negli ultimi anni la vitamina E topica ha suscitato un notevole interesse per la sua attività antiradicalica ed immunoregolatrice sia come tocoferolo libero sia come acetato. In forma pura si presenta sotto forma di un olio denso mentre se è associata a sostanze capaci di diminuire la tensione superficiale come il dimeticone diviene più fluida e più facilmente spalmabile. Questa sostanza oltre ad esercitare un effetto emolliente a causa della sua azione occlusiva (se in forma pura) o semiocclusiva (se opportunamente diluita) vanta anche delle proprietà lenitive sul prurito ed un importante azione favorente la cicatrizzazione.

La conoscenza del fatto che la funzione di barriera cutanea è data soprattutto dai lipidi epidermici (ceramidi, colesterolo, acidi grassi liberi), nel rapporto ottimale di 3:1:1 ha portato alla elaborazione di nuovi emollienti che cercano di imitare questa miscela ottimale.

Ma le novità della ricerca nel mondo degli emollienti sono le molecole in grado di stimolare la sintesi endogena dei lipidi carenti e dunque di permettere una ristrutturazione in profondità della barriera cutanea come l'oleodistillato di girasole e l'idrossidecina o molecole tipo ALIAmidi con azione di riequilibro sulla iperreattività cutanea indotta dai mastociti.

L'oleodistillato di girasole, ottenuto per distillazione molecolare dell'olio di girasole nella sua frazione in saponificabile, permette la neosintesi dei lipidi intercellulari attraverso l'attivazione di recettori nucleari specifici –PPAR -(Peroxysome Proliferative Activated Receptors) presenti nei cheratinociti. I PPAR, di cui sono state identificate tre forme diverse: PPARα, PPARβ/δ e PPARγ, rappresentano il bersaglio più promettente sia per rinforzare la barriera cutanea che per regolare processi infiammatori. Questi recettori sono attivati da alcuni farmaci nonché da varie molecole naturali. Studi *in vitro* hanno evidenziato che l'oleodistillato di girasole è un agonista dei recettori PPARα, responsabili sia della sintesi dei ceramidi che dell'attività di alcuni enzimi coinvolti nella sintesi lipidica dell'epidermide.

L'idrossidecina è un acido grasso di sintesi ricavato dalla pappa reale, in grado di attivare la sintesi dell'NMF (natural moisturizing factor) aumentando la produzione di due proteine: filaggrina e involucrina. Sembra che la cute atopica sia deficitaria in proteine tipo filaggrina. I corneociti (cellule dello strato corneo) contengono fasci di cheratina immersi in una matrice proteica. Tra le proteine costitutive di questa matrice si trova la filaggrina, che si degrada all'interno dello strato corneo superficiale liberando sostanze idrosolubili a forte potere igroscopico; queste entrano nella composizione dell'NMF, il cui ruolo è essenziale per il mantenimento dell'idratazione cutanea. Attivando la sintesi di involucrina, l'idrossidecina interviene nel consolidamento dell'involucro corneo, rafforzando la barriera cutanea.

L'adelmidrol appartiene ad una classe di sostanze collettivamente definite ALIAmidi, il cui capostipite è noto come Palmidrol. Tramite un meccanismo biologico di modulazione conosciuto con l'acronimo ALIA (Autacoid Local Injury Antagonism), le ALIAmidi sono in grado di ridurre l'eccessivo rilascio di mediatori infiammatori da parte dei mastociti e di altre cellule appartenenti al sistema immunitario (es. macrofagi, basofili). È stato ipotizzato che adelmidrol sia in grado di limitare la stimolazione di origine flogistica delle terminazioni nervose sensitive a livello dermico, riducendo conseguentemente il prurito. Quest' effetto assume particolare rilevanza nel controllo e nella storia naturale della DA.

L'applicazione costante di emollienti si dimostra utile perché la corretta idratazione porta ad un reale risparmio di cortisonici topici e ad un miglioramento della sensazione di prurito avvertita. Sta al dermatologo consigliare l'emolliente più adatto al singolo paziente in funzione del decorso della sua dermatite atopica. Il concetto che forse è più difficile da spiegare è quello che la cute dell'atopico è secca e perde acqua anche in assenza di lesioni visibili e che, quindi, la pelle dell'atopico deve essere idratata costantemente con gli emollienti più adatti sia che non si veda alcuna alterazione (mancanza di segni obiettivi) sia che soggettivamente il paziente si senta bene (mancanza di qualsiasi sintomatologia). I lavori recenti sulla scuola dell'atopia nei vari paesi hanno infatti unanimemente confermato che la terapia emolliente deve essere considerata la base di ogni trattamento, indipendentemente dal tipo di dermatite atopica e dall'età del paziente. Inoltre alcuni lavori hanno dimostrato che l'educazione della Scuola dell'atopia porta ad una diminuzione dell'uso di farmaci contemporaneamente all'incremento dell'uso degli emollienti (Fig. 5).

Ma il dato più interessante è quello che correla il miglioramento della dermatite atopica con l'uso costante degli emollienti in relazione simmetrica (Fig. 6)!

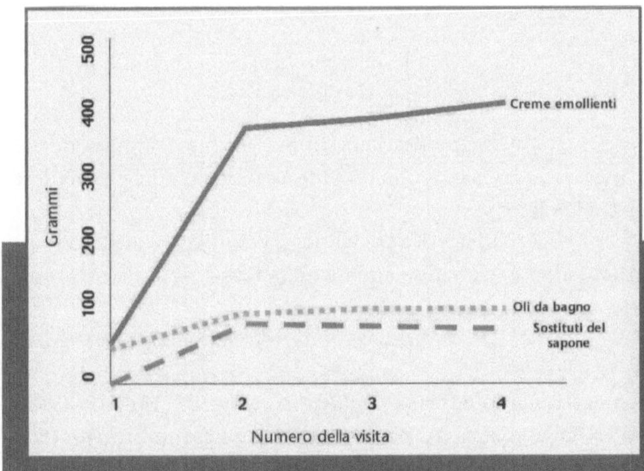

Figura 5.

Quantità in grammi di emollienti, oli da bagno e sostituti del sapone usati sui bambini con dermatite atopica per settimana riferiti ad ogni visita (modificata da Cork MJ et al., 2003)

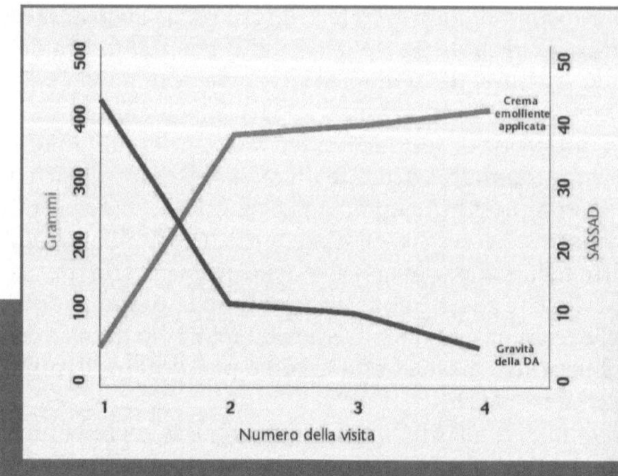

Figura 6.

Rapporto tra consumo di emollienti e decorso della dermatite atopica misurata mediante il sistema SASSAD (modificata da Cork MJ et al., 2003)

In conclusione, l'impiego degli emollienti nella giusta quantità (che in genere è molto maggiore di quella impiegata usualmente) deve essere percepito ed attuato come una pratica indispensabile nella gestione quotidiana della dermatite atopica e non come un *optional* da impiegare al bisogno quando il sintomo di secchezza comincia a manifestarsi soggettivamente o oggettivamente. L'applicazione di un emolliente, nella primissima fase dell'insorgenza dei sintomi può ancora essere benefica riducendo l'arrivo nella cute di stimolazioni o di sostanze nocive e può riuscire pertanto a "recuperare" la situazione in senso favorevole. Di contro l'applicazione degli emollienti nelle fasi di acuzie della dermatite atopica non solo non è benefica ma è, in genere, controindicata e quindi non è da consigliare. Pertanto l'impiego degli emollienti nella gestione della dermatite atopica ha una sola controindicazione che è quella di usarli nel momento sbagliato ma soprattutto di non usarli quotidianamente e in quantità sufficiente.

Letture consigliate

- Chamlin SL, Kao J, Frieden IJ et al (2002) Ceramide-dominant barrier repair lipids alleviate childhood atopic dermatitis: changes in barrier function provide a sensitive indicator of disease activity. J Am Acad Dermatol 47:198-208
- Cork, MJ, Britton J, Butler L et al (2003) Comparison of parent knowledge, therapy utilization and severity of atopic eczema before and after explanation and demonstration of topical therapies by a specialist dermatology nurse. Br J Dermatol 149:582-589
- Ghali FE (2005) Improved clinical outcomes with moisturization in dermatologic disease. Cutis 76(6 Suppl):13-18
- Gill S (2006) An overview of atopic eczema in children: a significant disease. Br J Nurs 15:494-499
- Giordano-Labadie F, Cambazard F, Guillet G et al (2006) Evaluation of a new moisturizer (Exomega milk) in children with atopic dermatitis. J Dermatolog Treat 17:78-81

- Hagstromer L, Kuzmina N, Lapins J et al (2006) Biophysical assessment of atopic dermatitis skin and effects of a moisturizer. Clin Exp Dermatol 31:272-277
- Lebwohl M, Herrmann LG (2005) Impaired skin barrier function in dermatologic disease and repair with moisturization. Cutis 76(6 Suppl):7-12
- Loden M (2003) Role of topical emollients and moisturizers in the treatment of dry skin barrier. disorders. Am J Clin Dermatol 4:771-788
- Long CC, Mills CM, Finlay AY (1998) A practical guide to topical therapy in children. Br J Dermatol 138:293-296
- Lucky AW, Leach AD, Laskarzewski P, Wenck H (1997) Use of an emollient as a steroid-sparing agent in the treatment of mild to moderate atopic dermatitis in children. Pediatr Dermatol 14:321-324
- Nicol NH (2005) Use of moisturizers in dermatologic disease: the role of healthcare providers in optimizing treatment outcomes. Cutis 76(6 Suppl):26-31
- Niemeier V, Kupfer J, Schill WB, Gieler U (2005) Atopic dermatitis - topical therapy: do patients apply much too little? J Dermatolog Treat 16:95-101
- Ursini F, Caputo R (eds) (2001) La vitamina E in dermatologia. CLEUP University Publisher

Dermatite atopica: fototerapia

G. Monfrecola, A. Balato

Introduzione

È a partire dall'osservazione degli effetti benefici dell'esposizione solare durante i mesi estivi sulle manifestazioni cliniche della dermatite atopica (DA) che ha preso avvio l'idea di utilizzare la fototerapia per trattare questa patologia. Forti impulsi in questa direzione sono venuti dalla parallela scoperta dell'efficacia dell'ultravioletto nel trattamento della psoriasi [1].

PUVA

Nel 1978 Fitzpatrick segnalò la risoluzione clinica dei segni della DA in 15 pazienti trattati con UVA previa somministrazione di 8-metossipsoralene (8-MOP) [2]. Tuttavia, dato che studi successivi hanno evidenziato la possibile esacerbazione del prurito e delle manifestazioni eczematose in alcuni pazienti atopici trattati con PUVA terapia orale e la frequenza di ricadute immediate alla cessazione del trattamento, l'impiego di questa metodica è stato ristretto a forme di malattia gravi e resistenti alle terapie tradizionali. I dati di Atherton (1993), riferiti al follow up (circa sei anni) di 53 bambini (età media 11,2 anni) con DA severa e non responsiva ad altri trattamenti, sottoposti a cicli di PUVA terapia orale (numero medio di trattamenti: 59 in due sedute settimanali, dose media cumulativa di UVA pari a 118 J/cm^2), evidenziano comunque periodi di remissione decisamente significativi e non inferiori a 37 settimane [3]. L'elevato numero di trattamenti richiesti per la guarigione e l'alta frequenza di ricadute, tuttavia, hanno incentrato gli studi sull'efficacia di altri regimi fototerapici.

UVB, UVB a banda stretta, UVA/B

Nel 1985 Falk [4] ottenne la risoluzione della malattia in gran parte di 52 pazienti trattati con UVB a banda larga (290-320 nm). Tre anni dopo, Jekler e Larko [5] condussero due interessanti studi su pazienti con DA. Nel primo 17 pazienti furono sottoposti all'irraggiamento con UVB su metà del corpo e un trattamento placebo (irraggiamento con luce visibile) sull'altra metà del corpo per 8 settimane, al termine dei quali il miglioramento del prurito e delle altre lesioni caratteristiche della DA erano apprezzabili solo nelle aree irradiate con UVB. Nel secondo studio 25 pazienti vennero trattati con l'80% della MED-UVB su un emilato del corpo ed il 40% di essa sull'altra metà per 8 settimane: i due dosaggi evidenziarono un'efficacia pressoché sovrapponibile.

Alla fine degli anni ottanta lo sviluppo di nuove unità di fototerapia capaci di emettere uno spettro ristretto e dunque più selettivo ha aperto nuove prospettive terapeutiche. George e collaboratori [6] trattarono 21 adulti con DA cronica severa 3 volte la settimana per 3 mesi con UVB a banda stretta (311±2 nm) associata ad un sistema di aria condizionata regolabile dal paziente stesso, allo scopo di evitare l'aumento della sudorazione e del prurito dovuti al calore emesso dalle lampade. Dopo 12 settimane di cura, nel 68% dei pazienti si registrava una riduzione nel grado di severità della malattia e nell'88% dei casi una netta diminuzione della necessità di utilizzare steroidi topici. A 24 settimane dalla fine della fototerapia 15 pazienti ne mostravano ancora i benefici effetti, mentre solo 6 erano in piena ricaduta.

Tra la fine degli anni ottanta e gli inizi degli anni novanta si passò a confrontare l'UVB e l'UVB a banda stretta (311 nm) con la terapia combinata UVA/B [7]. Jekler [8], preceduto da Falk e Midelfort [9], in uno studio comparato su adulti con DA ottenne la risoluzione o un considerevole miglioramento nel 90% dei pazienti trattati con UVA/B contro il 70% dei pazienti trattati con solo UVA o solo UVB. La compliance del paziente verso il trattamento combinato UVA/B è maggiore rispetto al solo UVB [10]. Inoltre, in un ulteriore studio comparato dello stesso autore, 25 pazienti ricevevano UVA e UVA/B rispettivamente sulle braccia e sulle gambe 5 giorni a settimana per 3 settimane. Il trattamento UVA/B dava un maggior numero di guarigioni ed un miglioramento delle lesioni cutanee tipiche della malattia rispetto alla monoterapia con UVA. Non si rilevavano modifiche significative a carico del prurito [11]. Complessivamente l'UVA/B sembra essere superiore alla monoterapia con UVB o UVA in quanto ad efficacia terapeutica ed è più adatto ai casi di DA lieve o moderata. Inoltre è più sicuro dal punto di vista della cancerogenesi e necessita di dosaggi inferiori [12]. Attualmente la terapia combinata UVA/B, come del resto la monoterapia con UVB a banda stretta (311 nm), è molto usata in associazione con steroidi topici nei casi di DA acuta e di DA severa cronica, al fine di aumentare l'effetto della terapia farmacologica e ridurne i tempi di impiego [13]. L'UVB a banda stretta (311 nm) è risultato efficace non solo nei casi con DA severa cronica ma anche nei pazienti con DA moderata [14] (Tabella 1).

Tabella 1. Alternative fototerapiche nelle forme di DA cronica moderata

Fototerapia in DA moderata cronica
UVB 311 nm
UVB
UVA/B
UVA
UVA 1 a medie dosi
Fotobalneoterapia

Tutto l'ultravioletto B è immunosoppressivo perchè blocca la funzione di presentazione dell'antigene da parte delle cellule di Langerhans e modifica la produzione di citochine da parte dei cheratinociti. Esso inoltre inibisce la produzione di superantigeni da parte dello stafilococco aureo, che frequentemente colonizza la cute dell'atopico peggiorandone il quadro clinico. In particolare, l'UVB a banda stretta è meno eritematogeno [15], produce effetti benefici a lungo termine, si accompagna a un basso numero di ricadute e consente un netto risparmio nell'uso dei cortisonici topici. Inoltre il rischio neoplastico è significativamente ridotto sia rispetto alla PUVA terapia che all'UVB a banda larga.

UVA, UVA 1 e UVA 1 *cold-light*

Nell'ultimo decennio si è data importanza ad uno specifico range dell'UVA, ovvero l'UVA 1 (340-400 nm), il quale è stato usato in svariati studi per il trattamento della DA, soprattutto nei casi di esacerbazione acuta della malattia. Esso risulta meno eritemigeno dell'UVA tradizionale, presenta una migliore maneggevolezza nei regimi di dosaggio somministrati e mostra un'efficacia significativamente superiore sia alla combinazione UVA/B che al trattamento intensivo con steroidi topici. Nel 1992 Krutmann ha confrontato 15 pazienti con DA in esacerbazione acuta trattati con alti dosaggi di UVA 1 (esposizione giornaliera: 130 J/cm^2) con un gruppo di controllo costituito da 10 pazienti con le stesse caratteristiche di malattia ma trattati con UVA/B. Il miglioramento clinico è stato significativo nei pazienti sottoposti a UVA1 ad alto dosaggio. Inoltre quest'ultimo ha ridotto gli elevati livelli serici di ECP (proteine cationiche eosinofile) presenti nei pazienti con DA, i quali sono considerati espressione dell'attività di malattia (riflettono infatti il grado di attivazione degli eosinofili). Tale effetto non si è invece riscontrato con il trattamento combinato UVA/B [16]. A partire dai risultati ottenuti, Krutmann ha ipotizzato che i meccanismi fotoimmunologici responsabili dell'efficacia terapeutica dell'UVA 1 ad alte dosi siano legati ad un effetto specifico esercitato sugli eosinofili e sulle cellule di Langerhans dell'epidermide il cui ruolo è cruciale nella patogenesi della DA [17].

Pur non essendo stato rilevato alcun effetto collaterale serio sugli uomini, studi condotti sugli animali hanno evidenziato un incremento considerevole del fotoinvecchiamento cutaneo (dovuto ad iperplasia delle fibre elastiche e all'aumento dei glicosaminoglicani) in seguito a trattamento a lungo termine con UVA 1 ad alto dosaggio. Inoltre, data la limitata esperienza con questa nuova modalità terapeutica, non è possibile per il momento escludere un probabile aumento del rischio di cancerogenesi cutanea. L'attenzione è stata dunque rivolta a valutare gli effetti di regimi a dosaggio inferiore. Nel 1995 Kowalzick e collaboratori hanno confrontato il trattamento con basse dosi di UVA 1 (10 J/cm^2) ed il trattamento con medie dosi (50 J/cm^2) in 2 gruppi di 11 pazienti ciascuno, affetti da DA severa. Gli esiti terapeutici dopo 15 trattamenti risultavano significativamente differenti e decisamente migliori nei soggetti che avevano ricevuto dosaggi medi. In questi ultimi si riscontrava una marcata riduzione dei livelli serici di ECP [18]. Abeck e Schmidt hanno valutato l'efficacia a lungo termine dell'irradiazione con UVA 1 a dosaggio medio su 32 pazienti con DA in fase acuta. Dopo 3 settimane di trattamento con 50 J/cm^2 per un totale di 15 sedute, l'effetto benefico sulle manifestazioni cliniche risultava molto importante, ma a 3 mesi dalla sospensione della cura tutti i pazienti mostravano una ricaduta [19]. Tzaneva e Seeber hanno comparato l'efficacia dell'UVA 1 a dosaggio medio con UVA 1 ad alte dosi in uno studio condotto su 10 adulti con DA severa generalizzata, ottenendo, a carico dei due regimi impiegati, risultati sovrapponibili [20].

Von Kobyletzki ha testato una nuova metodica fototerapeutica, l'UVA 1 *cold-light* a dosaggio medio, prodotta da un'unità di irraggiamento con filtri speciali in grado di emettere ultravioletto UVA 1 "freddo", evitando l'aumento di temperatura responsabile dello sviluppo di sudorazione e prurito e del peggioramento delle lesioni infiammatorie in corso di trattamento. Questa tecnica si è mostrata più vantaggiosa sia dell'UVA/B che dell'UVA 1 tradizionale nella DA severa [21].

Complessivamente, dunque, l'UVA 1 in dosi medie risulta preferibile nel trattamento dei pazienti con DA moderata o grave, anche se la sua interruzione implica una ripresa dei sintomi dopo 1-3 mesi dalla sospensione della cura [18] (Tabella 2). L'UVA 1 *cold -light* è meglio tollerato, mentre l'UVA 1 ad alte dosi viene riservato alle forme di DA severa in fase acuta, in virtù della sua maggiore capacità immunomodulante [17] (Tabella 3).

Tabella 2. Alternative fototerapiche nelle forme di DA cronica severa

Fototerapia in DA grave cronica
PUVA
UVA 1 ad alte e medie dosi
UVA 1 cold-light
UVB 311nm
UVA/B
Fotoferesi
Fotobalneoterapia TOMESA

Tabella 3. Alternative fototerapiche nelle esacerbazioni acute di DA severa

Fototerapia in DA severa acuta
PUVA
Fotoferesi
UVA 1 ad alte dosi
UVA/B

Esso ha un'efficacia considerata equivalente all'uso dei glucocorticoidi topici. Alla fine degli anni novanta, Krutmann ha condotto uno studio retrospettivo per caratterizzare i soggetti con DA acuta che erano risultati non responsivi alla terapia con UVA 1 ad alte dosi. I 20 pazienti esaminati mostravano un alto punteggio di malattia, elevati livelli serici di IgE totali ed IgE specifiche, una notevole densità di co-

Ionizzazione cutanea ad opera di stafilococco aureo e una frequente crescita intestinale di *Candida albicans*. In questi malati l'associazione di antibiotici o di antimicotici specifici al trattamento con UVA l ad alte dosi consentiva una buona risposta terapeutica [22]. L'attenzione dei dermatologi si è rivolta negli ultimi anni a due nuovi approcci fototerapeutici che possono rappresentare il futuro del trattamento della DA: la balneofototerapia e la fotoferesi extracorporea.

Balneofototerapia

La balneofototerapia consiste nell'applicazione, contemporanea o sequenziale, di bagni in una soluzione salina a concentrazione predeterminata e di irraggiamento con UVA/B. Dittmar e collaboratori hanno confrontato l'efficacia della balneofototerapia UVA/B con quella della monofototerapia con UVA o UVB in pazienti con DA subacuta. Il trattamento con bagni contenenti il 3%-5% di sale sintetico PSORISAL seguito dalla immediata irradiazione con UVA/B dopo 20 sedute ha prodotto una significativa riduzione delle manifestazioni cliniche della malattia, al contrario di quanto osservato in seguito a trattamento con la sola monofototerapia UVA o UVB. Inoltre la dose cumulativa di UVB con la fotobalneoterapia è stata di appena 0,9 J/cm² utilizzati con il solo UVB. L'assenza di effetti collaterali e la miglior tollerabilità rendono questa nuova metodica un'utile alternativa terapeutica nella DA subacuta [23] (Tabella 1).

Particolarmente indicata nelle forme lichenificate della DA è la fotobalneoterapia TOMESA (Tabella 2) (acronimo di Totes Meer-Mar Morto- e Salz -sale-) adottata in Germania e nella Repubblica Ceca ormai da qualche anno. Essa ricrea il microclima presente sulle coste del Mar Morto: in questa area geografica, localizzata a 400 metri sotto il livello del mare, vi è un rapporto tra raggi UVA e UVB spostato nella banda di questi ultimi insieme a una salinità molto elevata, fattori che favoriscono il rapido miglioramento di diverse dermatosi croniche, tra cui la DA. La TOMESA utilizza una vasca da bagno con 250 litri di acqua a temperatura di 36°C dove sono disciolti sali ricchi di magnesio alla concentrazione del 3%. Tale vasca è dotata di un tettuccio mobile, che consente un miglior ingresso al paziente, al quale sono connesse 5 lampade Philips TL-01 che emettono UVB a banda stretta (311 nm) e di un sistema di ricircolazione e di filtrazione dell'acqua che assicura l'igiene del paziente. Durante ogni seduta il paziente si immerge nella vasca e contemporaneamente viene irradiato con UVB per 2-30 minuti a seconda del fototipo a cui appartiene. Questo tipo di procedimento è stato utilizzato da Patrone e Stinco su 10 pazienti con DA di età compresa tra i 17 e i 40 anni [24]. Un paziente ha sospeso la terapia per il graduale peggioramento della malattia che rendeva poco tollerabile l'entrata nell'acqua salata, mentre gli altri 9, dopo 30 sedute, hanno presentato un miglioramento medio della DA del 46,9 %. La sensazione di bruciore è stata riferita come effetto collaterale, benché rapidamente risoltosi in 4 casi. Due pazienti alla fine dello studio erano peraltro peggiorati: si trattava in entrambi i casi di DA di lunga data, a elevata componente infiammatoria e già variamente trattati.

Complessivamente tutti i pazienti hanno mostrato gradimento per il trattamento, sia perché non sono stati utilizzati farmaci, sia perché l'ingresso nella vasca rende piacevole la terapia. Inoltre l'immediata diminuzione del prurito ne migliora già da subito la qualità di vita, Il risultato terapeutico può essere spiegato sia dall'azione sinergica della soluzione salina che favorisce una maggiore penetrazione degli UV nella cute e svolge un'azione antinfiammatoria con gli ioni magnesio, sia dall'azione dei raggi UV sul DNA delle cellule della cute, sulla sintesi della vitamina D3 e sul sistema immunitario. Il trattamento è controindicato in soggetti con tumori cutanei, fotodermatosi e soluzioni di continuo della cute. Infatti, in presenza di queste ultime nell'ambito di una DA in fase infiammatoria acuta, sarebbe necessario un pretrattamento locale, in quanto il bagno in soluzione salina può ingenerare notevole bruciore. Inoltre, nella prospettiva di trattamenti reiterati e di lunga durata, va preso in considerazione il fotoinvecchiamento cutaneo come effetto indesiderato. Nonostante ciò il metodo TOMESA rappresenta una interessante e valida alternativa al trattamento corticosteroideo in forme di DA severa cronica e merita ulteriori approfondimenti.

Fotoferesi

La fotoferesi extracorporea utilizza l'irradiazione con UVA per arricchire i linfociti in presenza di 8-metossipsoralene come substrato fotoattivabile. È stata impiegata con risultati molto positivi in svariati disordini immunomediati, per cui si è pensato di utilizzarla nel trattamento della DA. Tre pazienti con una malattia severa e una lunga storia di infiammazione cutanea atopica, resistenti ai comuni regimi terapeutici, sono stati sottoposti a fotoferesi extracorporea da Prinz e collaboratori [25]. Miglioramenti clinici marcati sono stati riscontrati nelle lesioni cutanee di tutti e tre i pazienti. Il decentramento dell'attività infiammatoria locale è divenuto evidente alla fine del secondo ciclo di fotoferesi. In 2 pazienti le lesioni cutanee sono virtualmente scomparse dopo il quinto ciclo di trattamento mentre nel terzo si è avuto un sostanziale miglioramento del prurito e dell'eritema. La remissione clinica è stabile sotto terapia di mantenimento adeguato, con intervalli prolungati tra le sedute di fotoferesi. L'efficacia terapeutica è riflessa da una marcata riduzione dei livelli serici di IgE in tutti e tre i pazienti, mentre la concentrazione sierica di IgG, IgM e IgA come pure il profilo di circolazione linfocitaria resta essenzialmente immutato. Nessun segno clinico di immunosoppressione o altri severi effetti avversi risultano evidenti. Questo studio dunque prospetta una interferenza della fotoferesi extracorporea con la patogenesi della DA, indicandola come modalità di trattamento per le forme severe. Nel 1998 Richter e collaboratori [26] hanno ottenuto risultati analoghi trattando con fotoferesi tre soggetti con DA severa cronica resistente sia alla terapia medica che alla fototerapia standard. Nel 1992 Prinz [27] ha avviato uno studio atto a determinare efficacia e sicurezza della fotoferesi extracorporea a lungo termine (*long term ECP*) nella cura della DA severa: 14 pazienti sono stati sottoposti a trattamento a intervalli di 2 settimane. Di essi, 4 hanno mostrato una completa remissione clinica e 5 una riduzione dell'infiammazione cutanea di almeno il 75 %. In un paziente l'attività di disturbo si è ridotta di oltre il 50%, mentre gli altri 4 si sono ritirati dallo studio per mancata risposta. Non ci sono evidenze cliniche di immunosoppressione o di altri effetti collaterali. Ne deriva che la *long term ECP* potrebbe avere effetti benefici significativi nel decorso della DA e potrebbe anche essere considerata come una modalità di trattamento in pazienti con DA severa e refrattaria (Tabelle 2, 3).

Fototerapia e infanzia

Anche l'infanzia e l'adolescenza possono usufruire degli effetti benefici della fototerapia. In numerosi studi sono riportati i successi terapeutici dell'UVB 311nm in bambini con DA moderata e/o severa [28-30]. Sono stati proposti modelli di lampade ad emissione di UVB a banda stretta corredati di aria condizionata per mitigare il prurito e il bruciore, sintomi spesso avvertiti dai piccoli pazienti [31]. Alternativa altrettanto valida in queste forme di DA è rappresentata dalla fototerapia con UVA/B [32]. Le forme acute, invece, sono meglio responsive alla PUVA terapia o all'UVA 1 [17], anche se vanno utilizzate in casi selezionati per la presenza di effetti collaterali [33, 34] (Tabella 4).

Tabella 4. Alternative fototerapiche nelle forme di DA croniche e acute dell'infanzia e dell'adolescenza

Fototerapia in DA dell'infanzia e adolescenza

DA cronica	DA acuta
UVB 311nm	PUVA (casi selezionati)
UVA/B	UVA 1 (casi selezionati)

Conclusioni

Gli studi effettuati sull'impiego della fototerapia nel trattamento della DA dimostrano chiaramente come essa rappresenti un'efficace metodica terapeutica e soprattutto una valida alternativa all'uso dei corticosteroidi. Nella Tabella 5 sono illustrati i regimi terapeutici delle diverse metodiche fototerapiche in uso nella DA. Condizione indispensabile all'impiego della fototerapia è che il paziente da trattare non sia fotosensibile.

Tabella 5. Regimi di trattamento della DA con le diverse metodiche fototerapiche

	UVB	UVB 311nm	UVA/B	UVA1 (medie dosi)	PUVA
Dose iniziale	70% MED	70% MED	2-2,5 J/cm^2 + 70%MED	50-60 J/cm^2	1-4 J/cm^2
Frequenza	3 sedute/ settimana	3 sedute/ settimana	3 sedute/ settimana	5 sedute/ settimana	3 sedute/ settimana
Incrementi	20% a seduta	20% a seduta	20% a seduta	no incrementi	20% a seduta
Durata	8-20 settimane	12 settimane	8 settimane	3 settimane	8 settimane

Candidate ideali risultano:
* le forme di DA grave o moderata in fase di esacerbazione;
* le forme di DA grave e/o moderata croniche;
* le forme di DA resistenti alle terapie convenzionali.

La scelta dello specifico regime fototerapico da usare è fondamentalmente legata alla gravità della malattia, alle sedi anatomiche interessate e al fototipo del paziente. Visti i numerosi successi clinici ottenuti con tale metodo curativo, si auspicano ulteriori approfondimenti in materia, tanto più che la fototerapia si sta rivelando un prezioso strumento di conoscenza dei processi patogenetici alla base della DA.

Bibliografia

1. Oddole L, Tèmime P (1967) L'association "Meladinine" per os et rayons U.V. dans le traitement du psoriasis. Bull Soc Fr Dermatol Syphiligr 74:609-610
2. Morison WL, Parrish J, Fitzpatrick TB (1978) Oral psoralen photochemotherapy of atopic eczema. Br J Dermatol 98:25-30
3. Sheenan MP, Atherton DJ, Norris P (1993) Oral psoralen photochemotherapy in severe childhood atopic eczema: an update. Br J Dermatol 29:431-436
4. Falk Es (1985) UV light therapies in atopic dermatitis. Photodermatol 2:241-246
5. Jekler J, Larko O (1988) UVB phototherapy of atopic dermatitis. Br J Dermatol 119:697-705
6. George SA, Bisland DJ, Johnson BE et al (1993) Narrowband (TL-01) UVB air-conditioned-phototherapy for chronic severe adult atopic dermatitis. Br J Dermatol 128:49-5
7. Jekler J (1992) Phototherapy of atopic dermatitis with ultraviolet radiation. Acta Dermatol Venereol Suppl (Stockh) 171:1-37
8. Jekler J, Larko O (1990) The effect of UV radiation with peaks at 300 nm and 350 nm in the treatment of atopic dermatitis. Photodermatol Photoimmunol Photomed 7:169-172
9. Midelfart K, Stenvold SE, Volgen G (1985) Combined UVB and UVA phototherapy of atopic eczema. Dermatologica 171:169-172
10. Jekler J, Larko O (1990) Combined UVA -UVB versus UVB phototherapy of AD: a paired-comparison study. J Am Acad Dermatol 22:49-53
11. Jekler J, Larko O (1991) Phototherapy for AD with UVA, low-dose UVB and combined UVA and UVB; two paired-comparison studies. Photodermatol Photoimmunol Photomed 8:151-156
12. Larko O (1996) Phototherapy of eczema. Photodermatol Photoimmunol Photomed 12:91-94
13. Krutmann J, Schopf E (1991) New aspect of UV therapy of atopic dermatitis. Hautarzt 42:284-288
14. Grundmann-Kollmann M, Behrens S, Podda M (1999) Phototherapy for atopic eczema with narrow band UVB. J Am Acad Dermatol 40:995-997
15. Brehler R, Hildebrand A, Luger TA (1997) Recent developments in the treatment of atopic eczema. J Am Acad Dermatol 36:983-984
16. Krutmann J, Czech W, Diepgen T (1992) High-dose UVA 1 therapy in the treatment of patients with AD. J Am Acad Dermatol 26:225-230
17. Krutmann J, Schopf E (1992) High-dose UVA 1 phototherapy: a novel and highly effective approach for the treatment of acute exacerbation of AD. Acta Dermatol Venerol Suppl (Stockh) 176:120-122
18. Kowalzich L, Kleinheinz A, Weichenthal M et al (1995) Low-dose versus medium-dose UVA 1 treatment in severe atopic eczema. Acta Derm Venereol 175:43-45

19. Abeck D, Schmidt A, Fesq H et al (2000) Long-term efficacy of medium-dose UVA 1 phototherapy in AD. J Am Acad Dermatol 42:254-257
20. Tzaneva S, Seeber A, Schwaiger M et al (2001) High-dose versus medium-dose UVA 1 phototherapy for patients with severe generalized dermatitis. J Am Acad Dermatol 45:503-507
21. Von Kobyletzki G, Pieck C, Hoffmann K et al (1999) Medium-dose UVA 1 cold-light phototherapy in the treatment of severe AD. J Am Acad Dermatol 41:931-937
22. Schempp CM, Effinger T, Krutmann J et al (1997) Characterization of nonresponders in high-dosage UVA 1 therapy of acute exacerbated atopic dermatitis. Hautarzt 48:94-99
23. Dittmar HC, Pflieger D, Schempp CM et al (1999) Comparison of balneophototherapy and UVA/B monophototherapy in patients with subacute AD. Hautarzt 50:649-665
24. Patrone P, Stinco G (2000) Relazione finale: studio sulla efficacia e tollerabilità della fotobalneoterapia "TOMESA" nella DA. Dermatologia 1: 61-70
25. Prinz B, Nachbar F, Plewig G (1994) Treatment of severe AD with extracorporeal photopheresis. Arc Dermatol Res 287:48-52
26. Richter HI, Billmann-Eberwein C, Grewe M et al (1998) Successful monotherapy of severe and intractable AD by photopheresis. J Acad Dermatol 38:585-588
27. Prinz B, Michelsen S, Pfeiffer C et al (1999) Long-term application of extracorporeal photochemotherapy in severe atopic dermatitis. J Am Acad Dermatol 40:557-582
28. Tay YK, Morelli JG and Weston WL (1996) Experience with UVB phototherapy in children. Pediatr Dermatol 13:406-409
29. Scheinfeld NS, Tutrone WD, Weinberg JM et al (2003) Phototherapy of atopic dermatitis. Clin Dermatol 21:241-248
30. Krutmann J (2000) Phototherapy for atopic dermatitis. Clin Exp Dermatol 25:552-8
31. Collins P, Ferguson J (1995) Narrowband (TL-01) UVB air-conditioned phototherapy for atopic eczema in children. Br J Dermatol 133:653-667
32. Pasic A, Ceovic R, Lipozencic J et al (2003) Phototherapy in pediatric patients. Pediatr Dermatol 20:71-7
33. Atherton DJ, Carabott F, Glover MT et al (1988) The role of psoralen photochemotherapy (PUVA) in the treatment of severe atopic eczema in adolescents. Br J Dermatol 118:791-795
34. Sheehan MP, Atherton DJ, Norris P et al (1993) Oral psoralen photochemotherapy in severe childhood atopic eczema: an update. Br J Dermatol 129:431-436

Dermatite atopica: terapia termale

G. Zumiani

Introduzione

Le cure termali sono un insieme di presidi terapeutici basati sull'utilizzo di risorse naturali fruite nel loro stesso luogo di origine; di questo gruppo fanno parte i mezzi di cura definiti crenoterapici, cioè trattamenti con acqua termale (bagni, cura idropinica, inalazioni e areosol), con fanghi o altri peloidi e le grotte sudatorie [1].

Il termine crenoterapia deriva dal greco ("crenos" significa sorgente) e indica il complesso di mezzi terapeutici eseguiti con acque minerali e termali; queste acque sono soluzioni naturali la cui formazione (composizione chimica di ioni presenti, pH e temperatura) è strettamente connessa alle formazioni geologiche attraversate nel sottosuolo prima di arrivare in superficie.

Secondo la legislazione italiana sono considerate acque minerali quelle che vengono adoperate per le loro proprietà terapeutiche o igieniche speciali, sorgive e batteriologicamente pure.

La presenza di proprietà terapeutiche si radica da secoli nell'empirismo di una tradizione termale estremamente consolidata fin dall'antichità anche nel nostro paese. Tuttavia negli ultimi decenni si è cercato di valutare in modo più sistematico l'efficacia di questo gruppo di trattamenti con l'utilizzo di studi randomizzati caso-controllo e ancora più recentemente con lavori effettuati in vitro su colture cellulari incubate con acqua termale.

Classificazione delle acque termali

Per classificare le acque minerali viene di solito utilizzata la classificazione proposta da Marotta e Sica (1933) in base alle proprietà fisiche (temperatura alla sorgente), alla composizione chimica (residuo fisso e ioni presenti in quantità maggiore) e all'uso consentito (da bibita o da bagno), come illustrato nelle Tabelle 1 e 2.

Tabella 1. Classificazione delle acque minerali in base alle proprietà fisiche

Acqua minerale fredda	T minore di 20°C
Acqua minerale ipotermale	T compresa tra 20°C e 28°C
Acqua minerale termale	T compresa tra 28°C e 38°C
Acqua minerale ipertermale	T maggiore di 38°C

Tabella 2. Classificazione delle acque minerali in base alla composizione chimica

Acqua oligominerale	Residuo fisso a 180°C minore di 200 mg/l
Acqua mediominerale	Residuo fisso a 180°C tra 200 mg/l e 1000 mg/l
Acqua iperminerale	Residuo fisso maggiore di 1000 mg/l

Inoltre, in base alla specifica composizione ionica dell'acqua minerale (questa soluzione si origina col passaggio dell'acqua nel sottosuolo), si possono individuare diverse tipologie di acqua termale [1]:
- acque sulfuree: presentano almeno un grado solfidrometrico;
- acque iodiche: è presente lo iodio in quantità ponderale;
- acque bromiche: è presente il bromo in quantità ponderale;
- acque arsenicali: è presente arsenico in quantità ponderale;
- acque radioattive: è disciolto 1 milli-micro-Curie di radon in 1 litro di acqua;
- acque carboniche: presentano almeno 300 cc di CO_2 per litro.

Le acque di maggior interesse per il trattamento di patologie dermatologiche sono: le acque sulfuree, le acque salsobromoiodiche, le arsenicali-ferruginose e le oligominerali [2]; in particolare, tra queste ultime, le acque bicarbonato-calcio-magnesiache sono le più indicate per il trattamento delle patologie cutanee su base immunologica come la psoriasi, le dermatiti di tipo allergico e la dermatite atopica del bambino e dell'adulto.

La balneoterapia termale

La terapia termale (come balneoterapia e bibita) affonda le sue radici nella storia delle civiltà del mondo antico e si è perpetrata nei millenni pressoché inalterata cercando di darsi, dall'ottocento in avanti, una base scientifica più moderna e dei protocolli di cura uniformati.

Fino dal tempo dei Romani il luogo delle terme era soprattutto uno spazio lontano dal quotidiano affaccendarsi, dai "negotia", rappresentava una dimensione di cura e igiene della persona e nello stesso momento un luogo dedicato al cosiddetto "otium", dove ritrovare tranquillità e riposo. In questo senso le cose non sono cambiate di molto: ai giorni nostri la ricerca di momenti in cui rallentare il ritmo delle giornate, godere della bellezza della natura e del paesaggio, prendersi cura del proprio benessere fisico e della salute, è un'esigenza sempre più diffusa. Una stazione termale consente di sperimentare questo recupero di tempo per sé, immersi nella natura del parco e seguiti in ogni fase della cura da personale specializzato (bagnine, infermieri, medici); viene facilitata la presenza di relazioni di sostegno tra i curandi stessi, che si incontrano attraverso il confronto delle difficoltà e lo scambio di esperienze. Inoltre, quando sono i bambini a fare il ciclo curativo, i genitori possono cogliere l'occasione per investire di aspetti di gioco e di piacere il momento del bagno, come anche le eventuali medicazioni successive, in modo da reincorniciare il disagio connesso alla dermatite con un momento di relazione positiva con il proprio figlio.

Oltre a fruire di questi aspetti di tipo psicologico e relazionale, la cura termale si avvale delle proprietà terapeutiche legate alla specificità dell'acqua termale stessa, che per le patologie dermatologiche viene principalmente utilizzata sotto forma di balneoterapia.

Questa terapia può essere effettuata con immersioni in piscine termali oppure con dei bagni individuali in vasca [1]; in entrambi i casi è prevista una cura protratta per almeno 12-14 giorni, all'interno dei quali si svolgeranno un ciclo di 12-14 bagni, alla temperatura minima di 34°C e massima di 38°C, della durata variabile da 10 a 20 minuti ciascuno, a seconda della condizione di salute generale del paziente e della fase della patologia dermatologica per cui si effettua la crenoterapia [3]. In alcuni centri di cura con acque oligominerali si effettuano protocolli di terapia che prevedono anche due bagni termali (al massimo) nell'intera giornata, ma non tutti i giorni, in modo da completare un ciclo di 20 bagni nei 12-14 giorni previsti per la cura (sempre se lo stato di salute generale lo consente e la patologia dermatologica in atto è in una fase in cui il curando ne possa trarre beneficio) [4]. I bambini possono effettuare il ciclo di bagni termali a partire dall'ottavo mese di età e solamente se la dermatite in atto non è in fase acuta; con i più piccoli si inizia con bagni tiepidi e brevi (5-10 minuti) di cui si aumenta gradatamente il tempo (15-20 minuti), mantenendo il protocollo di un bagno al dì se sono bambini di età inferiore ad un anno.

Tecniche di balneoterapia più particolari sono previste per le acque arsenicali-ferruginose: nell'adulto si eseguono bagni a diluizioni elevate all'inizio, per aumentarne la concentrazione in modo progressivo e parallelamente si aumenta la durata del bagno (da 10 a 20 minuti); invece per i bambini trattati con queste acque il protocollo prevede che sia la diluizione elevata che i tempi ridotti (10 minuti) rimangano tali per tutto il periodo della cura [2].

Nel corso di un trattamento crenoterapico si riscontra di frequente l'insorgenza di una esacerbazione transitoria del quadro clinico (eritema, prurito) dopo 5-7 giorni dall'inizio della cura; questo fenomeno viene chiamato "reazione termale" e si osserva soprattutto nei casi in cui la malattia dermatologica non è stabilizzata ma da mesi presenta continue riacutizzazioni, mentre è meno riscontrata in pazienti con patologia cronicizzata caratterizzata da xerosi cutanea e lichenificazione. Non si conosce l'eziopatogenesi della "reazione termale", per cui questo rimane un dato unicamente basato sull'evidenza clinica che ci indica inoltre la sua spontanea risoluzione al termine della balneoterapia.

Sono *controindicazioni assolute* alla terapia termale: la presenza o l'insorgenza durante il trattamento di malattie esantematiche dell'infanzia, gli stati febbrili, la presenza di impetiginizzazione della dermatite atopica. In tali casi si sospende la cura fino alla completa risoluzione del quadro clinico [2]

Solitamente durante il periodo della balneoterapia non si utilizzano farmaci topici (a meno che non insorga una situazione per cui sono indicati e necessari), ma è consentito l'uso di una crema base da applicare dopo avere completato i trattamenti previsti per la giornata [4].

Per la cura della dermatite atopica il Sistema Sanitario Nazionale (secondo la normativa vigente) consente la prescrizione di un ciclo di dodici bagni termali all'anno nei centri termali accreditati per il trattamento di questa patologia.

Effetti immunologici delle acque oligominerali

Da tempo sono noti gli influssi benefici che le cure termali con acque oligominerali esercitano sul decorso clinico delle malattie dermatologiche a patogenesi immuno-allergica dell'età pediatrica e dell'adulto.

Da un'analisi retrospettiva della letteratura la crenoterapia con acque oligominerali, dotate di effetto decongestionante, cheratoplastico e decappante, in vivo è in grado di ridurre il grado di eritema, la desquamazione, il prurito e il bruciore migliorando il livello di idratazione cutanea [4-8].

Il decorso della dermatite atopica nella maggior parte dei casi (il 70% secondo uno studio caso-controllo effettuato a Comano [4]) è più favorevole, caratterizzato da notevoli miglioramenti della sintomatologia dopo ogni soggiorno termale, da recidive meno frequenti e meno gravi e, talora, da completa risoluzione del quadro clinico, con significative ripercussioni positive sulla qualità della vita del paziente atopico agendo a vantaggio della sfera emotiva.

I dati più significativi sono emersi da studi in vitro che hanno evidenziato la capacità delle acque bicarbonato-calcio-magnesiache di determinare una riduzione della anomala degranulazione dei basofili cutanei, di esercitare un effetto soppressivo sulla produzione di citochine da parte delle cellule di Langerhans e di intervenire sui meccanismi immunologici locali mediante modificazioni delle sottopopolazioni linfocitarie. L'esposizione alle acque termali, infatti, modificherebbe a livello delle aree cutanee coinvolte dal processo infiammatorio la produzione dermoepidermica di svariate citochine, modulando negativamente l'attivazione delle sottopopolazioni linfocitarie T coinvolte nell'induzione e nel mantenimento delle lesioni eczematose. È stato inoltre dimostrato che le acque oligominerali (Avène in Francia, Comano in Italia) sono in grado di prevenire l'attivazione delle mastcellule, di accrescere la fluidità delle membrane cellulari e di ridurre in cheratinociti umani trasformati (linee SVK14 e HaCat) l'espressione del tumor necrosis factor-α (TNF-α), dell'interleuchina-1α (IL-1) e dell'interleuchina-4 (IL-4) [5, 6].È segnalato infine come l'acqua termale oligominerale sia in grado di determinare un significativo incremento della concentrazione intracellulare di calcio nei cheratinociti umani, che ne favorisce la proliferazione cellulare e la differenziazione [7].

La terapia termale può pertanto ritenersi una valida alternativa terapeutica nella gestione della dermatite atopica ed un efficace supporto alle terapie farmacologiche convenzionali .

Bibliografia

1. Lotti T, Gersetich I (1996) Le basi della dermocosmetologia termale. In: Manuale di dermocosmetologia medica. Raffaello Cortina Editore, Milano, pp 751-753
2. Messina B, Grossi F (1986) Cure termali in dermatologia. In: Elementi di idrologia medica. Società Editrice Universo, Roma, pp 301-307
3. Ghersetich I, Freedman D, Lotti T (2000) Balneology today. JEADV 14: 346-348
4. Zumiani G, Zanoni M, Agostani G (2000) Valutazione dell'efficacia dell'acqua della fonte ter-

male di Comano versus acqua di acquedotto nella cura delle dermatiti eczematose. G Ital Dermatol Venereol 135:18-23
5. Guerrero D (1998) A scientific approach to the treatment of atopic dermatitis at Avène-les-Bains. Presse thermale et climatique. 135; 1: 7-12
6. Chiarini A, Dal Pra I, Pacchiana R et al (2006) Comano's thermal water interferes with the expression and secretion of vascular endothelial growth factor-A protein isoforms by cultured human psoriatic keratinocytes: a potential mechanism of its anti-psoriatic action. Int J Molecular Medicine 18: 17-25
7. Bordat P (2005) Influence de l'eau termale d'Avène sur la mobilisation du calcium intracellulaire kératinocytaire. Ann Dermatol Venerel 135: 6S7-6S11
8. Tasin L, Galbiati G, Urbani F et al (1987) La crenoterapia con acqua oligometallica nella dermatite atopica. Chron Dermatol (XVIII) 6:1063-1068

Dermatite atopica: terapie integrative

A. Patrizi, G. Ricci, M. Medri, I. Neri

Numerose sono le misure così dette "adiuvanti" e le terapie che si possono considerare integrative o complementari/alternative per i pazienti con dermatite atopica (DA). Tutto ciò è oggetto di questo capitolo in cui argomenti così diversi verranno suddivisi in gruppi il più possibile omogenei ed alcuni saranno poi trattati più approfonditamente ed altri accennati (Tabella 1).

Tabella 1. Principali terapie integrative nella DA

Misure adiuvanti

Misure ambientali
- Clima e vacanze
- Acqua
- Ambiente domestico

Abbigliamento ed igiene personale

Integratori

Acidi grassi essenziali

Probiotici e prebiotici

Altri integratori

Terapie complementari e/o alternative

Omeopatia

Fitoterapia e gemmoterapia

Fiori di Bach

Erbe cinesi

Oligoterapia

Sali di Schuessler

Aromaterapia

Massaggio

Pranoterapia

Shiatsu

Agopressione, agopuntura

Riflessologia

Misure "adiuvanti"

Consideriamo in senso ampio misure "adiuvanti" alla terapia locale e generale della DA tutte le misure in grado di diminuire od eliminare i così detti fattori di esacerbazione/aggravamento della malattia. Tali fattori sono in parte noti e concordemente riportati in tutte le *Consensus Conferences* sulla DA, in parte riferiti dai pazienti come stimolanti episodi di "flare" o di scatenamento/riacutizzazione del prurito.

Misure ambientali

Clima e vacanze

Siamo tutti d'accordo nell'affermare che nei nostri climi la DA migliora in estate ed in particolare al mare, va segnalato tuttavia come tra i fattori di aggravamento riportati da Williams et al. [1] e Langan et al. [2] ci sono l'alta temperatura e l'umidità, quindi l'estate segna per alcuni pazienti un periodo di peggioramento. Il miglioramento estivo al mare appare legato in parte alla fotoesposizione (trattata nel capitolo precedente), in parte alla possibilità di fare bagni. Tuttavia questi due fattori hanno un effetto terapeutico solo a determinate latitudini, come per esempio quelle del mare Mediterraneo e non di altri mari come l'Atlantico settentrionale [3]. Questo fa presupporre che l'influenza del clima sulla DA sia assai più complessa di quanto ritenuto e che nell'induzione del miglioramento siano coinvolti altri fattori non del tutto conosciuti, non ultimo l'aspetto psicologico e l'allontanamento dall'ambiente domestico durante una vacanza.

Acqua

Numerose linee guida suggeriscono l'uso di addolcenti per l'acqua poiché studi effettuati in Inghilterra [4] e più recentemente in Giappone [5] hanno dimostrato come il contatto con acque dure possa aggravare la DA.

Ambiente domestico

Le misure sull'ambiente domestico comprendono sia misure preventive da attuare durante la gravidanza o nell'ambiente in cui vivono bambini con familiarità per atopia al fine di prevenirne l'insorgenza, sia misure da applicare quando nel bambino la DA si è già manifestata. Queste ultime avrebbero lo scopo di migliorare il quadro clinico cutaneo e di evitare la sensibilizzazione alle polveri domestiche che possono costituire un fattore di rischio per lo sviluppo e/o lo scatenamento di atopia respiratoria. La sensibilizzazione si realizza nei confronti degli allergeni degli acari della polvere domestica, che vengono definiti con termine anglosassone "house dust mites" (HDM). È opportuno ricordare che gli acari degli ambienti domestici crescono in modo ottimale con una temperatura che si aggira attorno ai 25°C ed un'umidità relativa del 75%. L'umidità ambientale è determinante in quanto gli acari assorbono l'acqua di cui necessitano direttamente dal vapore acqueo e sotto al 55% di umidità relativa difficilmente riescono a sopravvivere. Gli acari hanno, inoltre, difficoltà a sopravvivere ad altitudini elevate (1500-2000 m). Pertanto gli ambienti chiusi, umidi e senza aerazione costituiscono l'ambiente ideale per la loro crescita. Gli HDM nei nostri climi sono prevalentemente due dermatofagoidi: *D. pteronyssinus* e *D. farinae*. Gli allergeni derivati dai dermatofagoidi (feci, detriti del corpo cellulare) sono diversi e ad oggi ne sono stati identificati almeno 12. Tra questi i due più frequenti sono quelli del gruppo 1: Der p 1 e Der f 1. Si calcola che la concentrazione di acaro nella polvere considerata come soglia per la sensibilizzazione sia di 2 µg di Der p 1/g di polvere, mentre una concentrazione superiore ai 10 µg di Der p 1/g di polvere costituirebbe il livello soglia per scatenare e/o esacerbare sintomi respiratori e probabilmente cutanei, anche se osservazioni dirette significative non sono state riportate. Inoltre gli allergeni del gruppo 1 essendo delle proteasi hanno capacità enzimatiche per cui possono ulteriormente aggravare le lesioni sia della mucosa respiratoria che della cute, facilitando ulteriormente la penetrazione di allergeni. Da ciò deriva l'importanza di adottare misure di profilassi ambientale, specie nella camera e nel letto dove dorme il bambino con DA. La maggioranza degli studi suggeriscono che la camera del bambino debba essere poco umida e non eccessivamente riscaldata. Il controllo delle polveri domestiche può essere attuato sia a livello del letto che di tutta la casa. Per il letto vengono utilizzati rivestimenti appropriati di materassi e cuscini tramite tessuti che impediscono la fuoriuscita degli allergeni dell'acaro, ma conservano capacità traspirante e/o sostanze con potere acaricida. Nella casa si può attuare una drastica riduzione dell'uso di tendaggi e arredi imbottiti specie nella camera del paziente, l'eliminazione di giocattoli tipo pelouches, l'uso costante di aspiratori con alto potere filtrante e di prodotti acaricidi. Tutte tali misure si sono dimostrate indubbiamente significativamente efficaci nel ridurre il livello della polvere ambientale specie dell'allergene Der p 1, tuttavia la loro efficacia nel controllo della DA ha dato risultati non univoci. Dopo l'interessante studio in doppio cieco di Tan et al. pubblicato su Lancet nel 1996 [6] in cui in un gruppo di adulti e bambini affetti da DA con *skin prick test* positivi (non necessariamente contro gli acari della polvere), si era osservato un marcato miglioramento della dermatite dopo un intensivo programma di eradicazione ambientale della polvere, numerosi altri studi sono stati condotti sia su pazienti adulti che in età pediatrica affetti da DA con risultati contrastanti [7-10]. Uno studio, che mostra l'efficacia di misure di profilassi ambientale sulle manifestazioni cliniche in bambini con DA è stato condotto anche dal nostro gruppo [8]. L'uso dei rivestimenti di materassi e cuscini si è dimostrata la misura più efficace e più facilmente applicabile per ridurre i livelli di HDM antigens, mentre non vi è accordo in letteratura sull'efficacia in tal senso degli acaricidi e "allergen denaturants" [6, 9, 10]. In un recente studio condotto su 1669 bambini [11] relativo all'associazione di Der p1 e Der f 1 con DA e patologie atopiche respiratorie (asma, *wheezing, sneezing attacks*, febbre da fieno) queste ultime sono risultate positivamente associate alla concentrazione sia di Der p 1 che di Der f 1 mentre la prevalenza di rush cutanei pruriginosi (*current or longer lasting itchy skin rash*) era fortemente e significativamente correlata solo con l'esposizione a Der f 1 rispetto a Der p 1. La severità dell'eczema era correlata negativamente a Der p 1 e positivamente a Der f 1, ma senza significatività. Una diagnosi di eczema atopico al momento della visita era positivamente associata a Der f 1 soltanto, ma senza significatività. Alla luce dei risultati di questo studio bisogna considerare che gli effetti dell'esposizione alla polvere di casa sull'eczema e sulle allergie sono probabilmente indotti dagli effetti specifici di differenti specie di acari.

Tutte le consensus conferences sono d'accordo sull'effetto negativo per gli atopici del fumo di sigaretta così come di ogni altro inquinante ambientale. Pareri contrastanti, viceversa, si hanno sulla presenza di animali domestici (cani e gatti).

Sovente sottovalutata è la possibile azione irritante che, talora, svolge il contatto con erba, sabbia e terriccio, sulla delicata cute atopica soprattutto nei bambini tra i 2 e i 5 anni. Questo può portare ad un notevole aggravamento del quadro in seguito a soggiorni in campagna con conseguente maggior contatto con irritanti esogeni ambientali presenti nei giardini.

Appare infine ovvio, sebbene per lo più non considerato, che l'ingresso nella casa di un bimbo con DA di soggetti i cui indumenti sono stati a contatto con allergeni ambientali, specie epiteli animali, trasporta all'interno allergeni nei confronti dei quali il paziente può presentare sensibilizzazione così come vanno considerati gli altri ambienti che il bambino frequenta [12, 13]: ne consegue che le misure di profilassi ambientale, se ben attuate, devono tener conto anche di questi fattori.

Abbigliamento ed igiene personale

Per quanto riguarda l'igiene personale del paziente questo argomento, peraltro tuttora abbastanza discusso, è già stato trattato nel capitolo relativo alla terapia locale di cui fa parte integrante. Ci soffermeremo pertanto brevemente sulle modalità dei bagni, mentre verrà trattato più ampiamente il problema relativo all'abbigliamento. Mentre vi è consenso sulla modalità di esecuzione della detersione del bambino atopico, vi sono pareri contrastanti circa la frequenza dei bagni. A nostro parere tale frequenza deve essere stabilita in base all'età, alla stagione, all'eventuale fase di "flare" ed alla disponibilità del piccolo paziente a collaborare. Quest'ultima va ottenuta segnalando ai genitori che, se la cute è erosa o irritata, il primo impatto con l'acqua causa spesso una fastidiosa sensazione di bruciore che va a diminuire con il miglioramento della dermatite. In genere la collaborazione del bambino si ottiene solo da genitori motivati. In un lavoro recente viene sottolineata l'importanza di aumentare la frequenza dei bagni nella fase di riaccensione della DA e di mantenere un bagno quotidiano in fase di remissione [14].

È nota da tempo, e costituisce uno dei criteri diagnostici minori di Hanifin e Rajka, l'azione irritante del contatto della cute del soggetto atopico con la lana. Essa si può manifestare anche molto precocemente, ed esempio tipico è il lattante che gratta furiosamente la fronte quando indossa una cuffietta in lana, oppure può comparire più tardivamente anche in età adulta. L'intolleranza alla lana non è esclusiva dei pazienti con DA, ma è sovente riferita anche da atopici respiratori, senza anamnesi e segni clinici di DA e/o da soggetti senza alcun quadro atopico, talora familiari dei bambini con DA. È su questa base che sta scomparendo l'uso di indumenti intimi in lana, sostituita dal cotone, come pure si è avuta la commercializzazione di indumenti intimi così detti "lana-cotone". In un recente articolo, che analizza i principali fattori in grado di esacerbare l'eczema, il 40% dei pazienti con DA hanno riportato il contatto con la lana come situazione di aggravamento ed esso, insieme al sudore dopo sforzo (41,8%) ed all'alta temperatura (39,1%), rappresenta uno dei tre più frequenti esacerbanti la DA [1]. I tessuti rivestono, pertanto, una notevole importanza nel migliorare la qualità di vita dei soggetti con DA e vi è consenso nel suggerire di evitare tessuti irritanti, come la lana [15, 16]. Le fibre di lana sono costituite principalmente da cheratina, una proteina che come tale può andare incontro a biodeterioramento sia a causa di batteri che di funghi. Questi ultimi in particolare *Microsporum, Aspergillus* e *Penicillium* sembrano i maggiori responsabili del biodegradamento. L'intensità del prurito indotto dalle fibre di lana è correlato anche con il tipo di fibre: quelle grezze, con diametro di 36 μm, sono più irritanti nei soggetti atopici rispetto a quelle più sottili con diametro di 20 μm [15]. Anche le fibre sintetiche presentano caratteristiche che poco si adattano alla pelle dell'atopico.

I tessuti più adatti per la cute atopica devono essere morbidi, soffici e facilitare la traspirazione. Il cotone è il tessuto più comunemente utilizzato a questo scopo nei bambini con DA per via di caratteristiche fisiche importanti: resistenza alle pieghe, buona conducibilità del calore, eccellente assorbimento della umidità, buona biodegradabilità [16]. Tuttavia anche gli indumenti in cotone, specie se non opportunamente lavati, possono rimanere ruvidi ed essere irritanti [17]. Per migliorarne la morbidezza le fibre di cotone possono essere rivestite con resine acriliche [16]. Inoltre non è raro il riscontro di eczema a livello delle cuciture degli abiti e/o delle etichette per cui si consiglia di mettere gli indumenti intimi a rovescio e di togliere le etichette, così come di evitare rifiniture in pizzo nella biancheria, perché spesso irritanti. L'uso degli ammorbidenti, al fine di rendere più morbidi e meno irritanti gli indumenti, sarebbe da consigliare nei bambini con DA [18], mentre non vi sono dati sull'efficacia degli antisettici aggiunti al lavaggio. Alcuni produttori (es. Envicon in Italia, Lohmann in Germania) hanno ideato vestiti specificamente per i bambini con DA usando tessuti di cotone particolarmente soffici e confezionati con accorgimenti particolari [16] (Fig. 1).

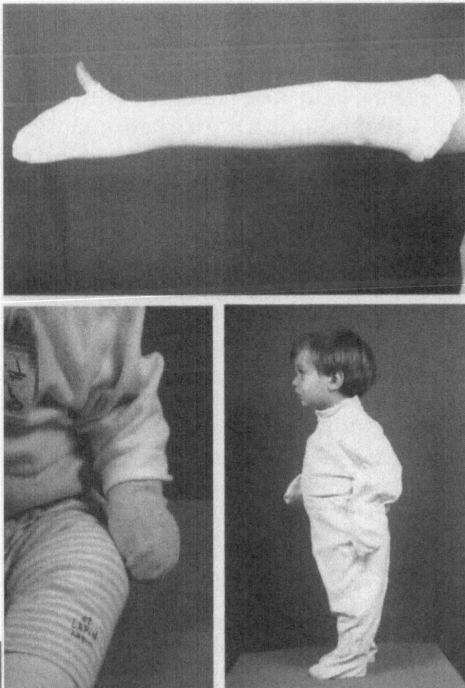

Figura 1.

Copertura delle lesioni con tessuti di cotone in bambini con DA

Sono infine stati immessi in commercio altri tessuti costruiti in modo da conservare le capacità di morbidezza, ma anche di avere capacità antibatteriche per contrastare le frequenti sovrainfezioni da stafilococco. Si segnalano in particolare due tessuti: uno è costituito da fibre con intrecciati filamenti di argento (Padycare textile) di cui è nota l'attività antibatterica [19]. Un altro tessuto è invece costituito da fibre di seta (Microair Dermasilk) cui è legato un composto dell'ammonio quaternario (Aegis AEM 5772/5) anch'esso con proprietà antibatteriche [20].

Integratori

Raggruppiamo sotto questa denominazione tutto ciò che può essere aggiunto alla dieta del bambino atopico compresi i pro- e prebiotici.

Acidi grassi essenziali

Gli acidi grassi essenziali (AGE) o (*polyunsaturated fatty acids*, PUFA) comprendono no gli omega 6 (acido linoleico) e gli omega 3 (acido α-linolenico). Nell'organismo tali sostanze vengono trasformate in metaboliti poliinsaturi a lunga catena ed in altri metaboliti tutti coinvolti nel mantenimento della funzione di barriera della cute e nel metabolismo degli eicosanoidi (prostaglandine, trombossano, leucotrieni). Alcuni studi hanno evidenziato nella DA una ridotta attività dell'enzima $\Delta 6$ desaturasi con ridotta conversione dell'acido linoleico in γ-linoleico [21]. Tale alterazione determina una ridotta sintesi di prostaglandine di tipo 1 (PGE1) e di acido eicosatetranoico che hanno nella cute un'azione antinfiammatoria. Mentre a livello topico l'efficacia degli AGE non è stata dimostrata, in letteratura, i numerosi studi effettuati sulla supplementazione per os offrono risultati contraddittori sul controllo del prurito e della secchezza cutanea nei soggetti con DA [22]. È stata determinata la quantità di acidi grassi polinsaturi a lunga catena nel latte materno di soggetti a rischio di allergia: si è osservato un aumento di acidi poli-insaturi associato con eczema non-atopico ma non con atopia o eczema atopico [23]. Una recente meta-analisi svolta su 34 pubblicazioni di trials controllati sulla supplementazione orale di AGE in pazienti affetti da DA non ha dimostrato effetti rilevanti sulla severità della DA [24].

Probiotici e prebiotici

I probiotici sono definiti come micro-organismi vitali che hanno effetto benefico sulla salute dell'organismo ospite in quanto ne migliorano l'equilibrio intestinale. Essi favoriscono lo sviluppo dell'immunità Th1, la sintesi di TGFα e la produzione di IgA secretorie. La loro colonizzazione intestinale, inoltre, favorisce lo sviluppo di una tolleranza immunologica in particolare agli allergeni di origine alimentare. Da studi che valutano l'efficacia della loro somministrazione orale nei soggetti con DA, pur con molte incertezze su quali tipi di probiotico usare, epoca di inizio e durata del trattamento, si evince che i probiotici sembrano essere promettenti nel trattamento della DA [25]. Inoltre, in uno studio recente condotto in doppio-cieco su bambini di età compresa tra 2 e 12 anni viene confrontata la risposta alla somministrazione di soli prebiotici e di simbiotici cioè dell'associazione di probiotici (*Lactobacillus rhamnosus*) e prebiotici [26]. Questi ultimi sono sostanze non digeribili che apportano benefici all'organismo ospite in quanto stimolano selettivamente la crescita e l'attività di alcuni ceppi batterici che fanno parte della flora intestinale. I risultati dimostrano che sia i prebiotici da soli che i simbiotici sono ben tollerati e promuovono un miglioramento delle manifestazioni cliniche della DA. Si deve tuttavia precisare che in tale studio erano associati anche trattamenti topici con semplici emollienti e in caso di riaccensione dell'eczema anche con cortisonici e tacrolimus.

Altri integratori

Negli anni '90 sono stati eseguiti studi sulla supplementazione orale di zinco [27] e di Piridoxina [28] che hanno rilevato la loro inefficacia nel modificare il decorso della DA. Tuttavia di recente è stato riproposta l'assunzione di zinco in associazione ad acidi grassi (omega 3 e 6) e vitamine in 19 pazienti affetti da DA moderata e severa [29].

Terapie complementari e/o alternative

Con l'espressione medicina alternativa si indicano comunemente tutte le terapie non conformi alla medicina scientifica occidentale. In senso restrittivo, l'espressione si pone in contrapposizione a quella di medicina ufficiale, a differenza della medicina complementare che spesso affianca le cure tradizionali. L'insieme dei due gruppi di discipline, spesso difficili da definire nei loro confini, è indicato dalle autorità sanitarie come medicine non convenzionali.

L'Unione Europea ne fa una classificazione nel seguente modo: medicina convenzionale (accademica, euro-americana, ufficiale, dotta, ecc.) e medicine non convenzionali che comprendono sia le medicine complementari alla medicina convenzionale che le medicine alternative alla medicina convenzionale. Vi è un interesse crescente per le medicine complementari e alternative per la cura della DA per l'insoddisfazione verso i trattamenti convenzionali e la frustrazione per la cronicità della patologia [30]. Ricordiamo che esistono rimedi non convenzionali per il trattamento di numerose altre patologie dermatologiche oltre la DA tra le quali la fototossicità, la psoriasi e l'alopecia areata [31] e che la maggior parte di questi prodotti si può acquistare senza prescrizione. Recentemente da parte della FNOM-CeO, tramite un comitato permanente di consenso e coordinamento, sono stati istituiti criteri nazionali per regolamentare la posizione dei medici che si occupano di medicine non convenzionali dato l'elevato interesse che esse suscitano nella popolazione [32]. Elenchiamo di seguito alcuni esempi di terapie non convenzionali utilizzate nella DA.

Omeopatia

La medicina omeopatica concepisce la malattia come evento interessante sia la sfera organica che psichica, pertanto la guarigione si ottiene ristabilendo l'integrità psicofisica del soggetto [33]. La DA lieve-moderata già da anni viene talora trattata con l'omeopatia ed i prodotti in commercio sono numerosi e vengono accuratamente scelti di volta in volta dopo una visita medica ed un colloquio atti ad evidenziare gli aspetti psicologici del paziente. Ciò è reso necessario dal fatto che, oltre al controllo delle manifestazioni cliniche, con i presidi omeopatici si cerca di controllare il terreno predisponente alla malattia. I rimedi omeopatici che si possono impiegare sono numerosi e vengono variamente utilizzati a seconda delle caratteristiche cliniche dell'eczema e dei diversi "terreni" dei pazienti secondo la classificazione omeopatica, per cui si usano prodotti diversi per le lesioni secche (fase eritematosa o desquamante) e per le lesioni umide (fase vescicolosa ed essudativa). I principi attivi in altissime diluizioni sono assunti per lo più in forma di tubi-dose settimanali o di granuli (da 3 a 5) da sciogliere sotto la lingua 2 volte al giorno. Il numero di granuli può diminuire se i sintomi migliorano. A questa terapia sistemica si può associare una terapia topica a base di creme omeopatiche da applicare 1-2 volte al giorno, con o senza bendaggio occlusivo. In commercio esistono inoltre anche i cosiddetti "composé", prodotti topici in gocce e pomate composti da una o più sostanze omeopatiche. Una recente review sull'argomento afferma che, sebbene sembri esserci un'elevata soddisfazione del paziente, non sono presenti dati significativi sull'effettivo miglioramento del quadro clinico [34]. Tale risultato conferma il parere espresso dalla scuola statunitense nel 2004 [10].

Fitoterapia e gemmoterapia

Per fitoterapia si intende l'utilizzo di piante o loro parti o estratti a scopo terapeutico. Una branca di essa è la gemmoterapia, che utilizza gemme fresche, giovani germogli, porzioni interne di radici e fusti. I rimedi gemmoterapici sono estratti di alcool e glicerina e favoriscono i processi di purificazione e disintossicazione dell'organismo [35]. Nella fitoterapia si preferisce utilizzare la pianta quanto più possibile integra (succhi, estratti idroalcolici, tisane, ecc.), piuttosto che le forme estrattive perché si ritiene che l'azione della pianta sia dovuta al suo estratto totale (fitocomplesso) che risulta essere superiore all'attività delle varie molecole considerate singolarmente. I prodotti fitoterapici sono disponibili in capsule o compresse che ne semplificano l'uso, o sotto forma di tintura madre o macerati glicerici. È possibile anche applicare localmente delle bende imbevute di infusi. Possono essere strumenti complementari alla farmacologia tradizionale o all'omeopatia.

Fiori di Bach

La floriterapia è basata sulla potenza curativa dei fiori ed è una forma di terapia di origine antica riscoperta e codificata da Bach. Nella floriterapia non importa quale sia il sintomo che si presenta, ma come l'individuo si rapporta al sintomo per cui i fiori di Bach vengono scelti in base al profilo psicologico. I rimedi sono 38, suddivisi in sette gruppi, o "famiglie", a secondo del tipo di disagio di fondo. La tecnica di preparazione è basata sulla macerazione dei fiori in acqua e sull'utilizzo di alcool (brandy) per stabilizzare la miscela di cui si assumono di norma 4 gocce sotto la lingua, almeno 4 volte al giorno. Esistono delle formulazioni per uso topico: creme, gel, soluzioni idroalcoliche, olii, cataplasmi. Come veicoli di solito vengono utilizzati crema base, gel di aloe vera, preparato di acqua e cognac, olio extravergine di oliva. Di norma viene aggiunta 1 goccia di essenza ogni 10 ml di crema per un massimo di 7 fiori [36].

Erbe cinesi

La medicina tradizionale cinese è una medicina alternativa che utilizza rimedi sia sistemici che topici ed è utilizzata nel trattamento di numerose malattie dermatologiche tra cui la DA e la psoriasi [37]. La terapia tradizionale con erbe cinesi (TCHT, Traditional Chinese Erbal Therapy) si è dimostrata attiva in corso di DA, con azione sia sintomatica che immunomodulante [34]. Le formule normalmente più usate nella TCHT comprendono da 8 a 12 piante, variamente combinate, utilizzate bis in diem sotto forma di decotti da 100 ml [38]. Soprattutto in età pediatrica, si è registrato un indice di abbandono molto elevato di tale terapia, dovuto in parte a mancanza di risposta, in parte alla scadente palatabilità ed alla difficoltà di preparazione del decotto. Bisogna ricordare che sono stati riportati diversi effetti collaterali tra i quali: sensibilizzazione, tossicità epatica e danni renali [10, 39, 40].

Oligoterapia
L'oligoterapia impiega oligoelementi ed altri elementi minerali in particolare manganese, fosforo, rame, zolfo, zinco variamente associati tra loro attraverso 3 modalità principali: catalitica, nutrizionale e farmacologia. Gli stessi oligoelementi in forma di fiale o spray da assumere per via sublinguale vengono utilizzati sia nella DA che nell'asma allergico che nella rinocongiuntivite allergica. Si può associare all'omeopatia o alla farmacologia [34].

Sali di Schuessler
Sono 12 sali triturati finemente, diluiti e dinamizzati attraverso una serie di passaggi che vengono somministrati sotto forma di compresse. I sali di Schuessler non devono essere deglutiti, ma assunti sotto la lingua come i prodotti omeopatici a quali possono servire da veicolo. Si ritiene che la somministrazione dei sali di Schuessler riequilibri la concentrazione dei sali minerali nelle cellule che si riduce durante la malattia. Si possono associare alla farmacologia ufficiale.

Aromaterapia
L'aromaterapia è una terapia complementare che si basa principalmente sull'utilizzo di oli essenziali ricavati per distillazione o spremitura da piante particolarmente ricche di sostanze aromatiche. Gli oli essenziali possono essere impiegati attraverso l'ingestione (in rari casi), i gargarismi, la fumigazione, la vaporizzazione, i massaggi, gli impacchi, ecc. [35].

Massaggio
Sono state proposte tecniche di rilassamento per il controllo del circolo vizioso prurito, grattamento, nuove lesioni, e avanzati consigli per risolvere i problemi del sonno nel primo anno di vita. Particolare interesse è stato attribuito all'insegnamento delle tecniche di massaggio secondo l'"International Association of Infant Massage" adattate ai bambini affetti da DA [41]. Il massaggio infatti causa un rilassamento del bambino attraverso una diminuzione del prurito ed una piacevole sensazione tattile. In recenti studi si è dimostrata l'efficacia di tale pratica non solo nella riduzione dell'ansia ma anche dello SCORAD [42]. Nel 2000 è stato pubblicato uno studio che non ha evidenziato una sostanziale differenza tra i bambini affetti da DA massaggiati con oli essenziali rispetto a quelli massaggiati senza oli essenziali. Il miglioramento clinico ottenuto in entrambi i casi sembra dovuto al massaggio stesso piuttosto che all'uso di oli essenziali [43].

Shiatsu, agopressione, agopuntura

Lo shiatsu, tecnica manuale basata sulle pressioni portate con i pollici, i palmi delle mani, i gomiti e, in alcuni stili con nocche, ginocchia e piedi si distingue (e questo è il motivo per cui non è corretto definirlo massaggio) per la staticità della pressione portata, che entra perpendicolarmente alla superficie del corpo trattata; le pressioni entrano in profondità senza scivolare sulla pelle stimolando le capacità di autoguarigione dell'organismo. L'agopressione o digitopressione è l'agopuntura praticata senza l'ausilio di aghi. L'agopuntura considera il corpo umano come un insieme che coinvolge numerosi "sistemi funzionali". La malattia viene interpretata come la perdita dell'omeostasi tra i vari sistemi funzionali, ed il trattamento della stessa viene tentato modificando l'attività di uno o più di questi sistemi mediante l'azione degli aghi, della pressione, del calore, ecc. nei punti di agopuntura. I punti classici di agopuntura sono 365, tuttavia molte altre decine di punti sono ormai di uso comune e spesso localizzati in aree specifiche, tanto da aver determinato la nascita di settori dell'agopuntura con denominazione relativa all'area corporea nella quale viene praticata (auricolopuntura per l'orecchio, rinopuntura per il naso, faciopuntura per il volto, manopuntura per la mano, craniopuntura per il cranio). L'infissione degli aghi, che non superano generalmente il numero di 10 o 12 per seduta, deve essere eseguita con tecniche e tempi diversificati a seconda del tipo di reazione che si vuole ottenere. In genere gli aghi vengono infissi in superficie, con movimento rotatorio rapido e protratto e il loro periodo di trattenimento è almeno di circa 20 minuti. La stimolazione proveniente dall'esterno (attraverso aghi o con il semplice massaggio o con calore) del punto di agopuntura determina alterazione nel flusso energetico del meridiano con il quale è direttamente in comunicazione. L'uso dell'agopuntura nella DA sembra aver dato risultati preliminari incoraggianti [10].

Pranoterapia

Tra le tante teorie messe a punto sulla pranoterapia, la più accettabile e diffusa tra i suoi appassionati cultori è senza dubbio quella bioelettromagnetica, secondo cui il guaritore è una persona dotata di un campo elettromagnetico vitale più potente della norma, che riesce ad influenzare il corrispettivo del paziente, ottenendo in esso modificazioni significative.

Riflessologia

Per riflessologia si intende la stimolazione dei punti riflessi su cui si proietterebbe un determinato organo collocato anatomicamente lontano da tale punto. Agendo su questi punti si avrebbe possibilità di condizionare positivamente l'organo corrispondente; le aree più comunemente usate in questa terapia sono i piedi (riflessologia plantare), le mani (riflessologia palmare), l'orecchio (riflessologia auricolare). Queste zone presentano una "mappa" di aree di riflesso che corrispondono ad ogni singola parte del corpo umano. La stimolazione di queste aree consente di alleviare i disturbi delle corrispondenti regioni del corpo ed è un valido supporto al trattamento di fondo. La stimolazione delle aree di riflesso auricolari può essere effettuata mediante l'applicazione locale di sferette metalliche o di particolari semi, mantenuti in loco da un apposito cerotto.

Bibliografia

1. Williams JR, Burr ML, Williams HC (2004) Factors influencing atopic dermatitis -a questionnaire survey of schoolchildren's perceptions. Br J Dermatol 150:1154-1161
2. Langan SM, Bourke JF, Silcocks P, Williams HC (2006) An exploratory prospective observational study of environmental factors exacerbating atopic eczema in children. Br J Dermatol 154:979-980
3. Turner MA, Devlin J, David TJ (1991) Holidays and atopic eczema. Arch Dis Child 66:212-215
4. Mc Nally NJ, Williams HC, Phillips DR et al (1998) Atopic eczema and domestic water hardness. Lancet 352:527-531
5. Miyake Y, Yokoyama T, Yura A et al (2004) Ecological association of water hardness with prevalence of childhood atopic dermatitis in a Japanese urban area. Environ Res 94:33-37
6. Tan BB, Weald D, Strickland I, Friedmann PS (1996) Double-blind controlled trial of effect of house dust-mite allergen avoidance on atopic dermatitis. Lancet 347:15-18
7. Oosting AJ, de Bruin Weller MS, Terrehorst I et al (2002) Effect of mattress encasings on atopic dermatitis outcome measures in a double-blind, placebo-controlled study: the Dutch mite avoidance study. J Allergy Clin Immunol 110:500-506
8. Ricci G, Patrizi A, Specchia F et al (2000) Effect of house dust mite avoidance measures in children with atopic dermatitis. Br J Dermatol 143:379-384
9. Akdis CA, Akdis M, Bieber T et al (2006) European Academy of Allergology; Clinical Immunology/American Academy of Allergy, Asthma and Immunology/PRACTALL Consensus Group. Diagnosis and treatment of atopic dermatitis in children and adults: European Academy of Allergology and Clinical Immunology/American Academy of Allergy, Asthma and Immunology/PRACTALL Consensus Report. Allergy 61:969-987
10. Hanifin JM, Cooper KD, Ho VC et al (2004) Guidelines of care for atopic dermatitis, developed in accordance with the American Academy of Dermatology (AAD)/American Academy of Dermatology Association "Administrative Regulations for Evidence-Based Clinical Practice Guidelines". J Am Acad Dermatol 50:391-404
11. Kramer U, Lemmen C, Bartusel E et al (2006) Current eczema in children is related to Der f 1 exposure but not to Der p 1 exposure. Br J Dermatol 154:99-105
12. Instanes C, Hetland G, Berntsen S et al (2005) Allergens and endotoxin in settled dust from day-care centers and schools in Oslo, Norway. Indoor Air 15:356-362
13. Tranter DC (2005) Indoor allergens in settled school dust: a review of findings and significant factors. Clin Exp Allergy 35:126-136
14. Boguniewicz M, Schmid-Grendelmeier P, Leung DY (2006) Atopic dermatitis. J Allergy Clin Immunol 118:40-43
15. Bendsoe N, Bjornberg A, Asnes H (1987) Itching from wool fibres in atopic dermatitis. Contact Dermatitis 17:21-22
16. Ricci G, Patrizi A, Bellini F, Medri M (2006) Use of textiles in atopic dermatitis: care of atopic dermatitis. Curr Probl Dermatol 33:127-143
17. Kiriyama T, Sugiura H, Uehara M (2003) Residual washing detergent in cotton clothes: a factor of winter deterioration of dry skin in atopic dermatitis. J Dermatol 30:708-712
18. Hermanns JF, Goffin V, Arrese JE et al (2001) Beneficial effects of softened fabrics on atopic skin. Dermatology 202:167-170
19. Haug S, Roll A, Schmid-Grendelmeier P et al (2006) Coated textiles in the treatment of atopic dermatitis. Curr Probl Dermatol 33:144-151

20. Ricci G, Patrizi A, Bendandi B et al (2004) Clinical effectiveness of a silk fabric in the treatment of atopic dermatitis. Br J Dermatol 150:127-131
21. Horrobin DF (1993) Fatty acid metabolism in health and disease: the role of delta-6-desaturase. Am J Clin Nutr 57(5 Suppl):732S-736S; discussion 736S-737S
22. Bamford JT, Gibson RW, Renier CM (1985) Atopic eczema unresponsive to evening primrose oil (linoleic and gamma-linolenic acids). J Am Acad Dermatol 13:959-965
23. Oddy WH, Pal S, Kusel MM et al (2006) Atopy, eczema and breast milk fatty acids in a high-risk cohort of children followed from birth to 5 yr. Pediatr Allergy Immunol 17:4-10
24. Van Gool CJAW, Zeegers MPA, Thijs C (2004) Oral essential fatty acid supplementation in atopic dermatitis - a meta-analysis of placebo-controlled trials. Br J Dermatol 150:728-740
25. Isolauri E, Arvola T, Sutas Y et al (2000) Probiotics in the management of atopic eczema. Clin Exp Allergy 30:1604-1610
26. Passeron T, Lacour JP, Fontas E, Ortonne JP (2006) Prebiotics and symbiotics: two promising approaches for the treatment of atopic dermatitis in children above 2 years. Allergy 61:431-437
27. Ewing CI, Gibbs AC, Asheroft E, David TJ (1991) Failure of oral zinc supplementation in atopic eczema. Eur J Clin Nutr 45:507-510
28. Mabin DC, Hollis S, Lockwood J, David TJ (1995) Pyridoxine in atopic dermatitis. Br J Dermatol 133:764-767
29. Eriksen BB, Kare DL (2006) Open trial of supplements of omega 3 and 6 fatty acids, vitamins and minerals in atopic dermatitis. J Dermatolog Treat 17:82-85
30. Simpson EL, Basco M, Hanifin J (2003) A cross-sectional survey of complementary and alternative medicine use in patients with atopic dermatitis. Am J Contact Dermat 214:144-147
31. Levin C, Maibach H (2002) Exploration of "alternative" and "natural" drugs in dermatology. Arch Dermatol 138:251-253
32. Roberti P (2006) Comitato permanente di consenso e coordinamento per le medicine non convenzionali in Italia. Bollettino notiziario a cura dell'Ordine provinciale dei medici chirurghi e degli odontoiatri di Bologna 37:12
33. Boralevi F (2005) What additional measures should be recommended in atopic dermatitis in children? Ann Dermatol Venereol 132:1S79-1S85
34. Bardazzi F, Medri M, Varotti E, Savoia S (2003) Terapie alternative. In: Lotti T (ed) La dermatite atopica. Nuovi concetti e nuove terapie. UTET Scienze Mediche, Torino, pp 168-176
35. Di Massimo S, Di Massimo M (2005) Planta medica. Le erbe officinali tra scienza e tradizione. I quaderni dell'ambiente. 19:24-34
36. Orozco R (2003) Manuale per l'applicazione locale dei fiori di Bach. Edizioni centro di benessere psicofisico, Rivarolo Canavese (To), pp 137-153
37. Koo J, Desai R (2003) Traditional chinese medicine in dermatology. Dermatol Ther 16:98-105
38. De-hui S, Xiufen R, Wang N (2000) Dermatologia in MTC. Casa Editrice Ambrosiana, Milano, pp 60-64
39. Huang TK, Tao WM (1989) Allergic and toxic drug reactions of Chinese patent medicine. Chin Tradit Patent Med 11:22–23
40. Wang LX, Lu LZ (1992) Analysis of 162 reported cases of side effects of Chinese materia medica. J Beijing Clin Pharmacy 5:50-55
41. Field T (2005) Massage therapy for skin conditions in young children. Dermatol Clin 22:717-721
42. Schachner L, Field T, Hernandez-Reif M et al (1998) Atopic dermatitis symptoms decreased in children following massage therapy. Pediatr Dermatol 15:390-395
43. Anderson C, Lis-Balchin M, Kirk-Smith M (2000) Evaluation of massage with essential oils on childhood atopic eczema. Phytother Res 14:452-456

Farmacoeconomia

L. Scalone, S. de Portu, L. Mantovani

Introduzione

Negli ultimi decenni si è assistito, in Italia ed in altri paesi sviluppati, ad una crescita della spesa sanitaria incompatibile con la crescita del prodotto interno lordo. Le cause che hanno determinato questa tendenza possono essere attribuibili ad almeno quattro fattori principali:

- il progressivo invecchiamento demografico e quindi l'aumento della popolazione anziana, che è anche quella che maggiormente richiede assistenza sanitaria. Si pensi che in Italia si è passati, dagli anni '80 agli inizi del 2000, da circa il 17% al 25% di popolazione con età superiore a 60 anni (censimenti ISTAT);
- l'aumento dell'incidenza e della prevalenza di malattie croniche che, seppure spesso non incompatibili con la vita, coinvolgono i pazienti e spesso i familiari anche per molti anni (come nel caso di alcuni tipi di cancro, malattie cardiovascolari, demenze), con conseguenze importanti non solo sul benessere di chi ne è coinvolto ma anche sull'assorbimento delle risorse;
- l'introduzione di nuove tecnologie di prevenzione, diagnosi e cura delle malattie, generalmente più efficaci, ma anche più costose, almeno nel breve periodo;
- la crescita delle aspettative della popolazione, aspetto che può essere visto in un certo senso come conseguenza dell'interazione dei primi 3 punti, ma anche come causa di un'ulteriore incremento del consumo delle risorse.

Questi sono i principali elementi che contribuiscono ad aumentare la disparità esistente tra l'aumento dei bisogni, o quanto meno della domanda di interventi sanitari, e la disponibilità delle risorse, che per definizione sono scarse e, nel caso specifico, non sono sufficienti a finanziare tutti gli interventi sanitari [1]. L'incremento di questa disparità ha occupato ed occupa un ruolo fondamentale nella ricerca finalizzata ad un impiego più efficiente di queste risorse. Esistono in generale due possibili approcci mirati ad affrontare questa incompatibilità tra il bisogno (o la domanda) di interventi e la disponibilità delle risorse necessarie per finanziare questi interventi: questi approcci sono conosciuti con il nome di razionamento e di razionalizzazione. Il razionamento è un concetto monodimensionale, in quanto tiene conto solo dell'aspetto "costo"; il concetto di razionalizzazione è di tipo bidimensionale, in quanto tiene conto non solo dei "costi" ma anche degli "effetti", con l'obiettivo di massimizzare l'utilità (efficacia, salute, benessere) derivante dall'impiego delle risorse disponibili che, in quanto scarse, sono applicabili ad usi alternativi, ossia non sono sufficienti a finanziare tutti gli interventi sanitari.

La razionalizzazione delle risorse avviene mediante la conduzione di scelte, le quali, affinché siano razionali, necessitano di informazioni circa le conseguenze legate ai possibili impieghi alternativi delle risorse disponibili.

Valutazioni economiche in sanità: la farmacoeconomia

Le valutazioni economiche condotte in settori come quello sanitario, dove l'utilità pubblica occupa un ruolo di primo ordine, hanno il ruolo di informare chi è deputato ad operare delle scelte circa l'impiego delle risorse disponibili sugli effetti e sui costi derivanti dall'impiego di un determinato intervento terapeutico (ad esempio un intervento chirurgico) rispetto ad un altro (un altro intervento chirurgico).

In particolare, si parla di *farmacoeconomia* intendendo quel metodo di analisi con il quale effetti e costi di interventi terapeutici alternativi, di cui almeno uno di tipo farmacologico, vengono messi a confronto. Questa definizione sottolinea e anticipa alcuni elementi chiave della farmacoeconomia, che verranno di seguito chiariti in dettaglio. Successivamente verranno descritte le tecniche di analisi che possono essere adottate per la conduzione di valutazioni farmacoeconomiche.

Alternative da paragonare

L'obiettivo di razionalizzare l'uso delle risorse richiede che gli effetti ed i costi di un programma vengano confrontati con gli effetti ed i costi di un altro/altri programma/i, al fine di verificare quale sia il più efficiente. Va ricordato che, perché si tratti di una valutazione farmacoeconomica, almeno una delle alternative deve essere farmacologica. Le terapie con cui il trattamento farmacologico viene confrontato possono essere a loro volta farmacologiche oppure non farmacologiche, purché esse abbiano un profilo clinico ben definito e siano significative sotto il profilo terapeutico (più usate e/o più efficaci), effettivamente disponibili e coerenti con il disegno dello studio.

Effetti e costi

Una volta identificate le alternative da paragonare la fase successiva consiste nell'individuare, misurare e quantificare, ove ne sia il caso, effetti e costi. Gli effetti ed i costi dei trattamenti analizzati possono essere distinti in 3 principali categorie: diretti, indiretti ed intangibili.

Effetti e costi diretti

Gli effetti ed i costi diretti sono direttamente imputabili alla malattia ed alla sua gestione. In particolare tra i costi diretti si possono annoverare quelli per il trattamento farmacologico, quelli delle ospedalizzazioni, delle terapie riabilitative, le spese per le visite mediche, ecc. Una ulteriore classificazione può essere fatta tra costi *sanitari* e costi *non sanitari*: i primi sono di carattere prettamente sanitario, come ad esempio il costo dei farmaci, le visite mediche, i costi della terapia riabilitativa; i secondi, invece, sono sempre direttamente imputabili all'intervento in esame, ma tuttavia non sono di carattere sanitario, come ad esempio i costi di trasporto del paziente, o i costi per l'assistenza domiciliare. Occorre tuttavia specificare che la distinzione tra costi sanitari e non sanitari può non essere sempre chiara. Ad esempio, il costo per l'assistenza domiciliare può essere di tipo sanitario o non sanitario: se fornita da un infermiere specializzato che si reca dal paziente per l'assunzione della terapia o per praticare una terapia riabilitativa, questa voce di costo può essere identificata come di tipo sanitario; se l'assistenza è invece mirata a fornire un aiuto nello svolgimento di attività quotidiane (ad esempio lavarsi, vestirsi, fare la spesa), per motivi di invalidità causata dalla malattia, sarebbe più opportuno classificarla come costo diretto non sanitario, in quanto non ha peculiarità di natura sanitaria.

Gli effetti diretti sono a loro volta quelli che si possono attribuire direttamente alla gestione (cura) di una determinata malattia. Essi possono essere misurati in termini di: variazioni di parametri clinici, come il livello di colesterolo nel plasma o la pressione arteriosa, diminuzione della probabilità che si verifichino determinati eventi indesiderati, quali il rischio di infarto o di altri accidenti cerebrovascolari, oppure conseguenze cosiddette finali, quali la mortalità (vite salvate) o l'aspettativa di vita in anni (quantità di vita).

Effetti e costi indiretti

Per effetti e costi indiretti si intende generalmente ciò che è legato alla capacità produttiva dei soggetti coinvolti, la cui perdita (nel caso di costi) o il guadagno (nel caso degli effetti) sono causati dalla malattia e/o dall'intervento praticato. La misurazione e la quantificazione di questa tipologia di effetti e costi risulta critica per diversi motivi. La difficoltà maggiore riguarda lo stabilire quale sia l'effettiva perdita (o guadagno) di produzione. Questa grandezza, solitamente, si quantifica riferendosi al reddito medio pro capite, sebbene questo approccio riscontri dei problemi nel momento in cui i soggetti coinvolti non svolgono un'attività retribuita, come nel caso degli anziani, delle casalinghe e dei bambini.

Solitamente è lecito supporre che un lavoratore che si assenta dal lavoro per malattia possa recuperare in seguito l'arretrato, oppure che questo venga svolto parzialmente da colleghi o ancora che, qualora l'assenza dovesse perdurare, il lavoratore possa essere sostituito. Nei primi due casi si dovrebbe cercare di stimare il costo estremamente variabile degli straordinari del paziente e/o dei colleghi necessari a far fronte all'assenza dal lavoro; nel caso della sostituzione del lavoratore andrebbero invece considerati i costi di training del sostituto. Discorso diverso vale se ci si trova in quella particolare condizione che gli economisti chiamano di piena occupazione: in tal caso l'assenza dal lavoro non può essere coperta dal lavoro straordinario di nessun altro, in quanto tutti sono impegnati in una occupazione e la perdita di produzione viene a coincidere con il reddito del lavoratore. A questo punto subentra la quantificazione del reddito a sollevare un altro problema. Utilizzare un dato medio a livello nazionale può essere fuorviante in quanto troppo aggregato; allo stesso modo può essere controproducente servirsi di questionari per rilevare il reddito dei pazienti effettivamente coinvolti nel programma, poiché questi possono essere rappresentativi di se stessi senza essere un campione affidabile e proiettabile in altre realtà. Ad eccezione di alcuni casi particolari questo costo viene perciò tralasciato. Se, ad esempio, si sta trattando una malattia professionale, allora sia i dati di reddito sia quelli relativi alle conseguenze dell'assenza dal lavoro (aumento degli straordinari, ecc.) possono essere quantificati in misura affidabile ed essere validi anche come proiezione in altre realtà omogenee con quella studiata.

Effetti e costi intangibili

Gli effetti ed i costi intangibili fanno riferimento ad aspetti psicologici determinati da un determinato stato di salute e/o dalle modalità di trattamento impiegate o impiegabili. Aspetti come ansia, stress, dolore causati da una determinata malattia, incidono sulla qualità di vita degli individui coinvolti. Inoltre le terapie stesse possono avere influenza negativa sulla qualità della vita dei pazienti: si pensi, ad esempio, a trattamenti come la chemioterapia o la dialisi, che possono prolungare la vita dei pazienti, ma con possibili peggioramenti sulla loro qualità della vita.

Il riconoscimento della *qualità della vita* come parametro di salute è da attribuirsi al cambiamento che è avvenuto negli ultimi decenni circa il modo di concepire la *salute*. Essa non è più intesa come semplice condizione dell'essere "vivo", o dell'essere "senza malattia", piuttosto ha a che fare con aspetti legati ad un più globale benessere di tipo psico-fisico degli individui [2, 3].

Vale la pena sottolineare però che la misurazione della qualità di vita è, come si può intuire, tutt'altro che facile, poiché necessita di strumenti in grado di misurare aspetti di per sé non oggettivi, come invece accade nel caso delle misurazione della glicemia, o della pressione arteriosa. La ricerca ha fatto comunque numerosi progressi in proposito, mediante la messa a punto di numerosi strumenti.

Tuttavia, la questione su come includere la qualità della vita tra i costi e/o gli effetti analizzati nell'ambito di valutazioni economiche, rimane un punto critico e ad oggi di difficile risoluzione [4-7]. Alcuni dettagli in proposito verranno discussi nel paragrafo sulle tecniche di analisi.

Punto di vista dell'analisi

Per individuare appropriatamente i costi da analizzare in una valutazione farmacoeconomica, un aspetto che bisogna chiarire riguarda il punto di vista dell'analisi. L'importanza del punto di vista deriva innanzitutto dal fatto che il *costo* è un concetto soggettivo: un evento genera o meno un costo per qualcuno, in un determinato momento ed in un determinato luogo. Supponiamo di avere un farmaco che in Italia è rimborsato dal Servizio Sanitario Nazionale (SSN) ed al quale viene applicato un ticket di 2 €. Se il prezzo del farmaco fosse di 30 € ed il punto di vista dell'analisi fosse quella del paziente, il costo per l'acquisto di questo farmaco sarebbe di 2 €, mentre nella prospettiva del SSN il costo sarebbe di 28 €. Secondo un altro esempio, nel caso di esenzione totale per l'acquisto di un determinato farmaco, alla domanda circa l'ammontare del costo sostenuto a carico del paziente, la risposta giusta sarebbe "nessun costo".

Una valutazione farmacoecononomica può essere condotta da diversi punti di vista, il più ampio dei quali è quello della società, in quanto include contemporaneamente il punto di vista di più soggetti, ossia il paziente, il terzo pagante, l'erogatore di servizi. Occorre comunque specificare che l'adozione della società come punto di vista, nelle valutazioni economiche, risulta essere molto complessa, anche alla luce del fatto che difficilmente la società prende direttamente decisioni sull'allocazione delle risorse. Si può affermare che in generale l'ottica adottata per l'analisi è quella di chi, alla fine, paga il conto delle spese farmaceutiche e/o sanitarie. La prospettiva più logica sarebbe quindi quella della società nel suo complesso, dato che in definitiva sia i costi che i benefici netti dell'uso di un farmaco ricadono comunque in questo ambito. A limitare la presenza di studi che adottino questo principio esistono tuttavia due ostacoli. Innanzitutto la società nel suo complesso non copre, di fatto, le spese farmaceutiche ma demanda questo compito ad una sua parte (Stato, SSN, assicurazione o cittadino); in secondo luogo, questa prospettiva è così ampia che, considerare tutti i costi ed i benefici (anche quelli più lontani nel tempo e nel nesso causale), rende praticamente irrealizzabile uno studio che adotti fino in fondo questa prospettiva di analisi. In definitiva, sebbene la prospettiva della società sia quella favorita dagli economisti poiché è la più completa, quella più frequentemente utilizzata è, per motivi di rilevanza e di comodità, la prospettiva di chi si assume l'onere della maggior parte delle spese sanitarie, che in moltissimi casi è quella del terzo pagante: in Italia, ad esempio, il punto di vista più spesso adottato è quello del SSN.

Tecniche di analisi

In base alla tipologia di effetti che vengono stimati nelle analisi farmacoeconomiche, si possono distinguere 3 principali tecniche: l'*Analisi di Costo-Efficacia* (ACE), l'*Analisi di Costo-Utilità* (ACU) e l'*Analisi di Costo-Beneficio* (ACB).

Analisi di costo-efficacia (ACE)

In questo tipo di analisi, sviluppata negli anni '80, i costi delle alternative a confronto vengono rapportati all'efficacia delle stesse, espressa in unità naturali. Si può trattare di parametri di rilevanza clinica intermedi per una certa patologia (pressione arteriosa, colesterolemia) o di esiti finali (morti evitate, anni di vita guadagnati).

Con le analisi di costo-efficacia il risultato finale consiste in un rapporto tra la differenza dei costi delle alternative a confronto, espressa in termini monetari, e la differenza degli effetti delle alternative, espressa in unità naturali. Questo rapporto si chiama rapporto di *costo efficacia incrementale*.

Per via delle modalità di misurazione degli effetti questa tecnica risulta la più semplice, quindi la più impiegata. Un limite dell'analisi di costo-efficacia consiste nel fatto che possono essere confrontati solo interventi i cui effetti possono essere misurati nella stessa unità di misura [7], mentre non possono essere paragonati interventi le cui conseguenze coinvolgono aspetti diversi della salute degli individui coinvolti.

Un caso particolare di analisi di costo-efficacia è la tecnica conosciuta con il termine di *analisi di minimizzazione dei costi*, applicata nel caso in cui i livelli di efficacia tra le alternative a confronto siano equivalenti. Il paragone e la scelta tra le alternative a confronto, in questo caso, si semplifica in quanto riguarda solo i costi: l'alternativa da scegliere sarà quella che, a parità di efficacia, costerà di meno.

Analisi di costo-utilità (ACU)

Nell'ACU gli effetti delle terapie vengono generalmente espressi in anni di vita salvati ponderati per l'utilità (Quality Adjusted Life Years – QALYs). Si tratta di aggiustare la quantità di vita di un individuo (di un gruppo di individui) per la qualità della stessa. Questa tecnica, sviluppata negli anni '90 come evoluzione della ACE, ha trovato ragion d'essere nel riconoscimento dell'importanza che ha la qualità, oltre che la quantità, della vita. Nelle ACU la qualità della vita viene misurata in termini di grado di desiderabilità della condizione di salute nella quale ci si trova, mediante un indice, l'indice di utilità, compreso tra 0 ed 1, dove 0 corrisponde al peggior stato di salute (convenzionalmente associato alla morte) e 1 al miglior stato di salute immaginabile (definito come di "perfetta salute"). In tal modo i costi e/o gli effetti intangibili (come più in dettaglio descritto nel corrispondente paragrafo) possono essere inclusi nelle analisi economiche, a differenza di quanto accade con le ACE. Un vantaggio derivante dall'impiego di questa tecnica consiste infatti nel poter includere tra i benefici anche parametri non prettamente clinici, ma piuttosto quelli legati alla qualità della vita degli individui. Inoltre, questa tecnica permette di confrontare anche interventi che abbiano conseguenze di tipo diverso sulla salute degli individui, oppure interventi rivolti a gestire malattie diverse. Condizione necessaria è ovviamente che gli effetti siano misurabili in termini di QALYs. La ACU è tuttavia una tecnica più difficile da applicare rispetto alla ACE, in quanto è in genere più difficile misurare la qualità della vita rispetto ad altri parametri di salute di natura clinici. Ancor più difficile risulta inoltre esprimere in maniera accurata i benefici di un trattamento con il QALY, per via delle importanti difficoltà teoriche, metodologiche e di tipo pratico che tutt'oggi si incontrano spesso nel tentativo di stimare questo parametro.

Analisi di costo-beneficio (ACB)

Nell'analisi di costo-beneficio anche gli effetti, così come i costi, vengono tradotti in termini monetari. Questo tipo di analisi è stato il primo metodo utilizzato per la valutazione dei programmi pubblici. Sviluppata negli anni '50, negli anni '70 questa tecnica è stata molto criticata ed infine abbandonata per la sua peculiarità di esprimere il valore della salute o della vita stessa in denaro. Mediante la ACB gli esiti (benefici) di un intervento sono valutati in funzione di quanto l'individuo è disposto a rinunciare (a qualcosa al quale attribuisce un valore) per disporre di quei benefici ai quali attribuisce un certo valore (maggiore del qualcosa al quale è disposto a rinunciare). Tale "disponibilità" è conosciuta con il nome di disponibilità ad accettare (willingness to accept, WTA) o, se espressa in termini monetari, disponibilità a pagare (willingness to pay, WTP). Il risultato di una ACB viene normalmente espresso in termini di beneficio o costo netto, ottenuto dalla differenza tra i costi ed i benefici, espressi in termini monetari, derivanti dall'impiego delle alternative a confronto (per le ACE e ACU si usa il rapporto tra differenze di costi e di conseguenze).

Negli anni '90 la ACB è stata ripresa in considerazione per il fatto che, grazie a questa tecnica non ci si limita a stimare i costi e gli esiti sanitari degli interventi, ma piuttosto è possibile massimizzare il benessere complessivo di un individuo (un gruppo di individui), dove il termine *benessere*, in accordo con la teoria economica del benessere, include tutti gli elementi ai quali l'individuo (gli individui) assegna un determinato valore.

Il concetto di *valore* può essere meglio compreso spiegando quello di *costo opportunità*: questo concetto esiste per via della peculiarità principale delle risorse, ossia della loro scarsa disponibilità. Poiché le risorse sono scarse, quindi non impiegabili per soddisfare tutte le esigenze, occorre fare delle scelte circa il loro impiego. Tali scelte implicano dei sacrifici, in quanto l'impiego delle risorse per ottenere qualcosa non permette che vengano impiegate per qualcos'altro. Il sacrificio che l'individuo sostiene rinunciando a qualcosa "di valore" per avere qualcos'altro "di maggior valore" si chiama costo opportunità. Per costo opportunità si intende dunque il valore delle risorse disponibili nel loro migliore uso.

La manifestazione della disponibilità ad accettare/pagare da parte di un individuo si può intendere come manifestazione delle preferenze di quell'individuo nei confronti dell'oggetto in esame, quindi del valore che egli vi attribuisce. Se il valore viene espresso in termini monetari (per mezzo della WTP) ed applicato alle ACB, è possibile esprimere il beneficio derivante dall'impiego di un determinato intervento in termini monetari. Come è facile intuire, risulta però assai difficile e talora concettualmente opinabile tradurre in termini di denaro elementi legati al benessere, motivo per il quale l'ACB risulta ancora essere molto difficile da applicare e di fatto sono ancora molto pochi i lavori che applicano questa tecnica.

Valutazione dell'impatto socio-economico della dermatite atopica come esempio di impiego della farmacoeconomia

La dermatite atopica (DA) è stata definita, per la sua rilevanza clinica, epidemiologica e socio-economica, un problema di sanità pubblica a livello mondiale [8].

Alcuni autori [9] sottolineano l'importanza dell'applicazione di studi farmacoeconomici in contesti come quello della dermatite atopica, non tanto per via dei soli costi sanitari, quanto per quelli indiretti, causati dalla perdita di produttività dei pazienti o di chi se ne prende cura, e per quelli intangibili, legati cioè alle conseguenze che questa malattia e la sua gestione possono avere sul benessere dei pazienti e delle loro famiglie. Per fornire un quadro generale sull'impatto socio-economico della DA, verranno di seguito riportati i principali risultati di alcuni studi condotti in alcune parti del mondo.

Gli aspetti economici della gestione della DA in ambito pediatrico sono stati messi a confronto, in uno studio australiano pubblicato nel 1996 [10], con quelli sostenuti per il diabete mellito di tipo I e l'asma. I dati analizzati hanno riguardato quelli relativi ai costi delle terapie, delle visite mediche, delle ospedalizzazioni e quelli legati alla perdita di produttività. I costi diretti medi annuali a carico delle famiglie con un bambino affetto da DA sono risultati essere compresi tra i 250 ed i 965 US$ (valori convertiti in US$: 1 US$ = 1.3 $Aus nel 1995), a seconda della gravità della malattia. Secondo queste stime il costo della gestione della DA di gravità moderata e grave risulta più elevato di quello per il diabete di tipo I e di quello per l'asma.

Secondo un lavoro pubblicato nel 2001, una grossa parte dei costi diretti per il trattamento dei bambini affetti da DA è da attribuirsi ai farmaci, il cui costo a carico delle famiglie è stato stimato per valori compresi tra 153 e 360 dollari all'anno, a seconda della gravità della malattia [11].

Se invece si prendono in considerazione tutti i costi attribuibili alla malattia, compresi quelli indiretti e quelli intangibili, i costi diretti non costituiscono la quota più cospicua. Secondo quanto si evince dallo studio condotto in Australia [10] risulta addirittura che, in alcuni casi, i genitori di pazienti moderati o gravi hanno dovuto lasciare o hanno perso il lavoro. Questi costi sono stati stimati per valori compresi tra 115 e quasi 1000 dollari all'anno, in maniera crescente col crescere della gravità della malattia.

In Germania, sulla base di una prevalenza stimata per 2,45 milioni di persone affette da DA, il costo sociale attribuibile alla DA ammonterebbe a 678 milioni di euro all'anno (valori del 1999), pari a quasi 280 € per paziente all'anno [12]. Secondo i risultati di questo studio, il 48% dei costi è da attribuire ai costi diretti a carico del terzo pagante, il 32% riguarda quelli indiretti ed il 20% è attribuibile alle spese sostenute direttamente dai pazienti. La maggiore voce di costo per le spese a carico dei pazienti è quella per le visite mediche (28%), seguita dai costi per la cura da parte dei familiari (20%), mentre il costo per i farmaci incide per meno del 10%.

Secondo Fivenson et al. [13] i costi diretti ed indiretti per la gestione dei pazienti adulti e pediatrici sono stati quantificati per valori annuali di 609 dollari (valori espressi in US$ del 1997) per paziente (il campione in studio è stato arruolato nel Michigan). I costi diretti sanitari, che hanno riguardato soprattutto le visite mediche e i farmaci, pesano per meno di un terzo (27%) del totale.

Nel 2006 è stato pubblicato uno studio retrospettivo svolto in Canada [14] di analisi del costo della DA secondo il punto di vista della società. Secondo gli autori il costo totale annuo, tenendo conto dei dati di prevalenza, risulta essere in Canada di 1,4 miliardi di dollari canadesi (1 Cdn$ = 0,699 €), comprendendo, nella stima, i costi per visite mediche e farmaci, altri costi a carico dei pazienti o delle loro famiglie e i costi di produttività. È stato stimato un costo totale annuo per paziente compreso tra 280 e 1.240 dollari, con valori crescenti in base alla gravità della malattia. Gli autori sottolineano come, a fronte di un costo relativamente basso su base individuale, l'elevata prevalenza della malattia contribuisce in maniera preponderante all'elevato impatto socio-economico complessivo della DA; inoltre, la quota principale dei costi non è tanto attribuibile ai costi diretti, quanto ai costi indiretti, senza contare il ruolo occupato dai costi intangibili, ossia dalla compromissione della qualità della vita dei soggetti coinvolti.

Nella loro revisione Schiffner e colleghi [9] pongono in risalto gli aspetti legati al benessere dei soggetti con esperienza di DA. Dato il forte coinvolgimento psicologico, l'efficacia clinica, così come la compliance alle terapie, risultano essere aspetti fondamentali da tenere in considerazione per il miglioramento del benessere globale di pazienti e famiglie, rappresentando l'obiettivo principale della terapia e della ricerca economica. Una terapia la cui efficacia si manifesti anche in termini di miglioramento della qualità della vita si presume abbia riscontri importanti anche da un punto di vista economico.

In generale risulta che la dermatite atopica viene vissuta in maniera problematica a causa dei sintomi poco tollerati anche dai bambini, i quali possono avere problemi a dormire, lamentando fastidi causati dalle eruzioni cutanee e dal prurito, problemi sul rendimento scolastico, sull'attività sportiva, con disagi vissuti durante le vacanze e ancora disturbi a livello comportamentale e nelle relazioni sociali. Risulta inoltre che i ragazzi affetti da DA hanno una percezione del proprio stato di salute peggiore rispetto a quello di altre condizioni dermatologiche come verruche, psoriasi ed alopecia.

Sebbene i dati di letteratura sui costi della DA non forniscano dati completamente comparabili tra loro, per via dei diversi metodi applicati nel condurre le analisi o semplicemente perché alcuni costi possono avere diversa rilevanza nei diversi sistemi sanitari, tutti permettono di riconoscere l'entità dell'impatto della DA sul benessere globale di chi ne è coinvolto e sugli aspetti economici per la società, aspetti che rendono necessari l'individuazione e l'impiego di interventi quanto più efficienti possibile.

Bibliografia

1. Drummond MF (1980) Principles of economic appraisal in health care. Oxford University Press, Oxford
2. Bulpitt CJ (1997) Quality of life as an outcome measure. Postgrad Med J 73:613-616
3. Leplège A, Hunt S (1997) The problem of quality of life in medicine. JAMA 278:47-50
4. Dolan P (1998) Valuing health-related quality of life, issues and controversies. Pharmacoeconomics 15:119-127
5. Guyatt HG, Feeny DH, Patrick DL (1993) Measuring health-related quality of life. Ann Intern Med 118:622-629
6. Kind P (1988) The development of health indices. In: Teeling-Smith G (ed) Measuring health: a pratical approach. John Wiley & Soons Ltd, New York, pp 23-43
7. Torrance GW (1986) Measurement of health state utilities for economic appraisal. J Health Econ 5:1-30
8. Schultz-Larsen F, Hanifin JM (2002) Epidemiology of atopic dermatitis. Immunol Allergy Clin North Am 22:1-24
9. Schiffner R, Schiffner-Rohe J, Landthaler M, Stolz W (2003) Treatment of atopic dermatitis and impact on quality of life. A review with emphasis on topical non-corticosteroids. Pharmacoeconomics 21:159-179
10. Su JC, Kemp AS, Varigos GA, Nolan TM (1996) Atopic eczema: its impact on the family and financial cost. Archives Dis Child 76:159-162
11. Emerson RM, Williams HC, Allen BR (2001) What is the cost of atopic dermatitis in preschool children? Br J Dermatol 144:514-522
12. Banz K, Klein W, Brunella A (2001) The societal cost of atopic dermatitis in Germany. Contributed presentation abstract, ISPOR 4th Annual European Conference, Cannes, extracted from Value in Health 4:516
13. Fivenson D, Arnold RJ, Kaniecki DJ et al (2002) The effect of atopic dermatitis on total burden of illness and quality of life on adults and children in a large managed care organization. J Manag Care Pharm 8:333-342
14. Barbeau M, Bpharm Lalonde H (2006) Burden of atopic dermatitis in Canada. Int J Dermatol 45:31-36
15. Raimer SS (2000) Managing pediatric atopic dermatitis. Clin Pediatr 39:1-14

La prevenzione della malattia atopica

S. Donnanno, G. Trimarco,
C. Artesani, O. Grossi, G. Cavagni

Introduzione

La prima manifestazione della malattia allergica nel lattante è la dermatite atopica (DA) che può essere considerata la localizzazione cutanea di una malattia sistemica, l'allergia, perché può manifestarsi anche con asma o rinite allergica e rappresenta il punto iniziale della cosiddetta "marcia atopica". La possibile concomitanza con la DA di un'allergia alle proteine del latte vaccino o dell'uovo nel primo anno di vita ha spinto numerosi ricercatori a tentare di prevenire questa "marcia atopica": già nel 1922 W.R. Shannon riteneva di poter intervenire preventivamente mettendo a dieta senza latte vaccino e uova le gravide con feto ad alto rischio atopico; maggior successo, anche se privi di evidenze, ebbero negli anni '80 la dieta alla nutrice ed il successivo svezzamento con latte di soia e con formule parzialmente idrolisate (HA) negli anni '90. Nonostante questi tentativi, la frequenza di malattie allergiche è in continuo aumento, tanto da poter parlare di "pandemia".

Lo sviluppo e l'espressione fenotipica della malattia allergica dipendono da una complessa interazione tra fattori genetici e svariati fattori ambientali, come l'esposizione ambientale ad allergeni alimentari ed inalanti e a fattori adiuvanti non specifici, per esempio il fumo di sigaretta, l'inquinamento ambientale e le infezioni [1].

È difficile pensare che un cambiamento nei fattori genetici possa spiegare l'aumentata prevalenza di asma e allergia documentate negli ultimi anni. È evidente pertanto che fattori ambientali giochino un ruolo predominante nello sviluppo di sensibilizzazione e malattia allergica [1].

L'identificazione di fattori predittivi e di fattori che possono influenzare il rischio di sviluppare una malattia allergica è importante per impostare possibili misure preventive. Nonostante l'immuno-allergologia abbia compiuto passi da gigante verso la comprensione dei molteplici meccanismi coinvolti nella "alterata risposta" inizialmente ipotizzata da Von Pirquet nei primi anni del novecento, il primum movens e di conseguenza la chiave della prevenzione, rimangono ancora elusivi.

L'ipotesi igienica proposta da Strachan nel 1989 rimane a tutt'oggi la teoria più accreditata [2]. Si basa sull'osservazione che con la riduzione del numero di componenti familiari e con il migliorare delle condizioni di vita, ci sia un parallelo incremento delle manifestazioni allergiche.

Numerosi studi supportano la teoria che un ambiente "meno igienico", dove coesistano condizioni di sovraffollamento e presenza di animali domestici possa proteggere i bambini dallo sviluppare condizioni allergiche. Martinez ha inoltre mostrato come l'incremento nel numero di infezioni virali durante l'infanzia possa giocare anch'esso un ruolo protettivo [3]. Riedler ha dimostrato come l'ambiente rurale protegga i bambini in età scolare contro l'asma, l'eczema e la rinite allergica. [4] Questo ruolo protettivo è attualmente attribuito, almeno in parte, alla maggiore esposizione alle endotossine durante l'infanzia, sebbene paradossalmente, altri studi dimostrino, un rischio aumentato di weehzing [5]. Il meccanismo dell'azione protettiva non è chiaro, ma sembra che l'endotossina possa ridurre lo sviluppo di malattia allergica piuttosto che prevenire la sensibilizzazione. Lavori più recenti si sono indirizzati allo studio del "luogo più sporco in assoluto": l'intestino [6]. Pertanto, sempre più, la comunità scientifica si sta interessando all'analisi della composizione della microflora intestinale e del suo ruolo nella modulazione delle risposte immuni. Si è potuto dimostrare che la flora intestinale nativa cambia con uno stile di vita "di tipo occidentale" [7]. L'aumentata incidenza di condizioni atopiche nelle popolazioni occidentali coincide con una riduzione a livello intestinale di batteri saprofiti, come i lattobacilli e i bifidobatteri, e un aumento di altri tipi di batteri come i coliformi e lo stafilococco aureus [8, 9].

L'ipotesi igienica era stata originariamente concepita come deviazione dalla fisiologica risposta immunologica neonatale di tipo Th2 verso la risposta Th1 indotta dagli agenti infettivi. Il rigido paradigma Th1/Th2 sembra comunque aver perso di significato nella comprensione dei meccanismi immunologici che sono alla base delle malattie atopiche. Nonostante una risposta di tipo Th2 sia indiscutibilmente preminente in un quadro stabilito di atopia, nell'infiammazione atopica cronica come quella che si ha nell'eczema e nell'asma, è comunque presente anche una risposta di tipo Th1. Le condizioni di autoimmunità, inoltre, spesso coesistono con dei quadri di allergia. Per tali motivi si è andata sempre più delineando un' alternativa interpretazione dell'ipotesi igienica, dando sempre più rilievo ai meccanismi di tipo regolatorio. Tali meccanismi soppressivi sono orchestrati dalle cellule T regolatorie che esercitano una modulazione sia sul compartimento Th1 che Th2 e sono implicate nei meccanismi di protezione di tipo sia atopico che autoimmunitario.

È stato recentemente suggerito che lo squilibrio nei meccanismi di azione delle cellule T regolatorie del sistema immunitario intestinale, possa essere legato ad una insufficiente stimolazione del sistema immunitario nativo da parte di microbi intestinali.

Da qui appare sempre più evidente come lo sviluppo di una appropriata ed adeguata competenza immunologica risultante dal contatto con germi intestinali, possa rivelarsi essenziale non solo ai fini della costituzione di un fenotipo non atopico, ma anche nei confronti della protezione contro le malattie autoimmuni.

Cosa vorremmo prevenire: la sensibilizzazione, i sintomi o entrambi?

L'espressione della malattia allergica varia con l'età ed i sintomi possono sparire ed essere sostituiti da altri. Caratteristicamente la sensibilizzazione evolve nell'ordine di esposizione: alimenti, allergeni. La sensibilizzazione al latte e all'uovo avviene di solito nei primi mesi di vita, mentre la sensibilizzazione agli allergeni inalanti avviene più tardivamente durante il corso dell'infanzia e la prevalenza aumenta con l'età [10].

Uno dei problemi principali è che non potendo stabilire cosa intervenga prima, se la sensibilizzazione (IgE specifiche o SPT positivi), non necessariamente accompagnata da sintomi, o i sintomi allergici (non necessariamente accompagnati da sensibilizzazione), è di conseguenza difficile stabilire il punto di partenza di una strategia di prevenzione [11]. Inoltre, sebbene sia ben documentato il forte ruolo della familiarità atopica nello sviluppo della malattia atopica, è anche dimostrato che molti bambini che sviluppano sintomi durante i primi anni di vita provengono da famiglie senza una chiara eredità atopica [1]. A causa quindi della forte interazione tra fattori genetici ed ambientali, è difficile identificare i target della prevenzione. Idealmente, bisognerebbe cercare di prevenire la marcia atopica nel suo insieme, tramite lo sviluppo e la progressione di sensibilizzazione e/o malattia con misure, quindi, di prevenzione primaria. In assenza di buoni fattori predittivi di atopia, clinici, immunologici e molecolari, misure di prevenzione primaria dovrebbero essere introdotte solo se soddisfacenti i seguenti criteri: essere di largo beneficio, non dannose e di basso costo.

Le misure di prevenzione secondaria rientrano in un discorso più ampio mirato all'interruzione della progressione della malattia già instaurata, ovvero la prevenzione della progressione della marcia atopica, dopo che questa sia iniziata [11]. Gli studi sulle misure di prevenzione secondaria, sebbene non siano ancora ben codificati, mostrano molte più evidenze rispetto a quelli sulla prevenzione primaria, anche perché mirati ad una popolazione già selezionata.

Le misure di prevenzione terziaria mirano invece ad alleviare i sintomi di una patologia già instaurata.

La nostra revisione si è focalizzata principalmente sulle misure di prevenzione primaria, per cercare di fare chiarezza tra la notevole quantità di lavori pubblicati negli ultimi anni sugli interventi mirati a diminuire il sempre più evidente fenomeno dell'"epidemia" della malattia allergica, senza però dimenticare un accenno ai principali provvedimenti di prevenzione secondaria.

Chi sono i candidati alla prevenzione, ovvero chi sono i "bambini a rischio"?

L'unico vero fattore predittivo disponibile prima dell'inizio della marcia atopica è la familiarità positiva per atopia [12, 13]. Infatti, se un bambino ha il 10% di rischio di sviluppare una malattia allergica, questa percentuale sale al 20%-30% in quelli che hanno un singolo familiare allergico (genitore o fratello) e addirittura al 40%-50% se i familiari allergici sono due [14, 15].

Litonjua ha condotto uno studio su 306 bambini esaminando il diverso peso esercitato dalla familiarità positiva materna o paterna sullo sviluppo di asma. I risultati dello studio suggeriscono che l'asma materno rappresenta un fattore predittivo maggiore rispetto a quello paterno sullo sviluppo di asma nel bambino [16].

Si è ipotizzato che uno dei possibili meccanismi legati a questo maggiore peso dell'allergia materna, possa essere rappresentato dal passaggio transplacentare di antigeni, anticorpi materni e citochine durante la gravidanza. Alcuni studi hanno anche evidenziato una relazione tra l'esposizione materna ad allergeni durante la gravidanza e la risposta alla nascita delle cellule mononucleate prelevate dal sangue di cordone ombelicale allo stesso stimolo allergenico, suggerendo la possibilità di una sensibilizzazione già in utero [17,18]. Né tali lavori, comunque, né la misura dei valori di IgE nel sangue del cordone ombelicale alla nascita, si sono dimostrati utili come fattore predittivo di rischio atopico [19].

Quando dovrebbe partire un programma preventivo?

Le conoscenze sui meccanismi di sensibilizzazione in utero sono ancora deboli e controverse. Gli studi sulle diete di eliminazione dei cibi considerati allergizzanti durante la gravidanza sono stati recentemente messi in discussione ed è stato anzi evidenziato un possibile effetto negativo sulla crescita fetale [20-24].

Grimshaw riporta che l'allontanamento dell'uovo dalla dieta materna durante la gravidanza e l'allattamento comporta, all'età di 18 mesi, una percentuale di sensibilizzazione significativamente minore all'uovo e agli allergeni inalanti, ma in realtà, nessuna differenza significativa per quanto riguarda l'incidenza di dermatite atopica e weehzing [25]. Per studi di questo tipo, comunque, mancano ancora i dati relativi al follow-up a lungo termine ed il numero degli studi condotti esclusivamente nel periodo prenatale risulta tutt'ora troppo esiguo per poter identificare il reale peso delle misure preventive condotte durante la gravidanza. Recenti risultati da studi di coorte, condotti nel corso di numerose decadi, hanno rivelato quanto sia indiscutibilmente cruciale il follow-up a lungo termine per l'interpretazione di qualsiasi intervento preventivo. Ne è un esempio il lavoro di Sears sugli effetti a lungo termine dell'allattamento al seno sullo sviluppo di asma, che smentisce i risultati di altri studi [26].

Prevenzione primaria

Modificazioni dietetiche: cosa evitare

L'età di introduzione dei cibi solidi nella dieta è mutata molto nel corso dei secoli. Ai primi del '900 si attendeva addirittura l'anno di età, mentre negli anni '50 già dopo poche settimane di vita era abituale dare cibi solidi al neonato. Attualmente le più importanti organizzazioni sanitarie internazionali, tra cui l'American Academy of Pediatrics, l'OMS e l'EAACI, raccomandano di evitare di dare cibi solidi ai neonati almeno fino al 6° mese di vita [27, 28].

Tuttavia, studi recenti (Tabella 1) non evidenziano un effetto protettivo dell'introduzione di alimenti solidi oltre il sesto mese sullo sviluppo di dermatite atopica e/o di sensibilizzazione allergica. Questa relazione è meno chiara se gli alimenti solidi vengono introdotti dopo il 4 mese [29]. È invece dimostrata un' associazione tra alimentazione solida precoce (prima del 4° mese) e sviluppo di dermatite atopica tra 6 e 24 mesi [29].

Tabella 1. Studi di prevenzione primaria - interventi dietetici ed ambientali

Studio	Criteri di arruolamento	Misure preventive	Misura dell'outcome	Risultati
Chandra RK, 1997 n= 288	F ≥ 1 [31]	LM > 4/12 o S, Ip, SF	Incid. di mal. allergica, SPT, IgE, DBPCFC 5° aa	LM e Ip < sint. a qualsiasi età; no differenza tra S e SF
Oldaeus G, 1997 n = 155 [30]	F > 2 o F=1 + IgE cordone omb.	DE durante LM e fino al 1° aa; LA: Ie, Ip o SF	Incid. di mal. allergica, SPT, IgE del cordone	Ie < sintomi tra 6- 18/12; no differenze a 1,5 aa
Schoetzau A, 2002 Von Berg A, 2003 n– 2252 [32,33]	F ≥ 1	LM raccom. fino a 4/12, se LA: Ip s, Ie s, Ip c, Ie c, o SF almeno per 6/12; DE durante 1° aa	Incid. di mal. allergica	1 aa: LM < DA vs SF Ie c < sintomi cumulativi
Kalliomaki M, 2001 e 2003 [9,38] n= 159	F ≥ 1	Lactobacillus GG vs plac. periodo prenatale, allatt., periodo postnatale	Incidenza/severità DA IgE cordone, IgE sieriche, SPT	2 aa e 4 aa < incidenza di DA nel gruppo dei probiotici e < valori di NO; Nessuna differenza In IgE e SPT
Mihrshahi S, 2001 e 2003 [35,43] n = 308	F ≥ 1 no gatti	Supplemento di omega 3 vs placebo dai 6/12 profilassi antiacaro + omega 3 vs placebo	IgE, SPT, sintomi allergici, trigliceridi	Solo Omega 3: minore Wheeze a 1.5 aa; altri interventi non signific.
Arshad SH, 2003 n = 120 [44]	F ≥ 2 o 1 F + IgE cord.	Dieta di eliminazione in allatt. e 1° aa + profilassi anti acaro	Incidenza sintomi, IgE Cord., SPT	Fino a 8 aa < incidenza di sintomi allergici
Chan-Yeung M, 2000 n= 545 [45]	F ≥ 2 (atopia) o ≥ 1 (asma)	Dieta di eliminazione pre e post-natale + profilassi anti acaro	Incidenza asma a 1 aa, SPT	A 1aa<incidenza asma e rinite, < positività SPT a Der p1 e Fel d1
Halmerbauer G, 2003 n= 696 [46]	F per atopia + SPT positivi o IgE pos. ≥ 1	LM almeno per 3/12 o Ie; S e solidi dopo 6/12; no cibi allergizzanti fino a 12/12; profilassi anti-acaro	Sensibilizzazione e sintomi, SPT, IgE	A 1 aa < positività a Der p1 ed allergeni alimentari

segue

Studio	Criteri di arruolamento	Misure preventive	Misura dell'outcome	Risultati
Custovic A, 2002 n= 620 [39]	F = 2 (alto rischio) F = 1 (medio r.) F = 0 (basso r.)	Per alto r. (con animali): rigorosa profilassi antiacaro dal 2°trimestre di gestaz.; no interventi altri gruppi	Sintomi, IgE cord., SPT, IgE, resistenze respiratorie	A 1 aa < sint. respiratori nel gruppo alto r. attivo vs alto r. senza animali; a 1 aa valori > di resist. resp. nel gruppo alto r. non atopico vs medio e basso rischio
Koopman LP, 2002 n=810 [40]	Madre atopica	Profilassi ambientale antiacaro	Sintomi, IgE	A 2 aa solo < incidenza di tosse notturna, ma non di sintomi allergici
Becker A, 2004 n= 545 [47]	F≥ 1	Profilassi ambientale antiacaro, allergeni animali e fumo di tabacco; divezzamento posticipato	Incidenza asma e DA	A 2 aa < Inc. di asma e DA; riduzione del 90% di *wheeze vs* controllo
Dunstan JA, 2003 n= 83 [36]	Madre allergica, non fumatrice, non allergica al pesce, no > 2 volte/sett	Supplemento di olio di pesce (n3 PUFA) 3,7 g/die dalla 20° sett di EG fino al parto	Incidenza di DA ed allergia alimentare	A 1 aa: < positività SPT per uovo ma no differenze cliniche significative (DA< assunzione di pesce grave)
Marks GB, 2006 n= 616 [42]	F ≥ 1	Profilassi ambientale antiacaro, divezzamento posticipato, LM raccomandato fino a 6/12, supplemento di omega 3 e riduzione omega 6 dal divezzamento vs placebo	Incidenza asma, DA, rinite	A 5 aa: nessuna differenza prevalenza asma, DA, rinite; > incidenza DA con la sola profilassi antiacaro
Sears, 2002 n= 1037 [26]	Nessuno	Nessuna .	Incidenza sintomi, funzionalità respir. e SPT nel gruppo LM vs LA.	> sensibilizzaz. a acari, epit. di gatto, pollini e > incidenza di asma tra 9 e 26 anni nel gruppo LM

segue

Studio	Criteri di arruolamento	Misure preventive	Misura dell'outcome	Risultati
Woodcock A, 2004 n=251 [41]	F ≥ 1 + no animali	Randomizzati tra gruppo attivo (profil. ambientale antiacaro) e profilassi) nel periodo prenatale fino a 3 aa	Follow up a 1 - 3 aa con visita, SPT, IgEs, prove di funzionalità polmonare	No differenze nella funzionalità respiratoria, > sensibilizzazione per grupp o controllo (no l'acaro nel gruppo attivo
Zutavern A, 2006 n= 2612 [29]	Bambini sani a termine	Nessuna	Follow up a 6,12, 18 e 24 mesi con questionari e IgEs a 2 aa + visita	Nessuna evidenza del ruolo protettivo su DA e sensibilizzazione all. del posticipare il divezzamento oltre 6/12; > rischio di DA tra 6 e 24 mesi se introduzione di solidi avviene prima dei 4/12

F, familiarità; LM, latte materno; LA, latte artificiale; S, soia; Ip, idrolisato parziale (s, di sieroproteine; c, di caseina); Ie, idrolisato estensivo (s, di sieroproteine; c, di caseina); ST, standard formula; SPT, *skin prick test*; DE, dieta di eliminazione; NO, ossido nitrico; DA, dermatite atopica

Numerosi studi hanno poi preso in considerazione l'eliminazione dalla dieta degli alimenti considerati più allergizzanti (latte vaccino, uovo, soia, pesce ed arachidi). A causa della diversa impostazione e del follow up spesso limitato, lo studio e la comparazione di tali lavori risulta spesso complicata (Tabella 1). Le diete di eliminazioni multiple durante l'allattamento e fino all'età di 1 anno sembrano conferire alcuni benefici durante la prima infanzia, con un'incidenza lievemente più bassa di disturbi atopici nei primi due anni di vita, riportata da alcuni autori [30].

Chandra et al. [31] hanno osservato una differenza sostanziale nell'incidenza cumulativa di malattie atopiche all'età di 5 anni in quei bambini che erano stati allattati al seno o avevano ricevuto un idrolisato parziale di sieroproteine in confronto a quelli che avevano ricevuto una formula standard o a base di soia (Tabella 1).

In conclusione, anche se ci sono lavori che notano un beneficio dall'eliminazione dalla dieta degli alimenti più frequentemente allergizzanti, in realtà al momento attuale, mancano evidenze convincenti a sostegno di tale teoria, soprattutto sul follow up a lungo termine.

L'adesione a questi schemi dietetici è difficile da ottenere, necessitando di un supporto familiare continuo. Inoltre riteniamo esagerata, anche perché priva di evidenze, la raccomandazione dell'AAP che consiglia l'introduzione dell'uovo a 2 anni e a 3 anni di arachidi, noci e pesce.

Modificazioni dietetiche: cosa aggiungere

Nel 1997 Black e Sharp [34] hanno ipotizzato che una modificazione del tipo di grassi introdotti con la dieta potesse spiegare, almeno in parte, l'aumento dell'insorgenza di malattie atopiche. Infatti affermano che l'aumento del consumo degli acidi grassi n-6 polinsaturi (margarine ed oli vegetali, n-6 PUFA) e la diminuzione del consumo di grassi saturi (burro e lardo) e di oli di pesce, ricchi di acidi grassi n-3 polinsaturi (n-3 PUFA), favorisca la maggiore sintesi di quei trombossani, prostaglandine e leucotrieni in grado di promuovere l'attività di un fenotipo Th2. In verità la realtà "immunologica" è un po' più complessa di quella ipotizzata dagli autori. Nella dermatite atopica è stata evidenziata una possibile lieve deficienza enzimatica nel metabolismo dei PUFA in grado di alterare la struttura e la funzione dell'epitelio.

Negli ultimi anni sono stati identificati numerosi supplementi dietetici di possibile ausilio e beneficio nella prevenzione e trattamento delle malattie allergiche. Si è ipotizzato che i fattori antiossidanti possano essere di beneficio nell'asma conclamato, ma non sono stati eseguiti studi di prevenzione primaria su larga scala. La supplementazione degli acidi grassi omega 3, presenti nell'olio di pesce, è stata studiata nell' Australian Childhood Asthma Prevention (CAPS) Study [35]. Nel follow up a 18 mesi i ricercatori hanno evidenziato che la supplementazione alimentare proteggeva i bambini dal wheezing, ma non riduceva la percentuale di sensibilizzazione. Non c'era, inoltre, un effetto sinergico con la profilassi ambientale anti-acaro, e quest'ultima misura da sola, non riduceva né la percentuale di sensibilizzazione né il wheezing (Tabella 1). La supplementazione con olio di pesce è stata tentata anche nel periodo prenatale, integrando la dieta delle gestanti nelle ultime 20 settimane di gravidanza [36]. I ricercatori hanno dimostrato come le membrane eritrocitarie dei neonati contenevano quantità maggiori di n-3 PUFA e che i neonati appartenenti al gruppo con supplementazione avessero tendenzialmente una risposta *citochinica* (IL-5, TNF beta) inferiore rispetto ai controlli. Sebbene tale studio non fosse mirato ad esaminare gli aspetti clinici di tale misura preventiva, i ricercatori hanno comunque osservato ad 1 anno di età una minor percentuale di positività agli SPT (P=0,045) nei bambini le cui madri avevano ricevuto la supplementazione durante la gravidanza (Tabella 1). È chiaro come ci sia bisogno di ulteriori dati a conferma od esclusione di questi risultati.

Studi epidemiologici hanno riportato un' associazione benefica tra vitamina C ed E, selenio, carotenoidi, frutta ed asma, wheezing e funzione ventilatoria [37]. La deficiente introduzione di antiossidanti potrebbe contribuire alla patogenesi della malattia attraverso ridotti meccanismi immunomodulatori e antiossidanti. Con la sola eccezione della supplementazione degli n-6 PUFA per la dermatite atopica, gli studi di intervento, nella malattia conclamata, sugli antiossidanti e sui lipidi sono in disaccordo tra di loro. L' introduzione di antiossidanti e di lipidi potrebbe essere particolarmente importante durante la gravidanza: questa è un'area di attiva ricerca. Ovviamente sono necessari ulteriori studi per stabilire la fattibilità e l'efficacia di manipolazioni dietetiche come misura di salute pubblica per ridurre il rischio di asma e malattie atopiche [37].

Infine, negli ultimi anni, studi sempre più numerosi stanno valutando gli effetti della somministrazione di probiotici (lactobacillus GG) nella dieta materna nelle ultime 4 settimane di gestazione e durante l'allattamento e/o al bambino nei primi 6 mesi di vita [9, 38]. Ad un *follow-up* di 2 anni, il gruppo attivo presentava una percentuale di eczema significativamente inferiore al gruppo di controllo, nonostante non vi fossero differenze invece sulla percentuale di sensibilizzazione. La stessa situazione si presentava ad un *follow-up* di 4 anni, con valori di concentrazione di ossido nitrico esalato significativamente più bassi nel gruppo del probiotico, sebbene fosse stata evidenziata una maggior tendenza a diagnosticare malattie delle vie aeree.

Profilassi ambientale

Dagli ultimi 10 anni del secolo scorso sono stati condotti in Europa ed in Nord America numerosi trials randomizzati sulle misure da adottare per la prevenzione dell'asma e delle malattie allergiche nei bambini a rischio. La maggior parte di questi lavori studiano le procedure per ridurre l'esposizione agli acari della polvere applicate fin dalla nascita o addirittura antecedentemente (Tabella 2). Se gli acari della polvere rimangono senza dubbio nel campo della prevenzione (di qualsiasi livello), la situazione non è altrettanto chiara per gli altri allergeni inalanti, come gli epiteli animali, la cui presenza invece sembrerebbe conferire alcuni benefici.

Tabella 2. Provvedimenti per ridurre l'esposizione agli acari della polvere di casa

Provvedimenti principali

- **lavare lenzuola e federe regolarmente ogni 1-2 settimane a 55-60°C** ;
- **rivestire materassi e cuscini con copertine a documentata azione protettiva** su cui **passare 1 volta alla settimana un panno umido** per togliere acari ed escrementi accumulatisi sulla loro superficie;
- **ridurre l'umidità interna a meno del 50% ventilando gli ambienti domestici** (finestre aperte per alcune ore della giornata nella camera del bambino)
- **Eliminare la moquette.**
- **uso di giocattoli lavabili o, se di peluche, periodicamente lasciati una notte in congelatore**

Provvedimenti aggiuntivi (non sono indispensabili)

ma si può anche:
- utilizzare **aspirapolvere di buona qualità, cioè dotati di filtro HEPA** (High Efficiency Particulate Air).
- utilizzare **panni e stracci umidi quando si spolvera.**

A causa delle difficoltà incontrate nella valutazione dell'esposizione agli animali domestici ed il rischio di sviluppare asma, dovute al fatto che gli allergeni animali sono ubiquitari e quasi impossibili da eliminare, gli studi di prevenzione primaria sono quasi tutti limitati alla prevenzione anti- acaro.

Nel *Manchester Asthma and Allergy Study* (MAAS) le famiglie sono state arruolate prima della nascita e sono stati applicati criteri di prevenzione ambientale antiacaro estremamente rigidi [39]. Con queste misure, i livelli di Der p1 subirono una brusca deflessione (< della soglia di 2 mcg/g), ma all'età di 1 anno non si evidenziava una significativa differenza nella percentuale di sensibilizzazione. Nessuna differenza si evidenziava nemmeno per la presenza di wheeze moderato, tosse o dermatite atopica, mentre si riscontrava una riduzione delle forme severe di *wheezing*.

Il *Prevention and Incidence of Asthma and Mite Allergy* (PIAMA) *study* ha studiato misure meno rigide di allontanamento dell'acaro dall'ambiente domestico dalla nascita [40]. Mentre si è osservata una riduzione del Der p1, gli effetti clinici non sono risultati soddisfacenti. All'età di 2 anni, infatti, l'unica differenza significativa era la percentuale inferiore di bambini che presentavano tosse notturna.

Altri due studi [41, 42] condotti sulla sola profilassi ambientale antiacaro, giungono a risultati simili, rilevando una significativa riduzione della concentrazione di allergeni degli acari nei reservoir domestici, ma non dimostrando in alcun caso nessun effetto favorevole sugli outcome clinici a 3, 2 e 5 anni di *follow up*, rispettivamente. Marks et al. hanno registrato un aumento di incidenza di dermatite atopica nei bambini che seguivano un'attenta profilassi antiacaro [42].

Altri studi si sono invece rivolti ad interventi multipli, testando l'efficacia della combinazione delle misure di profilassi ambientale con misure dietetiche (Tabella 1).

The *Childhood Asthma Prevention Study* ha indagato l'efficacia di misure di profilassi ambientale combinate con diete arricchite di acidi grassi omega 3: tale supplementazione non riduce la prevalenza di asma, tosse, rinite, dermatite atopica nei bambini a rischio nei primi 5 anni di vita, e le prime osservazioni di una riduzione dieta-indotta del wheeze e della tosse associata ad atopia, ad un follow up di 18 mesi e 3 anni rispettivamente, non vengono, però, poi confermate al 5° anno [35, 43].

Gli studi condotti sull'azione combinata tra interventi dietetici e profilassi ambientale hanno il limite di non permettere di giungere ad alcuna conclusione sull'effetto individuale o sinergico degli interventi effettuati comparati con il singolo intervento [44-46].

Non è dunque possibile trarre conclusioni definitive dai dati pubblicati fino ad oggi, perché ci sono importanti differenze sia nel tipo di condizioni ambientali, legati alla locazione geografica in cui tali studi sono stati condotti, sia nelle misure profilattiche adottate, sia infine nei diversi outcome prefissati dagli studi stessi.

Fumo di sigaretta

Una associazione significativa tra fumo di sigaretta dei genitori, in particolare della madre, e l'aumento di *wheezing* ed asma nei loro bambini è stato invece dimostrato da molti studi. Questa associazione si è rivelata forte anche per *follow-up* fino a 6 anni di età. La severità e la frequenza dei sintomi è stata messa in relazione all'esposizione domestica. L'esposizione al fumo passivo, in alcuni studi appare, inoltre, in relazione anche con un aumento di sensibilizzazione verso altri allergeni inalanti indoor.

Il *Canadian asthma primary prevention study* [35, 43] evidenzia come l'esposizione al fumo di sigaretta materno, sia durante la gravidanza che nel primo anno di vita, costituisca un importante fattore di rischio per asma all'età di 2 anni. Altri ricercatori [47] dimostrano anche una significativa riduzione della funzionalità respiratoria e maggiore frequenza di wheezing nella prima infanzia.

La prevenzione secondaria: quando l'allergia è manifesta

Se le strategie di prevenzione primaria della malattia allergica si sono dimostrate sino ad ora poco efficaci, rimane invece importante l'adozione di misure in grado di

limitare l'esposizione ai fattori ambientali (allergeni) responsabili delle riacutizzazioni cliniche e della cronicizzazione dell'allergia dei bambini con manifestazioni
già conclamate. L'insieme di queste misure rappresenta la prevenzione secondaria della specifica sensibilizzazione allergica.

Come si è potuto osservare parlando di prevenzione primaria, particolarmente
importanti risultano gli interventi di prevenzione ambientale anche per la secondaria. In particolare, l'esposizione domestica ad alte concentrazioni di acari della polvere e al fumo di sigaretta, sia attivo che passivo, è in grado di favorire la progressione
delle malattie allergiche nei soggetti a rischio [48]. Alcuni studi hanno dimostrato che
l'asma bronchiale insorge più presto nei bambini residenti in case con alte concentrazioni di allergeni derivati dagli acari. Anche se non vi sono evidenze certe nei
soggetti con ipersensibilità ad acari della polvere domestica, per ridurre le concentrazioni di acari è opportuno favorire ventilazione e ricambio dell'aria negli ambienti domestici specie nella camera del bambino, l'uso di federe di materassi e cuscini con una tessitura che impedisca il passaggio dei prodotti di defecazione degli
acari e lavabili ad alta temperatura (oltre i 50 °C) e passati una volta alla settimana
con uno straccio umido, utilizzare aspirapolvere con particolari filtri che impedi-
scano la fuoriuscita della polvere aspirata con arredi sfavorevoli alla riproduzione degli acari (come moquette e tappezzerie pesanti). Non vi sono assolutamente evidenze sul trattamento degli oggetti domestici con prodotti chimici anti-acaro al quale si deve preferire il semplice lavaggio ad alte temperature (Tabella 2).

L'allontanamento degli animali domestici, come gatto e cane dall'ambiente domestico è controverso; in ogni caso per i soggetti con documentata sensibilizzazione ai derivati biologici dell'animale sarebbe consigliato evitare il contatto diretto.

Il fumo passivo di sigaretta rappresenta un fattore di sensibilizzazione ed aggravante della malattia allergica. Come riportato nei paragrafi precedenti vi sono numerosi studi che dimostrano una prevalenza di allergopatie maggiore nei figli di
madri fumataci sia in gravidanza che durante l'allattamento così come è stato documentato che l'asma bronchiale esordisca più precocemente e con una sintomatologia più grave nei bambini che vivono con adulti fumatori. Infine, non va dimenticato che il fumo danneggia direttamente le strutture dell'apparato respiratorio (e non solo!), contribuendo così alla riacutizzazione e all'aggravamento dei sintomi clinici della sintomatologia anche nei soggetti con asma bronchiale già clinicamente manifesto.

Un'altra misura ancora molto discussa di prevenzione secondaria è l'immunoterapia specifica (ITS). È dimostrato da numerose ricerche l'efficacia preventiva, anche a lungo termine e verso le complicazioni dell'ITS. Essa è invece di importanza fondamentale nella prevenzione secondaria delle allergopatie da allergeni inalanti (pollini, derivati dermici di animali, acari della polvere domestica) ed in particolare da
punture di insetti (api, vespe e calabroni); per esempio la ITS in bambini con rinite
allergica può ridurre la frequenza di comparsa dell'asma rispetto a quanto accade in
bambini che non sono stati sottoposti a questo trattamento.

L'ITS non trova a tutt'oggi applicazioni in ogni malattia causata da allergia alimentare compresa la DA conseguente all'assunzione di un cibo.

Conclusioni e discussione

Dalla revisione della letteratura da noi condotta sulle misure di prevenzione, emerge l'idea che non ci siano evidenze reali di efficacia per alcun parametro preso in considerazione. Anche quegli studi che sembrano giungere a conclusioni confortanti, in realtà sono limitati da un *follow-up* a breve termine che non trova conferma negli studi che prevedono un *follow-up* più a lungo termine.

Nuove prospettive si aprono invece dagli studi effettuati sui probiotici che sembrano dimostrarsi efficaci nella prevenzione e trattamento della malattia atopica nel corso della prima infanzia, senza una conferma nelle età successive. Ovviamente ulteriori studi sono necessari per dimostrare il loro reale ruolo nella modulazione delle risposte immuni.

In breve, i meccanismi immunologici proposti per spiegare l'ipotesi igienica sopra indicata e la revisione della più recente letteratura, suggeriscono che l'uso dei probiotici come misura di prevenzione primaria, abbia fornito buoni risultati solo nel breve termine perché probabilmente supplementato solo per un breve periodo dalla nascita.

La prevalenza delle malattie allergiche è aumentata in tutto il mondo durante gli ultimi anni, ma in maniera più evidente nei paesi più industrializzati. La caduta del muro di Berlino nel 1989 ha fornito l'opportunità unica di comparare popolazioni che possiedono un background genetico e geografico simile, ma che hanno vissuto in differenti condizioni di esposizione ambientale per oltre 40 anni [49]. Ring et al., infatti, riportano notevoli differenze tra le "due Germanie" dal punto di vista ambientale fisico, chimico, biologico e psicologico, con un'alta prevalenza di atopia respiratoria e sensibilizzazione atopica nella Germania dell'ovest rispetto a quella dell'est, dove predominavano invece le forme infettive respiratorie ed intestinali legate ad un ambiente e ad uno stile di vita più rurale [49].

Se possiamo quindi affermare che la maggior incidenza di malattie allergiche sia figlia di uno stile di vita "occidentale" e che aumenti in parallelo con il progressivo "miglioramento" delle condizioni di vita, possiamo ipotizzare che una supplementazione continuativa di probiotici, almeno nei primi anni di vita, potrebbe suggestivamente contribuire a ricreare un ambiente più "rurale" almeno a livello intestinale.

Sono anche in corso ricerche condotte in bambini affetti da DA per prevenire l'asma. Questi studi prevedono interventi farmacologici come la regolare assunzione di antistaminici di ultima generazione, l'allontanamento dell'allergene, interventi dietetici e di immunoterapia. Nonostante le difficoltà legate alla multifattorialità della malattia atopica, i risultati di queste indagini sono attesi con interesse perché, se efficaci, avrebbero significative ricadute in termini di salute pubblica.

Bibliografia

1. Halken S (2003) Early sensitisation and development of allergic airway disease - risk factors and predictors. Paediatr Respir Rev 4:128-134
2. Strachan DP (1989) Hay fever, hygiene, and household size. BMJ 299:1259-1260
3. Martinez FD, Wright AL, Taussig LM et al (1995) Asthma and wheezing in the first six years of life. The Group Health Medical Associates. N Engl J Med 332:133-138

4. Riedler J, Braun-Fahrlander C, Eder W et al (2001) Exposure to farming in early life and development of asthma and allergy: a cross-sectional survey. Lancet 358:1129-1133

5. Litonjua AA, Milton DK, Celedon JC et al (2002) A longitudinal analysis ofwheezing in young children: the independent effects ofearly life exposure to house dust endotoxin, allergens, and pets. J Allergy Clin Immunol 110:736-742

6. Rautava S, Kalliomaki M, Isolauri E (2005) New therapeutic strategy for combating the increasing burden of allergic disease: Probiotics-A Nutrition, Allergy, Mucosal Immunology and Intestinal Microbiota (NAMI) Research Group report

7. Bjorksten B, Naaber P, Sepp E, Mikelsaar M (1999) The intestinal microflora in allergic Estonian and Swedish 2-year old children. Clin Exp Allergy 29:342-346

8. Bjorksten B, Sepp E, Julge K et al (2001) Allergy development and the intestinal microflora during the first year of life. J Allergy Clin Immunol 108:516-520

9. Kalliomaki M, Kirjavainen P, Eerola E et al (2001) Distinct patterns ofneonatal gut microflora in infants in whom atopy was and was not developing. J Allergy Clin Immunol 107:129-134

10. Illi S, von Mutius E, Lau S et al (2001) The pattern of atopic sensitisation is associated with the development of asthma in childhood. J Allergy Clin Immunol 108:709-714

11. Gore C, Custovic A (2004) Can we prevent allergy? Allergy: 59:151-161

12. Tariq SM, Matthews SM, Hakim EA et al (1998) The prevalence of and risk factors for atopy in early childhood: a whole population birth cohort study. J Allergy Clin Immunol 101:587-593

13. Wahn U (2000) What drives the allergic march? Allergy 55:591-599

14. Croner S (1992) Prediction and detection of allergy development: influence of genetic and environmental factors. J Pediatr 121:S58-S63

15. Nilsson L (1998) Risk factors for atopic disease in childhood (Linko¨ ping University Medica Dissertation no. 556. Linko¨ ping University

16. Litonjua AA, Carey VJ, Burge HA et al (1998) Parental history and the risk for childhood asthma. Does mother confer more risk than father? Am J Respir Crit Care Med 158:176-181

17. Piccinni MP, Beloni L, Giannarini L et al (1996) Abnormal production of T-helper 2 cytokines interleukin-4 and interleukin-5 by T cells from newborns with atopic parents. Eur J Immunol 26:2293-2298

18. Warner JA, Jones CA, Jones AC et al (1997) Immune responses during pregnancy and the development of allergic disease. Pediatr Allergy Immunol 8(10 Suppl):5-10

19. Szepfalusi Z, Pichler J, Elsasser S et al (2000) Transplacental priming ofthe human immune system with environmental allergens can occur early in gestation. J Allergy Clin Immunol 106:530-536

20. Holloway JA, Warner JO, Vance GH et al (2000) Detection of house-dust-mite allergen in amniotic fluid and umbilical-cord blood. Lancet 356:1900-1902

21. Platts-Mills TA, Woodfolk JA (2000) Cord blood proliferative responses to inhaled allergens: is there a phenomenon? J Allergy Clin Immunol 106:441-443

22. Falth-Magnusson K, Kjellman NI (1992) Allergy prevention by maternal elimination diet during late pregnancy - a 5-year follow-up of a randomised study. J Allergy Clin Immunol 89:709-713

23. Falth-Magnusson K, Oman H, Kjellman NI (1987) Maternal abstention from cow milk and egg in allergy risk pregnancies. Effect on antibody production in the mother and the newborn. Allergy 42:64-73

24. Kramer MS (2000) Maternal antigen avoidance during pregnancy for preventing atopic disease in infants of women at high risk. Cochrane Database Syst Rev CD000133

25. Grimshaw KEC, Vance GHS, Briggs RA, Warner JO (2003) The effect of maternal egg avoidance on atopy at 18 months. J Allergy Clin Immunol 111: S396(Abstract)

26. Sears MR, Greene JM, Willan AR et al (2002) Long-term relation between breastfeeding and development of atopy and asthma in children and young adults: a longitudinal study. Lancet 360:901-907

27. American Academy of Pediatrics. Committee on Nutrition (2000) Hypoallergenic infant formulas. Pediatrics 106:346-349

28. WHO (2004) Fifty-Fourth World Health Assembly. WHA 54.2. Agenda item 13.1 Infant and Young Child Nutrition. Geneva, Switzerland: World Health Organization

29. Zutavern A, Brockow I, Heinrich J et al (2006) Timing of solid food introduction in relation to atopic dermatitis and atopic sensitization: Results from a prospective birth cohort study. Pediatrics 117:401-411

30. Oldaeus G, Anjou K, Bjorksten B et al (1997). Extensively and partially hydrolysed infant formulas for allergy prophylaxis. Arch Dis Chil 77:4-10

31. Chandra RK (1997) Five-year follow-up of high-risk infants with family history of allergy who were exclusively breast-fed or fed partila whey hydrolysate, soy, and conventional cow's milk formulas. J Pediatr Gastroenetrol Nutr 24:380-388

32. Schoetzau A, Filipiak-Pittroff B, Franke K et al (2002) Effect of exclusive breast-feeding and early solid food avoidance on the incidence ofatopic dermatitis in high-risk infants at 1 year of age. Pediatr Allergy Immunol 13:234-242

33. Von Berg A, Koletzko S, Grubl A et al (2003) The effect of hydrolysed cow's milk formula for allergy prevention in the first year of life: the German Infant Nutritional Intervention Study, a randomized double-blind trial. J Allergy Clin Immunol 111:533-540

34. Black PN, Sharpe S (1997) Dietary fat and asthma: is there a connection? Eur Respir J 10:6-12

35. Mihrshahi S, Peat JK, Webb K et al (2001) The childhood asthma prevention study (CAPS): design and research protocol of a randomized trial for the primary prevention of asthma. Control Clin Trials 22:333-354

36. Dunstan JA, Mori TA, Barden A et al (2003) Fish oil supplementation in pregnancy modifies neonatal allergen-specific immune responses and clinical outcomes in infants at high risk of atopy: A randomized, controlled trial. J Allergy Clin Immunol 112:1178-1184

37. Devereux G, Seaton A (2005) Diet as a risk factor for atopy and asthma. J Allergy Clin Immunol 115:1109-1117

38. Kalliomaki M, Salminen S, Poussa T et al (2003) Probiotics and prevention ofatopic disease: 4-year follow-up of a randomised placebocontrolled trial. Lancet 361:1869-1871

39. Custovic A, Simpson BM, Simpson A et al (2001) Effect of environmental manipulation in pregnancy and early life on respiratory symptoms and atopy during first year of life: a randomised trial. Lancet 358:188-193

40. Koopman LP, van Strien RT, Kerkhof M et al (2002) Placebo-controlled trial of house dust mite-impermeable mattress covers: effect on symptoms in early childhood. Am J Respir Crit Care Med 166:307-313

41. Woodcock A, Lowe LA, Murray CS et al (2004). Early life environmental control. Am J Respir Crit Care Med 170:433-439

42. Marks GB, Mihrshahi S, Kemp AS et al (2006) Prevention of asthma during the first 5 years of life: A randomized controlled trial. J Allergy Clin Immunol 118:53-61

43. Mihrshahi S, Peat JK, Marks GB et al (2003) Eighteen-month outcomes of house dust mite avoidance and dietary fatty acid modification in the Childhood Asthma Prevention Study (CAPS). J Allergy Clin Immunol 111:162-168

44. Arshad SH, Bateman B, Matthews SM (2003) Primary prevention ofasthma and atopy during childhood by allergen avoidance in infancy: a randomised controlled study. Thorax 58:489-493
45. Chan-Yeung M, Manfreda J, Dimich-Ward H et al (2000) A randomized controlled study on the effectiveness of a multifaceted intervention program in the primary prevention of asthma in high-risk infants. Arch Pediatr Adolesc Med 154:657-663
46. Halmerbauer G, Gartner C, Schierl M et al (2003) Study on the Prevention ofAllergy in Children in Europe (SPACE): allergic sensitization at 1 year ofage in a controlled trial of allergen avoidance from birth. Pediatr Allergy Immunol 14:10-17
47. Becker A, Watson W, Ferguson A et al (2004) The Canadian asthma primary prevention study: Outcomes at 2 years of age. J Allergy Clin Immunol 113:650-656
48. Tsitoura S, Nestoridou K, Botis P et al (2002) Randomized trial to prevent sensitisation to mite allergens in toddlers and preschoolers by allergen reduction and education: one-year results. Arch Pediatr Adolesc Med 156:1021-1027
49. Ring J, Kramer U et al (1999) Environmental risk factors for respiratoy and skin atopy: Results from epidemiological studies in former East and West Germany. Int Arch Allergy Immunol 118:403-407

Dermatite atopica e qualità di vita

C. Gelmetti, C. Colonna

La considerazione dell'impatto della malattia nella vita di un individuo non è mai stata assente nel pensiero medico ma il concetto vero e proprio di qualità della vita (QdV o QoL dall'inglese Quality of Life) è una conquista relativamente recente che si fa strada nella letteratura anglosassone degli ultimi venti anni. Ovviamente il concetto di qualità di vita è relativamente vago e può senz'altro essere percepito differentemente da vari individui [1-6]. Comunque, per l'Organizzazione Mondiale della Sanità (OMS-WHO) la definizione della qualità della vita è la seguente: "la qualità di vita è la percezione di un individuo della sua collocazione nell'esistenza nel contesto culturale e il sistema di valori in cui vive, in funzione dei suoi obiettivi, delle sue aspettative e delle sue inquietudini". Come si può vedere anche questa definizione "ufficiale" lascia aperti ampi margini di discrezionalità dipendenti dal singolo soggetto ma è pur sempre un punto di partenza. In effetti scale tipo DLQI (*Dermatology Life Quality Index*) [7] o la SKINDEX [8] sono state studiate a lungo e validate in alcuni paesi. Resta chiaramente il dubbio se tali validazioni possano avere il medesimo peso in differenti contesti socio-culturali o all'interno di realtà diverse anche se appartenenti formalmente ad uno stesso paese [1]. Per saperne di più su questo problema tanto attuale ed affascinante quanto intricato e talora ingannevole rimandiamo il lettore ai primi sei titoli bibliografici [1-6].

Esistono, ovviamente, molte malattie dermatologiche che hanno un cattivo impatto sulla qualità di vita (ed in fondo sarebbe strano trovarne una che non ne abbia alcuno) ma la dermatite atopica (DA) è una delle prime e sembra essere una candidata ideale dato che la malattia, al pari della scabbia, non è fatale e, se considerata con il metro della medicina interna, è anche raramente grave. Ma, in pratica, il piccolo atopico è spesso rosso ed essudante, si gratta e si copre di croste. Talvolta anche i genitori hanno difficoltà a consolarlo e non di rado coltivano sentimenti di colpa. Va da sé che la vita del paziente atopico è disturbata nelle sue attività ludiche, scolastiche e, nell'adulto, lavorative. La perdita di sonno colpisce pesantemente sia il paziente che i familiari, implicando conseguenze negative caratteriali che possono, a loro volta, instaurare un circolo vizioso. Insomma la DA non è, in genere, una malattia grave ma è una malattia con una QdV assai bassa per cui la misura di questa può trovare più di una giustificazione, soprattutto se si devono proporre terapie "importanti", rischiose o solamente costose. Per cui non è inatteso trovare una cospicua bibliografia proprio su QdV e DA nell'ultimo decennio. Per la DA è anche stato proposta una scala di QdV specifica (EDI = *Eczema Disability Index*) [9] ma questa, che era stata trasformata sulla falsariga di una scala già esistente per la psoriasi (PDI = *Psoriasis Disability Index*) è poco usata. Nell'uso corrente si utilizzano pertanto la scala DLQI già ricordata o la sua versione pediatrica (CDLQI = *Children Dermatology Life Quality Index*) [10] o ancora una versione modificata di quest'ultima per i lattanti (CDLQI lattanti)[11] (Tabella 1).

Tabella 1. Argomenti considerati nelle scale DLQI, CDLQI e CDLQI lattanti

Categoria di QdV	DLQI	CDLQI	CDLQI lattanti
Sintomi e sentimenti			
Prurito	✔	✔	✔
Percezione del sé	✔	✔	
Contrariato/triste		✔	✔
Attività diurne			
Fare compere	✔		
Vestirsi	✔	✔	✔
Tempo libero			
Attività socializzanti	✔		
Sport	✔	✔	
Giocare		✔	✔
Lavoro/scuola			
Lavorare/studiare	✔		
Relazioni personali			
Relazioni personali	✔		
Difficoltà sessuali	✔		
Amicizie		✔	
Infastidire		✔	
Trattamento			
Problemi col trattamento	✔	✔	✔
Scuola o vacanza			
Divertirsi a scuola o in vacanza		✔	
Attività			
Uscire			✔
Evitare delle attività		✔	✔
Sonno			
Sonno disturbato		✔	✔

(Modificata da: Drake L, Prendergast M, Maher R et al. (2001) The impact of tacrolimus ointment on health-related quality of life of adult and pediatric patients with atopic dermatitis. J Am Acad Dermatol 44:S65-S72)

Mentre la CDLQI viene compilata dagli stessi bambini con l'aiuto dei loro tutori, la CDLQI lattanti è ovviamente compilata direttamente da questi ultimi. Alla CDLQI lattanti si preferisce attualmente la IDQOL (*Infants' Dermatitis Quality of Life index*) che viene utilizzata nei bambini di età inferiore ai 4 anni, età in cui la DA si sviluppa ed è particolarmente impegnativa) [12] (Tabella 2). Di corrente impiego anche la scala PIQOL-AD (*Parents' Index of Quality Of Life –Atopic Dermatitis*) che deve essere compilata da chi assiste più da vicino i bambini con DA aventi un'età inferiore a 8 anni. Il questionario dovrebbe essere compilato in un ambiente tranquillo prima della visita medica (Tabella 3).

Tabella 2. IDQOL

Gravità dell'eczema *(si calcola da 0 a 4)*

Secondo lei, qual'è stato il livello di gravità dell'eczema di cui suo figlio ha sofferto, ovvero il livello di rossore, desquamazione, infiammazione o diffusione?

☐ Estremamente grave ☐ Grave ☐ Medio ☐ Modesto ☐ Assente

Indice di Qualità della Vita *(si calcola da 0 a 3)*

1. Con quale intensità si sono manifestati il prurito e il grattamento?
   ☐ Continuamente ☐ Molto ☐ Poco ☐ Per niente

2. Di che umore è stato suo figlio?
   ☐ Ha pianto sempre, di umore estremamente difficile
   ☐ Molto nervoso ☐ Un po' nervoso ☐ Contento

3. Quanto tempo ci è voluto, approssimativamente e in media, perché suo figlio si addormentasse
   ☐ Più di 2 ore ☐ 1-2 ore ☐ 15 minuti -1 ore ☐ 0-15 minuti

4. Per quanto tempo, l'eczema ha influito in media sul sonno di suo figlio?
   ☐ 5 ore o più ☐ 3 -4 ore ☐ 1 -2 ore ☐ Meno di 1 ora

5. L'eczema di suo figlio ha interferito con il gioco o il nuoto?
   ☐ Moltissimo ☐ Molto ☐ Poco ☐ Per niente

6. L'eczema di suo figlio ha interferito con la sua partecipazione alle altre attività familiari, o con il fatto che fosse contento di parteciparvi?
   ☐ Moltissimo ☐ Molto ☐ Poco ☐ Per niente

7. L'eczema ha creato problemi per suo figlio durante il momento dei pasti?
   ☐ Moltissimo ☐ Molto ☐ Poco ☐ Per niente

8. Ci sono stati problemi con suo figlio causati dal trattamento?
   ☐ Moltissimi ☐ Molti ☐ Pochi ☐ Per niente

9. La presenza di eczema ha comportato disagi per suo figlio nel mettere o togliere i vestiti?
   ☐ Moltissimi ☐ Molti ☐ Pochi ☐ Per niente

10. Quanto la presenza dell'eczema ha creato un problema al momento di fare il bagno?
    ☐ Moltissimo ☐ Molto ☐ Poco ☐ Per niente

Il punteggio totale si ottiene sommando il punteggio della gravità della DA con i punteggi relativi alla QdV. Il punteggio massimo è dunque 34.

(Modificato da Lewis Jones MS, Finlay AY, Dykes PJ (2001) The infants' dermatitis quality of life index. Br J Dermatol 144:104-110).
NOTA BENE: Ogni domanda riguarda solamente l'ultima settimana

Tabella 3. PIQOL-AD Questionario sulla qualità della vita per genitori di bambini con eczema (modificato da *www.Galen-Research.com*, 2005)

Le chiediamo di fare un segno sulla casella "è vero" se la frase si adatta alla sua situazione o sulla casella "non è vero" se non si adatta alla sua situazione. La preghiamo di scegliere la risposta che meglio si adatta alla sua situazione in questo momento. Si ricordi di fare un segno solo su una delle due possibili risposte per ogni domanda.

	è vero	non è vero
1. Sono preoccupata/o del suo aspetto	☐	☐
2. Si lamenta in continuazione	☐	☐
3. Sono sempre in pensiero per lui/lei	☐	☐
4. Gli altri bambini non vogliono giocare con lui/lei	☐	☐
5. Non riesco mai a fare una buona notte di sonno	☐	☐
6. Mi sento imbarazzatalo quando lo/la porto fuori	☐	☐
7. Non può fare alcune attività con gli altri bambini	☐	☐
8. Sento di avere poca libertà	☐	☐
9. Cambia spesso di umore	☐	☐
10. Ho paura che la gente pensi che lo/la trascuro	☐	☐
11. Mi sento sempre stanca/o	☐	☐
12. Agli altri bambini non piace tenerlo/a per mano	☐	☐
13. Mi sento come se non potessi fare niente per aiutarlo/a	☐	☐
14. È spesso irritabile	☐	☐
15. Mi sento fisicamente esausta/o	☐	☐
16. Non ho tempo da dedicare a me stessa/o	☐	☐
17. Si arrabbia spesso con me	☐	☐
18. È difficile trovare il tempo per andare a fare spese	☐	☐
19. Tutta la vita familiare è scombussolata	☐	☐
20. Si perde molte delle attività che fanno i bambini della sua età	☐	☐
21. Dedico tutte e mie energie per impedirgli/le di grattarsi	☐	☐
22. Mi accorgo di non avere tempo per rilassarmi	☐	☐
23. Mi sembra di non poter tenere sotto controllo il suo eczema	☐	☐
24. Sono preoccupata/o per i possibili effetti collaterali della cura	☐	☐
25. Non riesco a rilassarmi quando esco con lui/lei	☐	☐
26. Sono preoccupata/o per il suo futuro	☐	☐
27. È al centro della mia vita	☐	☐
28. Mi sento molto depressa/o	☐	☐
29. Evito di portarlo/a a casa di altre persone	☐	☐
30. Stargli/le dietro assorbe tutte le mie energie	☐	☐
31. Non c'è modo di consolarlo/a	☐	☐
32. Devo stargli/le attenta/o continuamente	☐	☐
33. È un problema uscire con lui/lei	☐	☐
34. Sono spesso irritabile	☐	☐
35. Sono preoccupata/o della reazione della gente quando lo/a vede	☐	☐
36. Dorme male la maggior parte delle notti	☐	☐
37. Stargli/le dietro richiede molto impegno	☐	☐
38. C'è molta tensione in famiglia	☐	☐
39. È un/a bambino/a che mi dà molto da fare	☐	☐
40. Questa situazione è troppo pesante da sopportare, per me	☐	☐
41. È un problema dormire fuori casa	☐	☐
42. A lui/lei vanno tutte le mie attenzioni	☐	☐
43. Devo stare attenta/o a quello che indossa	☐	☐
44. Sono restia/o a lasciarlo/a a qualcun altra/o	☐	☐
45. È molto spesso irrequieto/a	☐	☐

Come risulta però dalla lettura di queste scale, come, per esempio dalla domanda N. 5 dell'IDQOL (...l'eczema di suo figlio ha interferito con il gioco o *il nuoto*?), è evidente che queste scale possono essere perfettibili a secondo delle differenti realtà locali. In conclusione l'uso delle scale o degli indici di QdV non è ancora standardizzato e quindi non può essere consigliato nella comune pratica clinica ambulatoriale dove il buon senso, una buona relazione medico-paziente e, in pediatria, una buona gestione del triangolo "medico-bambino-genitori" rimangono i fattori fondamentali. Nonostante ciò è evidente che questi strumenti possono essere utili per seguire la malattia nel tempo, soprattutto quando si debba monitorare l'efficacia e la tollerabilità di una terapia.

Nel 2004 è stata proposta una nuova modalità di misurazione della QoL specifica per la DA (QoLIAD) che si è rivelata uno strumento utile ed abbastanza pratico da usare [13].

Gli ultimi studi [14] mostrano una correlazione inversa tra la la QoL dei bambini e la gravità della DA anche nel tempo (Fig. 1) e questo mette ancora più in luce l'impatto della DA nel corso della vita soprattutto per le eventuali effetti sul comportamento e sullo sviluppo dei minori. Inoltre studi ancora più recenti [15] mettono in evidenza che vi sia una correlazione tra QoL ed i criteri obiettivi di gravità della DA (Fig. 2). Tutto ciò sta a suggerire che le valutazione della Qol dovrebbero entrare nella comune pratica clinica sia per seguirne il decorso clinico sia per interessi di tipo scientifico e speculativo

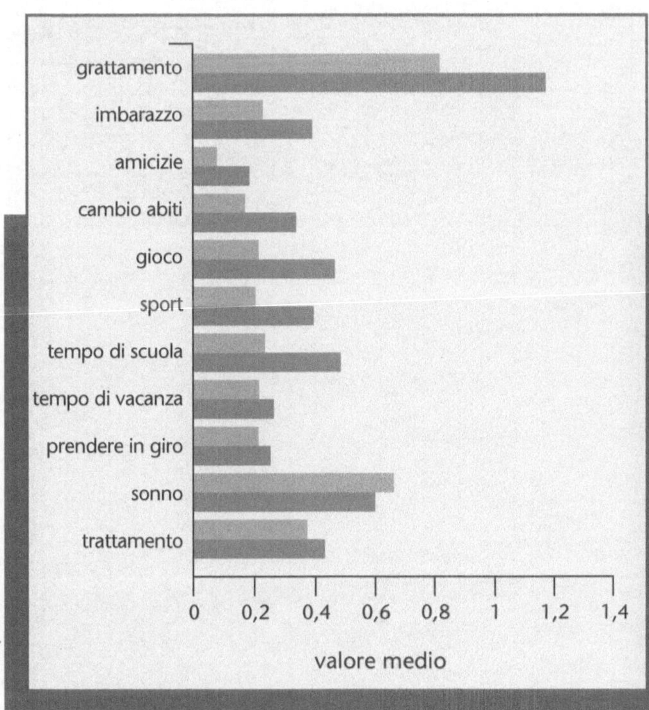

Figura 1.

Valore medio di ciascun componente del CDLQI (Children's Dermatology Life Quality Index) per 71 bambini che si sono presentati a due visite a distanza di sei mesi. Barre viola: prima visita; barre verdi: seconda visita. (modificato da Ben-Gashir MA, Seed PT, Hay RJ (2004) Quality of life and disease severity are correlated in children with atopic dermatitis. Br J Dermatol 150:284-290)

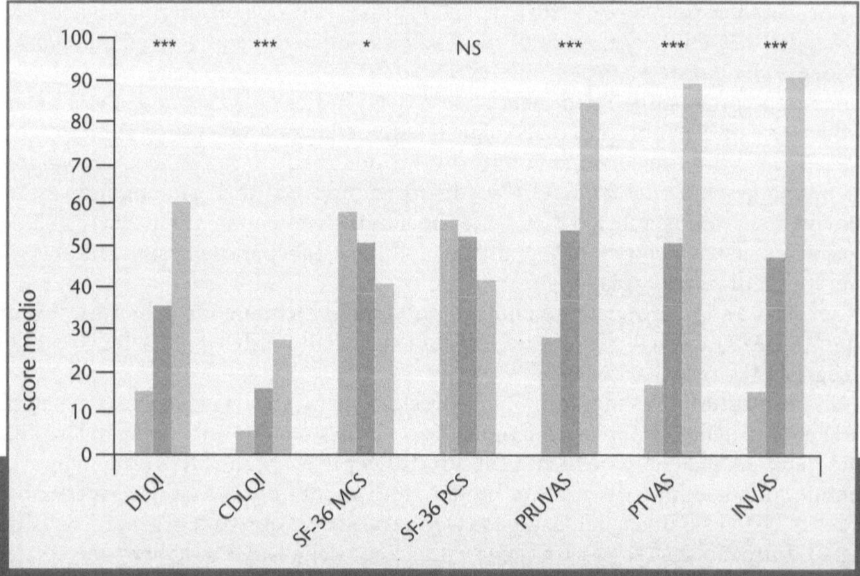

Figura 2.

Score di Wilcoxon per tutte le variabili alla prima visita secondo la gravità dello SCO-RAD. (Modificato da Holm EA, Wulf HC, Stegmann H, Jemec GBE (2005) Life quality assessment among patients with atopic eczema. Br J Dermatol 154:719-725)
Legenda. Colori: Giallo medio, controlli; arancio, DA lieve (score 0–15); giallo, DA moderata (score > 15). DLQI, Dermatology Life Quality Index; CDLQI, Children's Dermatology Life Quality Index; SF-36 MCS, SF-36 score componente mentale; SF-36 PCS, SF-36 score componente fisica; PRUVAS, scala analogico visuale del paziente per il prurito; PTVAS, scala analogico visuale di valutazione globale del paziente; INVAS, scala analogico visuale di valutazione globale del medico. *$P < 0,05$; **$P < 0,001$; ***$P < 0,0001$; NS, non significativo

Bibliografia

1. Boulinguez S (2000) Les échelles de qualité de vie. Ann Dermatol Venereol 127:2S5-2S6
2. Revuz J (2000) Index de qualité de vie en dermatologie. Ann Dermatol Venereol 127:2S7-2S8
3. Grob JJ, Richard MA (2000) Instruments génériques et spécifiques pour la mesure de QdV en dermatologie. Ann Dermatol Venereol 127:2S9-2S12
4. Gill TM, Feinstein AR (1994) A critical appraisal of the quality of quality-of-life measurements. JAMA 272:619-626
5. Editorial (1995) Quality of life and clinical trials. Lancet 346:1-2
6. Slevin ML, Plant H, Linch D et al (1988) Who should measure quality of life, the doctor or the patient? Br J Cancer 57:109-112
7. Finlay AY, Khan GK (1994) Dermatology life quality index (DLQI) – a simple practical measure for routine clinical use. Clin Exp Dermatol 19:210-216
8. Chren MM, Lasek RJ, Flocke SA et al (1997) Improved discriminative and evaluative capability of a refined version of Skindex, a quality-of-life instrument for patient with skin diseases. Arch Dermatol 11:433-440
9. Salek, Finlay AY, Luscombe DK et al (1993) Cyclosporin greatly improves the quality of life of adults with severe a topic dermatitis. A randomized, double blind, placebo controlled trial. Br J Dermatol 129:422-430
10. Lewis Jones MS, Finlay AY (1995) The children's dermatology life quality index: initial validation and practical use. Br J Dermatol 132:942-949
11. Drake L, Prendergast M, Maher R et al (2001) The impact of tacrolimus ointment on health-related quality of life of adult and pediatric patients with atopic dermatitis. J Am Acad Dermatol 44:S65-S72
12. Lewis Jones MS, Finlay AY, Dykes PJ (2001) The infants' dermatitis quality of life index. Br J Dermatol 144:104-110
13. Whalley D, McKenna SP, Dewar AL et al (2004) A new instrument for assessing quality of life in atopic dermatitis: international development of the quality of life index for atopic dermatitis (QoLIAD). Br J Dermatol 150:274-283
14. Ben-Gashir MA, Seed PT, Hay RJ (2004) Quality of life and disease severity are correlated in children with atopic dermatitis. Br J Dermatol 150:284-290
15. Holm EA, Wulf HC, Stegmann H, Jemec GB (2006) Life quality assessment among patients with atopic eczema. Br J Dermatol 154:719-725

Dermatite atopica: aspetti educativi

L. Capra

Introduzione

Negli ultimi anni sono divenute molto più frequenti che in passato le segnalazioni e gli studi sulla qualità di vita dei pazienti affetti da dermatite atopica e sulla qualità di vita delle loro famiglie quando si tratta di pazienti in età pediatrica (e cioé nella maggior parte dei pazienti affetti da dermatite atopica) [1-3].

La scuola tedesca [4] ha condotto recentemente uno studio randomizzato in cui il gruppo di pazienti che aveva ricevuto un intervento educativo strutturato mostrava, dopo un anno, una riduzione dello SCORAD e dell'"*indice di grattamento*" e un miglioramento della qualità della vita e della compliance al trattamento.

Una scuola per la dermatite atopica che abbia per alunni un bambino o un ragazzo e/o i suoi genitori deve essere adattata al grado di istruzione e al livello cognitivo dei "*discenti*" e il suo successo può dipendere, in parte, dalle personali attitudini comunicative di chi deve insegnare, ma l'intervento educativo deve essere inteso come una parte integrante del piano terapeutico e rispettare alcune tappe fondamentali.

Il tempo dell'ascolto

Può essere un tempo molto lungo ma è fondamentale per capire il vissuto della malattia che è diverso per i bambini, i ragazzi, i genitori, la famiglia. La pelle è visibile da tutti e, in una società in cui la perfetta forma fisica detta legge, una malattia della pelle come l'eczema è non solo sotto gli occhi di chiunque, ma chiunque può vederne la cronicità e l'insuccesso terapeutico. Oltre a questo, quasi ogni paziente si porta dietro un bagaglio di multiple consultazioni (mediche e non mediche), di convinzioni e di notizie che molto spesso sono causa di frustrazione e di sfiducia.

Il tempo della spiegazione

Conoscere la malattia è, per il paziente, un po' come sapere con quale nemico dovrà combattere e questo aiuta ad avere una percezione corretta del problema, ad accettare la terapia e a modificare comportamenti se necessario.

Le notizie e le convinzioni vanno discusse, contestate o supportate punto per punto, condividendo anche i dubbi tuttora esistenti sulla patogenesi e sul trattamento.

I problemi da non dimenticare

Anche se non affrontati esplicitamente dal paziente e/o dai suoi famigliari, alcuni aspetti vanno accuratamente indagati.

- *Perdita di sonno:* le difficoltà all'addormentamento e al risveglio mattutino, i risvegli notturni, sono correlati a problemi durante il giorno con irrequietezza e /o sonnolenza sia per il paziente che per i suoi famigliari [5] anche perché spesso il bambino viene fatto dormire nel letto dei genitori con ovvio disturbo di tutti ma anche con nessun vantaggio per l'eczema e il prurito che certamente non vengono migliorati dalla temperatura e dalla concentrazione di acari di un letto affollato.
- *La vita della famiglia:* l'ingerenza della malattia nella vita famigliare si manifesta con varie "azioni di disturbo" che spesso fanno così parte del disagio da non venire nemmeno più ricordate [6]. Il tempo da dedicare alla cura della dermatite, la complessità del trattamento, le norme per il lavaggio degli indumenti e la pulizia della casa, la preparazione dei pasti, oltre ad essere "time-consuming" di per sé, sono quasi sempre a totale carico della madre, con il duplice e non confortante risultato di peggiorare le relazioni di coppia e aumentare il senso di inadeguatezza e la frustrazione della madre. Questo si ripercuote sulla vita sociale dell'intera famiglia.
- *Effetti sul budget famigliare:* non trascurabili sia per costi diretti (bagni, creme, indumenti, arredi, farmaci, eventuali prodotti dietetici) che per quelli indiretti (perdita di giornate di lavoro per accudire il figlio o portarlo dal medico) [7].
- *Le peculiarità dell'adolescente:* l'adolescente è un paziente speciale in cui il desiderio di autonomia si scontra con l'accettazione della malattia cronica e in cui l'immagine di sé (comunque quasi sempre fonte di inquietudine nei ragazzi) è ulteriormente compromessa dalla visibilità della malattia e dalla visibilità dei presidi terapeutici (la crema che "unge", l'indumento che protegge) che portano spesso all'isolamento dal gruppo e all'abbandono delle attività sportive. L'adolescente, inoltre, richiede un contatto diretto con il medico di cui decide di fidarsi, senza intermediazioni ed è spesso molto critico nei confronti dell'offerta terapeutica (poco tempo dedicato, superficialità, non disponibilità, non follow-up) [8].
- *Le "materie di scuola":* dopo l'ascolto e le spiegazioni di carattere generale inizia il lavoro di insegnamento della gestione della malattia adattato ad ogni singolo paziente che deve prendere in considerazione tute le tappe della gestione della malattia.

Le cure di tutti i giorni

- *Il bagno:* quanto spesso, che temperatura dell'acqua, quali prodotti detergenti.
- *Emollienti/idratanti:* quanto spesso, in quale quantità, quale tipo di prodotto.
- *Gli indumenti*

- *L'ambiente dove vive il bambino:* temperatura, materiali, rapporti tra acaro e dermatite
- *I fattori scatenanti.*

Le cure delle riacutizzazioni

- *Le creme medicate:*
  - perché applicarle da subito e non quando le cose "vanno veramente male";
  - quanto prodotto applicare;
  - discutere la "steroidofobia";
  - cosa attendersi e perché usare i "prodotti nuovi" (inibitori della calcineurina);
  - gli effetti collaterali;
  - le creme sulla pelle infetta.
- *I farmaci per via generale:*
  - perché e quando vengono prescritti (per la sedazione, per il controllo dell'infezione, per l'immunosoppressione);
  - cosa ci attendiamo dai singoli trattamenti.

Le restrizioni dietetiche

La "scuola" riguardo ai rapporti tra allergia alimentare e dermatite atopica è particolarmente importante nell'età pediatrica e merita una grande attenzione perché spesso i genitori hanno, nei confronti delle manipolazioni dietetiche, grandi aspettative e altrettanto grandi delusioni; inoltre il ricorso, spesso attuato in maniera autonoma dalla famiglia, a diete sempre più ristrette può essere causa di carenze nutrizionali soprattutto nel bambino piccolo. Per ovvie ragioni i pediatri devono farsi carico della gran parte di questo "insegnamento". Tuttavia alcuni punti fondamentali devono essere condivisi con tutte le figure, mediche e non, che incontrano il bambino con dermatite atopica:
- quali test fare e qual è il loro significato
- non c'è una "dieta" universale per la dermatite atopica
- cosa si intende per "dieta di prova"
- quali sono gli alimenti (pochi) che possono essere associati alla manifestazione cutanea
- che cosa è e perché è necessario il test di scatenamento (che resta comunque il gold standard della diagnosi di allergia alimentare)

I rapporti della dermatite atopica con l'allergia respiratoria e gli interventi preventivi

Ai pazienti con dermatite atopica deve essere assicurato un follow-up non solo per il controllo della situazione cutanea ma anche per sorvegliare la comparsa della sensibilizzazione agli allergeni inalanti e delle eventuali manifestazioni cliniche. È inevitabile che il genitore ponga una domanda riguardo la possibilità di "arrestare la marcia atopica" e quindi vanno discusse le evidenze finora disponibili degli interventi preventivi.

Le terapie alternative

Spesso i genitori e i pazienti ne conoscono una lunga serie e/o vi hanno già fatto ricorso. Le evidenze della letteratura sul loro uso e/o sui loro potenziali effetti collaterali vanno discussi fin dalla prima visita.

Il materiale scritto

Non è sufficiente se consegnato senza essere accompagnato dal colloquio e dalle spiegazioni, ma è utile e in genere molto gradito come materiale di supporto e di "studio a casa".

Il follow-up

È fondamentale in ogni malattia cronica, tanto più quando la gestione della malattia è complessa e le informazioni fornite sono molte e molto articolate. Gli incontri successivi al primo servono per verificare quanto della *"lezione"* è stato trattenuto e per capire quali siano i punti critici. Inoltre, sia per i genitori che per i pazienti è importante poter contare su di un cammino controllato e non sentirsi abbandonati nella cura di una malattia visibile e frustrante.

Il "gruppo docente"

La costituzione di un gruppo che *"faccia scuola"* è fondamentale. Il coinvolgimento del personale infermieristico è importante sia per l'insegnamento della parte pratica (bagno, applicazione delle creme) sia per il rinforzo e la verifica del messaggio. [9]

Per alcune situazioni è auspicabile instaurare una collaborazione con lo psicologo per il supporto alle dinamiche familiari più compromesse.

Il gruppo che fa scuola (pediatra, allergologo, dermatologo, psicologo, infermiere) deve organizzare riunioni di aggiornamento e discussione di casi comuni ed essere di composizione il più stabile possibile proprio per essere un punto di riferimento per il paziente e non soltanto un *"erogatore di prestazione"*; per questo ci deve essere disponibilità alle visite non programmate e al contatto telefonico.

Non va dimenticato, infine, che i genitori e i pazienti che hanno avuto risultati favorevoli dall'aver partecipato alla scuola della dermatite atopica vanno invitati a far parte del gruppo docente perché la loro presenza è preziosa fonte di esperienza e solidarietà per le famiglie e i pazienti affetti e stimolo a migliorare la comunicazione per gli specialisti coinvolti.

Un augurio

È auspicabile che altri studi dopo quello tedesco vengano svolti in maniera multicentrica e randomizzata in modo da rendere forte la raccomandazione di strutturare una scuola della dermatite atopica per i pazienti affetti e per le loro famiglie tesa a migliorare non solo la qualità della vita ma anche la severità della malattia stessa.

Bibliografia

1. Lapidus CS, Kerr PE (2001) Social impact of atopic dermatitis. Med Health RI 84:294-295
2. Lewis-Jones S, Finlay AY, Dykes P (2001) The infants' dermatitis quality of life index. Br J Dermatol 144:104-110
3. Lewis-Jones S (2005) Measuring the burden of atopic eczema in young children and the family unit. J Invest Dermatol 125: viii
4. Staab D, Diepgen TL, Fartasch M et al (2006) Age related, structured educational programmes for the management of atopic dermatitis in children and adolescents: multicentre, randomised controlled trial. BMJ 332:933-936
5. Chamlin SL, Mattson CL, Frieden IJ et al (2005) The price of pruritus: sleep disturbance and cosleeping in atopic dermatitis. Arch Pediatr Adolesc Med 159:745-750
6. Carroll CL, Balkrishan R, Feldman SR et al (2005) The burden of atopic dermatitis: impact on the patient, family and society. Pediatr Dermatol 22:192-199
7. Lewis-Jones S (2006) Quality of life and childhood atopic dermatitis: the misery of living with childhood eczema. Int J Clin Pract 60:984-996
8. Kyngas H (2003) Patient education: perspective of adolescents with chronic disease. J Clin Nurs 12:744-751
9. King E (2005) Management of infantile eczema. Australian Family Physician 34:341

Dermatite atopica e internet

M. Cutrone

Premessa

È difficile (e forse inutile) descrivere cosa c'è di "utile" sulla dermatite atopica (DA) in questo preciso momento sulla rete. Infatti, per definizione, si tratta di materiale "in progress", che nell'istante della pubblicazione di un articolo "cartaceo" (come questo) forse non ci sarà più, forse sarà diverso o forse si troverà ad un altro indirizzo.

È molto più importante invece, dovendo fornire informazioni utili per gli operatori di una "Scuola dell'Atopia", che dopo avere letto questo articolo, i medici e gli infermieri coinvolti nella cura della dermatite atopica:

1. sappiano usare internet in modo più corretto (alla ricerca delle informazioni necessarie);
2. sappiano dove e come i loro pazienti si informano quando tornano a casa dopo avere ricevuto la diagnosi.

Nello specifico, i punti di interesse che cercheremo di esaminare per quanto riguarda l'uso professionale del web per la dermatite atopica saranno:

- i risultati ottenibili su questo argomento dai motori di ricerca (quanti sono, quali sono, come migliorare la propria ricerca professionale);
- i risultati ottenibili su questo argomento dagli images search engines (quanti sono, quali sono, come migliorare la propria ricerca professionale).

Per quanto riguarda invece il "come" viene utilizzato il web da parte di pazienti e familiari i punti esaminati saranno:

- il contenuto dei siti delle associazioni di familiari e pazienti;
- il contenuto dei siti di medicina alternativa;
- il contenuto dei blog dedicati;
- il contenuti della pubblicità dedicata.

Dermatite atopica e utilizzo di internet da parte del personale sanitario: un passo oltre la ricerca semplice su Google

Al momento di cercare informazioni su una nuova terapia, su uno studio o su qualsiasi aspetto della malattia, il gesto che viene spontaneo a medici ed infermieri è quello di digitare una domanda nel form di Google, o più frequentemente di Pubmed.

Questo tipo di ricerca grezza, pur normalmente utile, ci priva però di una serie di risultati interessanti che possiamo ottenere in realtà con un minimo sforzo. Vediamo allora quali sono le possibilità di ampliare e migliorare la qualità delle informazioni ottenute.

Funzione "Scholar"

Questa particolare funzione di ricerca è fornita, come molte altre, dal motore di ricerca Google (*http://scholar.google.com/*).

Consente di cercare, digitando il nome di un autore, tutti i suoi lavori presenti in rete (anche quelli extra Medline) e, cosa ancora più interessante, di visualizzare quante volte ogni singolo lavoro è stato citato sul Web.

L'utilità è evidente: uno dei problemi delle notizie trovate in internet riguarda infatti l'attendibilità delle informazioni e di chi le ha prodotte. Avere un'idea di cosa aveva scritto un determinato autore sulla dermatite atopica in realtà era già possibile con una ricerca Medline (che però, fatto molto importante, non considerava le riviste non presenti sull'Index Medicus, né i libri) o con una ricerca "semplice" sul web con un motore di ricerca qualsiasi. Tuttavia, finora non esisteva ancora la possibilità di cercare le "citazioni" in altri articoli (e quindi l'"impact" di quel singolo lavoro), se non a costo di controllare ad uno tutti i link di una ricerca "grezza".

Oltre alla ricerca per autore (non sempre sappiamo il nome di chi ha scritto ciò che ci interessa) è inoltre ovviamente possibile utilizzare la ricerca per parole chiave, sempre ottenendo il numero di citazioni ottenute da quell'articolo e il link alle citazioni stesse.

Per esemplificare, digitando nel form di Scholar Google le keywords "atopic dermatitis" alle 18.40 del 5.9.2006 otteniamo questo risultato:

"Results 1-10 of about 46,400 for atopic dermatitis [definition]. 0.07 seconds"

Questo significa che sono stati trovati in 0,07 secondi 46000 articoli, mentre una ricerca con le identiche keywords su Medline ne avrebbe ottenuti "solo" 11536.

Cliccando sul tasto "recent articles", sulla destra dello schermo, è poi possibile ridurre gli articoli a quelli più recenti, limitando la ricerca "a partire" dall'anno desiderato (ad esempio a partire dall'anno 2006: 2030 articoli).

Una volta trovato l'articolo, o gli articoli, che ci interessano, possiamo poi utilizzare la nuovissima funzione "related articles" (funzione ripresa da Medline) per ampliare il risultato ottenuto.

Non è poi da trascurare un'altre fnzione di Google Scholar: cliccando su preferences, è possibile scegliere la lingua degli articoli da trovare (oltre all'inglese, spagnolo, francese, portoghese, tedesco, giapponese e 2 varanti di cinese; l'italiano è per ora escluso.

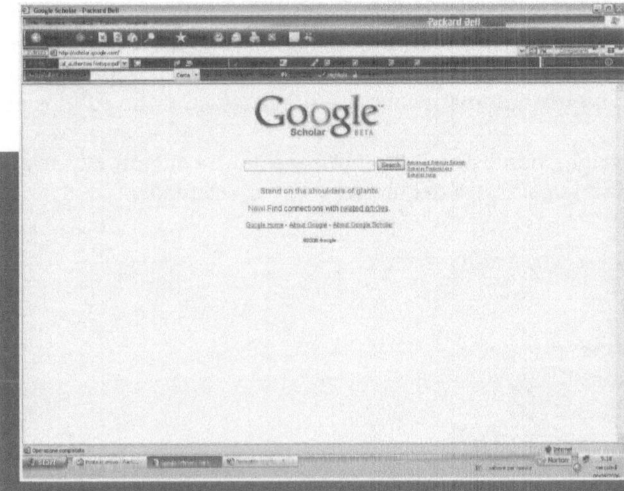

Figura 1.

La funzione Scholar di Google è per ora accessibile solo dalla pagina in lingua inglese (*www.google.com*). Consente di ottenere i link a tutti gli articoli scientifici presenti sul web su un determinato argomento e di sapere quante volte è stato citato ogni singolo articolo

Book

La funzione "Book" (inizialmente denominata "print") è ancora alla versione "beta" (cioè di prova, provvisoria), ma è destinata a far parlare moltissimo di sé (*http://books.google.com/*).

Fa infatti parte di un progetto molto ambizioso, pianificato dei proprietari di Google: la messa in rete (previa scannerizzazione) di tutti i libri del mondo! Per ora è possibile utilizzare questa particolare funzione in modo ancora grossolano (ad esempio, non è possibile scegliere la lingua), ma i risultati sono sorprendenti.

Digitando come keywords "atopic dermatitis", è stato possibile visualizzare ben 13400 titoli di libri diversi, che in qualche modo trattavano questo argomento.

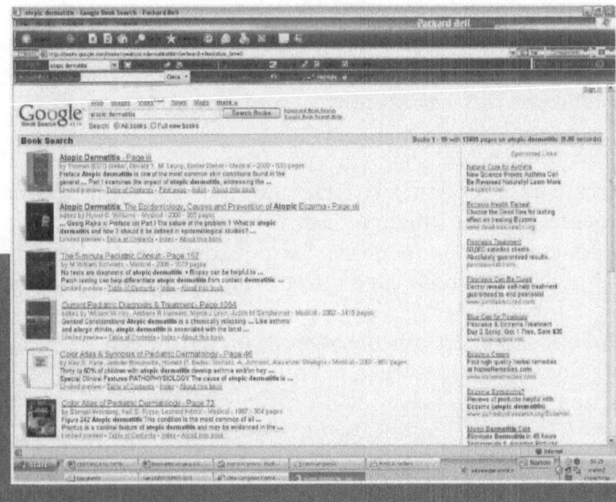

Figura 2.

La funzione di ricerca "Book" di Google è ancora alla versione provvisoria ("beta"). Permette di visualizzare (ma non di copiare) le pagine dei libri "di carta" che contengono le parole chiave immesse

I libri sono presentati ognuno con l'immagine "thumbnail" (cioè ridotta a tipo "icona") della copertina e, cliccando sul singolo titolo, compaiono le pagine del libro relative allo specifico argomento (solo quelle e non tutte le altre pagine), complete di foto. Le keywords vengono inoltre automaticamente evidenziate in giallo all'interno delle pagine ottenute.

Per ovvi motivi di copyright, non è possibile stampare queste pagine, né salvarle sul proprio disco rigido (il tasto destro del mouse viene disabilitato).

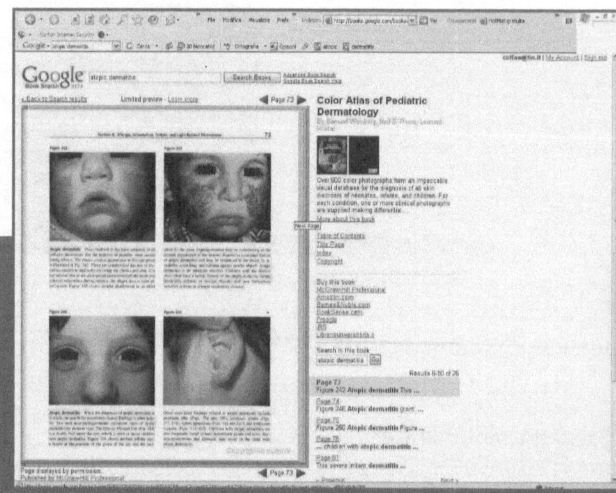

Figura 3.

Le pagine ottenute con la funzione "Book" di Google sono comprensive di foto e grafici, e le *key words* vengono evidenziate in giallo. Il numero di pagine disponibile alla consultazione è molto variabile

Problemi di copyright a parte (la disabilitazione del tasto destro può essere aggirata infatti facilmente utilizzando il tasto print della tastiera e salvando poi come immagine jpeg), l'idea è veramente ottima, la funzione "book" utile e spettacolare. Questa possibilità di avere a disposizione non solo le pagine web e gli articoli, ma anche il contenuto dei libri "di carta", avvicina oggi il world wide web alla "Biblioteca Galattica", contenitore di tutto lo scibile mano, preconizzata da Isaac Asimov nei suoi libri di fantascienza.

Define

Talvolta capita di dover cercare informazioni su un farmaco o su un esame del quale non sappiamo assolutamente nulla. La funzione "define" di Google, assolutamente nuova, è stata pensata per questo. Digitando "define:" seguita dalla parola che ci interessa, ne otteniamo la definizione (estrapolata dal web) come se stessimo consultando un dizionario.

La stessa definizione potrebbe essere ovviamente ottenuta probabilmente anche dopo una normale ricerca con un qualsiasi motore di ricerca, ma molto più lentamente, e solo dopo avere esaminato numerose voci magari scarsamente attinenti all'argomento.

L'idea è quindi buona, ma la prova con le keywords "calcineurin inhibitors" e "school of atopy" è però stata deludente (0 risultati). Buona è stata invece la risposta con "atopic dermatitis": sono comparse 7 definizioni corrette (ad esempio: "*A chro-*

nic inflammatory genetically determined disease of the skin marked by increased ability to form reagin (IgE), with increased susceptibility to allergic rhinitis and asthma, and hereditary disposition to a lowered threshold for pruritus. It is manifested by lichenification, excoriation, and crusting, mainly on the flexural surfaces of the elbow and knee. In infants it is known as infantile eczema").

La strada di questo "dizionario on line", in ogni caso, è stata ormai aperta, e verosimilmente i risultati miglioreranno nell'arco di qualche tempo.

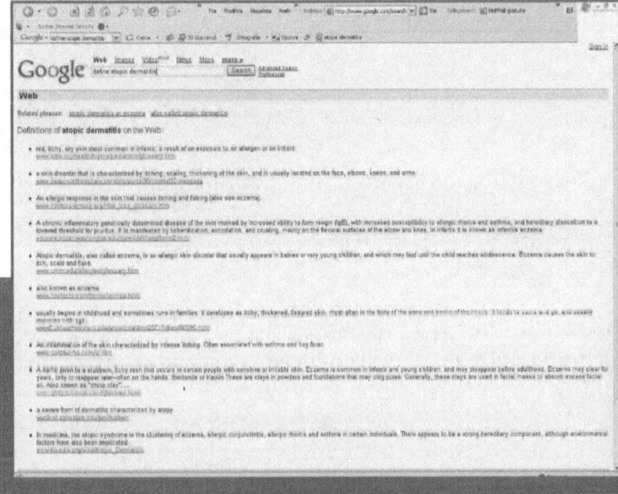

Figura 4.

La funzione "define" di Google trasforma il motore di ricerca in un vero e proprio dizionario. L'idea è ottima, ma i termini medici presi in considerazione sono ancora pochi

Filetype

Il problema della ricerca di articoli scientifici cozza spesso contro il limite della non accessibilità *full text*. Un buon modo per perfezionare e sveltire una ricerca, limitandola agli articoli realmente (e gratuitamente *full text*), è quello di limitare i risultati i testi in formato .pdf, che sono normalmente articoli completi.

La modalità di esecuzione è molto semplice: è sufficiente digitare su Google l'oggetto della ricerca seguito da "filetype:pdf" (o in alternativa scegliere "*advanced search*" e compilare l'apposito form).

La prova di ricerca eseguita utilizzando questo filtro (solo file in pdf) ha ottenuto questo risultato, decisamente buono in termini quantitativi:

* 187000 for atopic dermatitis filetype:pdf. (0.12 seconds).

Il numero, evidentemente esagerato, dei risultati ottenuti, vanificherebbe di fatto la ricerca. Ma, senza nessuna ulteriore richiesta da parte nostra, Google ci viene in soccorso a questo punto presentando automaticamente una suddvisione dei risultati in:

* *Treatment tests/diagnosis for patients from medical authorities symptoms causes/risk factors*
* *For health professionals alternative medicine*

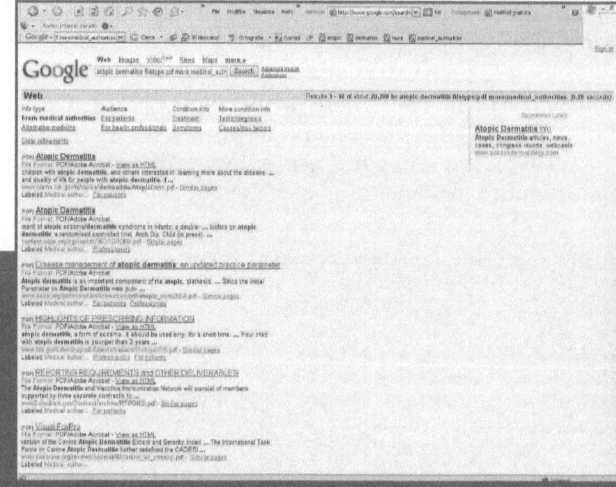

Figura 5.

La funzione "filetype" di Google permette di selezionare in partenza il tipo di file desiderato, restringendo notevolmente la quantità dei risultati e migliorando quindi l'efficacia della ricerca

Selezionando "from medical authorities", otteniamo 20200 articoli full text in pdf, da scremare con le funzioni tradizionali di Google che possono ad esempio, ridurre gli articoli a quelli più recentemente comparsi sul web.

A scopo didattico, sono selezionabili poi con la stessa tecnica ad esempio anche files in powerpoint, generalmente corrispondenti a relazioni a congressi o lesioni universitarie. Questi i risultati con le stesse parole chiave:

- 247 for atopic dermatitis filetype:ppt. (0.29 seconds).

Alcune relazioni sulla dermatite atopica a scopo di esempio possono essere scaricate all'url:

- *http://www.ti.ubc.ca/course/2006PDF/Ganes.pdf#search=%22atopic%20dermatitis%20guidelines%20filetype%3Apdf%22*

relazione di 78 slides datata aprile 2006 "Treatment of AtopicDermatitis: An Evidence-Based Review") in formato pdf, oppure all'url:

- *http://www.rcgp.org.uk/docs/Events_%20Liz%20Ogden_handouts%20on%20eczema%20for%202.5.06.ppt%20Liz.ppt#3*

una lunga, illustrata e articolata relazione in powerpoint sulla dermatite atopica in generale.

Images search

La consultazione di immagini cliniche a scopo di studio, confronto o insegnamento si è trasformata in tempi rapidissimi: gli atlanti su carta sono stati sostituiti da quelli su supporto digitale, che, a loro volta, hanno ceduto il passo agli atlanti online.

Gli atlanti sul web, infatti sommano ai vantaggi già dati dal CD (rapidità di consultazione e qualità dell'immagine) altre 2 caratteristiche estremamente positive:

- il fatto di essere aperti ai contributi esterni (e quindi sempre più ampi man mano che passa il tempo);
- l'accesso (almeno per ora) gratuito.

Il più noto ed uno dei più completi è il Dermatology online atlas (DOIA), che è dotato anche di una ottima sezione pediatrica (Pedoia, *http://www.dermis.net /doia/mainmenu.asp?zugr=p&lang=e*), ma sono consultabili anche il Dermatlas della J. Hopkins University (*http://dermatlas.med.jhmi.edu/derm*) ed il Dermatology Atlas della Loyola University di Chicago (*http://www.meddean.luc.edu/lumen/MedEd/medicine/dermatology/melton/atlas.htm*).

Ma anche gli atlanti online hanno dei tempi tecnici di "aggiornamento", cosicchè pediatri e dermatologi sono andati sempre più a prendere le immagini "dove si trovavano" sul web (indipendentemente si trattasse di siti istituzionali oppure no) utilizzando un nuovo strumento, gli images search engines, che si sono rivelati rapidi, attendibili, e sostanzialmente privi di immagini pubblicitarie.

I motori di ricerca che forniscono il servizio di ricerca immagini più noti sono: *www.altavista.com*; *www.google.com*; *www.yahoo.com*; *www.ditto.com*; *www.picsearch.com*; *http://multimedia.lycos.com/*; *http://search.msn.com/*.

Ma sono realmente utili? Come funzionano? Abbiamo voluto testare alcuni parametri:

1. numero di immagini reperite;
2. concordanza reale delle prime 30 foto con la diagnosi;
3. presenza di immagini pubblicitarie (farmaci, siti);

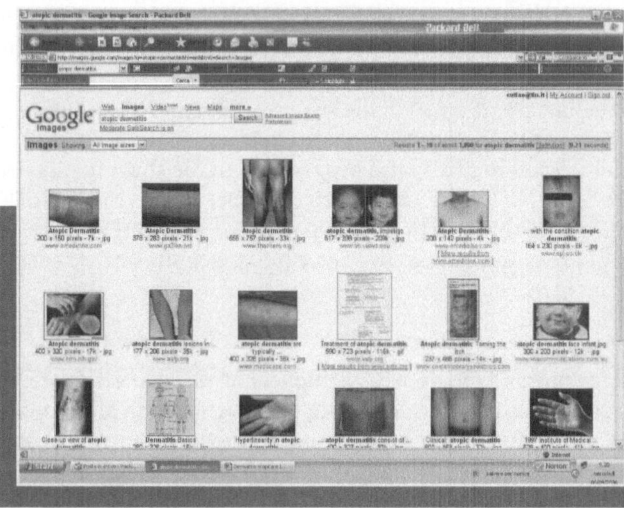

Figura 6.

Tutti i motori di ricerca per immagini funzionano allo stesso modo: i risultati sono presentati a gruppi, sotto forma di immagini *thumbnail*. Cliccandoci sopra si ottiene il collegamento diretto al sito web da cui le immagini derivano

Abbiamo utilizzato come keywords *atopic dermatitis* e questi sono stati i risultati (Tabella 1).

Tabella 1.

Images search engine	Numero immagini	Concordanza tra foto e diagnosi (prime 30)	Presenza di pubblicità
www.altavista.com	1522	29/30	0
www.google.com	1950	25/30	0
www.yahoo.com	3035	29/30	1
www.ditto.com	0	0	0
www.picsearch.com	558	30/30	0
http://multimedia.lycos.com/	558	30/30	0
http://search.msn.com/	555	30/30	0

Come prima osservazione, è necessario riportare come i tempi di attesa della risposta sono stati praticamente uguali a zero: la risposta è immediata.

Tutti i servizi testati (a parte Ditto, che non è stato possibile testare in quanto evidentemente out of order , pur non riportando alcun avviso in merito), danno il comodo link al website da cui l'immagine è stata tratta.

Tutti i servizi danno la possibilità di vedere l'immagine nelle sue dimensioni naturali (dando una schermata bianca con la foto scelta) a parte Picsearch.

Il numero di immagini è, nel complesso, maggiore utilizzando Yahoo e Google.

Picsearch, Lycos, MSN danno risultati assolutamente identici (tanto da far pensare che utilizzino software che adottano gli stessi criteri di ricerca).

Altra fatto meritevole di segnalazione è che rispetto ad analoghe ricerche fatte con la funzione "Web" rispetto a quella "images", quest'ultima risulta ancora tendenzialmente "pura", cioè non gravata quasi per niente da pubblicità.

Interessante, infine , la possibilità di differenziare i disegni dalle foto, offerta da Altavista in modo molto intuitivo.

Assolutamente inutile cercare invece immagini cliniche (ma in realtà anche testi o libri) sui programmi peer to peer. Abbiamo testato con tre keywords diverse: atopic dermatitis, eczema, atopic eczema (già scelte in passato per testare gli images search engines) 2 dei più popolari programmi di file sharing (Bearshare, E-Mule), ottenendo 0 immagini (e 0 files di altra natura).

Il risultato era prevedibile, essendo utilizzati i programmi di file sharing più che altro per condividere film e file mp3. È necessario però precisare che il risultato delle ricerche con i programmi di file sharing dipende dal numero dei computer collegati in quel preciso istante al programma peer to peer, e può pertanto variare sensibilmente da un giorno ad un altro.

Altre funzioni utili

La rete è, si diceva all'inizio, in continuo movimento. Semplici notizie ed interi siti compaiono e scompaiono continuamente. Se un operatore si interessa "professionalmente" ad un certo argomento, sarebbe una cosa utile potesse essere informato ogni volta compare qualche cosa di nuovo riguardo al suo campo di interesse.

Questo è possibile, ed è possibile in vari modi.

La funzione Google alert (http://www.google.it/alerts?hl=it), ad esempio, permette tramite la rapidissima compilazione di un form di essere informati via email giornalmente (o con la cadenza desiderata) di tutto ciò che viene pubblicato su uno specifico argomento.

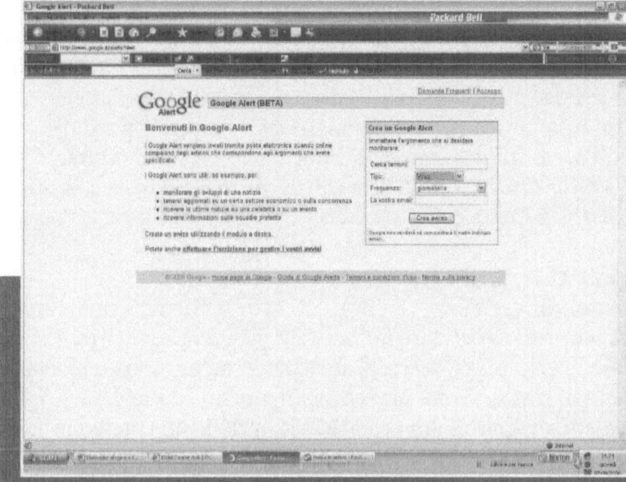

Figura 7.

Google "alert" ci avverte istantaneamente via e-mail quando su Internet compare un intervento (articolo scientifico o divulgativo) relativo alla materia di nostro interesse

L'altra possibilità è quella di utilizzare uno dei portali "medici" personalizzabili. Uno dei più noti è Medscape (*www.medscape.com*), che permette una personalizzazione per specializzazione e per argomento. Se nella compilazione delle nostre preferenze chiediamo di essere informati sui nuovi sviluppi della dermatite atopica, ogni volta che ci colleghiamo al sito Medscape veniamo riconosciuti, salutati con il nostro nome, e nella home page compaiono tutti i nuovi articoli (o gli interventi a congressi scientifici) relativi alla patologia in oggetto.

Internet, dermatite atopica e pazienti

Abbiamo già detto sull'uso "professionale" di internet. Internet, però, può essere consultato da chiunque, e questo può essere indubbiamente "pericoloso".

L'accessibilità universale infatti, pur rappresentando indubbiamente uno stimolo culturale per il medico (che certo non vuole saperne meno del proprio paziente), e una certa effettiva "democratizzazione" della gestione della salute, può dare l'illusione ai pazienti di poter decidere in autonomia diagnosi e terapia per i propri disturbi, con i conseguenti immaginabili problemi connessi.

Inoltre, le informazioni su internet relative alla DA possono non solo consultate ma anche "immesse" da chiunque, medico o laico, dermatologo o pranoterapeuta, a costo zero e senza controllo alcuno.

A complicare il tutto, la "visibilità" (cioè la reperibilità del sito ai primi posti dei risultati dei motori di ricerca) non dipende poi dall'effettiva "importanza" scientifica, ma solo da come sono sistemate le parole chiave nelle pagine web e o dal fatto di avere pagato i gestori dei motori di ricerca per ottenere una migliore visibilità.

Una ricerca "grezza" con le keywords "dermatite atopica" dava infatti 164000 pagine alle 18.02 del 10.9.2006, e addirittura 2030000 (duemilioni!) con le stesse parole in inglese: ben 5 dei primi 10 risultati con testo italiano erano siti con finalità pubblicitarie.

Vediamo allora di districarci tra ciò che i pazienti trovano in questo momento, e capire come istruire i genitori dei bambino affetti da DA a riconoscere i siti "buoni" da quelli inutili o addirittura dannosi. Lo sforzo non sarà inutile, dato che un recentissimo e curioso studio giapponese ha evidenziato che proprio i pazienti con dermatite atopica sono degli accaniti utilizzatori di internet con intenti sanitari (*Tohoku J Exp Med 2006, 210 37-40, Yasuhko et al: The status of Internet access in adult patients with atopic dermatitis in Japan*).

Il bollino HON (Health on the net fundation)

Esiste una Organizzazione non Governativa (HON), con sede a Ginevra in Svizzera che dal Settembre 1995 si occupa di certificare la "bontà" scientifica dei siti web che trattano tematiche scientifiche e, in particolare, biomediche (*http://www.hon.ch/*).

I webmaster che accettano di sottoscrivere preventivamente una dettagliata griglia di regole e che accettano successivamente di farsi controllare periodicamente, sono "certificati" con "bollino" HON da esporre nella home page del proprio sito (Fig. 8).

Questa iniziativa, che potrebbe in teoria risolutiva per il problema della credibilità e della correttezza, non ha però preso piede in modo sufficiente.

Infatti, molti editori di siti scientifici, anche istituzionali, non la conoscono e non la utilizzano (e forse anche non la accettano, ritenendo superflua una "certificazione" esterna per una università o una rivista di fama).

Rimane poi qualche dubbio su come possa essere possibile una sorveglianza efficace sulla continuità della correttezza di un numero virtualmente infinito di siti.

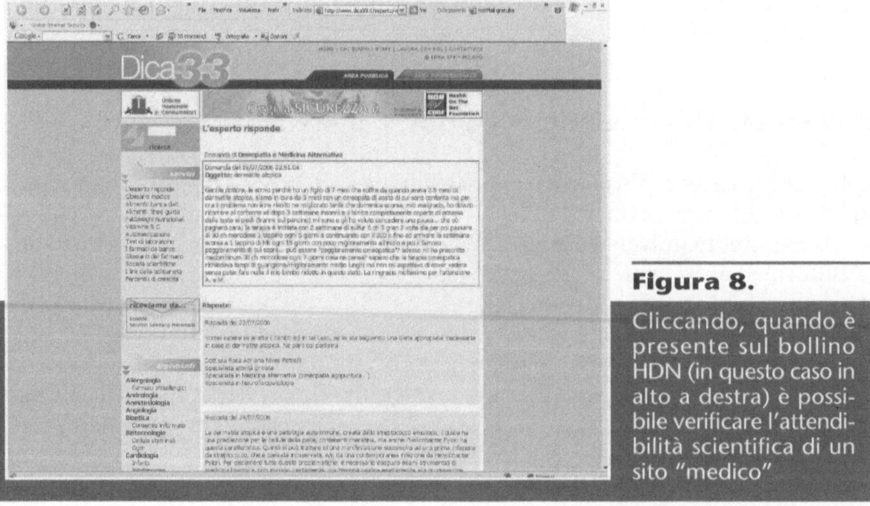

Figura 8.

Cliccando, quando è presente sul bollino HDN (in questo caso in alto a destra) è possibile verificare l'attendibilità scientifica di un sito "medico"

I siti delle associazioni di familiari e pazienti

La dermatite atopica è una malattia cronico-recidivante, ed come ogni condizione di questo tipo ha dato vita ad associazioni di pazienti, familiari e operatori e a una miriade di siti internet.

Lo sviluppo del web ha dato infatti un enorme aiuto a questo tipo di associazioni, che hanno potuto ottenere visibilità con mezzi economici contenuti, ed aumentare il senso di appartenenza ed il vantaggio dei membri tramite chat e mailing list.

Non sempre è facile distinguere tra associazioni vere e false, rappresentative o no.

L'Associazione Italiana Eczema Atopica è online da parecchi anni *www.eczematopico.it/pub.php*, ed offre i consueti servizi web (FAQ, info, una newsletter scaricabile, uno slideshow).

Alcune tra le altre associazioni estere "importanti" che offrono servizi simili sono ad esempio:

* la americana National Eczema Association *http://www.nationaleczema.org/home.html*;
* l'omologa inglese National Eczema Society *http://www.eczema.org/*;
* l'australiana Eczema Association of Australasia *http://www.eczema.org.au/*;
* la francesese afpada *http://www.afpada.net/Application/default.asp*.

Quali sono i consigli che potremmo dare ai pazienti per verificare l'attendibilità e l'utilità del sito e l'effettiva interazione con l'associazione che rappresenta?

Oltre al suggerimento di controllare la presenza o meno di un comitato scientifico di supporto adeguato, gli altri "items" da verificare sono gli stessi che le riviste specializzate utilizzano per giudicare in genere i siti web:

1. la frequenza di aggiornamento del sito (che indica l'esistenza di attività e di personale dedicato);
2. l'intensità di partecipazione degli utenti ai forum e alle mailing list (che attesta la reale utilità del sito stesso: se il sito è inutile, i pazienti lo abbandonano subito);
3. la frequenza di pubblicazione delle newsletters;
4. l'intrusività di eventuali sponsor nella home page e nelle varie pagine (che dà l'idea della reale indipendenza e dell'eventuale conflitto di interessi).

Abbiamo provato a evidenziare questi parametri nei siti delle associazioni citate in precedenza, e questo è stato il risultato (rilevazione settembre 2006) (Tabella 2).

Tabella 2.

	Comitato scientifico	Aggior. del sito	Partec. ai forum	Frequenza newsletters	Presenza di pubblicità
AIEA Italia	++++	Al 2006	Scarsa	Maggio 2006	Assente
NEA Usa	++++	Al 2006	++++	Settembre 2006	Lista di partner
NES GB	Non reperibile nelle pagine	Al 2006	++++	Settembre 2006	Lista di partner
EEA	Non reperibile nelle pagine	Al 2006	Non evidenziabile	Non disponibile	Lista di partner
AFPADA	Non reperibile nelle pagine	Al 2004	Scarsa	Non disponibile	Lista di partner

Nel complesso la qualità dei siti delle associazioni è quindi medio-buona, anche se la presenza quasi costante di partner commerciali inevitabilmente pone dei dubbi relativi al potenziale conflitto di interessi.

Da notare infine, come considerazione a margine, il mancato utilizzo della sovracitata certificazione HON in tutti i siti visitati (che potrebbe rendere diffidenti i pazienti più attenti, e far perdere loro i vantaggi della consultazione di questi siti).

I siti di medicina alternativa

Il discorso sul rapporto tra medicina alternativa e dermatite atopica è molto vasto, e fonte di conflitti tra medici e pazienti, tra medici e "guaritori" e tra medici e medici. Poiché verrà giustamente approfondito e trattato in un altro articolo di questa pubblicazione, ci limiteremo a qualche osservazione.

Digitando "alternative therapy"(senza altra specificazione) su Google si ottengono link a 30000000 (trenta milioni!) di pagine, che riguardano tutte le patologie, dermatologiche e non. Restringendo alla dermatite atopica, le pagine ovviamente si riducono, ma rimangono ben 1300000, a testimonianza di quante proposte terapeutiche per l'eczema vengono ai pazienti dal mondo "parallelo" della medicina alternativa.

Scorporandone una parte, abbiamo visto che:
- 79000 pagine riguardano la terapia omeopatica della DA;
- 24600 la pratica ayurvedica nella DA;
- 1170 la diagnosi iridologica;
- 575 i vantaggi del massaggio shiatsu;
- 73 l'approccio cristalloterapico.

Blog dedicati

Un fenomeno relativamente nuovo per il web sono i "blog" (8 milioni attivi al momento della scrittura di questo articolo nel solo Giappone). Si tratta di una sorta di siti internet molto semplificati (sono sufficienti pochi secondi per costruirne e pubblicarne uno al sito *www.blogger.it*).

Sono molto interattivi (chiunque può registrarsi e pubblicare commenti) e sono quindi particolarmente indicati per le discussioni "sanitarie".

Per dare una idea della vivacità dei blog, è sufficiente digitare "atopic dermatitis" in *http://blogsearch.google.com/*. Ci si rende rapidamente conto del flusso continuo di nuovi "post" (traducibili con "interventi" o "contributi") cliccando sulla sinistra della videata: il pulsante Last day.

Nelle ultime 24 ore, al momento della scrittura di questo articolo, erano stati pubblicati sui blog ben 54 nuovi interventi relativi alla dermatite atopica.

Il fenomeno blog non va quindi sottovalutato, in quanto è il modo di comunicare attualmente più amato dai giovani.

A differenza del tam tam via Sms o delle discussioni via chat su farmaci, terapie alternative, centri di riferimento (di cui non rimane traccia, per la modalità particolare del mezzo), il contenuto dei post su blog rimane invece "registrato" per sempre sul web e quindi il vantaggio (ma anche il danno) di una informazione non controllata continuano a dare il loro effetto nel tempo.

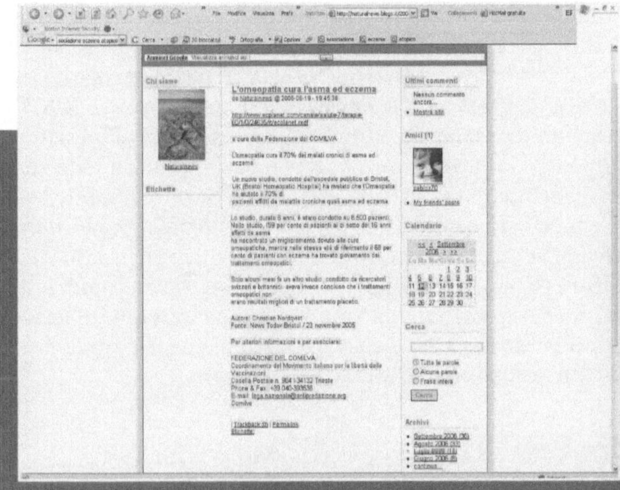

Figura 9.

I blog sono una delle modalità di comunicazione preferite dai ragazzi, anche in campo sanitario. A differenza dei contenuti degli sms o delle chat, volatili per definizione e quindi non più consultabili, eventuali notizie o informazioni inesatte presenti sui blog protraggono nel tempo i loro effetti dannosi

Pubblicità dedicata

Anche nel web, come negli altri media, esistono pubblicità lecite ed utili per il paziente, che illustrano in modo corretto cosmetici, farmaci, presidi sanitari.

Più che negli altri media, in internet si trovano però anche pubblicità scorrette, potenzialmente dannose per il paziente. Le modalità di funzionamento del web permettono di colpire infatti un "target" selezionato, che sta cercando informazioni su un problema specifico, e che è quindi molto più sensibile ed interessato del pubblico "aspecifico" dei giornali o della TV.

Ad esempio, visitando siti divulgativi, è possibile trovare "banner" (strisce pubblicitarie animate) che invitano ad acquistare su e-Bay (l'asta permanente di ogni ge-

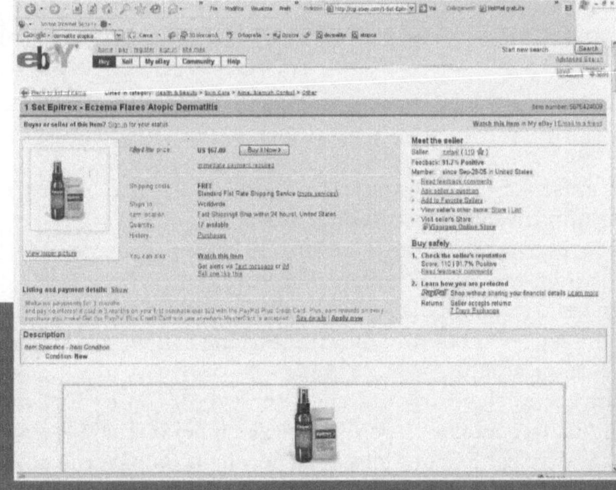

Figura 10.

La pubblicità di farmaci o di "presidi" raggiungibili da banner presenti su siti dedicati ad una patologia, è subdola e potenzialmente molto più efficace

nere di prodotto) farmaci miracolosi per la dermatite atopica. Seguendo i banner, siamo arrivati anche noi ad un click dall'acquisto (67 dollari senza spese di spedizione!) di un farmaco a base di erbe giapponesi "RISOLUTIVO" per la dermatite atopica (Epitrex; "Gives *you Porcelain Smooth Skin & End*s *Red Irritated Skin Rash FAST!*").

Parlando poi specificamente di dermatite atopica, è da segnalare che esistono anche pubblicità potenzialmente "dannose" non solo per il paziente, ma anche per il medico e per le aziende farmaceutiche.

Agli indirizzi, dal nome piuttosto esplicito *http://www.protopiclawyers.com/index.html e http://www.elidellawyers.com/index.html* è possibile trovare infatti il sito di uno studio legale che offre assistenza gratuita a pazienti trattati con topici inibitori della calcineurina per chiedere preventivamente eventuali risarcimenti economici a medici e aziende. Ampliando la ricerca, ci si accorge poi che le pagine di siti dedicati a questo scopo sono in realtà moltissime.

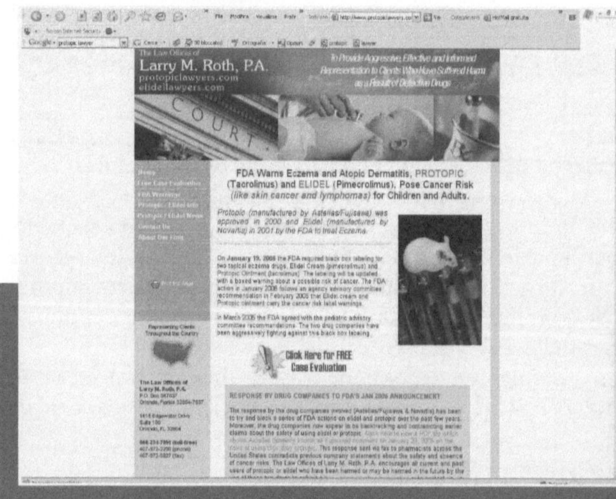

Figura 11.

Le pubblicità degli Uffici Legali specializzati nelle richieste di indennizzo per gli effetti collaterali di un singolo farmaco sono una novità per ora solo statunitense

Conclusioni

Il materiale scientifico a disposizione su internet sulla dermatite atopica è oggi praticamente illimitato e cosa, non trascurabile, quasi tutto gratuito.

Non è sempre facile per gli operatori sanitari trovare ciò che è realmente utile, e non è facile per i pazienti evitare ciò che può essere dannoso.

Un utilizzo più corretto delle funzioni di ricerca disponibili su Google aiuta notevolmente gli operatori sanitari nel loro lavoro di consultazione di linee guida, alert farmacologici, articoli scientifici, atlanti.

Un miglior conoscenza da parte dei medici di ciò che c'è in rete, e la conseguente disponibilità a discutere la validità dei contenuti reperiti dai pazienti nei vari siti ("buoni" o "dannosi") è oggi indispensabile per una gestione della dermatite atopica che possa essere accettata dal paziente e dai suoi familiari e quindi essere realmente efficace.

Riassunto indirizzi utili

Ricerca pagine da libri: *http://books.google.com/*
Funzione "Scholar": *http://scholar.google.com/.*
Atlanti di Immagini cliniche:
* Dermatology ondine atlas (DOIA), che è dotato anche di una ottima sezione pediatrica (Pedoia, *http://www.dermis.net/doia/mainmenu.asp?zugr=p&lang=e*)
* Dermatlas della J. Hopkins University (*http://dermatlas.med.jhmi.edu/derm*)
* Dermatology Atlas della Loyola University di Chicago (*http://www.meddean. luc.edu/lumen/MedEd/medicine/dermatology/melton/atlas.htm*

Motori di ricerca per immagini:
www.altavista.com
www.google.com
www.yahoo.com
www.ditto.com
www.picsearch.com
http://multimedia.lycos.com/
http://search.msn.com/
Certificazione siti Internet: *http://www.hon.ch/*
Costruire blog: *www.blogger.it*
Cercare nei blog: *http://blogsearch.google.com/*

Le associazioni:
Associazione italiana eczema atopica *www.eczematopico.it/pub.php*
National eczema association *http://www.nationaleczema.org/home.html*
National Eczema Society *http://www.eczema.org/*
Eczema Association of Australasia *http://www.eczema.org.au/*
Afpada *http://www.afpada.net/Application/default.asp*

Indice analitico

DERMATITE ATOPICA
STOP ALLE RIACUTIZZAZIONI.
Dep. A.I.F.A. in data 22/11/2004
NOVARTIS
Novartis Farma S.p.A. - Largo Umberto Boccioni,1 - 21040 ORIGGIO (VA)
Tel. (02) 96541 - Fax (02) 96542910 - www.novartis.it
Non steroideo
ELIDEL® 1% Crema
(pimecrolimus)

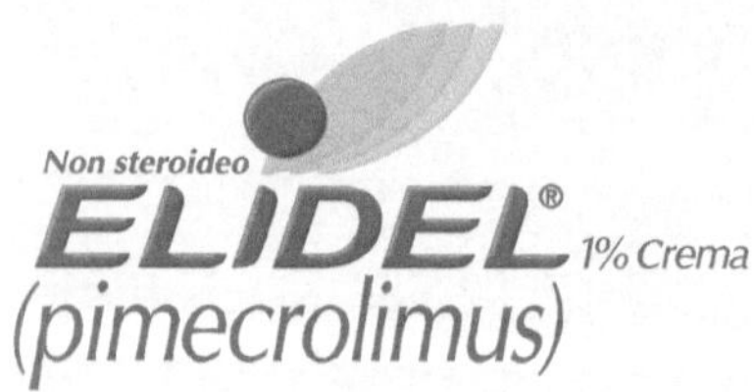

RIASSUNTO DELLE CARATTERISTICHE DEL PRODOTTO

1. DENOMINAZIONE DEL MEDICINALE Elidel 1% crema **2. COMPOSIZIONE QUALITATIVA E QUANTITATIVA** 1 g di crema contiene 10 mg di pimecrolimus. Per l'elenco completo degli eccipienti, vedere paragrafo 6.1. **3. FORMA FARMACEUTICA** Crema. Biancastra ed omogenea. **4. INFORMAZIONI CLINICHE 4.1 Indicazioni terapeutiche** Trattamento dei pazienti con dermatite atopica lieve o moderata dai 2 anni di età in poi quando il trattamento con corticosteroidi topici non è raccomandabile o non è possibile. Ciò può includere: - Intolleranza ai corticosteroidi topici. - Mancanza di efficacia dei corticosteroidi topici. - Utilizzo sul volto e sul collo quando il trattamento intermittente a lungo termine con corticosteroidi topici può essere inappropriato. **4.2 Posologia e modo di somministrazione** Il trattamento con Elidel deve essere iniziato da medici con esperienza nella diagnosi e nel trattamento della dermatite atopica. Elidel può essere utilizzato per il trattamento a breve termine dei segni e dei sintomi dell'eczema atopico e ad intermittenza per la prevenzione a lungo termine dell'insorgenza di riacutizzazioni. Elidel deve essere applicato all'insorgenza dei primi segni e sintomi della dermatite atopica. Elidel deve essere applicato solamente su aree cutanee affette da dermatite atopica. Nel corso di riacutizzazioni, Elidel deve essere utilizzato per il più breve tempo possibile. Non appena i segni ed i sintomi si risolvono il paziente o il personale sanitario deve interrompere il trattamento. Il trattamento deve essere intermittente, a breve termine e non continuativo. Elidel deve essere applicato in strato sottile sulla parte di cute affetta due volte al giorno. Dati derivanti da studi clinici supportano il trattamento a intermittenza con Elidel fino a 12 mesi. Se non si verificano miglioramenti dopo 6 settimane, o in caso di esacerbazione della malattia, il trattamento con Elidel deve essere interrotto. La diagnosi di dermatite atopica deve essere rivalutata e vanno considerate ulteriori alternative terapeutiche. **Adulti** Applicare uno strato sottile di Elidel sulla parte di cute affetta due volte al giorno e massaggiare delicatamente. Trattare con Elidel ogni area affetta fino a completa scomparsa della lesione e poi interrompere il trattamento. Elidel può essere applicato su qualunque area cutanea, compresi viso, collo e zone intertriginose, ad eccezione delle membrane mucose. Elidel non deve essere applicato in situazioni di bendaggi occlusivi (vedere paragrafo 4.4 "Speciali avvertenze e precauzioni per l'uso). Nel trattamento a lungo termine della dermatite atopica (eczema), Elidel deve essere applicato all'insorgenza dei primi segni e sintomi di dermatite atopica per prevenire l'insorgenza di riacutizzazioni. Elidel deve essere applicato due volte al giorno. Subito dopo l'applicazione di Elidel è possibile utilizzare creme emollienti. **Pazienti pediatrici** L'uso di Elidel non è raccomandato nei pazienti al di sotto di 2 anni di età finchè ulteriori dati non siano resi disponibili. Per i bambini (2-11 anni) e gli adolescenti (12-17 anni) la posologia e la modalità di somministrazione sono le medesime dei soggetti adulti. **Pazienti anziani** La dermatite atopica (eczema) si riscontra raramente in pazienti di età superiore ai 65 anni. Gli studi clinici condotti con Elidel non includevano un numero di pazienti sufficienti di questa fascia di età per poter determinare se la loro risposta sarebbe stata diversa rispetto a quella dei pazienti più giovani. **4.3 Controindicazioni** Ipersensibilità al pimecrolimus, altri macrolattami o a uno qualsiasi degli eccipienti. Per l'elenco completo degli eccipienti vedere paragrafo 6.1. **4.4 Speciali avvertenze e precauzioni d'impiego** Elidel crema non deve essere utilizzato in pazienti con immunodeficienze congenite o acquisite o in pazienti in terapia con agenti che causano immunosoppressione. Non sono noti gli effetti del trattamento a lungo termine sulla risposta immunitaria locale cutanea e sull'incidenza di tumori maligni cutanei. Elidel non deve essere applicato su lesioni cutanee potenzialmente maligne o pre-cancerose. Elidel non deve essere applicato su aree affette da infezioni virali cutanee acute (herpes simplex, pox virus). Non sono stati condotti studi sull'efficacia e la sicurezza di Elidel nel trattamento di lesioni eczematose infettate. Prima di iniziare il trattamento con Elidel è necessario curare le infezioni presenti sull'area da trattare. Dal momento che i pazienti con dermatite atopica sono predisposti a contrarre infezioni superficiali cutanee includendo l'eczema erpetico (eruzione varicelliforme di Kaposi), il trattamento con Elidel può essere associato ad un aumentato rischio di contrarre infezioni cutanee virali da herpes simplex, o eczema erpetico (che si manifesta con una rapida diffusione di lesioni vescicolari ed erosive). In presenza di infezioni cutanee da herpes simplex, interrompere il trattamento con Elidel al sito di infezione finchè l'infezione virale non sia stata eliminata. Pazienti affetti da dermatite atopica grave possono sviluppare, nel corso del trattamento con Elidel, un aumento del rischio di contrarre infezioni batteriche della cute (impetigine). L'uso di Elidel può causare l'insorgenza di reazioni lievi e transitorie nel sito di applicazione, come sensazione di calore e/o bruciore. Se la reazione locale al sito di applicazione è grave, il rapporto rischio-beneficio del trattamento deve essere rivalutato. Deve essere evitato il contatto con gli occhi e le membrane mucose. In caso di applicazione accidentale su queste zone, ripulirle con cura e/o risciacquare accuratamente. Il medico deve suggerire al paziente un appropriato metodo di protezione solare, come la minimizzazione del tempo di esposizione al sole, l'uso di un prodotto con filtro di protezione e la copertura della cute con un indumento appropriato (vedere paragrafo 4.5 "Interazioni con altri medicinali ed altre forme di interazioni"). Elidel contiene alcool cetilico ed alcool stearilico che possono causare reazioni cutanee locali. Elidel contiene anche glicol propilenico, che può causare irritazione della pelle. Elidel contiene la sostanza attiva pimecrolimus, un inibitore della calcineurina. In pazienti trapiantati, l'esposizione sistemica prolungata a immunosoppressione intensa in seguito a somministrazione di inibitori della calcineurina per via sistemica è stata associata ad un aumento del rischio di sviluppare linfomi e tumori maligni cutanei. Sono stati riportati in pazienti in trattamento con pimecrolimus crema casi di tumori maligni, compresi linfomi cutanei ed altri tipi di linfomi, e di cancri cutanei (vedere paragrafo 4.8). Tuttavia, pazienti affetti da dermatite atopica in trattamento con Elidel non presentavano concentrazioni sistemiche significative di pimecrolimus. Popolazione che potenzialmente può sviluppare un rischio maggiore di esposizione sistemica. Elidel non è stato studiato in pazienti affetti da sindrome di Netherton. A causa del possibile aumento dell'assorbimento sistemico del pimecrolimus, Elidel non è raccomandato in pazienti affetti da sindrome di Netherton. Dato che la sicurezza di Elidel nei pazienti eritrodermici non è stata stabilita, non se ne raccomanda l'uso in tale popolazione. L'uso di Elidel in pazienti con bendaggi occlusivi non è stato studiato. E' sconsigliato l'uso di bendaggi occlusivi. In pazienti con cute gravemente infiammata e/o danneggiata, le concentrazioni sistemiche possono essere maggiori. **4.5 Interazioni con altri medicinali e altre forme d'interazione** Potenziali interazioni tra Elidel e altri prodotti medicinali non sono state valutate sistematicamente. Il pimecrolimus è metabolizzato esclusivamente dal citocromo CYP 450 3A4. Grazie al suo minimo assorbimento, eventuali interazioni di Elidel con prodotti medicinali ad uso sistemico non dovrebbero manifestarsi (vedere paragrafo 5.2 "Proprietà farmacocinetiche"). I dati a disposizione indicano che Elidel può essere somministrato contemporaneamente ad antibiotici, antistaminici e corticosteroidi (orali/nasali/inalati). Grazie al suo minimo assorbimento, è improbabile che si verifichi una potenziale interazione sistemica con i vaccini. Tuttavia, tale interazione non è stata studiata. Pertanto, in pazienti con malattia presente in forma estesa, si raccomanda di somministrare i vaccini nei periodi liberi dal trattamento. Non vi sono studi sull'uso in associazione a terapie immunosoppressive somministrate per l'eczema atopico come UVB, UVA, PUVA, azatioprina e ciclosporina A. Elidel negli animali non ha potenziale fotocarcinogenico (vedere paragrafo 5.3 "Dati preclinici di sicurezza"). Tuttavia, dato che l'effetto nell'uomo non è noto, durante l'applicazione di Elidel, si raccomanda di evitare un'esposizione eccessiva della cute ai raggi ultravioletti, inclusa la luce di solarium e le terapie a base di PUVA, UVA o UVB. **4.6 Gravidanza e allattamento Gravidanza** Non vi sono dati adeguati relativi all'uso di pimecrolimus in donne in gravidanza. Gli studi condotti sugli animali mediante applicazione cutanea non indicano effetti collaterali diretti o indiretti sullo sviluppo fetale/embrionale. Gli studi condotti sugli animali dopo somministrazione orale hanno evidenziato tossicità riproduttiva (vedere paragrafo 5.3 "Dati preclinici di sicurezza"). Tuttavia, grazie al minimo assorbimento di pimecrolimus dopo applicazione topica di Elidel (vedere paragrafo 5.2 "Proprietà farmacocinetiche"), il rischio potenziale per gli uomini è limitato. Elidel tuttavia non deve essere utilizzato durante la gravidanza. **Allattamento** Non sono stati condotti studi su animali relativi all'escrezione nel latte dopo applicazione topica e non è stato studiato l'utilizzo di Elidel in donne in allattamento. Non è noto se pimecrolimus è escreto nel latte dopo l'applicazione topica. Tuttavia, a causa del basso assorbimento di pimecrolimus a seguito di applicazione topica di Elidel (vedi paragrafo 5.2 "Proprietà farmacocinetiche"), il rischio potenziale per i soggetti umani è limitato. Usare cautela quando Elidel è somministrato in donne in allattamento. Le donne che allattano possono usare Elidel ma non devono applicare Elidel sul seno per evitare una involontaria assunzione orale da parte del neonato. **4.7 Effetti sulla capacità di guidare veicoli e sull'uso di macchinari** Elidel non altera la capacità di guidare veicoli e di usare macchinari. **4.8 Effetti indesiderati** Gli eventi avversi più comuni sono costituiti dalle reazioni al sito di applicazione, riscontrate in circa il 19% dei pazienti trattati con Elidel e nel 16% dei pazienti dei gruppi di controllo. Tali reazioni in genere si sono verificate all'inizio del trattamento ed erano di grado leggero/moderato e di breve durata. **Frequenza: molto comune (≥1/10); comune (≥1/100, <1/10); non comune (≥1/1.000, <1/100); raro (≥1/10.000, <1/1.000); molto raro (<1/10.000, compresi casi isolati).** - molto comuni: bruciore al sito di applicazione - comuni: reazioni al sito di applicazione (irritazioni, prurito ed eritema), infezioni cutanee (folliculiti) - non comune: foruncoli, impetigine, herpes simplex, herpes zoster, dermatite da herpes simplex (eczema herpeticum), mollusco contagioso, papilloma cutaneo, problemi al sito di applicazione quali rash, dolore, parestesia, desquamazione, secchezza, edema, aggravamento della patologia di base. - rari: intolleranza all'alcool (nella maggior parte dei casi rossore, rash, sensazione di bruciore, prurito o gonfiore che si sono verificati poco dopo l'assunzione di alcool), reazioni allergiche cutanee (es. dermatite, orticaria). Post marketing: in pazienti in trattamento con pimecrolimus crema sono stati riportati casi di tumori maligni, compresi tumori cutanei e altri tipi di linfoma, e cancri cutanei (vedere paragrafo 4.4). **4.9 Sovradosaggio** Non c'è esperienza di sovradosaggio con Elidel. Non sono stati riportati casi di ingestione accidentale del farmaco. **5. PROPRIETÀ FARMACOLOGICHE 5.1 Proprietà farmacodinamiche** Categoria farmacoterapeutica: Altri dermatologici, codice ATC: {codice}:D11AX15. **Farmacologia non clinica** Il pimecrolimus è un derivato macrolattamico lipofilico dall'ascomicina ad azione antinfiammatoria ed è un inibitore selettivo cellulare della produzione e del rilascio di citochine proinfiammatorie. Il pimecrolimus si lega con alta affinità alla macrofilina-12 ed inibisce la calcineurina fosfatasi calcio dipendente. Conseguentemente, il pimecrolimus blocca la sintesi delle citochine infiammatorie nei linfociti T. Il pimecrolimus mostra un'elevata attività antinfiammatoria nei modelli animali di infiammazione cutanea dopo applicazione topica e sistemica. Nel modello suino di dermatite allergica da contatto, il pimecrolimus somministrato per via topica è efficace quanto i corticosteroidi di elevata potenza. A differenza dei corticosteroidi, il pimecrolimus non causa atrofia della pelle nei suini e non ha azione sulle cellule di Langerhans nei modelli murini. Il pimecrolimus nè danneggia la risposta immunitaria primaria nè ha azione sui linfonodi nei modelli murini di dermatite allergica da contatto. Il pimecrolimus somministrato per via topica rispetto ai corticosteroidi penetra nella cute dei soggetti umani in maniera molto simile ma vi si diffonde molto meno, evidenziando un potenziale molto basso di assorbimento sistemico di pimecrolimus. Concludendo il pimecrolimus ha un profilo farmacologico selettivo per la cute che differisce da quello dei corticosteroidi. **Dati clinici** Il profilo di efficacia e sicurezza di Elidel è stato studiato in oltre 2.000 pazienti inclusi neonati (≥3 mesi di età), bambini, adolescenti e adulti in studi di fase II e fase III. Oltre 1.500 di questi pazienti sono stati trattati con Elidel e più di 500 hanno ricevuto un trattamento di controllo, per esempio un veicolo indistinguibile da Elidel e/o corticosteroidi topici. **Trattamento a breve termine (acuto) Bambini e adolescenti:** Sono stati condotti due studi di sei settimane, controllati con veicolo, su un totale di 403 pazienti pediatrici di età compresa tra i 2 e i 17 anni. Ai pazienti è stata somministrato Elidel due volte al giorno. I dati dei due studi sono stati riuniti. **Neonati:** È stato condotto uno studio di sei settimane simile al precedente su 186 pazienti di età compresa tra i 3 e i 23 mesi. Nei tre studi della durata di sei settimane i risultati relativi all'efficacia all'endpoint erano i seguenti:

Un miglioramento significativo del prurito è stato osservato durante la prima settimana di trattamento nel 44% di bambini e adolescenti e nel 70% dei neonati. **Adulti:** Elidel era meno efficace del betametasone-17-valerato allo 0.1% nel trattamento a breve termine (3 settimane) di adulti con dermatite atopica di grado da moderato a grave. **Trattamento a lungo termine:** Sono stati condotti due studi in doppio cieco sul trattamento a lungo termine della dermatite atopica su 713 bambini e adolescenti (2-17 anni) e 251 neonati (3-23 mesi). L'uso di Elidel è stato valutato come terapia di base. Elidel è stato somministrato ai primi segni e

		Bambini e adolescenti			Neonati		
Endpoint	Criteri	Elidel 1% (N=267)	Veicolo (N=136)	P	Elidel 1% (N=123)	Veicolo (N=63)	P
IGA*:	Chiara o quasi chiara[1]	34.8%	18.4%	< 0.001	54.5%	23.8%	<0.001
IGA*	Miglioramento[2]	59.9%	33%	Non rilevato	68%	40%	Non rilevato
Prurito:	Assente o lieve	56.6%	33.8%	< 0.001	72.4%	33.3%	<0.001
EASI°:	Complessivo (cambiamento medio %)[3]	-43.6	-0.7	< 0.001	-61.8	+7.35	<0.001
EASI°:	Testa/Collo (cambiamento medio %)[3]	-61.1	+0.6	< 0.001	-74.0	+31.48	<0.001

* Investigators Global Assessment- Valutazione Globale del Ricercatore
° Eczema Area Severity Index (EASI - Indice Gravità Area Eczema): cambiamento medio% nei segni clinici (eritema, infiltrazioni, escoriazioni, lichenificazione) e area superficie corporea coinvolta
1 p basato sul test CMH stratificato per centro
2 Miglioramento= IGA inferiore rispetto alle caratteristiche di partenza
3 p basato sul modello ANCOVA di EASI all'endpoint del Giorno 43, con centro e trattamento come fattori ed EASI basale (Giorno 1) come covariata

sintomi di prurito e arrossamento per prevenire la progressione delle riacutizzazioni della dermatite atopica. Il trattamento con corticosteroidi topici di media potenza è stato iniziato solo in caso di grave riacutizzazione della malattia non controllata da Elidel. Quando è stata iniziata la terapia con corticosteroidi per il trattamento delle riacutizzazioni, la terapia con Elidel è stata sospesa. Il gruppo di controllo è stato trattato con un veicolo indistinguibile da Elidel al fine di mantenere la "cecità" dello studio. Entrambi gli studi hanno evidenziato una riduzione significativa nell'incidenza delle riacutizzazioni (p<0.001) a favore del trattamento con Elidel; il trattamento con Elidel ha mostrato una migliore efficacia in tutte le valutazioni secondarie (Indice Gravità Area Eczema, Valutazione Globale del Ricercatore, valutazione del soggetto); dopo una settimana di trattamento con Elidel il prurito era sotto controllo. Un numero maggiore di pazienti trattati con Elidel ha completato una cura di 6 mesi (bambini [61% Elidel vs 34% gruppo di controllo]; neonati [70% Elidel vs 33% controllo]) e di 12 mesi in assenza di riacutizzazioni (bambini [51% Elidel vs 28% controllo], neonati [57% Elidel vs 28% controllo]). Elidel permette un risparmio nell'utilizzo di corticosteroidi topici: un numero maggiore di pazienti sottoposti a trattamento con Elidel non ha usato corticosteroidi durante i 12 mesi (bambini: 57% Elidel vs 32% gruppo di controllo, neonati 64% Elidel vs 35% controllo). L'efficacia di Elidel si è mantenuta nel tempo. È stato inoltre condotto uno studio di 6 mesi, randomizzato, in doppio cieco, a gruppi paralleli e controllato con veicolo, dal disegno simile, su 192 pazienti adulti affetti da dermatite atopica da moderata a grave. Un farmaco corticosteroide topico è stato utilizzato nel 14.2 ± 24.2 % dei giorni del periodo di trattamento di 24 settimane nel gruppo Elidel e nel 37.2 ± 34.6 % dei giorni nel gruppo di controllo (p<0.001). Il 50.0 % dei pazienti trattati con Elidel non ha accusato l'insorgenza di riacutizzazioni rispetto al 24.0 % dei pazienti randomizzati del gruppo di controllo. E' stato condotto uno studio clinico in doppio cieco della durata di un anno in pazienti adulti con dermatite atopica da moderata a grave al fine di confrontare Elidel con la crema a base di triamcinolone acetonide 0.1% (per il tronco e le estremità) più la crema a base di idrocortisone acetato 1% (per il volto, il collo e le zone intertriginose). Sia Elidel che i corticosteroidi topici sono stati utilizzati senza restrizioni. Metà dei pazienti del gruppo di controllo ha ricevuto corticosteroidi topici per più del 95% della durata dello studio. Elidel era meno efficace della crema di triamcinolone acetonide 0.1% (per il tronco e le estremità) più la crema di idrocortisone acetato 1% (per il volto, il collo e le zone intertriginose) nel trattamento a lungo termine (52 settimane) di pazienti adulti con dermatite atopica da moderata a grave. Studi clinici a lungo termine sono stati della durata di 1 anno. Non ci sono dati clinici oltre un anno di trattamento. Non è stata studiata una frequenza di somministrazione maggiore a due volte al giorno. **Studi specifici:** Gli studi di tollerabilità condotti hanno evidenziato che Elidel non ha dimostrato avere potenziale fotosensibilizzante, fototossico o sensibilizzante per contatto, né hanno dimostrato irritazioni cumulative. Sono stati condotti studi sul potenziale atrofogenico di Elidel in soggetti umani confrontandola con steroidi topici di potenza media ed elevata (betametasone-17-valerato crema allo 0.1%, triamcinolone acetonide crema allo 0.1%) e con un veicolo in sedici volontari sani sottoposti a un trattamento di 4 settimane. Entrambi i corticosteroidi topici hanno indotto una significativa riduzione nello spessore cutaneo misurato mediante ecografia, mentre Elidel e il relativo veicolo non hanno provocato alcuna riduzione dello spessore cutaneo. **5.2 Proprieta' farmacocinetiche Dati relativi agli animali** La biodisponibilità di pimecrolimus nei "minipigs" successiva ad una singola dose dermica (somministrata per 22 ore in condizioni di bendaggio semi-occlusivo) era pari allo 0.03%. La quantità di sostanza attiva-materiale correlato è rimasto praticamente costante nella pelle al sito di applicazione (quasi esclusivamente pimecrolimus immodificato) per 10 giorni. Dati in soggetti umani **Assorbimento nei soggetti adulti** L'esposizione sistemica al pimecrolimus è stata studiata in 12 soggetti adulti con dermatite atopica che sono stati sottoposti a trattamento con Elidel due volte al giorno per 3 settimane. L'area di superficie corporea (Body Surface Area - BSA) affetta era pari al 15-59%. Il 77.5% delle concentrazioni plasmatiche di pimecrolimus era inferiore a 0.5 ng/ml e il 99.8% dei campioni complessivi era inferiore a 1 ng/ml. La maggiore concentrazione plasmatica di pimecrolimus è stata di 1.4 ng/ml in un paziente. In 40 pazienti adulti sottoposti a trattamento con Elidel sino a un anno, e che presentavano all'inizio una BSA colpita pari al 14-62%, il 98% delle concentrazioni plasmatiche di pimecrolimus era inferiore a 0.5 ng/ml. Una concentrazione ematica massima di 0.8 ng/ml è stata registrata in soli 2 pazienti sottoposti a un trattamento di 6 settimane. Nei pazienti sottoposti a trattamento di 12 mesi non si è registrato alcun aumento della concentrazione plasmatica nel tempo. In 8 pazienti adulti affetti da dermatite atopica, nei quali i livelli di AUC potevano essere calcolati, i valori AUC (0-12h) erano compresi tra 2.5 e 11.4 ng·h/ml. **Assorbimento nei bambini** L'esposizione sistemica al pimecrolimus è stata studiata in 58 pazienti pediatrici di età compresa tra i 3 mesi e i 14 anni. L'area di superficie corporea affetta era compresa tra 10-92%. I bambini sono stati sottoposti a trattamento con Elidel due volte al giorno per 3 settimane e 5 di essi sono stati sottoposti a trattamento "secondo necessità" per un anno. Le concentrazioni plasmatiche di pimecrolimus erano particolarmente basse rispetto all'estensione delle lesioni trattate o alla durata della terapia e presentavano valori simili a quelli misurati nei pazienti adulti. Circa il 60% delle concentrazioni plasmatiche di pimecrolimus era inferiore a 0.5 ng/ml e il 97% di tutti i campioni era inferiore a 2 ng/ml. Le concentrazioni maggiori, registrate in due pazienti pediatrici di età compresa tra gli 8 mesi e i 14 anni, erano pari a 2.0 ng/ml. Negli infanti (di età compresa tra i 3 e i 23 mesi), la concentrazione massima misurata è stata di 2.6 ng/ml. Nei 5 bambini sottoposti a trattamento per 12 mesi, le concentrazioni plasmatiche erano particolarmente basse (concentrazione massima di 1.94 ng/ml in 1 paziente). Non si è registrato alcun aumento delle concentrazioni ematiche nel tempo durante i 12 mesi di trattamento. In 8 pazienti pediatrici di età compresa tra i 2 e i 14 anni i valori AUC (0-12h) erano compresi tra 5.4 e 18.8 ng·h/ml. I valori AUC osservati nei pazienti che all'inizio del trattamento presentavano un'area colpita < 40% BSA erano paragonabili a quelli dei pazienti con ? 40% BSA. Negli studi clinici la massima area di superficie corporea trattata era pari al 92% e fino al 100% negli studi di Fase III. **Distribuzione, Metabolismo ed Escrezione** Coerentemente alla selettività cutanea, dopo l'applicazione topica, i livelli di pimecrolimus nel sangue sono molto bassi. Non è stato quindi possibile determinare il metabolismo del pimecrolimus dopo somministrazione topica. Dopo una somministrazione singola di pimecrolimus radiomarcato per via orale in pazienti sani, il pimecrolimus non modificato era la maggiore sostanza attiva-componente correlato al farmaco presente nel sangue; vi erano poi numerosi metaboliti minori di polarità moderata che sembravano essere il prodotto di O-demetilazione ed ossigenazione. La radioattività correlata alla sostanza attiva era escreta principalmente mediante le feci (78.4%) e solo in piccola parte (2.5%) era presente nelle urine. Il recupero medio complessivo della radioattività era pari all'80.9%. Il composto progenitore non è stato individuato nelle urine e solo l'1% della radioattività presente nelle feci era riconducibile al pimecrolimus non modificato. Non sono stati osservati fenomeni di metabolizzazione del pimecrolimus nella cute umana in vitro. **5.3 Dati preclinici di sicurezza** Studi convenzionali di tossicità a dosi ripetute, di tossicità riproduttiva e carcinogenesi utilizzando la somministrazione orale hanno prodotto effetti a esposizioni sufficientemente maggiori rispetto a quelle che nell'uomo sono di significato clinico trascurabile. Il pimecrolimus non ha potenziale genotossico, antigenico, fototossico, fotoallergenico o fotocarcinogenico. Applicazioni dermiche effettuate in studi sullo sviluppo embrio/fetale in ratti e conigli e in studi di carcinogenesi in topi e ratti, hanno dato risultati negativi. In studi di tossicità a dose ripetuta in ratti di sesso maschile e femminile dopo somministrazione orale di 10 o 40 mg/kg/giorno (= da 20 a 60 volte l'esposizione massima nei soggetti umani dopo applicazione dermica) erano stati osservati effetti sugli organi della riproduzione ed alterazioni delle funzioni degli ormoni sessuali. Questo viene ripreso dai risultati degli studi sulla fertilità. Il valore al quale non si sono osservati effetti avversi (No Observed Adverse Effect Level – NOEL) relativi alla fertilità negli animali di sesso femminile era pari a 10 mg/kg/giorno (= 20 volte l'esposizione massima nei soggetti umani dopo applicazione dermica). Negli studi di embriotossicità condotti nei conigli in seguito a somministrazione orale era stata osservata a somministrazioni pari a 20 mg/kg/giorno (= 7 volte l'esposizione massima nei soggetti umani dopo applicazione dermica) una percentuale più elevata di riassorbimento associata a tossicità materna. Il numero medio di feti viventi non era interessato. In uno studio della durata di 39 settimane di tossicità orale condotto su scimmie si sono osservati a tutti i dosaggi aumenti dose-dipendenti nell'incidenza di linfomi. In pochi animali, in seguito all'interruzione della somministrazione, si sono osservati segni di recupero e/o almeno parziale reversibilità degli effetti. L'impossibilità di definire il NOEL impedisce una valutazione del margine di sicurezza esistente tra una concentrazione non cancerogena per la scimmia e l'esposizione ai pazienti. L'esposizione sistemica a valori di LOAEL pari a 15 mg/kg/die era di 31 volte più alta dell'esposizione massima osservata nei soggetti umani (paziente pediatrico). Non è nota la rilevanza degli effetti osservati per la sicurezza nell'uomo. **6. INFORMAZIONI FARMACEUTICHE 6.1 Elenco degli eccipienti** Trigliceridi a catena media - Alcool oleico - Glicole propilenico - Alcool stearilico - Alcool cetilico - Mono e di gliceridi - Sodio cetostearil solfato - Alcool benzilico - Acido citrico anidro - Sodio idrossido - Acqua depurata. **6.2 Incompatibilità** Non pertinente. **6.3 Periodo di validità** 2 anni. Dopo la prima apertura del contenitore: 12 mesi. **6.4 Speciali precauzioni per la conservazione** Non conservare a temperatura superiore ai 25°C. Non congelare. **6.5 Natura e contenuto del contenitore** Tubo di alluminio con laccatura interna protettiva fenol-epossidica e tappo a vite in polipropilene. Tubi da 15, 30, 60 e 100 grammi. **6.6 Precauzioni particolari per lo smaltimento e la manipolazione** Contemporaneamente ad Elidel è possibile applicare emollienti (vedere paragrafo 4.2 " Posologia e modo di somministrazione"). **7. TITOLARE DELL'AUTORIZZAZIONE ALL'IMMISSIONE IN COMMERCIO** Novartis Farma S.p.A. Largo Umberto Boccioni, 1 - 21040 Origgio (VA) **8. NUMERO/I DELL'AUTORIZZAZIONE ALL'IMMISSIONE IN COMMERCIO** Tubo 1% 15 grammi: AIC n. 036006017/M - Tubo 1% 30 grammi: AIC n. 036006029/M - Tubo 1% 60 grammi: AIC n. 036006031/M - Tubo 1% 100 grammi: AIC n. 036006043/M **9. DATA DELLA PRIMA AUTORIZZAZIONE/RINNOVO DELL'AUTORIZZAZIONE** Prima autorizzazione: 01.12.2004 **10. DATA DI REVISIONE DEL TESTO** Ottobre 2006

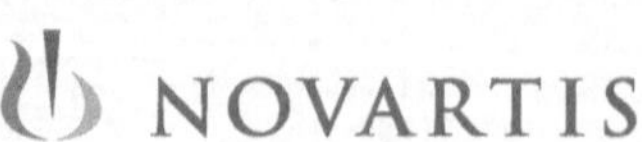

Finito di stampare nel mese di novembre 2006